现代神经外科学

XIANDAI SHENJING WAIKEXUE

主编 孙 彬 王树民 夏福垒 李 锋
李 刚 张智波 毛石涛

黑龙江科学技术出版社

图书在版编目（CIP）数据

现代神经外科学 / 孙彬等主编. -- 哈尔滨：黑龙江科学技术出版社，2021.8
ISBN 978-7-5719-1074-7

Ⅰ．①现… Ⅱ．①孙… Ⅲ．①神经外科学 Ⅳ．①R651

中国版本图书馆CIP数据核字（2021）第169352号

现代神经外科学
XIANDAI SHENJING WAIKEXUE

主　　编	孙　彬　王树民　夏福垒　李　锋　李　刚　张智波　毛石涛	
责任编辑	陈元长	
封面设计	宗　宁	
出　　版	黑龙江科学技术出版社	
	地址：哈尔滨市南岗区公安街70-2号　邮编：150007	
	电话：（0451）53642106　传真：（0451）53642143	
	网址：www.lkcbs.cn	
发　　行	全国新华书店	
印　　刷	山东麦德森文化传媒有限公司	
开　　本	787 mm×1092 mm　1/16	
印　　张	24.25	
字　　数	776千字	
版　　次	2021年8月第1版	
印　　次	2021年8月第1次印刷	
书　　号	ISBN 978-7-5719-1074-7	
定　　价	218.00元	

编委会

主 编

孙 彬 王树民 夏福垒 李 锋

李 刚 张智波 毛石涛

副主编

刘 军 张宇强 郑 俊 闫固磊

孟自力 黄 亮 宋家栋

编 委（按姓氏笔画排序）

王树民 毛石涛 刘 军 闫固磊

孙 彬 李 刚 李 锋 肖金红

宋家栋 张宇强 张智波 郑 俊

孟自力 夏福垒 黄 亮

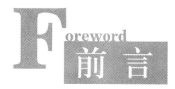

前言

　　神经外科学是外科学的一个分支,是以手术为主要治疗手段的基础上,应用独特的研究方法,研究人体神经系统及其附属结构的损伤、炎症、肿瘤和畸形,探讨某些遗传代谢障碍或功能紊乱疾病的病因及发病机制,并探索新的诊断、治疗、预防技术的一门学科。近年来,随着现代医学科学技术的不断发展和各种先进影像设备的问世,神经系统疾病的诊疗技术取得了很大进步,这就需要临床医务工作者不断补充新的理论知识,积累更多的临床经验来提高自己的能力。我们在参考了国内外文献的基础上结合自身经验编写了本书,希望能对相关专业人员提供参考。

　　本书共有9章,开篇即讲述了神经外科病史采集与查体、神经系统定位诊断;随后分门别类地阐述了神经外科血管性疾病、先天性疾病、损伤性疾病、感染性疾病、功能性疾病和肿瘤的病因、临床表现、诊断及治疗等临床知识。本书内容丰富、条理清晰、密切联系临床、实用性强,可供广大医学院校师生、神经外科住院医师及相关医务人员使用。

　　尽管在本书编撰过程中,编者精益求精,对内容进行了多次修改,但由于编写经验不足,编写时间有限,对于书中存在的遗漏或不足之处,恳请广大读者批评、指正,我们将在今后的工作中不断改进和提高。

《现代神经外科学》编委会

2021 年 6 月

1

第一章 神经外科病史采集与检查

第一节 病史采集

一、概述

病史采集是诊断神经系统疾病的重要依据,是临床治疗方向的基础所在。

(1)有些疾病的诊断几乎完全是依据病史得出的,如癫痫大发作,就诊时发作已经过去,诊断主要是依据患者或旁观者对当时症状的描述做出的。偏头痛等某些发作性疾病即使是在发作时来诊,阳性体征也不多,且仅凭可能看到的某些体征如不结合病史,也是无法诊断的。

(2)病史有助于神经系统疾病的定性诊断,如血管病多系突然发病,炎症常为急性或亚急性发病,肿瘤或变性疾病多缓慢发生而进行性加重。

(3)病史同时还可能提示病变的部位,如一侧肢体的发作性抽搐,表明是对侧大脑中央前回或其附近的病变;一侧上肢持续性的麻木无力,常提示该侧颈、胸神经根损害等。

二、采集方法

病史采取的方法和一般内科疾病相同。主要是耐心听取患者的叙述,必要时可向第三者了解、补充和核实,以求尽快弄清就诊的主要病状及其发生的原因和诱因,了解其发生的时间和病程、起病表现、进展情况、治疗经过以及疗效等。对有关的既往史如心血管疾病、颅脑外伤、寄生虫病、感染发热或类似发作史等,也应加以了解。有的疾病如癫痫、偏头痛、肌病等,还需了解其家族史。患儿还应了解围生期情况和生长发育情况。患者所带的其他单位的医学资料,如病历、诊断证明和检验报告等均应仔细参考。

三、注意事项

患者的叙述由于记忆不清、主次不分,对某些症状的认识不足以及过于紧张等原因,对一些重要情节常有遗漏,有时因痛苦较大或病情危重,难以长时间地叙述,因此采集病史时还必须抓住重点,主要地方辅以必要的但又不带暗示性的询问,以便如实地弄清对诊断最重要的情节,要做好这一点,一方面取决于医师对各个疾病了解的深度,一方面也取决于问诊的技巧。现就有关问诊中应注意的几个方面叙述如下。

（一）对主诉的主要症状必须明确无误

如患者叙述的"头晕",要弄清究竟是有旋转感或视物晃动感的"眩晕",还是仅是头脑昏沉的"头昏";又如对所谓的"昏迷",要弄清楚是意识丧失,还是意识矇眬,或仅系无力不语、卧床不起;对"肢体瘫痪"要弄清是因肢体疼痛或关节强直致使肢体活动受限,还是确系肢体无力引起的瘫痪等。否则从主诉开始就可能使诊断陷入歧途。

（二）要弄清主诉或主要症状的起病及进展情况

这点有助于明确疾病的性质,即"定性诊断"。如急骤发病的脑部病变多系颅脑或蛛网膜下腔出血、脑梗死、瘤卒中、脑转移瘤、急性炎症及颅脑外伤等,反之,缓慢起病逐渐进展应考虑到颅内占位性病变和变性疾病等。对症状的进展情况特别是缓慢起病者,应着重了解病情是持续进展,还是有完全或不完全的缓解,如有缓解复发,诱因是什么。某些神经系统疾病如多发性硬化、蛛网膜炎、早期颅内占位性病变等常有不同程度的复发缓解表现。此外,还应注意,在某些急骤起病的病例中,病前一段时间可能已有一些未引起患者注意的症状,了解这些对协助判断病情也有很大帮助。例如:瘤卒中之前,往往已有一段时期的头痛;脑血栓形成之前已有多次短暂性缺血发作所致的眩晕或肢体麻木无力;脊髓肿瘤突发截瘫前已有长期的腰背痛等。

（三）对主要症状的确切表现不能含混

例如对"抽风"必须要进一步明确肢体抽搐的形式,确切的抽搐时间,意识是否确实丧失,发作时有无自伤、小便失禁或哭泣、呼号等,这些资料的遗漏或欠缺常易造成误诊。例如将癫痫大发作以后的昏睡时间和抽搐时间混为一谈,或将清醒过程中的躁动表现误为功能性表现,势必将癫痫误诊为癔症。

（四）对与主诉或主要症状相伴随的某些症状应加以了解

这将有助于诊断和鉴别诊断。如头痛伴有发热者多提示为脑膜炎或全身性感染或癌肿等病变引起,伴有呕吐者应考虑脑膜脑炎、颅内占位性病变、颅脑外伤、脑及蛛网膜下腔出血、高血压性脑病、偏头痛、低颅压综合征等。又如对肢体瘫痪,也应了解是否伴有发热、疼痛、麻木、抽搐和意识丧失等。

最后还应指出,对采集病史的可靠性必须慎重衡量。在问诊中,有时由于医师提问用语的暗示性,或陪伴者的代述代答,可使一些不存在的症状被肯定,有的患者因病重不适,或因意识或智力障碍而随口回答,也有的患者对某些病情不愿如实作答(如癔症患者常否认精神因素);有时病史由陪伴人员代述,可能夹杂有一定的猜测或主观成分,个别情况更有伪造病史者。凡此种种,都应在问诊时或查体后,根据可疑或矛盾之处,进行区别对待,以免延误抢救时机。

关于病史的记录,应在充分掌握病史和进行查体后,对疾病的诊断和鉴别诊断已有一定的考虑或较明确之后,立即加以整理,并系统而有重点、简明而精确地加以记录。内容及词句表达要简练和重点突出。一方面不能将与诊断无关的患者的烦琐赘述原样地加以记录,另一方面对与诊断及鉴别诊断有关的阴性资料也应加以记载。总之,衡量一份病史是否合格的标准是:在病史完成后能对病变的部位及其可能的性质有初步的了解或近似的诊断。

（张宇强）

第二节　高级神经活动检查

一、意识

(一)观察意识障碍过程的重要意义

检查意识主要判定神志是否清醒、昏迷程度和昏迷演变过程。而由一过性失神、精神异常、痴呆以及因食物中毒和代谢障碍等引起的精神意识障碍,虽不像内科、神经内科及精神科要求那么严格和系统,但也应予以足够的重视。判定有无昏迷和昏迷程度比较容易,但适时地正确判定昏迷动态演变过程相对困难。神经外科除了原发性脑干损伤、原发性视丘下部损伤和重度弥漫性轴索损伤可以表现为立即深度昏迷外,其余情况下发生的昏迷,不论缓慢与迅速,都有一个中间清醒期或一个由轻到重的过程,这对正确诊断、及时治疗和判定预后都至关重要,这个演变过程即使在监护病房也常有疏漏,因此在监护设备齐全的条件下,仍旧不可忽视医师,特别是护士的床前观察的基本功,否则将延误诊治时间。

(二)意识清醒的标准

对意识清醒历来有许多学者进行论证,对此都有过扼要的定义,内容尽管相似,但并非完全一致,有的学者既强调意识又强调精神活动,从神经外科角度认为正常幼儿和痴呆患者尽管不能进行简单的数学运算也不能认为有意识障碍,因此我们仍应将患者对熟悉的人物、时间和空间能否正确定向作为意识清醒的标准。

(三)意识障碍的病理生理基础

有关意识活动的生理,脑的各部位在意识活动中的作用以及脑有否特定的意识活动中枢等诸多问题,是许多学者对它进行大量研究而未能完全认识的一个重要课题,近代的研究对此有了明显的突破性进展,由于 Moruzzi 提出了上行网状激活系统有激活大脑皮质的兴奋作用,Gellhorn 又发现丘脑一些非特异性核团与脑干网状结构相互作用共同激活大脑皮质系统,此后,Hinterbnchner 基于上述理论提出了意识假说,即"大脑皮质功能活动的综合是意识内容的源泉,而脑干网状结构和丘脑非特异性核团相互作用形成的上行网状激活系统是意识活动的开关"。在生理状态下大脑皮质的觉醒不能无限制地被激活,它必须保持兴奋和抑制的互相协调的基本规律。因此,Magm 和 Demeirscu 又证实了脑干还存在着上行网状抑制系统。

综观现今的研究资料,认为大脑皮质的兴奋和抑制是活动的基本规律,当大脑皮质处于觉醒状态时才能对刺激产生相应的反应,如果处于抑制状态则对刺激不起反应,维持大脑皮质的正常觉醒需要非特异性上行投射系统,后者包括脑干网状结构、丘脑非特异性核团、丘脑下后部区和中脑中央灰质,它们共同形成了紧张性激活驱动结构,借以维持网状结构系统循环不已的兴奋状态。

(四)意识障碍的分类

在临床上认为意识障碍是一严重症状并无异议,但因引起意识障碍的原因不同和昏迷程度不同,表现形式并非完全一致,因此各种分类都因不尽完美而未为学者全面认同,综合各种分类大体可分为早年分类和近代的分类。

梅奥诊所的分类可谓为早年分类的代表,他们把意识障碍分为五个阶段,即深昏迷、半昏迷、轻昏迷、嗜睡、神志错乱。与梅奥诊所相近似的分类还有许多,多数标准大同小异,这些分类的共同缺点是人为地机械分段。意识障碍的加深是一个连续演变过程,为了临床应用方便不得不人为地分成几个阶段,而每个阶段本身也有由轻到重的广泛变化幅度,因而把这一演变过程的形形色色的表现截然分清不是轻而易举的,甚至对描述用语临床学家的认识也并非完全统一。

当今科学技术受国界限制的程度愈来愈小,为了便于国际学术交流,学者们主张多采纳或建立国际通用的一些标准。因此,在评定昏迷程度方面,格拉斯哥昏迷量表(Glasgow Coma Scale,GCS)被国际上广泛应用。GCS 是由英国格拉斯哥大学神经外科专家蒂斯代尔和詹妮特在1974 年提出,詹妮特 1977 年又做了小的改动。根据患者睁眼、语言和肢体活动情况制定了昏迷评分指数:积分定为 15～3 分;15 分为正常;14～12 分为轻度昏迷;11～9 分为中度昏迷;8～3 分为重度昏迷;5～4 分预后极为危险,生死难卜;3 分者罕有生存,即使幸存,也多数为长期植物生存。

GCS 在国际通用后,有的学者指出它的不足。例如不能全面反映患者生命体征和瞳孔改变,不能反映脑干受损的平面,不能反映有无抽搐发作。患者如有截瘫、偏瘫和四肢瘫也影响 GCS 的判定。有的国际学者也提出了一些其他评定昏迷程度的方法,尽管如上所述,但 30 来年 GCS 仍被国际广泛应用,主要原因是 GCS 简单易行,而且能反映昏迷程度这个重要核心问题。

目前有的学者主张在 GCS 基础上再辅以能反映瞳孔改变、抽搐发作和脑干损害平面的情况,这样就较为理想。具体标准详见表 1-1、表 1-2。

表 1-1　GCS(一)

指令内容	反应情况	积分
睁眼	自动睁眼	4
E	呼叫能睁眼	3
	疼痛刺激睁眼	2
	不能睁眼	1
语言回答	回答切题	5
V	回答不切题	4
	回答错误	3
	只能发音	2
	不能发音	1
运动反应	按指示运动	6
M	对疼痛能定位	5
	对疼痛能逃避	4
	刺激后四肢屈曲	3
	刺激后四肢强直	2
	对刺激无反应	1

注:15 分为正常,14～12 分为轻度昏迷,11～9 分为中度昏迷,8～3 分为重度昏迷

表 1-2 GCS(二)

Ⅰ 睁眼动作		3.两侧反应不同	3分
1.自动睁眼	4分	4.大小不等	2分
2.言语呼唤后睁眼反应	3分	5.无反应	1分
3.疼痛刺激后睁眼反应	2分	Ⅴ 脑干反射	
4.对疼痛刺激无睁眼反应	1分	1.全部存在	5分
Ⅱ 言语反应		2.睫毛反射消失	4分
1.有定向力	5分	3.角膜反射消失	3分
2.对话混乱	4分	4.眼脑及眼前庭反射消失	2分
3.不适当的用语	3分	5.上述反射均消失	1分
4.不能理解语言	2分	Ⅵ 抽搐	
5.无言语反应	1分	1.无抽搐	5分
Ⅲ 运动反应		2.局限性抽搐	4分
1.能按吩咐做肢体活动	6分	3.阵发性大发作	3分
2.肢体对疼痛有局限反应	5分	4.连续大发作	2分
3.肢体有屈曲逃避反应	4分	5.松弛状态	1分
4.肢体异常屈曲	3分	Ⅶ 自发性呼吸	
5.肢体直伸	2分	1.正常	5分
6.肢体无反应	1分	2.周期性	4分
Ⅳ 瞳孔光反应		3.中枢过度换气	3分
1.正常	5分	4.不规则/低呼吸	2分
2.迟钝	4分	5.无	1分

注:Ⅰ～Ⅶ七大项的总分为35分,最坏为7分,最好为35分

　　当然科学分类不可能一劳永逸,随着科学不断进展和人们对昏迷认识的深化,会有更为适用的新分类产生。

　　(五)神经学科临床常见的几种特殊意识障碍

　　1.去大脑皮层综合征

　　去大脑皮层综合征多由于大脑皮层严重缺氧所致,外伤和脑血管病等引起广泛性皮层损害而形成,表现为语言、运动和意识丧失,而保留无意识的皮质下机能,如瞳孔反射、角膜反射、咀嚼反射和吞咽运动等,对痛刺激有逃避反射,脑电呈广泛重度改变,表现脑波呈静息电位改变,此综合征也有称为"失外套综合征"。经过一段时间,如大脑皮层功能有程度不同的恢复,可遗留不同程度的痴呆。

　　2.运动不能缄默症

　　运动不能缄默症多由于血管病、肿瘤或炎症引起特定部位的损伤而形成,如损伤位于额叶前方和边缘系统称为Ⅰ型运动不能缄默;如损伤部位在间脑和中脑网状结构处,称为Ⅱ型运动不能缄默。临床表现为缄默、无自发语言、四肢运动不能、对痛刺激有反应,患者能睁眼,眼球固定或有追物动作,但面无表情,食物入口能吞咽而无咀嚼、大小便失禁、睡眠与觉醒节律存在,多数在睡眠期间给予刺激可觉醒。

Ⅰ型运动不能缄默和Ⅱ型运动不能缄默的区别:Ⅰ型可伴有抽搐发作;而Ⅱ型者可有瞳孔改变、眼球运动障碍等中枢症状,脑电图为广泛性的δ波和θ波,严重病者躯体感觉诱发电位有改变。

3.闭锁综合征

闭锁综合征主要由脑桥腹侧双侧皮质脊髓束和皮质延髓束受损而引起,中脑双侧大脑脚外2/3梗死也可引起,主要病因为血管梗死,亦可见于脱髓鞘疾病、肿瘤或炎症等,表现为神志虽然尚存,但由于发音肌肉瘫痪,头面、咽喉不能运动而完全瘫痪。因此患者不能说话,无表情,吞咽反射消失,对他人询问有的可微微点头,有的可用眼睑运动或残存眼球垂直运动等做出是与否的回答。脑电多数报告为正常或轻度慢波,严格说起来此征不等于意识障碍,而是意识表达障碍。

4.持续性植物状态

持续性植物状态指的是头部外伤或脑卒中引起的去大脑皮质综合征症状,并持续3个月以上不见好转者;不包括像脑肿瘤等疾病在病程发展中出现短时的植物生存状态,这类患者只是自律神经功能正常,而有意识的运动、感觉和精神活动丧失,只是躯体生存而无智能和社会生活表达,所以称为植物生存。这些患者对家庭和社会都是极难处理的问题,因社会和家庭伦理道德不同,人们采取的态度也不相同。因此,与其说"植物状态"一词作为医学用语,倒不如说是医学社会用语。

有人认为"植物状态"一词是含混不清的,从病理生理过程而论即可为去大脑皮层综合征,但从这样的症状描述来看也是包括了原发性脑干损伤和运动不能性缄默,因此认为把"植物状态"作为意识描述是不适当的。

二、语言

语言是人类所特有的极为复杂的高级神经活动,它是人类在漫长的进化过程中,随着手的功能发展及群体劳动和群体交往的需要逐步形成的。脑进化是劳动与语言互相促进不断发展,经过世世代代遗传,在大脑的特定部位产生的语言活动中枢。

(一)语言解剖及生理基础

从19世纪开始,学者对语言开展了深入研究,开始Gall和Bonilland认为语言有特定的孤立中枢,其后Broca和Wenicke根据病理观察和联系人脑的解剖生理功能认为大脑既有语言表达区(Broca区),又有语言感觉区(Wernicke区),而且这些结构互相联系才能表现出完整的语言功能;而Marie认为语言中枢区域更为广泛,包括了Broca区、Wernicke区、语言书写区(Exner氏区)、缘上回、角回的皮质与皮质下形成的四边形语言功能区。Jackson、Goldsteris和Head等人却激烈地反对孤立认定的语言中枢,他们认为完整的语言过程有感受语言、理解分析语言和语言表达三个组成部分,几乎整个大脑皮质与皮质下结构都参与活动,因此孤立地认定语言中枢是片面的。

有学者认为对事物认识的开始阶段总是有局限性的,随着认识过程加深就会更符合客观实际,语言活动和其他神经活动的基本规律一样,必然要有感受传入部分、分析理解综合部分和传出效应部分。目前对语言的认识还在不断深化中,但临床与实践毕竟不能否认脑的某一区域改变而出现特定形式的语言障碍的事实。

（二）失语的分类

尽管对失语分类有不少分歧，但1884年Wernicke提出的古典分类经过一个世纪，仍被多数人所沿用。这可能是由于学者分类是根据神经活动规律提出的，因此比较符合客观实际的结果。

1.运动性失语

优势半球额下回后方（44区）及其上方部位受损时，患者对他人语言能够理解，但部分或完全不能用语言表达，阅读时能理解词意，合并有书写障碍。

2.感觉性失语

感觉性失语的受损部位为优势半球的颞上回的中后方，听力虽然存在，但不能理解语言的意义，自身也能发音，但发出的词汇杂乱无章，使人不能理解，无语言表达功能，因此有人称为"杂乱性失语"，阅读和书写的功能都有障碍。

3.传导性失语

Broca区和Wernicke区中枢虽然正常，但联系两区之间的缘上回深部弓状纤维受损，自发语言障碍比感觉性失语为轻，能作一般性对话，甚至可阅读小说。主要特征是语言复诵不能，当说复杂性语言时表现错乱，并出现气喘式的断续语言，书写有障碍。

4.皮质连接障碍性运动失语

受损部位在Broca区的前方或上方联合纤维受损时出现，表现有语言起动困难，无自发性主动问话，有时有咿咿啊啊的自发呻吟样声音，当你与其对话时，可进行一般对话，能流利地复诵，阅读时能有音读和目读，但书写常错误。

5.皮质连接障碍性感觉失语

皮质连接障碍性感觉失语是角回区受损引起的失语，表现与前者相反，语言和复诵虽然流畅，但对语言判定困难，对复杂语言不能理解，对物体命名不理解，音读和目读都有障碍，书写也不正常。

6.皮质下性运动失语

随着CT和磁共振的问世，对皮质性失语认识更加准确。内囊、壳核和脑室旁白质的损害，可出现皮质下性失语。皮质下性运动失语为上述区域的前上方受损而引起，语言理解能力虽正常，但说话笨拙缓慢，常伴有对侧偏瘫。

7.皮质下感觉性失语

皮质下感觉性失语由上述区域的后方受损而引起，语言虽然流畅，但对语言理解能力欠佳，并伴有对侧肢体感觉障碍。

8.命名性失语

命名性失语的受损部位位于优势半球颞下回后区，患者能理解他人语言，也可以对话，但对物体命名有困难，医师拿出笔、水杯和电筒，令其命名，患者不直接回答，而是迂曲说是写字、喝水和照亮用的，当检查者提出上述物体名称，患者马上能复诵出来，但瞬间又重新忘掉。

9.观念性失语

观念性失语由顶枕颞区脑叶交界处损害而引起，对视觉、听觉语言信息不能整合而表现语义能力丧失，对复杂语句的意义理解障碍，辨不出来父亲的兄弟和兄弟的父亲都是谁，让他拿笔去触电筒他无从下手，不知道"草果被孩子吃了"的被动语态的含义。

10.失读症和失写症

纯粹失读症发生于角回受损者,角回是视觉和听觉信号联系整合区,学生学习朗读时对一个字的视像和音像建立联系,则认识字的意义。角回破坏者把一生学习的文字统统忘记了。

失写症是优势额中回后部的 Exner 氏区受损的结果,此区是头、眼和手运动投射区,是书写过程中手脑配合的复杂运动行为中枢,此区损害则不能书写,或写字极其杂乱无章。

上述分类看来比较系统和规范,但疾病的发生和脑的损害很不规律,因此临床检查有些容易区分,如运动性失语、感觉性失语和命名性失语等;有些则很难区分。

(三)检查失语时的注意事项

失语的出现不但对病灶定侧有意义,而且对病灶定位也颇有意义,但是检查之前必须了解哪侧是优势半球。右利患者 99% 优势半球在左侧,而左利患者优势半球只有 50% 在右侧,判断左右利不能只根据哪只手写字,因为东方民族强调用右手写字,更重要的是要了解用哪只手使筷子、握刀、握球拍和刷牙等。小儿在解剖学上参与语言功能的脑区很广泛,非优势半球也有一定作用,但到 8 岁左右语言功能区明显局限于优势半球。

三、失用症

人类发展过程中,为了生产和群体活动所形成的动作,经过世代进化和长期运用而达到运用自如的自动化程度。人需要有感觉系统、运动系统、理解、意识和协调能力功能完整,才能正常、有效地发生动作。脑的运用中枢在优势半球顶下小叶和缘上回处,发出的纤维不仅支配对侧肢体运用,而且有的纤维还通过胼胝体支配非优势半球的缘上回,因此优势半球缘上回受损产生双侧肢体失用,而胼胝体受损则产生优势半球侧单侧失用,失用主要分类如下。

(一)运动性失用症

见于缘上回后部受损,患者对运动觉的分析和综合活动失调。表现出运动的观念虽然完整,但运动失去精巧能力,肢体运动笨拙;能理解医师指令动作,但做起来手不从心,甚至划火柴和扣纽扣都困难。

(二)观念性失用症

见于优势半球顶叶后部,缘上回及胼胝体等处损害,甚至可有双侧改变。患者表现失去运用观念,只能做简单的指令动作,若指令复杂,则使运动的时间、程序和运动组合发生错误,例如指令其用火柴把烟点燃,他可用香烟当火柴在火柴盒上擦火,常用牙具梳头,对医师指令漫不经心。观念性失用症患者一般模仿动作无障碍。

(三)观念运动性失用症

患者兼有上述两种失用,系观念形成区和执行运动中枢都受到损害的结果。患者自发运动尚可,但对医师的指令动作不理解,也不能完成,有时虽然能按指令做出简单动作,其后则发生不自主的运动重复,例如医师让其举起右手,但其后所发出的任何新的指令,患者不能理解均以举起右手作为应答。

(四)结构性失用症

见于优势半球枕叶和角回之间的联系纤维受损,患者表现一种特殊类型的失用。对绘图和建筑等有关结构发生失用,如让患者绘房屋结构图,大体结构可以绘出,但线条长短不一,基线不平和对位不佳,有时比例失调,有时重叠,如让患者画出头像时,患者可把眼睛画到头部外面。

四、记忆

记忆是人们对以往经验的反映,是把过去体验过的或学习过的事物经过一系列整合分析等思维处理,铭记脑内保持认知以便能够回忆、推理和反映再现。记忆包括即刻记忆、近事记忆和远事记忆,这些记忆正常活动有赖于脑的解剖正常,而且与突触传递有关,并受神经递质和神经肽的影响。

科学家对记忆的解剖生理进行了大量研究,巴甫洛夫根据条件反射的实验研究认为,大脑皮质在学习和记忆过程中起主导作用。事实上广泛的皮质损伤确有高级智能障碍,但经过许多学者实验研究确切证实颞叶联合皮质和边缘系统对记忆有着特殊的重要意义,例如内侧边缘环路和基底外侧边缘环路中某个神经结构损伤则出现明显的情感和记忆障碍。

内侧边缘环路是位于大脑内侧面,由中脑被盖、乳头体、丘脑前核、隔区、扣带回、海马旁回和穹隆等结构构成;而基底外侧边缘环路则位于大脑基底,形成边缘外侧环路,由眶额脑皮质、颞叶前部皮质、杏仁核、丘脑背内侧核、丘脑下核和中脑被盖组成。

双侧颞叶和边缘系统障碍引起的记忆障碍重于单侧,优势半球损害重于非优势半球。记忆障碍如表现为忘掉了疾病发生以后的事件,主要损害近事记忆,而对以往的事情记忆犹新称为"顺行性遗忘症";如患者将疾病发生以前的某一段熟悉的事物部分或全部遗忘,并且是距离发病时间越近的事情遗忘得越严重,将此种记忆障碍称为"逆行性遗忘症";如患者把早已发生的事件,归之为另一时期并当真实实物加以叙述,且坚信不疑地认为所说事件完全正确则称为"记忆错构症";当患者听到了某种声音或见到某种现象而发生一种很熟悉的感觉,认为以往有过同样的经历,但不能确切记忆起事件发生于何时和何地,称为"记忆恍惚症";患者把许多实际上并未发生过的,有时甚至异想天开的荒谬不存在的事情认为确有其事,口若悬河、绘声绘色地讲述,以填补他遗忘的那段时间的经历则称为"记忆虚构症",此症最典型的例子是器质性遗忘综合征;患者由于严重精神创伤,或剧烈的情绪波动之后,陷于皮质功能失调,不能回忆精神创伤和情绪波动的有关事件,称为"心因性遗忘症"。

引起记忆障碍的除了肿瘤、脑血管病和创伤之外,随着立体定向神经外科的发展,在治疗顽固性疼痛、顽固性癫痫和某些精神病时,以毁损上述两个环路的某个神经结构手段治疗疾病,这就容易在收到某些治疗效果的同时,而使患者的情感和记忆等高级智能也受到损害,甚至终身难以恢复。因此,做定向手术之前,应权衡利弊,慎重选择破坏靶点,以免出现得不偿失的不良后果。

五、精神

人脑最为复杂的活动莫过于精神活动,它包括认知、情感、意志和行为等,人们对人脑精神活动的解剖生理基础认识还远远不够深入,但前额叶皮质和边缘系统以及与它们有密切联系的一些神经结构发挥重要作用。密切联系结构包括未名质、隔区、Broca斜带、梨状区、前穿质、海马、扣带回、扣下回和杏仁核等。

当人脑接受生物的、物理的、社会的和心理因素的刺激之后,强度超过患者承受能力时则出现一过性的或持续的精神障碍。过去由于对引起精神障碍的物质基础认识不够,使患者得不到理解和正确治疗。

随着分子生物学、医学遗传学、内分泌学和脑的影像学的飞速发展,不仅证实精神障碍有物质改变的基础,而且与突触传递、神经递质、激素分泌、脑的代谢和某些染色体异常有密切联系。

有的通过影像学检查还证实某些精神异常患者的胼胝体和边缘系统有先天发育异常。

正确检查、认识和治疗精神障碍的分类是神经内科和精神学科的任务,有学者仅就神经外科常见的精神障碍作简单阐述。

(一)前额叶受损的精神症状

人脑和动物脑的主要差距是人脑额叶发育十分显著,例如犬的额叶为全脑的 7%,猩猩的为 17%,而人脑额叶占全脑的 29%。因此,自古以来人们就认识到额叶与精神活动有着密切关系,故有人将额叶称为"大脑的主宰"。

额叶凸面受损患者常表现情感呆板、反应迟钝、对周围事物并不关心,处于智能低下和无欲状态,严重者尿便不能自理,有的可表现出柯萨可夫综合征。

额叶眶面受损患者常有人格和情感的改变,表现有欣慰感,整天高高兴兴,无忧无虑,成年人有举动幼稚化,有的患者有性功能亢进。额叶占位病变、额叶挫伤、脑底蛛网膜下腔出血和治疗精神分裂症做额叶白质切断时可出现上述某些症状。

(二)颞叶及边缘系统受损的精神症状

颞叶是与精神有关的主要脑叶之一,而边缘系统由围绕脑干、基底节和胼胝体的一些神经结构组成,它包括扣带回、海马、嗅区、梨状区、杏仁核、隔区、下丘脑、中脑中央灰质和中脑中央旁灰质等神经结构。边缘系统各部位之间以及和它的有关皮质保持着复杂的神经联系,边缘系统除了保持种族延续、内脏调节、精神情感活动之外,还与学习和记忆等高级智能活动有关。

颞叶和边缘系统的精神障碍常为情感和记忆改变,患者常有情感脆弱、焦虑、忧郁、活动减少,有的患者有恐惧、激怒,少数患者有欣快感,此外患者还有记忆障碍,双侧损伤重于单侧,优势半球重于非优势半球。多见于该区颞叶肿瘤,脑挫伤,癫痫患者或因颞叶切除某些定向手术之后。

(三)胼胝体受损的精神障碍

Alpers 和 Granp 早年就指出胼胝体损伤综合征表现为精神障碍、运动障碍和失用。精神障碍主要表现为对刺激反应不敏锐,有情感淡漠,无欲状,情绪有时不稳定,观念综合障碍和记忆减退等。

神经外科主要见于胼胝体肿瘤,Moniz 总结胼胝体肿瘤由于年龄不同而精神障碍各异。青少年表现类似精神分裂症,中年人主要表现为进行性麻痹重于精神改变,老年人则易表现为痴呆。胼胝体肿瘤常累及额叶,从症状学上兼有额叶症状,需用影像学来做精确鉴别。

还应该指出的是,严重器质性精神障碍容易引起医师的注意和理解,而轻型颅脑损伤,神经系统无明显器质损伤,经常可见到记忆力下降、情绪不稳定或患者处于无力状态,也需进行相应治疗,特别有些神经非常敏感的患者,加之对社会和心理因素反应强烈时更容易造成久治不愈,因此医师在治疗时除了药物治疗外,注意患者心理矛盾,加强心理治疗实属必要。

(孙　彬)

第三节　脑神经检查

脑神经共有 12 对,除嗅、视神经外其余神经核依次位于脑干内的不同平面。脑神经由颅底相应孔裂出颅,脑干内或颅底病变易引起脑神经损伤。除神经外科和神经内科以外,眼科、五官科和颌面外科不少疾病也经常累及脑神经,因此必须与上述各科紧密合作,以求诊断无误。

一、嗅神经

利用患者日常经常接触、有易挥发气味而无刺激性的物体,例如香烟、香皂、牙膏、茶叶等物品,分别检查双侧嗅觉,以判定嗅觉正常、迟钝或消失。

筛板骨折、额底部脑挫伤、额骨骨髓炎、脑膜炎、脑积水、鼻咽部脑膜脑膨出和额叶底部肿瘤易引起嗅觉障碍,后者尤以嗅沟脑膜瘤和蝶骨嵴内 1/3 脑膜瘤最为多见。

患有颞叶前内侧钩回部位和杏仁核部位的肿瘤时,患者常有幻嗅,发作性地嗅到自身内脏或周围环境有某种气味,而医师和他人则嗅不到任何异常气味存在,对此称为“钩回发作”。如患者在幻嗅同时,又合并一过性意识丧失、鼻孔扩张、舔舌、咂嘴或咀嚼等动作时,甚至还可出现神志恍惚或精神错乱则称为“精神运动发作”或“颞叶癫痫”。

常患上呼吸道感染、鼻窦炎和鼻炎的患者往往有双侧嗅觉减退,脑动脉硬化患者和高龄老人嗅觉也有双侧迟钝,个别患者可有先天性双侧嗅觉缺失。

二、视神经

(一)视力

可根据阅读情况初步了解视力如何,并可用远或近视力表检查,严重视力障碍用几米指数、光感有无来表示。

脑底部特别是视神经孔骨折可直接损伤视神经,外伤后昏迷患者如有瞳孔直接对光反射消失而间接反射存在,说明有视神经损伤。因此,颅脑损伤后眼部如有严重损伤或眼睑、结膜高度水肿,更应克服困难准确检查清楚视力改变和瞳孔反射的情况。鞍区和额底部肿瘤或动脉瘤凡能直接压迫视神经者都可引起视力受损,视盘水肿晚期视力也可受损。接近视交叉部肿瘤手术时要注意保护滋养视神经和视交叉的小血管,以免术后因视神经和视交叉的缺血造成视力障碍。

(二)视野

一般都先行视野粗测,对疑有视野改变者则应用视野计进行精确检查,以确定视野损伤的表现形式和程度,结合视路的解剖分析病变的部位和侵犯范围。

视野检查常常易被忽视,恰恰大脑从额叶基底、顶叶、颞叶到枕叶有很大区域内都有视路经过,因此精确测定视野对定位诊断很有意义。

视交叉蛛网膜炎的视野常常向心性缩小,视路不同部位的损伤可引起相应的视野缺损,鞍区占位病变、颞叶和顶叶深部占位病变、枕叶占位病变分别有不同形式的视野改变。

关于黄斑回避的机制尽管人们依然争论不休,但视放射后部和枕叶受损确有黄斑回避这一客观表现。视盘水肿在视野检查时可见生理盲点扩大,视野障碍一般都是红色视野改变先于白色视野改变。

(三)眼底

眼底检查是神经系统检查中重要项目之一,眼底检查包括检查视盘、视网膜和网膜血管的改变。

视盘水肿是因颅内压增高压迫了视网膜中心静脉而引起。早期视盘水肿乳头突出程度不高,一般都在 2D 之内,视盘充血,境界欠清,视力无改变,但视网膜中心静脉的搏动消失;视盘水肿全盛期时,视盘突出度高于 2D 以上,乳头境界不清,乳头附近有渗出和火焰状出血,视力虽然尚存,但视物模糊不清,有时可出现阵发性失明或闪光等视力障碍,发作一般不超过30秒,瞬间即逝;晚期视盘水肿由于视纤维变性,视盘变得苍白,视网膜动脉变细,视盘突出减轻,边境渐清楚,但视力逐渐减退甚至失明。

蝶骨嵴内1/3脑膜瘤可使病侧视神经受到直接压迫而产生原发性视神经萎缩,而对侧视盘因颅内压增高产生视盘水肿,称为额叶基底部综合征。

原发性视神经萎缩和早期继发性视神经萎缩可以鉴别,因后者视盘境界不清,苍白程度也轻,但与晚期继发性视神经萎缩只从形态改变不易区别,二者几乎相同,需结合临床病程演变加以鉴别。

早期视盘水肿和视盘炎只从形态学上改变很难区别,如结合临床则不难鉴别。视盘炎多为单侧,发病数天内视力就严重受损,如为双侧视盘炎,两眼发病时间和视力障碍的程度也表现参差不齐。

脑动脉硬化患者,视网膜动脉变细,反光增强,动静脉粗细差加大,重症脑动脉硬化时动静脉分叉处静脉明显受压呈现切迹状,动脉变细可呈银丝状,动脉硬化引起眼底出血,多沿着硬化血管周围分布,视网膜动脉硬化程度在一定程度上反映了脑动脉硬化程度。

恶性高血压性视网膜病的眼底改变双侧都很严重,类似严重动脉硬化眼底,渗出较为严重,出血多位于网膜血管末梢,常伴有一系列严重晚期高血压症状,以及心、肾功能障碍,神经系统体征。

严重的蛛网膜下腔出血可合并玻璃体后方出血,出血多为半月状,因并发于蛛网膜下腔出血,故玻璃体积血也不易误诊。

眼底生理变异并非罕见,其中假性视盘炎最易误诊为早期视盘水肿,对于有经验的医师鉴别也不难,因为假性视盘炎的视盘并不突出,视网膜中心静脉搏动良好,视力正常,生理盲点不扩大,患者无颅内压增高表现。

Lindan氏病、林岛综合征眼底有小血管瘤的改变,斯特奇-韦伯综合征眼底有时也有小血管痣,如结合临床则易确诊。

三、眼运动神经

动眼神经、滑车神经和展神经都是支配眼球运动的,它们互相协调支配眼肌正常活动,故将三者合并叙述,但是眼肌运动极为复杂,除了上述3对脑神经外,还有内侧纵束和许多神经核参与协调核间联系,额叶、脑桥和枕叶的皮质和皮质下眼球运动调节中枢的作用也不可忽视,颈交感神经随颈动脉入颅腔,加入三叉神经的眼神经支配瞳孔散大肌,上、下眼睑板肌,眶肌和球周肌也参与眼肌运动和瞳孔散大。

(一)瞳孔

正常成人瞳孔大体为3～4 mm,新生儿和乳幼儿瞳孔比成人小,青春期瞳孔最大,以后随着年龄增长而逐渐缩小,老年人和脑动脉硬化的患者瞳孔相对更小。正常成人瞳孔小于2 mm称为瞳孔缩小,大于4 mm称为瞳孔散大。瞳孔对光反射有直接光反射和间接光反射,可分为正常、迟钝和消失。当两眼注视远方物体突然改为迅速近视眼前物体时,除了两眼球会聚外,瞳孔也缩小,称为"调节反射"。

前述的调节反射是由两个神经通路互相联系配合形成,一个神经通路是皮质枕叶与额叶,使两眼会聚,另一个神经通路是瞳孔反射通路。这两个通路是当视皮质发出兴奋经中脑顶盖前区的外侧膝状体发出纤维到动眼神经缩瞳核以协调缩瞳。如中脑顶盖前区病变损伤核间联系,则调节反射只能眼球会聚,而不能缩瞳,称为阿-罗氏瞳孔。

当动眼神经受损,患侧瞳孔散大,直接和间接反射都消失,同时合并相应眼肌麻痹。神经外科最为常见的是小脑幕切迹疝的瞳孔改变:早期患侧瞳孔暂时缩小,光反射迟钝,继而瞳孔散大,光反射消失,晚期双侧瞳孔散大。早期瞳孔缩小阶段因为较短暂,如做不到床侧严密观察,常被疏漏。视神经损伤的患侧瞳孔直接光反射消失,但间接对光反射存在。眼外伤时可以出现外伤性散瞳:患者视力和眼球运动完全正常,只是瞳孔直接和间接光反射消失。支配眼的交感神经受损,瞳孔缩小,眼裂变窄,眼球轻度内陷,而对光反射正常,此称为霍纳综合征(Horner 综合征)。相反,交感神经持续受刺激则出现瞳孔散大,眼裂增宽,眼球外突,瞳孔光反射也依然存在,对此称为伯纳德综合征,有称为"逆 Horner 综合征"。过去曾患过虹膜睫状体炎的患者,可因虹膜粘连,瞳孔不但变小而且外形不圆,不但引不出光反射,应用散瞳药物也不能奏效。

(二)眼睑

提上睑肌受动眼神经支配,动眼神经受损上睑下垂,不能上举,同时合并其相应的眼肌和瞳孔改变。交感神经受损作为 Horner 综合征的症状之一的上睑虽然也下垂,但下垂程度轻,令其睁眼时能有一定程度的睁眼。当面神经损伤时,由于眼轮匝肌瘫痪,患眼闭合不全,此外重症肌无力时也可发生单侧或双侧眼睑下垂、眼肌麻痹,甚至双侧眼球位置不对称,经详细分析不符合神经支配规律。

(三)眼球运动

眼球运动共有 8 个方面,即上方、下方、内侧、外侧、内上方、内下方、外上方、外下方,需要第Ⅲ、Ⅳ、Ⅵ对脑神经有机配合,协调一致地支配眼肌活动。如果这些神经受损,则眼球运动出现障碍,根据复视的不同表现可以分析眼肌麻痹和神经损伤。但眼球运动远非如上述那样简单,还有凝视、追视和眼球浮动等复杂功能,这些复杂的动作需要更多的神经核团参与活动。这些核团间的联系是通过内侧纵束进行的,另外凝视和追视活动中,额叶皮质第 8 区,脑桥侧视中枢和枕叶皮质 18、19 区中枢支配起着重要作用。

外伤、肿瘤和血管病可引起有关皮质、脑干神经核和颅底Ⅲ、Ⅳ、Ⅵ神经损害,在作定位诊断分析时要区别皮质性、脑干性抑或末梢神经损害的表现,以便作出正确诊断。

(四)眼球外突和内陷

检查眼球运动时,对眼球外突和内陷也应予以重视。颅底肿物侵犯了眶后部、眶骨纤维异常增殖、筛窦囊肿扩展到眶内和眼眶内肿瘤都可引起眼球外突;海绵窦段颈内动脉瘤和海绵窦内肿瘤也可引起眼球外突;颈内动脉海绵窦瘘患侧眼球出现搏动性突眼。颈部交感神经兴奋由于眶肌和球周肌收缩,眼球也外突,反之则内陷。球后大的静脉血管瘤,压迫球后脂肪致使萎缩,眼球内陷,头低位时则眼球外突,对眼球施以压力或站立后则可回缩。

四、三叉神经

三叉神经是混合神经,包括感觉和运动功能,是脑神经中最大的神经,其神经核由中脑、脑桥一直延伸到延髓和脊髓上端。脑干和颅底病变可能累及三叉神经。

(一)感觉检查

颜面皮肤、鼻黏膜和舌的感觉(味觉除外)都由三叉神经感觉支配,核性感觉障碍时由于神经核过长可有感觉分离。

（二）运动检查

中枢性损害由于双侧支配，瘫痪表现不明显；外周性损害则有明显的肌萎缩。患侧颞肌和咀嚼肌萎缩，咀嚼时患侧咀嚼肌和颞肌收缩减弱或消失，因同侧翼内肌、翼外肌瘫痪，开口时下颌偏向患侧，下颌不能主动向健侧侧移。

（三）反射检查

三叉神经第一支眼神经构成角膜反射弧的传入神经，因此用棉絮刺激角膜时可引起角膜反射，如果眼神经受损则角膜反射消失。下颌反射弧传入和传出神经都是三叉神经，指令患者开口，检查者以一指置于下颌正中，用叩诊锤叩击手指，正常时则出现下颌上举，中枢性损害此反射亢进，末梢损害则引不出。

（四）神经营养检查

中枢性损害一般不引起神经营养障碍，如末梢性损害则发生神经营养性角膜溃疡，口腔和鼻腔黏膜也干燥和萎缩。岩浅大神经和鼓索神经虽然不受三叉神经支配，但它们的节后纤维都有一段加入三叉神经内走行，然后支配泪腺、舌下腺、颌下腺的分泌和舌前 2/3 味觉，因此相应阶段损伤则出现上述机能障碍。神经外科最易见到的三叉神经损害：原发者有三叉神经纤维瘤，继发者有桥小脑角肿瘤、海绵窦内或鞍旁肿瘤、颈内动脉海绵段动脉瘤等。

所谓原发性三叉神经痛，诊断不难，但发病机理仍有争论，治疗也不统一，现多认为是颅后窝微血管压迫综合征之一，而面肌麻痹性偏头痛、岩尖综合征、蝶腭神经痛、鼻翼神经痛等疾病也都有三叉神经受累，应结合具体综合征的各项表现进行分析。

五、面神经

面神经是以运动为主体的混合神经，其中包含副交感神经和感觉神经成分，合称为中间神经。中间神经的感觉神经除了舌前 2/3 味觉之外，还有接受鼓膜、外耳道、耳郭和耳后皮肤感觉纤维，但这些部位的痛觉是和三叉神经、舌咽神经、迷走神经感觉支配重叠，因此个体差异很大，甚至难以检查出面神经损害引起的痛觉障碍。

（一）周围性面瘫

周围性面瘫包括面神经核及其面神经分支受损，面部表情肌瘫痪，说话和做表情时尤为明显，令患者鼓腮、闭眼和饮水都能观察出面瘫的表现。面神经瘫使它所支配的镫骨肌松弛，因此出现对低音调的感觉过敏，患眼瞬目反射、眼轮匝肌反射、口轮匝肌反射消失。如病毒侵袭面神经膝状神经节区，急性期耳部常有疱疹，并可有泪腺分泌障碍；如鼓索神经段受损，除了舌前味觉障碍外，还有唾液分泌减少；如内耳道段受损，常合并听力和平衡障碍。

（二）中枢性面瘫

中枢面瘫不像周围性那样明显，额肌和眼轮匝肌是面神经上核发出纤维支配，后者受双侧皮质延髓束支配，因此单侧核上性病损不引起同侧额肌和眼轮匝肌瘫痪，但颜面下部的肌肉如颊肌、口轮匝肌受面神经下核发出的纤维支配，此核仅接受对侧的皮质延髓束支配，因此，可表现病变对侧的鼻唇沟浅、口角下垂、示齿动作时口角歪斜。

帕金森病除了其他特定体征外，就面部表情而言，双眼向前凝视，瞬目反射减少，面部无表情，形成所谓"假面具脸"，有人称为"第三中枢性面瘫"，这并非面神经损伤，而是锥体外系受损的结果。患者虽然表情丧失，但面肌的随意运动正常。

神经外科最易引起面神经受损的疾病是岩骨骨折、桥小脑角肿瘤，脑桥、脑干内肿瘤也有面神经周围瘫,但常同时合并同侧展神经核和三叉神经核性损害,并有对侧锥体束损害。

六、听神经

第Ⅷ对神经包括司听觉的耳蜗神经和司平衡的前庭神经,在颅内合并走行,但进入内耳孔以后行程迥然不同。

（一）听觉检查

通过正常对话大体可了解患者听力情况,如有重听利用音叉和听力正常的医师作对比检查,并通过气导骨导比较试验和双耳骨导比较试验确定是感音性耳聋或是传导性耳聋,抑或二者兼有的混合性耳聋。患者在听觉出现障碍的同时常常合并耳鸣,无论感音性或传导性耳聋都可合并耳鸣。有时耳鸣对于患者比耳聋更难以忍受,有时听力完全丧失,但耳鸣依然存在。

（二）平衡觉检查

通过患者步态、闭目站立姿势调节可了解患者平衡机能,眼震的出现也常常是平衡障碍的一种表现。为了准确分析引起平衡障碍的部位常常还需要冷热水试验和旋转椅试验检查。

分析前庭神经功能障碍时首先要排除生理性前庭功能过敏,系表现乘汽车、乘飞机和轮船时出现头晕、恶心、呕吐。耳鼻科梅尼埃尔氏病、某些药物中毒、桥小脑角蛛网膜炎、椎基底动脉供血不全等都可引起前庭神经受损;而神经外科仍以桥小脑角肿瘤和岩骨骨折时较易引起前庭神经障碍。在检查前庭神经功能时也应与小脑和颞叶受损时出现的眩晕加以区别:小脑肿瘤的眩晕和眼震,如发生在小脑半球,病侧肢体肌力减弱,上下肢共济失调,如发生在蚓部,表现为躯干性共济失调但不伴有听力受损;颞叶肿瘤患者有时也有自身或周围物体摇晃不稳感觉,常为发作性,有人认为是颞叶癫痫的一种表现,不合并听力受损。

七、舌咽神经和迷走神经

舌咽神经和迷走神经都是混合神经,包括运动感觉和副交感神经,这两个神经不仅在解剖上关系密切,而且在功能上也互相协调一致,神经外科颅底的疾病也常常同时累及这两个神经,故将这两个神经一并叙述。

舌咽神经除了支配舌后1/3味觉和腮腺分泌外,还和迷走神经共同支配咽部感觉和咽部肌肉,如单独舌咽神经受损只是舌后1/3味觉和腮腺分泌明显障碍,如迷走神经也同时受损,则咽部软腭和喉部感觉和肌肉都出现明显障碍:患者声音嘶哑,吞咽障碍,咽部感觉减退或消失,患者发"啊"的声音时软腭和腭垂偏向健侧,咽反射消失。

迷走神经虽然无三叉神经那么粗大,但其长度是脑神经中最长的,大部分是支配内脏的副交感神经,因此,迷走神经受损时心律和胃肠功能都有改变。

神经外科中能引起第Ⅸ对、第Ⅹ对脑神经受损的多为颈静脉孔区骨折和肿瘤,桥小脑角肿瘤向下方发展,有时脑膜炎和蛛网膜下腔出血也可引起,中心性肺癌时有时侵犯迷走神经的喉返神经分支,因此患者突然声音嘶哑,应予重视。

八、副神经

副神经是纯运动神经,有延髓根和脊髓根两个根系。与第Ⅸ对、第Ⅹ对脑神经一同经颈静脉孔出颅,支配胸锁乳突肌和斜方肌。

通过观察肩的外形,嘱患者转头和耸肩可以检查到此神经受损情况,副神经受到病变刺激时可以出现痉挛性斜颈,如周围性瘫痪则头不能转向健侧,患侧耸肩无力,由于斜方肌萎缩肩外形改变并下垂。致损疾病也多为颈静脉孔区病变。

九、舌下神经

舌下神经为纯运动神经,由延髓发出 10～15 条神经根系合成一根神经,由舌下神经管出颅,与迷走神经伴行一段而入舌,支配舌肌运动。舌下神经由于受双侧皮质延髓束支配中枢性损害,表现不明显;而周围性损害时患侧舌肌萎缩,并有纤颤,伸舌时舌偏向患侧,缩舌时偏向健侧,排出含于患侧颊齿间的食物困难,有时说话笨拙。颅底骨折累及舌下神经孔,下斜坡肿瘤和颅内动脉瘤可引起舌下神经受损。

(王树民)

第四节 运动检查

人类不但在做各种活动时,就是站立或静卧也需神经支配许多肌肉维持姿态的平衡,在低等动物这些功能是由皮质下中枢完成,而高等动物的人则由大脑皮质进行支配。人在进化过程中大脑皮质分为新皮质和旧皮质,对姿势的维持和调节主要由旧皮质支配。

对运动的检查包括肌力、肌张力、肌营养、不自主运动、连带运动、共济运动和步态等检查。现结合不同受损平面的表现加以叙述。

一、脊髓前角细胞和末梢神经水平的受损

表现为迟缓性瘫痪,程度远比皮质受损为重,反射减弱或消失,有明显肌萎缩,3 个月以后肌肉萎缩就非常明显,前角细胞受损还有肌纤颤,神经外科多数为周围神经损伤表现的末梢性损害。

二、锥体束受损

锥体束在人类运动神经中最为发达,过去曾一度认为只由中央前回(Brodmam 4 区)第五层大锥体细胞轴突组成,后来的研究表明锥体束还包括锥体外系的许多神经纤维。

锥体束包括皮质脊髓束和皮质脑干束,了解它们在放射冠、内囊、大脑脚、脑桥腹侧和延髓锥体交叉等处的解剖关系,有利于定位诊断的分析。

颈和颜面上部的肌肉的神经支配是双侧重叠支配,因此单侧受损咽喉部和颜面上部肌肉运动见不到明显瘫痪,舌肌、颜面下部肌肉、胸锁乳突肌和斜方肌则有轻度瘫痪,上肢瘫痪较下肢明显。

神经外科在颅脑损伤、脊髓损伤、颅内肿瘤、椎管内肿瘤及脑血管病和脊髓血管病时容易损伤锥体束。

三、锥体外系受损

锥体外系是运动系统的一个重要组成部分,包括锥体束以外的所有运动神经核和传导束,因

此在解剖学上它的范围广泛而分散,不单纯限于基底节,也包括脑干一些核团和联系纤维,当然,基底节仍是锥体外系的一个重要调节整合部位。

锥体外系疾病多为神经内科疾病,如帕金森病和舞蹈病等引起的运动异常,大体表现为肌张力增高、肌张力低下和异常运动等,通常腱反射正常,无肌萎缩和感觉障碍,神经外科的颅脑损伤和脑瘤等也可以损害锥体外系,根据脑瘤和外伤的临床特点诊断不难。

四、小脑水平受损

小脑受损可出现运动和平衡障碍,如测距困难、运动变换能力障碍,还包括震颤、步态不稳等共济失调之症状,还有肌张力低下、眼球震颤和语言断续笨拙等表现。

小脑蚓部病变主要为躯干性共济失调,而小脑半球损害主要为患侧上下肢共济失调,神经外科有许多疾病可引起小脑损害,如丹迪-沃克综合征、扁平颅底、颅底陷入症、小脑半球或蚓部肿瘤、小脑脓肿、小脑出血、桥小脑角肿瘤、小脑挫伤和颅后窝血肿等,结合上述疾病特点诊断并非很难。

五、大脑皮质水平受损

随着大脑皮质分区的研究,对与运动有关的皮质区认识越来越清楚,主要为中央前回、运动前区(Brodmam 6区)、额叶眼运动区(Brodmam 8区)。

(1)中央前回是形成锥体束的主要皮质代表区,该区自上而下支配着足、小腿、股、腹、胸、肩、手、颈、颜面、口舌和咽喉等诸肌的随意运动和维持肌肉的张力,并受运动前区调节和抑制,如果只是中央前回受损,虽然也有病理反射,但肌张力低下呈软瘫,腱反射减弱或消失,肌肉有萎缩。

(2)运动前区受损,该区位于中央前回之前,在正常情况下对中央前回引发的肌紧张有抑制作用,调节肌肉保持适当张力,与中央前回共同完成准确的动作。如果该区病损,失去对中央前回引发的肌紧张的抑制作用,则表现为齿轮状肌张力增强,反射亢进,甚至有强握反射。该区与额叶眼运动区也有紧密关系,共同支配眼球凝视活动。

(3)额叶眼运动区位于运动前区之前,是支配眼球随意运动的皮质代表区。如果额叶眼运动区受到刺激处于兴奋状态,也引起对侧脑桥侧视中枢兴奋,则眼球向病灶对侧凝视,如头与躯干也同时转向对侧,并出现抽动,同时眼睑开大,瞳孔散大,称为杰克逊氏癫痫;如果额叶眼运动区遭到破坏,则向病灶侧凝视,额叶血肿和肿瘤或脑挫伤常常出现上述改变。

(刘 军)

第五节 感 觉 检 查

机体的生存有赖于内外环境的稳定,如内外环境出现改变,机体必须及时感知,并加以调节,以保持相对稳定,机体对内外环境的这种感知称为感觉,感觉分类大致可分为两种:第一种是一般感觉,包括温觉、痛觉、触觉,本体感觉和复合感觉等;第二种是特殊感觉,包括嗅觉、视觉和听觉。

一、一般感觉

(一)浅感觉(温、痛、触觉)

浅感觉是指皮肤黏膜对温度、疼痛和触摸的感觉。检查方法虽然简单,但精确判断程度和范围有时很难,如患者有不同程度昏迷、不同程度痴呆甚至是官能性病变或心理因素影响等等,常常不能或不能精确判定感觉的改变。因此需要医师耐心细致地多次检查,并结合整体病情进行分析,以免失误。浅感觉的传导束,除精细触感觉之外,主要在脊髓侧索、脑干外侧丘系和三叉丘系上行,而且是"较长纤维远心排列",因此髓外病变、感觉障碍都是由尾侧向头侧上行发展。

(二)深感觉(本体感觉)

深感觉是指肌肉、肌腱韧带、关节和骨骼的运动觉、位置觉、震动觉和深部组织的痛觉等。检查时指令患者闭目进行缓慢准确检查,上述震动觉需用 C128 次音频的音叉置骨突部检查,上述感觉除深部组织痛觉外,其余均沿脊髓后束和脑干内侧丘系走行。这些部位受损,出现本体感觉异常,深部组织的痛觉只有牵拉和压迫深部肌肉组织时才能引起疼痛,但它的传导束仍在脊髓侧索和外侧丘系内走行,而精细触觉虽然属于表浅感觉,但它的传导束走行于后索和内侧五系。

(三)复合感觉

复合感觉又称皮质感觉,它不是上述各种感觉的简单混合,而是顶叶皮质对上述各种感觉进行综合分析和判断。复合感觉包括皮肤定位觉、两点辨距觉、皮肤图形觉和对物体实体感觉等。

二、感觉障碍的表现

(一)末梢神经水平受损

按末梢神经分布出现感觉障碍,末梢神经分布的核心部位个体差异不大,但总的支配面积个体差异不小,躯干中线的感觉神经末梢呈重叠支配,因此感觉障碍接近中线稍偏患侧即可表现异常。

(二)后根和后根节水平受损

出现与皮肤分节相一致的感觉障碍,如未累及前根,可无运动障碍,后根与后根神经节的损伤不易区别,但后根神经节损害常有带状疱疹和神经营养障碍。

(三)脊髓水平受损

神经外科引起脊髓受损的疾病很多,由于疾病不同,表现形式各异。但是如为脊髓外缓慢压迫,则温痛觉障碍本着"较长纤维远心排列法则"由尾端向头端发展,直到病灶水平为止,并合并脊髓半离断表现;如为髓内缓慢受损,则先在病灶区域出现类似脊髓空洞症的感觉障碍,并有感觉分离,从病灶水平开始由头侧向尾侧发展。脊髓尾端是圆锥并与马尾相接,圆锥和马尾部位受损,则出现圆锥马尾综合征。

(四)脑干水平受损

脑干的内侧丘系、外侧丘系、三叉丘系和三叉神经中脑核、感觉主核以及脊束核都与感觉有关,不同部位受损,除了相应感觉障碍外,还伴有脑干相应水平损害的综合征。

(五)视丘水平受损

视丘受损则对侧半身全部感觉迟钝,可伴有对疼痛刺激感觉过度,即轻微刺激可引起剧烈的难以忍受的、性质又难以形容清楚的疼痛,甚至有的可有自发性灼痛,患者有的合并丘脑痴呆或强哭强笑等症状。

（六）内囊和放射冠水平受损

二者大体相似，但越接近内囊损伤范围越大。除对侧偏身感觉障碍外，还合并双眼对侧同向偏盲和对侧偏身共济障碍，无丘脑受损那样的自发痛。

（七）顶叶皮质水平受损

温、痛感觉丧失不完全，粗略感觉很少受损，但实体感觉消失。例如，给患者一块手表让他触摸，他判定不出手表，有时患者常有以感觉异常为先兆的癫痫发作。

（张宇强）

第六节　反射检查

对感觉刺激引起的不随意运动反应称为反射，反射是神经活动的基础，在神经检查中占有重要地位。因为神经系统疾病反射障碍常常出现最早，最为客观，不易受患者心理因素影响，患者有一定意识障碍或儿童也能得到准确的检查结果。反射需由感觉和运动相结合而形成反射弧才能出现，因此在某种程度上检查反射要比单纯检查感觉或运动其意义更为重要。

一、浅反射

刺激皮肤或黏膜引起的反射称为浅反射。例如咽反射、角膜反射、手掌反射、腹壁反射、提睾反射、肛门反射和足跖反射等。

浅反射在反射弧任何部位损伤均可发生减弱或消失，例如感受器、传入神经元、中间神经元、传出神经元或效应器的损害，反射都受到影响。浅反射中的腹壁反射和提睾反射有两个反射通路：一是在脊髓内形成的反射弧；另一通路是感觉冲动经脊髓、脑干，传达到大脑枕叶皮质，再发出纤维与大脑皮质运动区和运动前区发生联系。传出纤维经锥体束下行到前角，因此深叩肋骨或耻骨联合还可引起腹肌深反射亢进。由于锥体束在延髓锥体交叉，所以锥体束损害在交叉以上，浅反射障碍在病灶对侧，交叉以下损害则在同侧。

二、深反射

对肌腱、骨膜或关节予以刺激引起的肌肉收缩称为深反射，也可分别称为腱反射和骨膜反射，概括起来上肢有桡骨膜反射、二头肌反射和三头肌反射等；下肢有膝腱反射和跟腱反射等。和浅反射一样，反射弧任何部位损害都可引起反射减弱或消失，如果是反射弧以上锥体束损伤，解除了对反射弧中的前角细胞的抑制，前角细胞过度兴奋，则深反射亢进，并出现病理反射。患者处于深昏迷、严重颅内压增高、后颅窝肿瘤或脊髓休克时反射可减弱或消失；如患者处于强直痉挛时，深反射也难以引出。

三、病理反射

1.5 岁以前的新生儿和婴儿由于锥体束发育不完全，可以引出足跖反射，这是发育过程的表现，无病理意义。除此之外发生的病理反射都说明有上运动神经元损害。

（一）伸肌组的病理反射

伸肌组的病理反射多表现在下肢伸肌组中，最具有代表性的是足跖反射阳性，也称巴宾斯基征(Babinski 征),这是锥体束受损的重要体征。不完全锥体束受损则不一定出现典型征象,如受损完全则出现足趾背屈、其余四趾散开和小腿屈曲的典型表现。

有人研究认为,大脑皮质运动区及其下行纤维受损划足底外侧缘时易出现小趾外展;若只是运动前区以及下行纤维受损,做足跖检查时只有足趾散开并有下肢屈曲;如大脑皮质运动区和运动前区两区完全受损则出现典型 Babinski 征。Babinski 征的出现必须以大脑基底节的功能完整为前提,如锥体束和基底节同时受损则引不出;患者虽然有锥体束受损,但兼有下运动神经元受损或足底感觉明显障碍和脊髓处于休克时也引不出。

伸肌组的病理反射除 Babinski 征外,还有普塞普氏征(Pussep 征)、查多克征(Chaddock 征)、奥本海姆征(Oppenheim 征)、戈登氏征(Gordan 征)、夏菲征(Schaffer 征)、冈达征(Gonda 征)和踝阵挛等,这些病理反射的检查用浅刺激,有的用深部压迫,有的用被动运动,其引起的反射与划足试验一样,可能都属于脊髓自动反射和防御性反射。

(二)屈肌群的病理反射

屈肌群的病理反射多数在上肢,包括屈指反射、屈腕反射、弹中指指甲反射等,弹手指掌面反射也适于下肢检查,即弹足趾掌面反射,引起趾足屈曲。

(三)脊髓自动反射

脊髓自动反射又称脊髓防御反射或屈曲性脊髓防御反射。正常人的下肢特别是足底受到疼痛刺激时发生下肢迅速回缩,膝关节屈曲,足趾跖屈,这是正常生理防御反射。当锥体束受损,特别是横贯性损害,由于高级中枢对脊髓抑制的解除,则出现反射异常亢进,即使轻微摩擦刺激也足以引起髋膝关节屈曲,踝关节背屈,并伴有 Babinski 征,有时还有腹肌收缩,排空尿便,病变水平以下多汗,有的有反射性充血和立毛反射等,对此称为"脊髓总体反射"。脊髓休克后期如出现频繁的脊髓总体反射并不意味病情好转,而是说明脊髓有严重的横贯损害。

正常生理的浅反射和深反射个体差异很大,双侧活跃和稍微减弱只要对称并无病理意义,但如双侧不对称,即使尚未引起病理反射也不可忽视,要注意跟踪检查。

(毛石涛)

第七节　神经内分泌检查

维持机体内环境稳定的有三个渠道,除了自主神经系统外,还有神经内分泌和神经免疫渠道参与。下丘脑是神经内分泌的高级中枢,它直接或间接控制周身内分泌的功能。过去认为神经元不是分泌激素细胞,经过近些年来的研究认清了过去的传统观念并非完全正确,因为下丘脑的视上核和室旁核这两个大的神经核团既是神经元,又能分泌活性物质,这一现象称为神经内分泌。

垂体后叶本身就是神经组织的一部分,它既受下丘脑垂体束的直接支配,也受神经肽的体液调节。垂体前叶尽管不是神经组织而是一个内分泌腺体,但是下丘脑和垂体形成一个独特的神经血液平面,保证了下丘脑分泌的多种具有活性的神经肽对垂体前叶分泌的影响。脑主要是通过垂体调节周身内分泌腺的活动,以维持机体内环境平衡,而脑又是激素作用的靶器官,克汀氏病就是一个例证。

下丘脑的大的神经分泌细胞主要分泌血管升压素和催产素,而下丘脑小的神经分泌细胞主要分泌影响垂体前叶的促分泌素和抑制分泌激素。随着研究的深入,人们对神经分泌的认识不断深化,但认识远远不能结束,以下仅就与神经外科紧密有关的内分泌检查作一提示性简述。

一、垂体腺瘤的内分泌异常

近些年来对垂体腺瘤的分类多数主张分为"无分泌功能垂体腺瘤"和"有分泌功能的垂体腺瘤"。无分泌功能的垂体腺瘤早期无明显症状,只有垂体、蝶鞍骨质和视神经受压以后才能确认;而有分泌功能的垂体腺瘤最早表现为内分泌异常。肢端肥大症和柯兴氏病,二者肿瘤不大即能表现明显症状和体征,而闭经泌乳综合征虽然肿瘤比前二者较大时才被发现,但仍比无分泌功能的肿瘤为早。对上述内分泌异常,通过激素检查可以争取早期诊断。

内分泌检查时还应注意病源学的不同,因为有的垂体瘤是垂体源的,有的是视丘下部源的,二者手术后期治疗方针是有所不同的。

二、颅咽管瘤的内分泌异常

颅咽管瘤是先天性肿瘤,发生于胚胎期垂体柄中的克拉氏囊,因此又称为垂体管肿瘤。肿瘤本身本来不分泌激素,而且是缓慢膨胀性生长,但由于肿瘤的不断增大,多易产生视丘下部和垂体功能低下的表现,对此应作相应检查。

三、尿崩症的内分泌异常

引起原发性和继发性尿崩症的原因很多,在神经外科多见于鞍区肿瘤、颅脑损伤和鞍区手术后。患者多尿、比重下降、烦渴、多饮,禁水和高渗盐水试验无效,抗利尿激素减少,注射垂体后叶激素加压素或人工合成的去氨加压素时患者情况很快好转。

四、抗利尿激素分泌异常综合征

创伤、炎症、血管病、用药不当或鞍区手术影响了视丘下部,可产生与尿崩症相反的一种病症,即抗利尿激素增多综合征。巴特提出5项诊断标准:①低血钠;②低渗透压性血征;③尿排钠持续增高,不受水负荷实验影响;④血中肾素活性不高;⑤肾功能正常。抗利尿激素分泌异常综合征虽然多为一过性,但神经外科医师不可忽视,严重患者呈肌无力状态,腱反射消失,可有惊厥或昏迷,甚至延髓麻痹而死亡。

五、性早熟的内分泌异常

性早熟包括真性性早熟和假性性早熟,神经外科的下丘脑肿瘤和松果体肿瘤有的有性早熟。下丘脑引起性早熟较为少见,而松果体肿瘤,特别是松果体生殖细胞瘤多有性早熟。

六、脑膜刺激征检查

脑膜刺激征是脑膜受生物的和化学性的刺激后产生的一系列症状和体征,包括头痛、呕吐、颈强直、凯尔尼格征(Kernig 氏征)、布鲁津斯基征(Brudzinski 氏征)和拉塞克氏征(Laseque 氏征)等。最常见的原因是脑膜炎、蛛网膜下出血。晚期颅内压增高、严重脑积水和某些神经根受刺激所引起的类似表现,不像脑膜炎和蛛网膜下腔出血那样典型。

（一）脑膜刺激症状与体征

患者有头痛、呕吐和颈项强直，Kernig 氏征、Brudzinski 氏征和 Laseque 氏征阳性。脑膜炎和下腔出血的早期，患者尚处于清醒状态时，患者皮肤感觉阈降低，处于过敏状态，轻轻触及皮肤则患者反应异常敏感，发生疼痛的感觉，有的出现畏光和听觉过敏。

（二）脑膜刺激征的鉴别诊断

在脑膜炎和蛛网膜下出血时最为严重和典型，后颅窝肿瘤可以有头痛和呕吐，如再合并小脑扁桃体疝时则有颈强直，如为一侧扁桃体疝，颈部常向健侧倾斜，以缓解对神经根的压迫和改善脑脊液环流，而 Kernig 和 Laseque 氏征则不明显。腰骶神经根受累疾病可表现有 Kernig 氏征和 Laseque 氏征，但无头痛、呕吐和项强。深昏迷的患者虽然脑膜受到严重刺激，却检查不出明显脑膜刺激征。有脑膜刺激征的患者，腰椎穿刺非常必要，但要合理操作，以免加重脑疝。

（毛石涛）

第二章 神经外科疾病定位诊断

第一节 大脑半球损害的定位诊断

大脑半球借中央沟、大脑外侧裂及其延长线、顶枕裂和枕前切迹的连线分为额叶、顶叶、枕叶及颞叶,大脑外侧裂的深部有岛叶。

一、额叶损害的定位

额叶主要包括:运动区(4区)、运动前区(6区)、同向侧视中枢(8区)、前额叶(9~12区)。在优势半球中,还包括运动语言中枢(44区)和书写中枢等,损害时其各自的临床表现如下。

(一)运动区损害的症状

(1)运动障碍:多表现为不完全性瘫痪,以偏瘫多见,但也可见单瘫。①运动区全部受损时,产生对侧半身瘫痪,或称偏瘫;②累及运动区下部,可仅出现对侧中枢性面瘫;③累及运动区中部可表现为对侧上肢单瘫;④累及运动区上部可首先出现对侧下肢单瘫。

(2)部分性癫痫:抽搐局限于身体的某一部分,如面、手、足或一个肢体,为时数秒至数分钟或更长时间,发作时无意识障碍。有时癫痫由身体某部分开始后,抽动逐渐按解剖学的排列顺序向外扩延,最后引起全身性大发作,称为杰克逊癫痫。

(二)运动前区损害的症状

运动前区为锥体外系和一部分自主神经的高级中枢所在,受损时主要表现有以下症状:①肌张力增高,肢体肌力正常,患肢做精细动作困难;②额叶性共济失调,对侧半身虽无瘫痪,但肢体有共济失调表现;③抓握(强握)反射和摸索现象;④自主神经功能紊乱。

(三)同向侧视中枢损害的症状

额叶的同向侧视(凝视)中枢位于额中回后部,下行的纤维交叉到对侧支配脑桥的同名中枢。当此中枢受刺激时,两眼向对侧同向偏斜,并有眼睑开大和瞳孔散大,同时也伴有头部向对侧扭转,这种症状常在癫痫发作时出现。发生此中枢损害后可有暂时性两眼向患侧偏斜和对侧凝视麻痹。

（四）书写中枢损害的症状

书写中枢位于优势半球额中回后部，邻近头眼转动的同向侧视中枢和中央前回的手区。因书写过程与该两区有密切联系，此中枢受损时产生书写不能或称失写症。

（五）运动语言中枢损害的症状

运动语言中枢位于优势半球额下回的后部，即三角部和盖部，又称字卡（Broca）回，受损时产生运动性失语，表现为言语肌肉的失用，患者口、唇、舌运动良好，但丧失说话能力。在不全运动性失语时，患者可以说出简短的几个字，但十分吃力，也很慢。

（六）前额叶损害的症状

前额叶包括 9～12 区，又称额叶联合区。此区为精神和智力的功能区，与精神状态、记忆力、判断力和理解力等有密切关系。一侧前额叶损害多不产生明显的精神和智力缺欠的症状，两侧额叶损害则出现以下症状：①注意力不集中，判断力和理解力差，患者对事物的反应迟钝；②记忆力欠缺，特别是近记忆能力障碍；③精神和性格变化。

二、顶叶损害的定位

顶叶包括中央后回（1～3 区）、顶上小叶（5、7 区）、缘上回和角回（39 区），损害后引起皮质性感觉障碍、失用症、阅读和计算力障碍。

（一）皮质性感觉障碍

皮质性感觉障碍为病变累及中央后回和顶上小叶所致，感觉障碍的特点是浅感觉障碍较轻或不明显，深感觉和复合性感觉多有明显障碍。实体觉属于复合性感觉，若令患者闭眼，递给其钢笔，钱币、钥匙等日常习用的物体，患手辨识困难，则见于顶上小叶的损害。

（二）感觉性癫痫

当感觉区皮质受刺激时，可于对侧身体的相应部位出现感觉异常。感觉性癫痫呈发作性，发作时患者神志清楚，病变对侧某部的肢体或半身出现麻木、刺痛，并按一定方向扩散，如向邻近的运动区扩延时可引起运动性癫痫发作。

（三）失用症

优势半球顶叶的缘上回为运用中枢，此区受损表现为两侧肢体失用，即肢体虽无瘫痪，但不能完成日常熟悉的动作和技能。

（四）失读症和计算力障碍

优势半球的角回为阅读中枢，是出生后通过视觉建立的识字或词句的中枢，受损时，表现为看到的字和词句不能理解其意义，产生无识字能力和失读症，计算能力亦可发生障碍。

（五）戈斯曼综合征

见于顶叶下后部与颞叶交界处的病变，表现为手指不识症、左右定向障碍、计算力障碍和书写不能等。

（六）体象障碍

为体象的辨识发生障碍，多见于非优势半球的顶叶下部损害。表现为不感觉一侧身体或某一肢体的存在，对偏瘫的肢体感觉不出或否认有偏瘫。

（七）视野缺损

顶叶病变可累及视放射的上部分纤维，以致产生对侧同向性下 1/4（象限性）偏盲。

三、颞叶损害的定位

颞叶主要包括听中枢(41区)、优势半球的听语言中枢(42区)、嗅中枢和海马等。损伤时有以下表现。

（一）耳鸣和幻听

在听中枢病变的初期,常产生刺激症状,患者自觉有耳鸣,并可有喧嚷和嘈杂等听幻觉。由于一侧听觉兴奋传导至两侧颞叶听中枢,故一侧听中枢损害不产生听力障碍,只有两侧均发生损害时才产生双侧性耳聋。

（二）感觉性失语

优势半球颞上回听语言中枢受损时,患者对听到的声音和语言不能理解其意义,不能重复他人的讲话;患者讲话不正确,难以被别人所理解。

（三）命名性失语

当优势半球的颞叶后部(37区)发生病变时,患者讲话虽流利,但对别人所示的熟悉物体只能说出其用途,而说不出物体的名称,当告诉他物体的正确名称时,患者即点头称是,也称健忘性失语。

（四）眩晕

颞上回中后部(21、22区)可能为前庭的皮质中枢,当其受损产生刺激症状时。可出现眩晕欲倒的表现。

（五）记忆障碍

颞叶内侧的海马与记忆功能联系紧密,受损时主要表现为近记忆力丧失,而远记忆仍保持良好,患者智力亦正常,这与额叶病变的记忆和智力均受累不同。

（六）视野改变

视野变化常为颞叶损害症状之一。位于颞叶后部病变可累及视放射的下部纤维,产生对侧同向性上1/4(象限性)偏盲。若病变继续增大,象限缺损即可逐步变为同向偏盲,这种偏盲可是完全性的亦可是不完全性的,两侧对称或不对称(对称者多见)。

（七）幻觉

包括幻视、幻听、幻嗅等。幻觉多为癫痫发作的先兆,但有时也可单独出现。颞叶病变所致幻视多为有形的,如看到奇形怪状的人或物,一般多于视野缺损侧出现。听觉的皮质代表区位于颞横回,幻听时患者可闻及声音的变大或变小,以及鼓声、喧哗声等。嗅觉皮质可能位于钩回和海马旁回前部,故颞叶前内侧部病变者可出现嗅幻觉,幻嗅多属于一种令人不愉快的恶臭。

（八）颞叶癫痫

见于颞叶的前内侧部病变,主要表现为幻嗅、幻视、恐惧、发怒、熟悉感或陌生感、梦境、意识朦胧、自动症和遗忘等。颞叶病变可致癫痫大发作或局限性抽搐,此多系病变向上侵犯运动区所致。此类癫痫具有一定特点,即其发作先兆可以是多样的,如幻觉、眩晕、胃肠不适,以及精神异常等。

（九）精神症状

精神症状是颞叶病变较常见的表现,仅次于额叶。颞叶精神症状主要是人格改变、情绪异常、记忆障碍、精神迟钝及表情淡漠等,多发生于主侧颞叶。

四、枕叶损害的定位

枕叶主要包括纹状区(17区)的视觉中枢和其周围的视联合区(18、19区)等,受累时主要表现如下。

(一)视幻觉

视觉中枢受刺激时产生星光、火光和各种色带等简单的视幻觉,而枕叶的外侧面病变,亦可产生复杂的物形幻觉。

(二)视野缺损

一侧枕叶损害,可产生对侧同向偏盲,但黄斑纤维常不受损(黄斑回避),即中心视野保留的特点。在早期,可出现受累侧视野的色觉丧失,即用颜色视标检查受累的半侧视野,患者看不到,称为偏色盲。如病变很小,可出现岛状的视野缺损,或称为暗点。如两侧纹状区受损,即导致两眼视力丧失,但瞳孔对光反应仍正常,称为皮质盲。

(三)视觉认识不能

优势半球的视觉联合区管理视觉的认识和视觉的记忆,此区受损时可发生失读症,即患者虽能看,但看到的人或物体不能识别或不能记忆。

(四)视物变形

患者对看到的物体产生大小变化、倾斜或变形等。

五、内囊损害的定位

内囊是运动、感觉和视觉等纤维密集通过之处。当病变累及时,可出现偏瘫、偏侧感觉障碍和同向偏盲的"三偏"症状。

(一)偏瘫

表现为对侧肢体(颜面、上肢和下肢)的瘫痪,极少出现单肢瘫痪,瘫痪的程度也较皮质运动区损害严重,上肢和下肢瘫痪大致相同。

(二)偏侧感觉障碍

同时影响面部、上肢和下肢的感觉功能,浅感觉、深感觉和复合性(精细)感觉亦均受损,感觉障碍多较皮质感觉区的损害严重。

(三)同向偏盲

由于通过内囊后肢的视放射纤维受损而引起病变对侧的同向偏盲。

(四)同向侧视障碍

由于额叶和脑桥两侧视中枢间的纤维在内囊受损,出现两眼向患侧凝视,即对侧凝视麻痹。

六、基底核损害的定位

基底核包括尾状核、豆状核和丘脑底核等结构,为锥体外系的重要组成部分。基底核区损害临床表现有以下几种。

(一)张力增高和运动减少综合征

病变主要累及苍白球和黑质,临床表现为肌张力增高,当前臂伸展或屈曲时,呈间断性齿轮征。震颤较为缓慢但有节律性,多见于肢体的远端,手指如搓药丸或数钱样动作,多发生于肢体静止时;而当肢体做某些有意识的动作时,则震颤减轻或消失。

（二）张力减低和运动增多综合征

病变主要侵犯新纹状体和丘脑底核,主要表现有:①舞蹈样运动,为无定形、突发、快速类似舞蹈样的不自主动作,病变主要发生在壳核,多见于风湿病或变性疾病;②扭转痉挛,患者走路时,颈部、躯干和肢体的近端发生螺旋形扭转运动,病变较广泛地侵犯锥体外系结构,见于脑炎后和肝豆状核变性等;③手足徐动样运动,为肢体远端特别是手指和足趾产生间歇而缓慢的伸屈或分开的蚓蚓样蠕动、肌张力减低,病变主要侵犯尾状核,见于先天性脑发育障碍和肝豆状核变性等;④偏身投掷样运动,表现为一侧肢体的大幅度和有力的活动,躯干和面部一般不发生类似投掷、踢打或舞蹈样的动作,病变主要累及丘脑底核,见于脑动脉硬化和颅内肿瘤等。

七、胼胝体病变

胼胝体缺如可无任何临床症状,故胼胝体病变与其邻近部位病变的鉴别诊断较为困难。胼胝体的中 1/3 损害可产生失用症或不能完全精细运动,前 1/3 损害则引起失用症及失语症。急性损害可有情绪兴奋、模糊及激动,以后则淡漠、嗜睡、人格改变、偏瘫或截瘫,最后可呈木僵或昏迷。

（夏福垒）

第二节 间脑损害的定位诊断

间脑位于两侧大脑半球之间,连接中脑和端脑。从功能和发生上,通常将间脑划分为丘脑、上丘脑、下丘脑、后丘脑和底丘脑五部分。

一、丘脑损害的定位

丘脑为感觉传导通路的中转站,并与锥体外系有着密切的联系。丘脑损害的临床表现包括以下几种。

（一）感觉障碍

丘脑损害引起对侧偏身感觉障碍,一般上肢障碍较下肢明显,肢体远端较近端明显,痛、温觉较深部感觉或皮质觉明显。有时可出现感觉倒错,如触觉刺激引起疼痛,冷刺激引起灼热感等。

（二）自发性疼痛

丘脑疾病可产生自发性疼痛,多发生在躯干部位,呈持续性剧痛、烧灼性或冰冷感觉。但这种症状临床上并不多见。

（三）不自主运动

由于丘脑与纹状体有密切联系,故丘脑损害可产生舞蹈或手足徐动样运动。

（四）三偏症状

除常见的偏身感觉障碍外,由于病变侵及邻近的内囊及其后部的外侧膝状体,故还可伴有偏瘫和同向偏盲的三偏症状。

（五）对侧面部表情运动障碍

丘脑病变破坏了控制面部表情肌情感性反射活动的丘脑苍白球面神经核神经通路,使对侧面部表情肌瘫痪,患者表情呆板。

（六）睡眠障碍

患者呈持续睡眠状,严重时甚至昏迷。此为上行网状激活系统经丘脑前核及内侧核向大脑皮质投射径路中断所致。

二、丘脑下部损害的定位

丘脑下部为皮质下自主神经中枢,其前部为副交感神经中枢,后部为交感神经中枢,受损时主要有如下表现。

（一）尿崩症

主要原因为病变侵犯视上核或视上核垂体束,以致抗利尿激素分泌障碍,因而导致大量排尿,一般尿比重为 1.005 以下,尿量在 4 000 mL/d 以上。

（二）体温调节障碍

丘脑下部的前部有散热中枢,当鞍区手术致此中枢受损时,散热功能发生障碍,患者手术后将出现高热。丘脑下部的后部有保热中枢,受损时保热功能发生障碍,以致产生体温过低。

（三）肥胖性生殖器退化症

丘脑下部腹内侧核受损时,由于脂肪代谢障碍,患者呈现向心性肥胖。当结节漏斗核受损时,因促生殖激素分泌障碍可引起性腺萎缩、生殖器不发育、阴毛稀少或缺失,性欲减退或消失。

（四）饥饿和拒食

丘脑下部外侧区存在食欲中枢,病变初期若此中枢受刺激,即产生病理性饥饿,出现多食现象;至疾病晚期食欲中枢受累,又产生拒绝进食,以致身体极度消瘦。

（五）嗜睡

由丘脑下部后外侧区的网状激活系统受损所致,见于鞍区和第三脑室肿瘤,亦可见于外伤和炎症。嗜睡亦可表现为发作性:患者呈现不能抗拒的睡眠表现。

三、丘脑上部损害的定位

松果体区病变损害丘脑上部,其主要症状有以下几类。

（一）上视运动障碍

两眼上视困难,称为帕瑞诺综合征,为中脑上视中枢受损所致。若出现两眼下视亦不能,则提示中脑下视中枢亦受损,或垂直运动中枢全部受损。

（二）瞳孔改变

表现为瞳孔散大,对光反应消失。由于病变累及四叠体上丘和顶盖前区,使光反射路径和动眼神经埃-魏核受损所致。

（三）性早熟

以儿童或青少年患者多见,由于病变侵犯松果体使抑制青春的褪黑激素分泌减少,因而出现性早熟。

（四）其他

肿瘤压迫中脑导水管上端,早期出现颅内压增高;如累及结合臂和下丘,可产生小脑共济失调和听力障碍。

（李　刚）

第三节　小脑损害的定位诊断

小脑功能为维持身体平衡、调节肌肉的协同运动和调节肌张力。根据病变侵犯小脑半球和蚓部的不同,临床表现亦不同。

一、小脑半球损害的定位

小脑半球病变主要表现为同侧共济运动障碍和肌张力降低,临床表现有:①步态紊乱,走路不稳,呈蹒跚步态;②共济运动失调,肢体各组肌肉之间在运动上不能互相协调,如意向性震颤;③联合运动障碍,又称协同(或伴随)运动障碍,平衡不稳;④眼球震颤,以水平型眼球震颤多见,而且向患侧注视时震颤比较剧烈;⑤言语口吃,说话不流利,发音急促,此症状是与说话有关的肌肉共济运动失调所致;⑥轮替运动不能;⑦肌张力减低,患侧半身肌肉松弛无力,被动运动时关节运动过度;⑧反跳现象;⑨辨距不良。

二、小脑蚓部损害的症状

小脑蚓部与脊髓和前庭器官联系紧密,受损时可出现明显的平衡障碍,蹒跚步态,站立时摇摆不稳,转弯时症状更为明显。由于蚓部病变引起躯干性共济失调,上蚓部病变,易向前倾倒;下蚓部病变,易向后倾倒,严重时不能站立甚至不能坐起。一般无眼球震颤,肌张力多无改变,肢体共济失调症状亦不明显。如病变偏向一侧累及小脑半球时,将伴有一侧肢体共济失调。

(李　刚)

第四节　脑干损害的定位诊断

脑干内有第Ⅲ～Ⅺ对脑神经核,以及下行的锥体束和上行的感觉束等通过。因此,脑干损害的主要表现是病变平面出现脑神经瘫痪,病变平面以下可出现锥体束征和感觉障碍。

一、中脑损害的定位

(一)大脑脚损害综合征

多由于小脑幕切迹疝或肿瘤的直接压迫所致,主要表现为同侧动眼神经瘫痪、对侧中枢性面瘫和上、下肢瘫痪,称为韦伯综合征。

(二)四叠体损害综合征

见于松果体区肿瘤,脑炎、血管疾病和颅后窝占位病变引起的小脑幕切迹上疝等,表现为两眼上视运动障碍、瞳孔散大、对光反应消失。

(三)中脑内侧部损害

可同时累及动眼神经纤维和红核,而锥体束不受损,称为红核综合征,即同侧动眼神经瘫痪伴对侧肢体肌张力增强和震颤。

二、脑桥损害的定位

（一）脑桥半侧损害

主要表现有：①同侧展神经瘫痪和对侧上下肢瘫痪，称为福维尔综合征；②同侧展神经和面神经周围性瘫痪，对侧上下肢瘫痪，即称为米拉瞿布勒综合征。

此外，累及耳蜗和前庭核，出现听力减退、眼球震颤和眩晕，内侧纵束受损时出现眼球同向运动障碍。脑桥的同向侧视中枢损害时，两眼向健侧偏斜（患侧凝视麻痹）。

（二）脑桥被盖部损害

主要表现为一侧或两侧展神经瘫痪，一侧或两侧面神经周围性瘫痪，若结合臂受累将出现共济失调。

（三）脑桥基底部损害

主要为锥体束受累的表现，一侧受累时出现对侧上下肢瘫痪，两侧受累时产生四肢瘫痪。

三、延髓损害的定位

（一）延髓半侧损害

主要表现有：①杰克逊综合征，表现为同侧舌下神经瘫痪，对侧上下肢瘫痪；②阿维利司综合征，呈现同侧第Ⅸ、Ⅹ对脑神经瘫痪，对侧上下肢瘫痪；③许密德综合征，同侧第Ⅸ～Ⅻ对脑神经瘫痪，对侧上下肢瘫痪；④交叉性感觉障碍，表现为同侧面部感觉障碍，对侧躯干和上下肢痛、温觉障碍，见于延髓外侧病变，累及三叉神经脊束核和脊髓丘脑束所致。

（二）延髓后外侧区损害

见于小脑下后动脉闭塞引起延髓后外侧区的软化，主要表现为患侧软腭和声带麻痹，Horner综合征，面部痛觉和温度觉消失，平衡不稳和共济失调，对侧躯干和上下肢痛觉和温度觉消失，称为延髓背外侧综合征或瓦仑贝格综合征。

（三）延髓两侧性损害

主要表现为两侧下组脑神经瘫痪，为真性延髓性麻痹，两侧锥体束受损为假性延髓性麻痹，两者功能障碍相似，但真假性延髓性麻痹有时表现为肌肉明显萎缩和电变性反应阳性。

（李　锋）

第五节　脑底部病变的定位诊断

一、颅前窝病变的定位

福斯特肯尼迪综合征，肿瘤压迫一侧视神经可出现同侧视力障碍，视盘呈原发性萎缩，对侧眼底检查可出现由于颅内压增高引起的视盘水肿。

二、颅中窝病变的定位

（一）视交叉部综合征

视交叉部综合征多见于鞍区的肿瘤和炎症累及视交叉部，表现为视力障碍，视野改变，病变区邻近结构也可受累。

（二）眶上裂综合征

眶上裂综合征多见于眶上裂或蝶骨槽内侧脑膜瘤和额眶部砸伤，为累及动眼、滑车、展神经和三叉神经第1支表现。

（三）海绵窦综合征

海绵窦综合征见于海绵窦血栓形成和颈内动脉海绵窦瘘等脑血管疾病或畸形，常出现明显的眼球突出和结合膜水肿。

（四）三叉神经半月节综合征

三叉神经半月节综合征见于半月节神经纤维瘤、脑膜瘤、软骨瘤和胆脂瘤等，患侧面部麻木和疼痛，角膜反射减弱或消失，咀嚼无力，颞肌和咀嚼肌萎缩，张口时下颌偏向患侧。

（五）岩骨尖综合征

岩骨尖综合征见于岩骨尖部骨髓炎或肿瘤等，为第Ⅴ、Ⅵ对脑神经受累，出现患侧面部疼痛和展神经瘫痪，也称为格拉代尼戈综合征。

三、颅后窝病变的定位

（一）小脑脑桥角综合征

小脑脑桥角综合征见于该部位的肿瘤和炎症，早期第Ⅴ～Ⅵ对脑神经受累，晚期累及第Ⅰ～Ⅺ对脑神经。此外还出现小脑症状，颅内压增高症状。

（二）颈静脉孔综合征

颈静脉孔综合征见于颈内静脉孔部肿瘤和颅后窝骨折，主要表现为第Ⅹ～Ⅺ对脑神经受累。颈内静脉回流受阻时，可出现明显颅内压增高。

（三）枕大孔区综合征

枕大孔区综合征见于该部的肿瘤和畸形，因上颈部神经根受压，引起枕颈部放射性疼痛；当上颈段脊髓受累时，可引起横贯性损害，出现四肢瘫痪和呼吸肌麻痹，还可出现梗阻性脑积水，也可波及后组脑神经。

（闫固磊）

第六节　脊髓损害的定位诊断

脊髓病变的定位，主要根据其在脊髓横断面上所累及的结构和上下纵行所累及的脊髓节段来确定。前者称为横定位，后者称为纵定位。

一、脊髓病变的横定位

（一）脊髓半切综合征

脊髓半切综合征又称布朗-塞卡综合征，见于脊髓肿瘤、椎间盘突出、脊椎病及脊柱骨折、脊髓损伤等，其主要表现为：①病变同侧受损平面以下出现上运动神经元损害的表现；②病变同侧受损平面以下位置觉运动觉和震动觉等深感觉障碍；③在受损的神经根和脊髓节段出现条状的

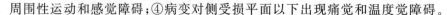

周围性运动和感觉障碍;④病变对侧受损平面以下出现痛觉和温度觉障碍。

（二）脊髓完全横贯损害综合征

脊髓完全横贯损害综合征见于脊柱骨折、脊髓损伤、不能切除的椎管内肿瘤和脊髓炎等。其主要表现为:①损害平面以下所有深浅感觉均消失;②运动障碍,于损害平面脊神经支配区出现下运动神经元瘫痪,损害平面以下出现上运动神经元瘫痪,初期可有数周的脊髓休克期;③括约肌功能障碍,以及受损平面以下皮肤发凉、发绀、无汗等自主神经紊乱等临床表现。

（三）脊髓中央部损害综合征

脊髓中央部损害综合征见于脊髓髓内肿瘤、脊髓空洞症等,主要表现为:①分离性和节段性感觉障碍;②括约肌功能障碍出现时间较早,皮肤的自主神经功能障碍症状比较明显;③锥体束多不受累,运动功能正常。

（四）脊髓前角损害综合征

脊髓前角损害综合征见于脊髓灰质炎、脊髓性进行性肌萎缩和脊髓前动脉闭塞症,主要表现为:①受损前角细胞所支配的肌肉呈节段性下运动神经元瘫痪;②出现肌纤维或肌束震颤;③无感觉障碍。

（五）脊髓后索损害综合征

脊髓后索损害综合征见于椎板骨折、椎板骨质增生、黄韧带肥厚以及变性疾病等,系由薄束和楔束受损所致。主要表现为损害平面以下位置觉、运动觉和震动觉消失,出现感觉性共济失调或昂白征阳性。

二、脊髓病变的纵定位

（一）高位颈段（$C_1 \sim C_4$）损害的症状

主要表现有:①膈肌和肋间肌麻痹,出现呼吸困难;②两侧上下肢的上运动神经元瘫痪;③损害平面以下感觉障碍;④枕部或颈后部放射性疼痛;⑤括约肌功能障碍,尿潴留。

（二）颈膨大部（$C_5 \sim T_1$）损害的症状

主要表现有:①上肢放射性疼痛;②两侧上肢于相应的损害节段呈下运动神经元瘫痪;③两侧下肢呈上运动神经元瘫痪;④损害水平以下感觉障碍;⑤$C_8 \sim T_1$节段受损时出现 Horner 综合征;⑥括约肌功能障碍,尿潴留。

（三）胸段（$T_2 \sim T_{12}$）损害的症状

主要表现有:①胸部呈束带样放射性疼痛;②两侧下肢呈上运动神经元瘫痪;③损害水平以下感觉障碍;④尿潴留。

（四）腰骶部（$L_1 \sim S_2$）损害的症状

主要表现有:①于损害水平有下肢放射性疼痛;②两下肢在相应损害节段呈下运动神经元瘫痪;③发生损害水平以下感觉障碍;④尿潴留。

（五）圆锥部（$S_3 \sim S_4$）损害的症状

主要表现有:①大腿后部和会阴部出现"鞍"形感觉障碍区;②两下肢无瘫痪,但会阴部肌肉瘫痪;③周围性排尿障碍,表现为尿失禁。

（六）马尾部损害的症状

主要表现有:①下肢放射性疼痛;②双下肢下运动神经元瘫痪;③下肢和会阴部感觉障碍;④尿失禁。

（刘　军）

第三章　神经外科血管性疾病

第一节　颅内血管畸形

颅内血管畸形是脑血管先天发育异常性病变。由于胚胎期脑血管胚芽发育障碍形成的畸形血管团，造成脑局部血管的数量和结构异常，并影响正常脑血流。可发生在任何年龄，多见于40岁以前的青年人，占60%～72%。可见于任何部位，但大脑半球发生率最高，为45%～80%，8%～18%在内囊、基底节或脑室；也有国外学者报道脑室内及其周围的血管畸形占所有血管畸形的8%，发生于颅后窝的血管畸形占10%～32%。有6%为存在两个以上同一种病理或不同种病理的多发性颅内血管畸形，有的甚至同时存在十多个互不相连的海绵状血管瘤。

由于颅内血管畸形的临床和病变的多样化，其分类意见亦不同，目前临床主要采用 Russell和Rubinstein分类方法将颅内血管畸形分为四类：①脑动静脉畸形；②海绵状血管瘤；③毛细血管扩张；④脑静脉畸形。这些血管畸形的组成及血管间的脑实质不同。

一、脑动静脉畸形

脑动静脉畸形又称脑血管瘤、血管性错构瘤、脑动静脉瘘等，在畸形的血管团两端有明显的供血输入动脉和回流血的输出静脉。虽然该病为先天性疾病，但大多数患者在若干年后才表现出临床症状，通常50%～68%可发生颅内出血，其自然出血率每年为2%～4%，首次出血的病死率近10%，致残率更高。其发病率报道不一，美国约为0.14%，有学者回顾一般尸检和神经病理尸检资料，发现其发病率为0.35%～1.1%，回顾4 069例脑解剖，脑动静脉畸形占4%。与动脉瘤发病率比较，国外的资料显示脑动静脉畸形比脑动脉瘤少见，综合英美两国24个医疗中心收治的脑动静脉畸形和动脉瘤患者的比率是1：6.5。

（一）病因及发病机制

在胚胎早期原始脑血管内膜胚芽逐渐形成管道，构成原始血管网，分化出动脉和静脉且相互交通，若按正常发育，动静脉之间应形成毛细血管网，如若发育异常，这种原始的动静脉的直接交通就遗留下来而其间无毛细血管网相隔，因无正常的毛细管阻力，血液直接由动脉流入静脉，使动脉内压大幅度下降，可由正常体循环平均动脉压的90%降至62%，静脉因压力增大而扩张，动脉因供血增多而变粗,又有侧支血管的形成和扩大,逐渐形成迂曲缠绕、粗细不等的畸形血管团,血管壁薄弱处扩大成囊状。因畸形血管管壁无正常动静脉的完整性而十分薄弱,在病变部位可有反复的小出血,也由于邻近的脑组织可有小的出血性梗死软化,使病变缺乏支持也容易发生出血,血块发生机化和液化,再出血时使血液又流入此腔内,形成更大的囊腔,病变体积逐渐增大;由于病变内的动静脉畸形管壁的缺欠和薄弱,长期经受增大的血流压力而扩大曲张,甚至形成动脉瘤样改变。这些均构成了动静脉畸形破裂出血的因素。

(二)病理

1.分布

位于幕上者约占90%,幕下者约10%,左右半球的发病率相同。幕上的动静脉畸形大多数累及大脑皮质,以顶叶受累为最多,约占30%,其次是颞叶约占22%,额叶约占21%,顶叶约占10%。脑室、基底节等深部结构受累约占10%,胼胝体及其他中线受累者占4%~5%。幕上病变多由大脑中动脉和大脑前动脉供血,幕下者多由小脑上动脉供血或小脑前下动脉或后下动脉供血。

2.大小和形状

脑动静脉畸形的大小差别很大,巨大者直径可达10 cm以上,可累及整个大脑半球,甚至跨越中线;微小者直径在1 cm以下,甚至肉眼难以发现,脑血管造影不能显示。畸形血管团的形状不规则,血管管径粗细不等,有时细小,有时极度扩张、扭曲,甚至走行迂曲呈螺旋状。大多数表现为卵圆形、球形或葡萄状,约有40%的病例表现出典型形状,为圆锥形或楔形。畸形的血管团一般成楔形分布,尖端指向脑室壁。

3.形态学

脑动静脉畸形是一团发育异常的,由动脉、静脉及动脉化的静脉组成的血管团,无毛细血管存在,病变区内存在胶质样变的脑组织是其病理特征之一。镜下见血管壁厚薄不等,偶有平滑肌纤维多无弹力层;血管内常有血栓形成或机化及钙化,并可伴有炎性反应;血管内膜增生肥厚,有的突向管腔内,使之部分堵塞;内弹力层十分薄弱甚至缺失,中层厚薄不一。血管壁上常有动脉硬化样斑块及机化的血凝块,有的血管可扩张成囊状;静脉可有纤维变或玻璃样变而增厚,但动静脉常难以区别。

病变血管破裂可发生蛛网膜下腔出血、脑内或脑室内出血,常形成脑内血肿,偶可形成硬膜下血肿。因多次反复的小出血,病变周围有含铁血黄素沉积使局部脑组织发黄,邻近的甚至较远的脑组织因缺血营养不良可有萎缩,局部脑室可扩大;颅后窝病变可致导水管或第四脑室阻塞产生梗阻性脑积水。

(三)临床分级

脑动静脉畸形差异很大,其大小、部位、深浅及供血动脉和引流静脉均各不相同。为便于选择手术对象、手术方式、估计预后及比较手术治疗的优劣,临床上将动静脉畸形进行分级,常用的分级方法有以下几种。

Spetzler分级法从三个方面对脑动静脉畸形评分,共分五级:①根据畸形团大小评分;②根据畸形团所在部位评分;③根据引流静脉的引流方式评分。将三个方面的评分相加即为相应级别,见表3-1。

(四)临床表现

绝大多数脑动静脉畸形患者可表现出头痛、癫痫和出血的症状,也有根据血管畸形所在的部位表现出相应的神经功能障碍者;少数患者因血管畸形较小或是隐性而不表现出任何症状,往往是在颅内出血后被诊断,也有是在查找癫痫原因时被发现。

表 3-1　Spetzler-Martin 的脑动静脉畸形的分级记分表

AVM 的大小	计分	AVM 部位	计分	引流静脉	计分
小型(最大径＜3 cm)	1	非功能区	0	仅浅静脉	0
中型(最大径 3～6 cm)	2	功能区	1	仅深静脉	1
大型(最大径＞6 cm)	3				

1.颅内出血

颅内出血是脑动静脉畸形最常见的症状,约 50% 的患者为首发症状,一般多发生在 30 岁以下年龄较轻的患者,高峰年龄较动脉瘤早,为 15～20 岁。为突然发病,多在体力活动或情绪激动时发生,也有在日常活动及睡眠中发生者。表现为剧烈头痛、呕吐,甚至意识不清,有脑膜刺激症状,大脑半球病变常有偏瘫或偏侧感觉障碍、偏盲或失语;颅后窝病变可表现有共济失调、眼球震颤、眼球运动障碍及长传导束受累现象。颅内出血除表现为蛛网膜下腔出血外,可有脑内出血、脑室内出血,少数可形成硬膜下血肿。较大的脑动静脉畸形出血量多时可引起颅压升高导致脑疝而死亡。出血可反复发生,约 50% 患者出血 2 次,30% 出血 3 次,20% 出血 4 次以上,最多者可出血十余次,再出血的病死率为 12%～20%。再出血时间的间隔,少数患者在数周或数月,多数在 1 年以上,有的可在十几年以后发生,平均为 4～6 年。有报道 13% 的患者在 6 周以内发生再出血。小型、隐匿型、位置深在和向深部引流的脑动静脉畸形极易出血,动静脉畸形越小,其阻力越大,易出血;位于深部的动静脉畸形的供血动脉较短,病灶内的压力大,也易出血。

与颅内动脉瘤比较,脑动静脉畸形出血的特点是出血年龄早、出血程度轻、早期再出血发生率低,出血后发生脑血管痉挛较一般动脉瘤轻,出血危险程度与年龄、畸形血管团大小及部位有关。

2.癫痫

癫痫也是脑动静脉畸形的常见症状,发生率为 28%～64%,其发生率与脑动静脉畸形的大小、位置及类型有关,位于皮质的大型脑动静脉畸形及呈广泛毛细血管扩张型脑动静脉畸形的发生率高。癫痫常见于 30 岁以上年龄较大的患者,约有半数患者为首发症状,在一部分患者为唯一症状。癫痫也可发生在出血时,以额、顶叶动静脉畸形多见。病程长者抽搐侧的肢体逐渐出现轻瘫并短小细瘦。癫痫的发作形式以部分性发作为主,有时具有 Jackson 型癫痫的特征。动静脉畸形位于前额叶者常发生癫痫大发作,位于中央区及顶叶者表现为局灶性发作或继发性全身大发作,颞叶病灶表现为复杂性、部分性发作,位于外侧裂者常出现精神运动性发作。癫痫发生的原因主要是由于脑动静脉畸形的动静脉短路,畸形血管团周围严重盗血,使脑局部出现淤血性缺血,脑组织缺血乏氧所引起;另外,动静脉短路血流对大脑皮质的冲击造成皮质异常放电,也可发生癫痫;由于出血或含铁血黄素沉着使病变周围神经胶质增生形成致病灶;畸形血管的点燃作用尤其是颞叶可伴有远隔处癫痫病灶。

3.头痛

约 60% 的患者有长期头痛的病史,16%～40% 为首发症状,可表现为偏头痛局灶性头痛和全头痛,头痛的部位与病灶无明显关系,头痛的原因与畸形血管扩张有关。当动静脉畸形破裂时头痛变得剧烈且伴有呕吐。

4.神经功能障碍

约40％的患者可出现进行性神经功能障碍,其中10％者为首发症状。表现的症状由血管畸形部位、血肿压迫、脑血循环障碍及脑萎缩区域而定。主要表现为运动或感觉性障碍,位于额叶者可有偏侧肢体及颜面肌力减弱,优势半球可发生语言障碍;位于颞叶者可有幻视、幻嗅、听觉性失语等;顶枕叶者可有皮质性感觉障碍、失读、失用、偏盲和空间定向障碍等;位于基底结者常见有震颤、不自主运动、肢体笨拙,出血后可发生偏瘫等;位于脑桥及延髓的动静脉畸形可有锥体束征、共济失调、听力减退、吞咽障碍等脑神经麻痹症状,出血严重者可造成四肢瘫、角弓反张、呼吸障碍等。神经功能障碍的原因主要与下列因素有关:①脑盗血(动静脉畸形部位邻近脑区的动脉血流向低压的畸形区,引起局部脑缺血称为脑盗血)引起短暂性脑缺血发作,多见于较大的动静脉畸形,往往在活动时发作,其历时短暂,但随着发作次数的增加,持续时间加长,瘫痪程度也加重。②由于脑盗血或血液灌注不充分所致的缺氧性神经细胞死亡,以及伴有的脑水肿或脑萎缩引起的神经功能障碍,见于较大的动静脉畸形,尤其当病变有部分血栓形成时,这种瘫痪持续存在并进行性加重,有时疑为颅内肿瘤。③出血引起的神经功能障碍症状,可因血肿的逐渐吸收而减轻甚至完全恢复正常。

5.颅内杂音

颅内血管吹风样杂音占脑动静脉畸形患者的2.4％～38％,患者感觉自己脑内及头皮上有颤动及杂音,但别人听不到,只有动静脉畸形体积较大且部位较浅时,才能在颅骨上听到收缩期增强的连续性杂音。横窦及乙状窦的动静脉畸形可有颅内血管杂音。主要发生在颈外动脉系统供血的硬脑膜动静脉畸形,压迫同侧颈动脉杂音减弱,压迫对侧颈动脉杂音增强。

6.智力减退

智力减退可呈现进行性智力减退,尤其在巨大型动静脉畸形患者,因严重的脑盗血导致脑的弥散性缺血和脑的发育障碍。也有因频繁的癫痫发作使患者受到癫痫放电及抗癫痫药物的双重抑制造成智力减退。轻度的智力减退在切除动静脉畸形后可逆转,较重者不易恢复。

7.眼球凸出

眼球凸出位于额叶或颞叶、眶内及海绵窦者可有眼球突出。

8.其他症状

动静脉畸形引流静脉的扩张或其破裂造成的血肿、蛛网膜下腔或脑室内出血,均可阻塞脑脊液循环通路而引起脑水肿,出现颅内压增高的表现。脑干动静脉畸形可引起复视。在婴儿及儿童中,因颅内血循环短路,可有心力衰竭,尤其是病变累及大脑大静脉者,心力衰竭甚至可能是唯一的临床症状。

(五)实验室检查

1.脑脊液

出血前多无明显改变,出血后颅内压大多为1.92～3.84 kPa,脑脊液呈血性。

2.脑电图

多数患者有脑电图异常,发生在病变同侧者占70％～80％,如对侧血流紊乱缺血时,也可表现异常;因盗血现象,有时一侧大脑半球的动静脉畸形可表现出双侧脑电图异常;深部小的血管畸形所致的癫痫用立体脑电图可描记出准确的癫痫灶。脑电图异常主要表现为局限性的不正常活动,包括α节律的减少或消失,波率减慢,波幅降低,有时出现弥散性θ波,与脑萎缩或脑退行性改变的脑电图相似;脑内血肿者可出现局灶性β波;幕下动静脉畸形可表现为不规则的慢波;

约一半有癫痫病史的患者表现有癫痫波形。

3.核素扫描

一般用^{99m}Tc或Hg作闪烁扫描连续摄像,90%～95%的幕上动静脉畸形出现阳性结果,可做定位诊断。直径在2mm以下的动静脉畸形不易发现。

(六)影像学检查

1.头颅X线平片

有异常发现者占22%～40%,表现为病灶部位钙化斑、颅骨血管沟变深加宽等,颅底平片有时可见破裂孔或棘孔扩大。颅后窝动静脉畸形致梗阻性脑积水者可显示有颅内压增高的现象。出血后可见松果体钙化移位。

2.脑血管造影

蛛网膜下腔出血或自发性脑内血肿应进行脑血管造影或磁共振血管造影(MRA),顽固性癫痫及头痛提示有颅内动静脉畸形的可能,也应行脑血管造影或MRA。通过造影可显示畸形血管团的部位、大小及其供血动脉有无动脉瘤和引流静脉数量、方向及有无静脉瘤样扩张,畸形团内有否伴有动静脉瘘及瘘口的大小,对血管畸形的诊断和治疗具有决定性的作用,但仍有约11%的患者因其病变为小型或隐型,或已被血肿破坏或为血栓所闭塞而不能被脑血管造影发现。

一般小的动静脉畸形进行一侧颈动脉造影或一侧椎动脉造影,可显示出其全部供血动脉及引流静脉;大的动静脉畸形应行双侧颈动脉及椎动脉造影,可以了解全部供血动脉、引流静脉和盗血情况,必要时可进行超选择性供血动脉造影以了解其血管结构和硬脑膜动脉供血情况。颞部动静脉畸形常接受大脑中动脉、后动脉及脉络膜前的供血,故该处的动静脉畸形应同时做颈动脉及椎动脉造影。额叶动静脉畸形常为双侧颈内动脉供血;顶叶者多为双侧颈内动脉及椎动脉系供血,故应行全脑血管造影。实际上为了显示脑动静脉畸形的血流动力学改变,发现多发性病灶或其他共存血管性病变,对脑动静脉畸形患者均应进行全脑血管造影。三维脑血管造影能更清楚地显示动脉与回流静脉的位置,对指导术中夹闭病灶血管十分有利;数字减影血管造影可消除颅骨对脑血管的遮盖,能更清楚地显示出供血动脉与引流静脉及动静脉畸形的细微结构。三维数字减影血管造影能进行水平方向的旋转,具有较好的立体感,有利于周密地设计手术切除方案。该方法尤其适用于椎-基底动脉系统和硬脑膜动静脉畸形的观察,也可用于检查术后的血管分布情况及手术切除的程度。

脑动静脉畸形的脑动脉造影影像是最具特征性的。在动脉期摄片上可见到一团不规则的扭曲血管团,有一根或数根粗大的供血动脉,引流静脉早期出现于动脉期摄片上,扭曲扩张导入颅内静脉窦。半数以上的动静脉畸形还可显示出深静脉和浅静脉的双向引流。病变远侧的脑动脉不充盈或充盈不良。如不伴有较大的脑内血肿,一般脑动静脉畸形不引起正常脑血管移位。因脑动静脉畸形的动脉血不经过毛细血管网而直接进入静脉系统,故经动脉注射造影剂后立刻就能见到引流静脉。由于大量的动静脉分流,使上矢状窦、直窦或横窦内血流大量淤积而使皮质静脉淤滞,造影剂可向两侧横窦或主要向一侧横窦引流。大的动静脉畸形常有一侧或两侧横窦管径的扩大;脑膜或脑膜脑动静脉畸形,横窦扩大甚至可扩大几倍;脑动静脉畸形的血管管壁薄,在血流的压力下易于扩张,引流静脉扩张最明显,甚至局部可形成静脉瘤,静脉窦也有极度扩大。

在超选择性血管造影见到畸形血管的结构是:①动脉直接输入血管团;②动脉发出分支输入病灶;③与血流有关的动脉扩张形成动脉瘤;④不在动静脉畸形供血动脉上的动脉瘤;⑤动静脉瘘;⑥病灶内的动脉扩张形成动脉瘤;⑦病灶内的静脉扩张形成静脉瘤;⑧引

流静脉扩张。

3.CT 扫描

虽然不像血管造影能显示病变的全貌,但可同时显示脑组织和脑室的改变,亦可显示血肿的情况,有利于发现较小的病灶和定位诊断。无血肿者 CT 平扫表现出团状聚集或弥漫分布的蜿蜒状及点状密度增高影,其间为正常脑密度或小囊状低密度灶,增强后轻度密度增高的影像则更清楚;病灶中高密度处通常是局灶性胶质增生、新近的出血、血管内血栓形成或钙化所引起;病灶中的低密度表示小的血肿吸收或脑梗死后所遗留的空腔、含铁血黄素沉积等;病灶周围可有脑沟扩大等局限性脑萎缩的表现,颅后窝可有脑积水现象。有血肿者脑室可受压移位,如出血破入脑室则脑室内呈高密度影像;新鲜血肿可掩盖血管畸形的影像而难以辨认,应注意观察血肿旁的病变影像与血肿的均匀高密度影像不同,有时血肿附近呈现蜿蜒状轻微高密度影,提示可能有动静脉畸形;也有报道血肿边缘呈弧形凹入或尖角形为动静脉畸形血肿的特征。血肿周围表现出程度不同的脑水肿;动静脉畸形引起的蛛网膜下腔出血,血液通常聚集在病灶附近的脑池。如不行手术清除血肿,经1～2个月后血肿自行吸收而形成低密度的囊腔。

4.MRI 及 MRA

MRI 对动静脉畸形的诊断具有绝对的准确性,对畸形的供血动脉、血管团、引流静脉、出血、占位效应、病灶与功能区的关系均能明确显示,即使是隐性脑动静脉畸形往往也能显示出来。主要表现是圆形曲线状、蜂窝状或葡萄状血管流空低信号影,即动静脉畸形中的快速血流在 MRI 影像中显示为无信号影,而病变的血管团、供血动脉和引流静脉清楚地显示为黑色。

动静脉畸形的高速血流血管在磁共振影像的 T_1 加权像和 T_2 加权像上都表现为黑色,回流静脉因血流缓慢在 T_1 加权像表现为低信号,在 T_2 加权像表现为高信号;畸形血管内有血栓形成时,T_1 和 T_2 加权像都表现为白色的高信号,有颅内出血时也表现为高信号,随着出血时间的延长 T_1 加权像上信号逐渐变成等或低信号,T_2 加权像上仍为高信号;钙化部位 T_1 和 T_2 加权像上看不到或是低信号。磁共振血管造影不用任何血管造影剂便能显示脑的正常和异常血管、出血及缺血等,能通过电子计算机组合出全脑立体化的血管影像,对蛛网膜下腔出血的患者是否进行脑血管造影提供了方便。

5.经颅多普勒超声（TCD）

经颅多普勒超声是运用定向微调脉冲式多普勒探头直接记录颅内一定深度血管内血流的脉波,经微机分析处理后计算出相应血管血流波形及收缩期血流速度、舒张期血流速度、平均血流速度及脉搏指数。通过颞部探测大脑中动脉、颈内动脉末端、大脑前动脉及大脑后动脉;通过枕骨大孔探测椎动脉、基底动脉和小脑后下动脉;通过眼部探测眼动脉及颈内动脉虹吸部。正常人脑动脉血流速度从快到慢的排列顺序是大脑中动脉、大脑前动脉、颈内动脉、基底动脉、大脑后动脉、椎动脉、眼动脉、小脑后下动脉。随着年龄的增长血流速度减慢,脑的一侧半球有病变则两个半球的血流速度有明显差异,血管痉挛时血流速度加快,血管闭塞时血流速度减慢,动静脉畸形时供血动脉的血流速度加快。术中利用多普勒超声帮助确定血流方向和动静脉畸形血管结构类型,区分动静脉畸形的流入和流出血管,深部动静脉畸形的定位,动态监测动静脉畸形输入动脉的阻断效果和其血流动力学变化,有助于避免术中因血流动力学变化所引起的正常灌注压突破综合征等并发症。经颅多普勒超声与 CT 扫描或磁共振影像结合有助于脑动静脉畸形的诊断。

（七）诊断与鉴别诊断

1.诊断

年轻人有突然自发性颅内出血者多应考虑此病,尤其具有反复发作性头痛和癫痫病史者更应高度怀疑脑动静脉畸形的可能;听到颅内血管杂音而无颈内动脉海绵窦瘘症状者,大多可确定为此病。CT扫描和经颅多普勒超声可提示此病,协助确诊和分类,而选择性全脑血管造影和磁共振成像是明确诊断和研究本病的最可靠依据。

2.应注意与下列疾病相鉴别

（1）海绵状血管瘤:是年轻人反复发生蛛网膜下腔出血的常见原因之一,出血前无任何症状和体征,出血后脑血管造影也无异常影像,CT扫描图像可显示有蜂窝状的不同密度区,其间杂有钙化灶,增强后病变区密度可略有增高,周围组织有轻度水肿,但较少有占位征象,见不到增粗的供血动脉或扩大而早期显影的引流静脉。磁共振影像的典型表现为T_2加权像上病灶呈现网状或斑点状混杂信号或高信号,其周围有一均匀的为含铁血黄素沉积所致的环形低信号区,可与脑动静脉畸形做出鉴别。

（2）血供丰富的胶质瘤:因可并发颅内出血,故须与脑动静脉畸形鉴别。该病为恶性病变,病情发展快、病程短,出血前已有神经功能缺失和颅内压增高的症状;出血后症状迅速加重,即使在出血不明显的情况下,神经功能障碍的症状也很明显,并日趋恶化。脑血管造影中虽可见有动静脉之间的交通与早期出现的静脉,但异常血管染色淡、管径粗细不等,没有增粗的供血动脉,引流静脉也不扩张迂曲,有较明显的占位征象。

（3）转移癌:绒毛膜上皮癌、黑色素瘤等常有蛛网膜下腔出血,脑血管造影中可见有丰富的血管团,有时也可见早期静脉,易与脑动静脉畸形混淆。但血管团常不如动静脉畸形那么成熟,多呈不规则的血窦样,病灶周围水肿明显且常伴有血管移位等占位征象。转移癌患者多数年龄较大,病程进展快。常可在身体其他部位找到原发肿瘤,以作鉴别。

（4）脑膜瘤:有丰富血供的血管母细胞性脑膜瘤的患者,有抽搐、头痛及颅内压增高的症状。脑血管造影可见不正常的血管团,其中夹杂有早期的静脉及动静脉瘘成分,但脑膜瘤占位迹象明显,一般没有增粗的供血动脉及迂曲扩张的引流静脉,供血动脉呈环状包绕于瘤的周围。CT扫描图像可显示明显增强的肿瘤,边界清楚,紧贴于颅骨内面,与硬脑膜黏着,表面颅骨有被侵蚀现象。

（5）血管母细胞瘤:好发于颅后窝、小脑半球内,其血供丰富易出血,须与颅后窝动静脉畸形鉴别。血管母细胞瘤多呈囊性,瘤结节较小位于囊壁上。脑血管造影中有时可见扩张的供血动脉和扩大的引流静脉,但较少见动静脉畸形那样明显的血管团。供血动脉多围绕在瘤的周围。CT扫描图像可显示有低密度的囊性病变,增强的肿瘤结节位于囊壁的一侧,可与动静脉畸形区别。但巨大的实质性的血管母细胞瘤鉴别有时比较困难。血管母细胞瘤有时可伴有血红细胞增多症及血红蛋白的异常增高,在动静脉畸形中从不见此种情况。

（6）颅内动脉瘤:是引起蛛网膜下腔出血的常见原因,其严重程度大于动静脉畸形的出血,发病年龄较大,从影像学上很容易鉴别。应注意有时动静脉畸形和颅内动脉瘤常并存。

（7）静脉性脑血管畸形:常引起蛛网膜下腔出血或脑室出血,有时有颅内压增高的征象。有时在四叠体部位或第四脑室附近可阻塞导水管或第四脑室而引起阻塞性脑积水。在脑血管造影中没有明显的畸形血管团显示,仅可见一根增粗的静脉带有若干分支,状似伞形样。CT扫描图像可显示能增强的低密度病变,结合脑血管造影可做出鉴别诊断。

（8）烟雾病：症状与动静脉畸形类似。脑血管造影的特点是可见颈内动脉和大脑前、中动脉起始部有狭窄或闭塞，大脑前、后动脉有逆流现象，脑底部有异常血管网，有时椎-基底动脉系统也可出现类似现象，没有早期显影的扩大的回流静脉，可与动静脉畸形鉴别。

（八）治疗

脑动静脉畸形的治疗目标是使动静脉畸形完全消失并保留神经功能。治疗方法有显微手术、血管内栓塞、放射治疗，各有其特定的适应证，相互结合可以弥补各自的不足，综合治疗是治疗动静脉畸形的趋势。综合治疗可分为：①栓塞（或放疗）＋手术；②栓塞（或手术）＋放疗；③栓塞＋手术＋放疗。不适合手术者可行非手术疗法。

1.手术治疗

（1）脑动静脉畸形全切除术：仍是最合理的根治方法，即杜绝了出血的后患，又除去了脑盗血的根源，应作为首选的治疗方案。适用于 1～3 级的脑动静脉畸形，对于 4 级者因切除的危险性太大，不宜采用，3 级与 4 级间的病例应根据具体情况决定。

（2）供血动脉结扎术：适用于 3～4 级和 4 级脑动静脉畸形及其他不能手术切除但经常反复出血者。可使供血减少，脑动静脉畸形内的血流减慢，增加自行血栓形成的机会，并减少盗血量。但因这种手术方式没有完全消除动静脉之间的沟通点，所以在防止出血及减少盗血方面的疗效不如手术切除方式，只能作为一种姑息性手术或作为巨大脑动静脉畸形切除术中的前驱性手术时应用。

2.血管内栓塞

由于栓塞材料的完善及介入神经放射学的不断发展，血管内栓塞已成为治疗动静脉畸形的重要手段。对于大型高血流量的脑动静脉畸形；部分深在的重要功能区的脑动静脉畸形；供血动脉伴有动脉瘤；畸形团引流静脉细小屈曲使引流不畅，出血可能性大；高血流量动静脉畸形伴有静脉瘘，且瘘口较多或较大者，均可实施血管内栓塞的治疗。栓塞方法可以单独应用，也可与手术切除及其他方法合用。

3.立体定向放射治疗

立体定向放射治疗是在立体定向手术基础上发展起来的一种新的治疗方法。该方法利用先进的立体定向技术和计算机系统，对颅内靶点使用 1 次大剂量窄束电离射线，从多方向、多角度精确的聚集于靶点上，引起放射生物学反应而达到治疗疾病的目的。因不用开颅，又称为非侵入性治疗方法。常用的方法有 γ 刀、X 刀和直线加速器。立体定向放射治疗的适用于：①年老体弱合并有心、肝、肺、肾等其他脏器疾病，凝血机制障碍，不能耐受全麻开颅手术。②动静脉畸形直径＜3 cm。③病变位于丘脑、基底节、边缘系统和脑干等重要功能区不宜手术，或位于脑深部难以手术的小型动静脉畸形。④仅有癫痫、头痛或无症状的动静脉畸形。⑤手术切除后残留的小部分畸形血管。⑥栓塞治疗失败或栓塞后的残余部分。

4.综合治疗

（1）血管内栓塞治疗后的显微手术治疗（栓塞＋手术）。手术前进行血管内栓塞有如下优点：①可使畸形团范围缩小，血流减少，盗血程度减轻，术中出血少，易分离，利于手术切除。②可消除动静脉畸形深部供血动脉和在手术中较难控制的深穿支动脉，使一部分认为难以手术的病例能进行手术治疗。③对并发畸形团内动脉瘤反复出血者，能闭塞动脉瘤，防止再出血。④对大型动静脉畸形伴有顽固性癫痫或进行性神经功能障碍者有较好的控制作用。⑤术前分次栓塞可预防术中及术后发生正常灌注压突破（NPPB）。采用术前栓塞可明显提高治愈率，降低致残率和病死率。一般认为栓塞后最佳手术时机是最后 1 次栓塞后1～2周,也有报道对大型动静脉畸形采用分次栓塞并且在最后一次栓塞的同时开始手术。

(2)放射治疗后的显微手术治疗(放疗＋手术)。术前进行放疗的优点:①放疗后可形成血栓,体积缩小,使残余动静脉畸形易于切除。②放疗后动静脉畸形血管减少,术中出血少,易于操作,改善手术预后。③放疗后可把大型复杂的动静脉畸形转化成较简单的动静脉畸形,易于手术,提高成功率。④放疗可闭塞难以栓塞的小血管,留下大的动静脉瘘可采用手术和(或)栓塞治疗。

(3)血管内治疗后的放射治疗(栓塞＋放疗)。放疗前栓塞的优点:①使动静脉畸形范围缩小,从而减少放射剂量,减轻放疗的边缘效应且不增加出血的危险。②可闭塞并发的动脉瘤,减少了放疗观察期间和动静脉畸形血栓形成期间再出血的概率。③可闭塞对放疗不敏感的动静脉畸形伴发的大动静脉瘘。

(4)显微手术后的放射治疗(手术＋放疗)。对大型复杂的动静脉畸形可先行手术切除位于浅表的动静脉畸形,然后再对深部、功能区的动静脉畸形进行放疗,可提高其治愈率,并可防止一次性切除巨大动静脉畸形发生的正常灌注压突破。

(5)栓塞＋手术＋放疗的联合治疗。对依靠栓塞和(或)手术不能治愈的动静脉畸形可用联合治疗的方法。

5.自然发展

如对动静脉畸形不给予治疗,其发展趋势有以下几种。

(1)自行消失或缩小:该情况极为罕见,多因自发血栓形成使动静脉畸形逐渐缩小。主要见于年龄大、病灶小、单支或少数动脉供血的动静脉畸形,但无法预测哪一个病例能有此归宿,故仍须施行适合的治疗方法。

(2)保持相对稳定:动静脉畸形在一段时间内不增大也不缩小,临床上亦无症状,但在若干年后仍破裂出血。

(3)不再显影:第一次出血恢复后不再发生出血,脑血管造影也不显影。主要由于动静脉畸形小,出血引起局部组织坏死使动静脉畸形本身破坏,或是颅内血肿压迫使畸形区血流减少,导致广泛性血栓形成而致。

(4)增大并反复破裂出血:这是最常见的一种结局。随着脑盗血量的不断增多,动静脉畸形逐渐增大并反复出血,增加致残率和病死率。一般认为 30 岁以下年轻患者的动静脉畸形易于增大,故应手术切除,一方面可预防动静脉畸形破裂,另一方面可预防其进行性增大所导致的神经功能损害,更重要的是不会失去手术治疗的机会,因为病灶增大使那些原本能手术切除的动静脉畸形变得不能切除了。

二、硬脑膜动静脉畸形

硬脑膜动静脉畸形是指单纯硬脑膜血管,包括供血动脉、畸形团和引流静脉异常,多与硬脑膜动静脉瘘同时存在,常侵犯侧窦(横窦及乙状窦)和海绵窦,也有位于直窦区者。约占颅内动静脉畸形的 12％。硬脑膜动静脉畸形可分为两种,即静脉窦内动静脉畸形和静脉窦外动静脉畸形,以第一种多见。

(一)病因及发病机制

可能与以下因素有关:①体内雌激素水平改变。致使血管弹性降低,脆性增加,扩张迂曲,由于血流的冲击而容易形成畸形血管团,所以女性发病率高。②静脉窦炎及血栓形成。正常情况下脑膜动脉终止于窦壁附近,发出许多极细的分支营养窦壁硬膜并与静脉有极为丰富的网状交通,当发生静脉窦炎和形成血栓时,静脉回流受阻,窦内压力增高,可促使网状交通开放而形成硬脑膜动静脉畸形。③外伤、创伤、感染。颅脑外伤、开颅手术创伤、颅内感染等,可致静脉窦内血栓形成,发展成硬脑膜动静脉畸形或是损伤静脉窦附近的动脉及静脉,造成动静脉瘘。④先天性因素。血管肌纤维发育不良,血管弹性低易扩张屈曲形成畸形团。有学者报道,在妊娠5～7周时子宫内环境出现损害性改变,可致结缔组织退变造成起源血管异常而发生硬脑膜动静脉畸形。

(二)临床表现

1.搏动性耳鸣及颅内血管杂音

血管杂音与脉搏同步,呈轰鸣声。病灶接近岩骨时搏动性耳鸣最常见,与乙状窦和横窦有关的颅后窝硬脑膜动静脉畸形的患者约70%有耳鸣,与海绵窦有关的硬脑膜动静脉畸形中,耳鸣约占42%。有耳鸣的患者中约40%可听到杂音,瘘口小,血流量大者杂音大。

2.颅内出血

颅内出血占43%～74%,多由粗大迂曲壁薄的引流静脉破裂所致,尤其是扩张的软脑膜静脉。颅前窝及小脑幕的动静脉畸形常引流到硬脑膜下的静脉,易发生出血,可形成蛛网膜下腔出血、硬脑膜下出血、脑内血肿。

3.头痛

多为钝痛或偏头痛,也有持续性剧烈的搏动性头痛者,在活动、体位变化或血压升高时加重。海绵窦后下方区的硬脑膜动静脉畸形尚可引起三叉神经痛。其原因主要有:①静脉回流受阻、静脉窦压力增高、脑脊液循环不畅使颅内压增高。②扩张的硬脑膜动静脉对硬脑膜的刺激。③小量硬脑膜下或蛛网膜下出血刺激脑膜。④病变压迫三叉神经半月节。⑤向皮质静脉引流时脑血管被牵拉。

4.颅内压增高

其原因有:①动静脉短路使静脉窦压力增高,脑脊液吸收障碍和脑脊液压力增高。②反复少量的出血造成脑膜激发性反应。③静脉窦血栓形成造成静脉窦内压力增高。④曲张的静脉压迫脑脊液循环通路,约4%的患者有梗阻性脑积水,有3%者有视盘水肿和继发性视神经萎缩。

5.神经功能障碍

受累的脑组织部位不同其表现各异,主要有言语、运动、感觉、精神和视野障碍,有癫痫、眩晕、共济失调、抽搐、半侧面肌痉挛、小脑或脑干等症状。

6.脊髓功能障碍

发生率低,约6%。颅后窝,尤其是天幕和枕大孔区的病变可引流入脊髓的髓周静脉网,引起椎管内静脉压升高,产生进行性脊髓缺血病变。

(三)影像学检查

1.头颅X线平片

有的患者可见颅骨上血管压迹增宽,脑膜中动脉的增宽占29%。颅底位可见棘孔增大,有时病变表面的颅骨可以增生。

2.脑血管造影

表现为脑膜动脉与静脉窦之间异常的动静脉短路。供血动脉常呈扩张,使在正常情况下不显影的动脉,如天幕动脉等也能显示。病变位于颅前窝,其供血动脉为硬脑膜动脉及眼动脉之分支筛前动脉;病变位于颅中窝海绵窦附近,供血动脉可来自脑膜中动脉、咽升动脉、颞浅动脉、脑膜垂体干前支,静脉引流至海绵窦;病变位于横窦或乙状窦附近,供血动脉可来自脑膜垂体干、椎动脉硬脑膜分支、枕动脉、脑膜中动脉及咽升动脉,静脉引流至横窦或乙状窦。引流静脉有不同程度的扩张,严重者呈静脉曲张和动脉瘤样改变,一般引流静脉顺流入邻近的静脉窦,当静脉窦内压力增高后,可见逆行性软脑膜静脉引流,有时不经静脉窦直接引流,直接引流入软脑膜静脉,个别者可进入髓周的静脉网。引流静脉或静脉窦常在动脉期显影,但较正常的循环时间长。常伴有静脉窦血栓形成。对有进行性脊髓病变的患者,如脊髓磁共振影像和椎管造影见髓周静脉扩张,而脊髓血管造影阴性,应进行脑血管造影以排除有颅内动静脉畸形引起的髓周静脉所致。硬脑膜动静脉畸形者脑血管造影的表现,有 3 个特点:①软脑膜静脉逆行引流;②引流静脉呈动脉瘤样扩张;③向 Galen 静脉引流时,明显增粗迂曲。

3.CT 扫描

CT 扫描可见白质中异常的低密度影是静脉压增高引起的脑水肿,有交通性或阻塞性脑积水,出血者可见蛛网膜下腔出血、脑内或硬脑膜下血肿,静脉窦扩张。增强后 CT 可见扩张的引流静脉所致的斑片或蠕虫样血管影,有时可见动脉瘤样扩张,脑膜异常增强。三维 CT 血管造影可显示异常增粗的供血动脉和扩张的引流静脉及静脉窦,但对瘘口和细小的供血动脉不能显示。

4.磁共振影像

可显示脑水肿、脑缺血、颅内出血、脑积水等改变,可显示 CT 不能显示的静脉窦血栓形成、闭塞、血流增加等。

(四)诊断

选择性脑血管造影是目前确诊和研究该病的唯一可靠手段。选择性颈内动脉和椎动脉造影,可以除外脑动静脉畸形,并确认动脉的脑膜支参与供血的情况;颈外动脉超选择造影可显示脑膜的供血动脉及畸形团的情况,以寻找最佳治疗方法和手术途径;可了解引流静脉及其方向、畸形团大小、有无动静脉瘘和脑循环紊乱情况等。常见部位硬脑膜动静脉畸形有如下几种。

1.横窦-乙状窦区硬脑膜动静脉畸形

以耳鸣、颅内杂音和头痛最为常见,其次是颅内出血和神经功能障碍,如视力障碍、运动障碍、癫痫、眩晕、脑积水等。其供血动脉主要是来自枕动脉脑膜支、脑膜中动脉后颞枕支、咽升动脉的神经脑膜支和耳后动脉,其次是颈内动脉的天幕动脉和椎动脉的脑膜后动脉,偶尔锁骨下动脉的颈部分支也参与供血。静脉引流是经过硬膜窦或软脑膜血管,大多数患者伴有静脉窦血栓。

2.海绵状区硬脑膜动静脉畸形

以眼部症状、耳鸣和血管杂音最为常见。可有眼压升高、复视、眼肌麻痹、视力减低、突眼、视盘水肿和视网膜剥离。有时引流静脉经冠状静脉或海绵间窦进入对侧海绵窦,可使对侧眼上静脉扩张,表现为双眼结膜充血,如患侧眼上静脉有血栓形成,可使患侧眼球正常而对侧眼球充血。其供血主要来自颈外动脉,包括颈内动脉的圆孔动脉、脑膜中动脉及咽升动脉神经脑膜干的斜坡分支,也可来自颈内动脉的脑膜垂体干和下外侧干。静脉引流入海绵窦,软脑膜静脉引流较少见,约占 10%。

3.颅前窝底硬脑膜动静脉畸形

很少见。临床症状以颅内出血最常见,常形成额叶内侧脑内血肿,尚有眼部症状,由于眼静脉回流障碍变粗,出现突眼、球结膜充血、眼压增高、视野缺损和眼球活动障碍;如果病灶破坏嗅沟骨质,破裂后进入鼻腔,可有癫痫和鼻出血的症状;亦常见耳鸣和血管杂音。其供血动脉主要是筛前、后动脉及其分支,其次是脑膜中动脉、颞浅动脉和颌内动脉等。

4.小脑幕缘区硬脑膜动静脉畸形

常见的症状是颅内出血、脑干和小脑症状及阻塞性脑积水,有的患者因髓周静脉压力高而产生脊髓症状,少见耳鸣和颅内杂音。其供血动脉主要是脑膜垂体干的分支天幕动脉、颈外动脉的脑膜中动脉和枕动脉;此外还有大脑后动脉天幕支、小脑上动脉天幕支、脑膜后动脉、咽升动脉、脑膜副动脉、颈外动脉下外侧干也参与供血。引流静脉多为软脑膜静脉,也可经 Galen 静脉、脑桥静脉和基底静脉引流,部分可引流入髓周静脉网。约57%的软脑膜静脉发生瘤样扩张。

5.上矢状窦和大脑凸面区硬脑膜动静脉畸形

很少见,常见症状是头痛,其次是颅内出血,也可有失明、失语、癫痫、杂音、偏瘫等症状。主要供血动脉是脑膜中动脉、枕动脉和颞浅动脉的骨穿支,眼动脉和椎动脉的脑膜支。经软脑膜静脉引流进入上矢状窦,引流静脉大多有曲张。

(五)治疗

硬脑膜动静脉畸形的治疗原则是永久、完全地闭塞动静脉瘘口,目前尚无理想的方法处理所有的病变。常用的治疗方法有保守治疗、颈动脉压迫、血管内治疗、手术切除、放射治疗及联合治疗。

1.保守观察或颈动脉压迫法

病变早期再出血率较低、症状轻、畸形团较小者,可行保守治疗,轻者可自愈。也可应用颈动脉压迫法,以促进血栓形成。压迫方法是用手或简单的器械压迫患侧颈总动脉,30分钟/次,3周可见效。压迫期间注意观察有无脑缺血引起的偏瘫及意识障碍。

2.血管内治疗

血管内栓塞已成为主要的治疗途径,除颅前窝底区病变外,所有部位的硬脑膜动静脉畸形都可应用血管内栓塞方法治疗。栓塞途径有经动脉栓塞、经静脉栓塞和联合动静脉栓塞。经动脉栓塞适用于以颈外动脉供血为主,供血动脉与颈内动脉、椎动脉之间无危险吻合,或虽有危险吻合,但用超选择性插管可避开;颈内动脉或椎动脉的脑膜支供血,应用超选择性插管可避开正常脑组织的供血动脉,也可经动脉栓塞。经静脉栓塞的适应证是对窦壁附近硬脑膜动静脉畸形伴有多发动静脉瘘,动脉内治疗无效者;静脉窦阻塞且不参与正常脑组织引流者。

3.手术切除

适用于有颅内血肿者;病变伴有软脑膜静脉引流或已形成动脉瘤样扩张,有破裂可能者;有颈内动脉和椎动脉颅内分支供血者;硬脑膜动静脉瘘和脑动静脉畸形共存者。开颅翻开骨瓣时要十分小心,因在头皮、颅骨及硬脑膜间有广泛异常的血管,或是硬脑膜上充满了动脉化的静脉血管,撕破后可引起大出血。常用的手术方法有:①引流静脉切除术,适用于病变不能完全切除或病变对侧伴有主要引流静脉狭窄时。②畸形病变切除术,适用于颅前窝底、天幕等部位的硬脑膜动静脉畸形。③静脉窦切除术,适用于横窦-乙状窦区术,且静脉窦已闭塞者。④静脉窦孤立术。⑤静脉窦骨架术等。

4.放射治疗

常规放疗及立体定向放射治疗仅作为栓塞或手术后的辅助治疗,或用于手术或栓塞有禁忌或风险较大者;畸形团较小也可用放射治疗,放疗可引起血管团内皮细胞坏死、脱落、增生等炎症反应,使管壁增厚闭塞。

5.联合治疗

硬脑膜动静脉畸形的供血常很复杂,有时单一的治疗方法很难达到目的,可采用联合治疗方法,如栓塞＋手术、栓塞＋放疗、手术＋放疗等。

6.其他方法

包括颈外动脉注入雌激素使血管闭塞及受累静脉窦的电血栓形成。

三、海绵状血管瘤

海绵状血管瘤是由众多结构异常的薄壁血管窦聚集构成的团状病灶,也称海绵状血管畸形。可发生在中枢神经系统任何部位,但以大脑半球为最多见,72%～78%位于幕上,其中75%以上在大脑半球表面;20%左右位于幕下,7%～23%位于基底结、中脑及丘脑等深部结构;位于脑室系统者占3.5%～14%;也有位于脊髓的报道。在医学影像学应用之前,对该病的认识是在出现并发症而手术或尸检时发现。其发病率较低,可见于任何年龄,文献中报道,最小者是4个月,最大者是84岁,以20～40岁多见,无明显性别差异。海绵状血管瘤多数为多发,基因学和临床研究提示该病有家族史,并且家族性患者更易出现多发病灶,也可与其他类型的脑血管畸形同时存在。

（一）病理

海绵状血管瘤外观呈紫红色,为圆形或分叶状血管团,剖面呈海绵状或蜂窝状,血管壁无平滑肌或弹力组织,由单层内皮细胞组成,多数有包膜。病灶内可含有新旧出血、血栓、钙化或胶原间质,不含脑组织,有时病灶周边可呈分叶状突入邻近脑组织内,病灶周围脑实质常有含铁血黄素沉积、巨噬细胞浸润和胶质增生;少数可能有小的低血流供血动脉和引流静脉。病灶大小为0.3～4.0 cm,也有报道其直径大于10 cm者。病灶大小可在很长时间内无变化,但也有报道病灶随时间而增大,并可能与病灶出血、血栓、钙化和囊肿有关。

（二）临床表现

1.癫痫

癫痫是病灶位于幕上患者最常见的症状,发生率约为62%。病灶位于颞叶、伴钙化或严重含铁血黄素沉积者癫痫发生率较高。有报道估计,单发海绵状血管瘤的癫痫发生率为1.51%,多发者为2.48%。各种癫痫类型都可出现。癫痫的发病原因多认为是由于病灶出血、栓塞和红细胞溶解,造成周围脑实质内含铁血黄素沉积和胶质增生,对正常脑组织产生机械或化学刺激而形成癫痫灶所致。

2.出血

几乎所有的海绵状血管瘤病灶均伴亚临床微出血,有明显临床症状的出血相对较少,为8%～37%。幕下病灶、女性尤其孕妇、儿童和既往有出血史者有相对高的出血率。首次明显出血后再出血的概率明显增加,每人年出血率为4.5%,无出血者每人年出血率仅为0.6%,总的来看,每人年出血率为0.7%～1.1%。出血可局限在病灶内,但一般多在海绵状血管瘤周围脑实质内,少数可破入蛛网膜下腔或脑室内,可有头痛、昏迷或偏瘫。与脑动静脉畸形比较,海绵状血管瘤的出血多不严重,很少危及生命。

3.局灶性神经症状

常表现为急性或进行性神经缺失症状,占16%～45.6%。位于颅中窝的病灶,向前可侵犯颅前窝,向后侵犯岩骨及颅后窝,向内可侵犯海绵窦、下丘脑、垂体和视神经,表现有头痛、动眼神经麻痹、展神经麻痹、三叉神经麻痹、视力减退和眼球突出等前组脑神经损伤的症状。患者可有肥胖、闭经、泌乳或多饮多尿等下丘脑和垂体损害的症状。

4.头痛

不多见,主要因出血引起。

5.无临床症状

无任何临床症状或仅有轻度头痛,据近年的磁共振扫描统计,无症状的海绵状血管瘤占总数的11%～14%,部分无症状者可发展为有症状的病变,Robinson等报道40%的无症状患者在半年至2年后发展为有症状的海绵状血管瘤。

(三)影像学检查

1.颅骨X线平片

表现为病灶附近骨质破坏,无骨质增生现象。可有颅中窝底骨质吸收、蝶鞍扩大、岩骨尖骨质吸收及内听道扩大等;也有高颅压征象;部分病灶有钙化点,常见于脑内病灶。

2.脑血管造影

由于海绵状血管瘤的组织病理特点,血管造影很难发现该病,可能与病灶内供血动脉细小血流速度慢、血管腔内血栓形成及病灶内血管床太大、血流缓慢使造影剂被稀释有关。多表现为无特征的血管病变,动脉相很少能见到供血动脉和病理血管;静脉相或窦相可见病灶部分染色。如果缓慢注射造影剂使动脉内造影剂停留的时间延长,可增强病变血管的染色而发现海绵状血管瘤。颅中窝底硬脑膜外的海绵状血管瘤常有明显的染色,很像是一个脑膜瘤,但从影像学特点分析,脑膜瘤在脑血管造影动脉期可早染色及可见供血动脉,有硬脑膜血管和头皮血管增多、扩张。

3.CT扫描

脑外病灶平扫时表现为边界清楚的圆形或椭圆形等密度或高密度影,也可呈混杂密度影。有轻度增强效应,有时可见环状强化,周围无水肿。脑内病变多显示为边界清楚的不均匀高密度影,常有钙化斑注射对比剂后有轻度增强或不增强。如病灶较小或等密度可漏诊。在诊断海绵状血管瘤上CT扫描的敏感性和特异性低,不如磁共振成像。

4.MRI

具有较高的敏感性和特异性,是目前确诊和评估海绵状血管瘤的最佳检查方法。典型的表现是在T_2加权像上有不均一高强度信号病灶,周围伴有低密度信号环,应用顺磁性造影剂后,病灶中央部分有强化效应,病灶周围无明显水肿,也无大的供血或引流血管。当伴有急性或亚急性出血时,显示出均匀高信号影。如有反复多次出血,则病灶周围的低信号环随时间而逐渐增宽。应该注意的是有时海绵状血管瘤与脑动静脉畸形在鉴别诊断上很困难,一些磁共振影像上表现得非常典型的海绵状血管瘤病灶,实际上是栓塞的脑动静脉畸形或是具有海绵状血管瘤与脑动静脉畸形混合性病理特征的脑血管畸形。Zimmerman等指出,海绵状血管瘤的出血一般不进入脑室或蛛网膜下腔,而隐匿性或小的脑动静脉畸形的出血常进入脑脊液循环系统。因为真正的脑动静脉畸形无包膜,出血常向阻力最小的方向突破而进入脑脊液,海绵状血管瘤出血常进入病灶中的血管窦腔内而不进入周围的脑组织或脑室系统,仔细观察出血的情况有助于诊断。

(四)治疗

1.保守治疗

适用于偶然发现的无症状的患者;有出血但出血量较少不引起严重神经功能障碍者;仅发生过1次出血,且病灶位于深部或重要功能区,手术风险大者;以癫痫发作为主,用药能控制者;不能确定多发灶中是哪个病灶引起症状者以及年龄大体质弱者。在保守期间应注意症状及病灶的变化情况。

2.手术切除

手术指征是有明显出血;有显著性局灶性神经功能缺失症状;药物不能控制的顽固性癫痫;单发的无症状的年轻患者,或是准备妊娠的青年女性,其病灶位置表浅或是在非重要功能区者。

3.放射治疗

应用 γ 刀或 X 刀治疗,可使病灶缩小和减少血供,但易出现放射性脑损伤的并发症。目前仅限于手术难于切除的或位于重要功能区的有明显症状者,并应适当减少周边剂量以防止放射性脑损伤。

四、脑静脉畸形

脑静脉畸形又称为脑静脉性血管瘤或发育性静脉异常。认为在胚胎发育时的意外导致脑引流静脉阻塞,侧支静脉代偿增生,或为脑实质内的小静脉发育异常所致。可发生在静脉系统的任何部位,约 70% 位于幕上,多见于额叶,其次是顶叶和枕叶,小脑病灶占 27%,基底结和丘脑占 11%。好发年龄在 30～40 岁,男性略多于女性。

(一)病理

脑静脉畸形常合并脑动静脉畸形、海绵状血管瘤、面部血管瘤等。大体见病变主要位于白质,由许多异常扩张的髓样静脉和 1 条或多条扩张的引流静脉两部分组成,髓样静脉起自脑室周围区,贯通脑白质,在脑内有吻合;中央引流静脉向大脑表面浅静脉系统或室管膜下深静脉系统引流;幕下病灶多直接引流到硬膜窦。镜下见畸形血管完全由静脉成分构成,少有平滑肌和弹力组织,管壁也可发生透明样变而增厚;静脉管径不规则,常有动脉瘤样扩张。扩张的血管间散布有正常脑组织,这是该病的特点,不同于脑动静脉畸形和海绵状血管瘤,脑动静脉畸形的血管间为胶质化的脑组织,海绵状血管瘤的血管间无脑组织。

(二)临床表现

大多数患者很少有临床症状,症状的发生主要依病灶的部位而定,主要临床症状如下。

1.癫痫

癫痫是最常见的症状,幕上病灶发生最多,主要表现为癫痫大发作。

2.局限性神经功能障碍

可有轻度偏瘫,可伴有感觉障碍。

3.头痛

以幕上病灶最常见。

4.颅内出血

发生率为 16%～29%,蛛网膜下腔出血多于脑内血肿,幕下病变的出血率比幕上病变的出血率高,尤其小脑最多,并且易发生再出血。

(三)影像学检查

1.脑血管造影

病灶在动脉期无表现,只在静脉期或毛细血管晚期显影,表现为数条细小扩张的髓静脉呈放射状汇聚成 1 条或多条扩张的引流静脉,引流静脉再经皮质静脉进入静脉窦,或向深部进入室管膜下系统。这种表现分别被描述为"水母头""伞状""放射状"或"星状"改变。动脉期和脑血流循环时间正常。如果不发生颅内血肿,不会引起血管移位。

2.CT 扫描

平扫的阳性率较低,最常见的影像是扩张的髓静脉呈现的高密度影。增强扫描后阳性率明显提高,引流静脉呈现为粗线状的增强影指向皮质和脑深部,其周围无水肿和团块占位,有时可表现为圆点状病灶。CT 扫描的特异性不高,诊断意义较小,但可于定位及筛选检查,对早期出血的诊断较磁共振优越。

3.磁共振成像

表现类似 CT 扫描,但更清晰。在 T_1 加权像上病灶呈低信号,在 T_2 加权像上多为高信号,少数为低信号。

(四)治疗

大多数脑静脉畸形患者无临床症状,出血危险小,自然预后良好。对有癫痫和头痛者可对症治疗,如有反复出血或有较大血肿者,或难治性癫痫者应考虑手术治疗。该病对放射治疗反应不佳,经治疗后病灶的消失率低且可引起放射性脑损伤。

五、毛细血管扩张

毛细血管扩张症又名毛细血管瘤或毛细血管畸形,是一种临床上罕见的小型脑血管畸形,是由于毛细血管发育异常所引致。该病大多在尸检时被发现,其发现率为 0.04%～0.15%,无性别差异。

(一)病理

发病部位以脑桥基底部最常见,发生在小脑者多见于齿状核和小脑中脚处,其次是大脑半球皮质下或白质深部,亦可见于基底节。病灶表现为红色边界清楚的小斑块,无明显供血动脉。镜下见血管团是许多细小扩张的薄壁毛细血管,管腔面覆盖单层上皮,管壁无平滑肌和弹力纤维。管腔径大小不等,扩张的血管间有正常脑组织,是与海绵状血管瘤的根本区别。其邻近组织少有胶质增生,无含铁血黄素和钙沉积。

(二)临床表现

一般无临床症状,只有在合并其他脑血管病,如出血或癫痫时进行检查而被发现。多数表现是慢性少量出血,很少见大出血,但因其好发部位在脑桥,可产生严重症状,乃至死亡。

(三)影像学检查

脑血管造影、CT 扫描可无异常表现,磁共振成像上有学者报道表现为低信号,但也有的学者认为在不增强的磁共振成像上也无异常表现。目前看该病在影像学检查方面尚无特异性表现。

(四)治疗

一般无须治疗,若有出血或癫痫可视病情决定对症或手术治疗。

(毛石涛)

第二节 缺血性脑血管疾病

脑血管病是一种常见病,其致残率和病死率很高,居人口死亡原因中的前 3 位。各种原因的脑血管疾病在急性发作之前为一慢性发展过程,一旦急性发作即称为卒中或中风。卒中包括出

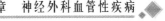

血性卒中和缺血性卒中两大类,其中缺血性卒中占 75%～90%。

一、病理生理

脑的功能和代谢的维持依赖于足够的供氧。正常人脑只占全身体重的 2%,却接受心排血量 15% 的血液,占全身耗氧量的 20%,足见脑对供血和供氧的需求量之大。正常体温下,脑的能量消耗为 33.6 J/(100 g·min)(1 cal≈4.2 J)。如果完全阻断脑血流,脑内储存的能量只有 84 J/100 g,仅能维持正常功能 3 分钟。为了节省能量消耗,脑皮质即停止活动,即便如此,能量将在 5 分钟内耗尽。在麻醉条件下脑的氧耗量稍低,但也只能维持功能 10 分钟。脑由 4 条动脉供血,即两侧颈动脉和两侧椎动脉,这 4 条动脉进入颅内后组成大脑动脉环(Willis 环),互相沟通组成丰富的侧支循环网。颈动脉供应全部脑灌注的 80%,两条椎动脉供应 20%。立即完全阻断脑血流后,意识将在 10 秒之内丧失。

为了维持脑的正常功能,必须保持稳定的血液供应。正常成年人在休息状态下脑的血流量(cerebral blood flow,CBF)为每分钟每 100 g 脑 50～55 mL[50～55 mL/(100 g·min)]。脑的各个区域血流量并不均匀,脑白质的血流量为 25 mL/(100 g·min),而灰质的血流量为 75 mL/(100 g·min)。某一区域的血流量称为该区域的局部脑血流量(regional cerebral blood flow,rCBF)。全脑和局部脑血流量可以在一定的范围内波动,低于这一范围并持续一定时间将会引起不同的脑功能障碍,甚至发生梗死。

影响脑血流量稳定的因素有全身血压的变动、动脉血中的二氧化碳分压($PaCO_2$)和氧分压(PaO_2)、代谢状态和神经因素等。

(一)血压的影响

在一定范围内的血压波动不影响 CBF 的稳定,但超过这种特定范围,则 CBF 随全身血压的升降而增高或减少。这种在一定限度的血压波动时能将 CBF 调节在正常水平的生理功能称为脑血管的自动调节功能。当全身动脉压升高时,脑血管即发生收缩而使血管阻力增加;反之,当血压下降时脑血管即扩张,使血管阻力减小,最终结果是保持 CBF 稳定,这种脑血管舒缩调节脑血流量的现象称为裴立斯效应。脑血管自动调节功能有一定限度,其上限为 20～21.3 kPa(150～160 mmHg),下限为 8.0～9.3 kPa(60～70 mmHg)。当全身平均动脉压的变动超出此一限度,脑血管的舒缩能力超出极限,CBF 即随血压的升降而增减。很多病理情况都可影响脑血管的自动调节功能的上限和下限,例如慢性高血压症、脑血管痉挛、脑损伤、脑水肿、脑缺氧、麻醉和高碳酸血症等都可影响 CBF 的自动调节。有的病理情况下,平均动脉压只降低 30%,也可引起 CBF 减少。

(二)$PaCO_2$ 的影响

$PaCO_2$ 增高可使血管扩张,脑血管阻力减小,CBF 即增加,反之,CBF 即减少。当 $PaCO_2$ 在 3.3～8 kPa(25～60 mmHg)时,$PaCO_2$ 每变化 0.1 kPa(1 mmHg),CBF 即变化 4%。当 $PaCO_2$ 超过或低于时即不再随之而发生变化。严重的 $PaCO_2$ 降低可导致脑缺血。

(三)代谢的调节

局部脑血流量受局部神经活动的影响。在局部神经活动兴奋时代谢率增加,其代谢需求和代谢产物积聚,改变了血管外环境,增加局部脑血流量。

(四)神经的调节

脑的大血管同时受交感神经和副交感神经支配,受刺激时,交感神经释放去甲肾上腺素,使血管收缩,而副交感神经兴奋时释放乙酰胆碱,使血管扩张。刺激交感神经虽可使血管收缩,但对 CBF 无明显影响,刺激副交感神经影响则更为微弱。

决定缺血后果有两个关键因素:一是缺血的程度,二是缺血持续时间。在 CBF 降低到 18 mL/(100 g · min)以下,经过一定的时间即可发生不可逆转的脑梗死,CBF 水平愈低,脑梗死发生愈快,在 CBF 为 12 mL/(100 g · min)时,仍可维持 2 小时以上不致发生梗死。在 25 mL/(100 g · min)时,虽然神经功能不良,但仍可长时间不致发生梗死。在缺血性梗死中心的周边地带,由于邻近侧支循环的灌注,存在一个虽无神经功能但神经细胞仍然存活的缺血区,称为缺血半暗区,如果在一定的时限内提高此区的 CBF,则有可能使神经功能恢复。

二、病因

脑缺血的病因可归纳为以下几类:①颅内、外动脉狭窄或闭塞;②脑动脉栓塞;③血流动力学因素;④血液学因素等;⑤脑血管痉挛。

(一)脑动脉狭窄或闭塞

脑由 4 条动脉供血,并在颅底形成 Willis 环,当动脉发生狭窄或闭塞,侧支循环不良,影响脑血流量,导致局部或全脑的 CBF 减少到发生脑缺血的临界水平,即 18~20 mL/(100 g · min)以下时,就会产生脑缺血症状。一般认为动脉内径狭窄超过其原有管径的 50%,相当于管腔面积缩窄 75%时,将会使血流量减少。认为此时才具有外科手术意义。

多条脑动脉狭窄或闭塞可使全脑血流量处于缺血的边缘状态,即 CBF 为 31 mL/(100 g · min)时,此时如有全身性血压波动,即可引发脑缺血。造成脑动脉狭窄或闭塞的主要原因是动脉粥样硬化,而且绝大多数(93%)累及颅外段大动脉和颅内的中等动脉,其中以颈内动脉和椎动脉起始部受累的机会最多。

(二)脑动脉栓塞

动脉粥样硬化斑块除可造成动脉管腔狭窄以外,在斑块上的溃疡面上常附有血小板凝块、附壁血栓和胆固醇碎片。这些附着物被血流冲刷脱落后形成栓子,被血流带入颅内动脉,堵塞远侧动脉造成脑栓塞,使供血区缺血。最常见的栓子来源是颈内动脉起始部的动脉粥样硬化斑块,被认为是引起短暂性脑缺血发作最常见的原因。大多数(3/4)颈内动脉内的栓子随血液的主流进入并堵塞大脑中动脉的分支,引起相应的临床症状。另一个常见原因是心源性栓子。多见于患有风湿性心瓣膜病、亚急性细菌性心内膜炎、先天性心脏病等患者。少见的栓子如脓毒性栓子、脂肪栓子、空气栓子等。

(三)血流动力学因素

短暂的低血压可引发脑缺血,如果已有脑血管的严重狭窄或多条脑动脉狭窄,使脑血流处于少血状态时,轻度的血压降低即可引发脑缺血。例如心肌梗死、严重心律失常、休克、颈动脉窦过敏、直立性低血压、锁骨下动脉盗血综合征等。

(四)血液学因素

口服避孕药物、妊娠、产妇、手术后或血小板增多症引起的血液高凝状态;红细胞增多症、镰状细胞贫血、巨球蛋白血症引起的血黏稠度增高均可发生脑缺血。

(五)脑血管痉挛

蛛网膜下腔出血、开颅手术、脑血管造影等均可引起血管痉挛,造成脑缺血。

三、类型和临床表现

根据脑缺血后脑损害的程度,其临床表现可分为短暂性脑缺血(transient ischemic attack,TIA)发作、可逆性缺血性神经功能障碍(reversible ischemic neurologic deficit,RIND)(又称可逆性缺血性脑疾病)、进行性卒中(progressive stroke,PS)和完全性卒中(complete stoke,CS)。

(一)短暂性脑缺血发作(TIA)

TIA 为缺血引起的短暂性神经功能缺失,在 24 小时内完全恢复。TIA 一般是突然发作,持续时间超过 10～15 分钟,有的可持续数小时,90%的 TIA 持续时间不超过 6 小时。引起 TIA 的主要原因是动脉狭窄和微栓塞。

1.颈动脉系统 TIA

表现为颈动脉供血区神经功能缺失。患者突然发作一侧肢体无力或瘫痪、感觉障碍,可伴有失语和偏盲,有的发生一过性黑矇,表现为突然单眼失明,持续 2～3 分钟,很少超过 5 分钟,然后视力恢复。黑矇有时单独发生,有时伴有对侧肢体运动和感觉障碍。

2.椎-基底动脉系统 TIA

眩晕是最常见的症状,但当眩晕单独发生时,必须与其他原因引起的眩晕相鉴别。此外,可出现复视、同向偏盲、皮质性失明、构音困难、吞咽困难、共济失调、两侧交替出现的偏瘫和感觉障碍、面部麻木等。有的患者还可发生“跌倒发作”,表现为没有任何先兆的突然跌倒,但无意识丧失,患者可很快自行站起来,是脑干短暂性缺血所致。跌倒发作也见于椎动脉型颈椎病患者,但后者常于特定头位时发作,转离该头位后,脑干恢复供血,症状消失。

(二)可逆性缺血性神经功能缺失(RIND)

RIND 又称为可逆性脑缺血发作,是一种局限性神经功能缺失,持续时间超过 24 小时,但在 3 周内完全恢复,神经系统检查可发现阳性局灶性神经缺失体征。RIND 患者可能有小范围的脑梗死存在。

(三)进行性卒中(PS)

脑缺血症状逐渐发展和加重,超过 6 小时才达到高峰,有的需 1～2 天才完成其发展过程,脑内有梗死灶存在。进行性卒中较多地发生于椎-基底动脉系统。

(四)完全性卒中(CS)

脑缺血症状发展迅速,在发病后数分钟至 1 小时内达到高峰,至迟不超过 6 小时。

区分 TIA 和 RIND 的时间界限为 24 小时,在此时限之前恢复者为 TIA,在此时限以后恢复者为 RIND,在文献中大体趋于一致。但对 PS 和 CS 发展到高峰的时间界限则不一致,有人定为 2 小时,但更常用的时限为 6 小时。

四、检查和诊断分析

(一)脑血管造影

直接穿刺颈总动脉造影对颈总动脉分叉部显影清晰,简单易行,但直接穿刺有病变的动脉有危险性。穿刺处应距分叉部稍远,操作力求轻柔,以免造成栓子脱落。经股动脉插管选择性脑血管造影可进行 4 条脑动脉造影,是最常用的造影方法,但当股动脉和主动脉弓有狭窄时插管困难,颈总动脉或椎动脉起始处有病变时,插管也较困难并有一定危险性。经腋动脉选择性脑血管造影较少采用,腋动脉较少发生粥样硬化,且管径较粗并有较丰富的侧支循环,不像肱动脉那样容易造成上臂缺血,但穿刺时易伤及臂丛神经。经右侧腋动脉插管时不能显示左颈总动脉、左锁骨下动脉和左椎动脉,遇此情况不得不辅以其他途径的造影。经股动脉或腋动脉插管到主动脉弓,用高压注射大剂量造影剂,可显示从主动脉弓分出的所有脑动脉的全程,但清晰度不及选择性插管或直接穿刺造影。

脑血管造影可显示动脉的狭窄程度、粥样斑块和溃疡。如管径狭窄程度达到50%,表示管腔横断面积减少75%,管径狭窄程度达到75%,管腔面积已减少90%。如狭窄处呈现"细线征",则管腔面积已减少90%。在造影片上溃疡的形态可表现为:①动脉壁上有边缘锐利的下陷;②突出的斑块中有基底不规则的凹陷;③当造影剂流空后在不规则的基底中有造影剂残留。但有时相邻两个斑块中的凹陷可误认为是溃疡,也有时溃疡被血栓填满而被忽略。

脑动脉粥样硬化病变可发生于脑血管系统的多个部位,但最多见于从主动脉弓发出的头一臂动脉和脑动脉的起始部,在脑动脉中则多见于颈内动脉和椎动脉的起始部。有时在一条动脉上可发生多处病变,例如在颈内动脉起始部和虹吸部都有病变,称为串列病变。故为了全面了解病情,应进行尽可能充分的脑血管造影。脑血管造影目前仍然是诊断脑血管病变的最佳方法,但可能造成栓子脱落形成栓塞,这种危险虽然并不多见,但后果严重。

(二)超声检查

超声检查是一种非侵袭性检查方法。B型超声二维成像可观察管腔是否有狭窄、斑块和溃疡;波段脉冲多普勒超声探测可测定颈部动脉内的峰值频率和血流速度,可借以判断颈内动脉狭窄的程度。残余管腔愈小其峰值频率愈高,血流速度也愈快。经颅多普勒超声(transcranial Dopplerultrasonography,TCD)可探测颅内动脉的狭窄,如颈内动脉颅内段、大脑中动脉、大脑前动脉和大脑后动脉主干的狭窄。

多普勒超声还可探测眶上动脉血流的方向,借以判断颈内动脉的狭窄程度或闭塞。眶上动脉和滑车上动脉是从颈内动脉的分支眼动脉分出的,正常时其血流方向是向上的,当颈内动脉狭窄或闭塞时,眶上动脉和滑车上动脉的血流可明显减低或消失。如眼动脉发出点近侧的颈内动脉闭塞时,颈外动脉的血可通过这两条动脉逆流入眼动脉,供应闭塞处远侧的颈内动脉,用方向性多普勒探测此两条动脉的血流方向,可判断颈内动脉的狭窄或闭塞。但这种方法假阴性很多,因此只能作为参考。

(三)磁共振血管造影(magnetic resonance angiography,MRA)

MRA也是一种非侵袭性检查方法。可显示颅内外脑血管影像,根据"北美症状性颈动脉内膜切除试验研究"(North American Symptomatic Carotid End-arterectomy Trial,NASCET)的分级标准,管腔狭窄10%~69%者为轻度和中度狭窄,此时MRA片上显示动脉管腔虽然缩小,但血流柱的连续性依然存在。管腔狭窄70%~95%者为重度狭窄,血流柱的信号有局限性中断,称为"跳跃征"。管腔狭窄95%~99%者为极度狭窄,在信号局限性中断以上,血流柱很纤细甚至不能显示,称为"纤细征"。目前在MRA像中尚难可靠地区分极度狭窄和闭塞,MRA的另一缺点是难以显示粥样硬化的溃疡。

文献报道MRA在诊断颈总动脉分叉部重度狭窄(>70%)的可靠性为85%~92%。与脑血管造影相比,MRA对狭窄的严重性常估计过度,由于有这样的缺点,故最好与超声探测结合起来分析,这样与脑血管造影的符合率可大为提高。如果MRA与超声探测的结果不相符,则应行脑血管造影。

（四）CT 脑血管造影（CTA）

静脉注入 100～150 mL 含碘造影剂，然后用螺旋 CT 扫描和三维重建，可用以检查颈动脉的病变，与常规脑血管造影的诊断符合率可达 89%。其缺点是难以区分血管腔内的造影剂与血管壁的钙化，因而对狭窄程度的估计不够准确。

（五）眼球气体体积扫描法

眼球气体体积扫描法是一种间接测量眼动脉收缩压的技术。眼动脉的收缩压反映颈内动脉远侧段的血压。当眼动脉发出点近侧的颈内动脉管径狭窄程度达到 75% 时，其远侧颈内动脉血压即下降，而该侧的眼动脉压也随之下降。同时测量双侧的眼动脉压可以发现病侧颈内动脉的严重狭窄。如果两侧眼动脉压相差在 0.7 kPa(5 mmHg) 以上，表示病侧眼动脉压已有下降。

（六）局部脑血流量测定

测定 rCBF 的方法有吸入法、静脉法和动脉内注入法，以颈内动脉注入法较为准确。将 2 mCi(1 Ci=3.7×10^{10} Bq) 的 ^{133}氙(^{133}Xe)溶于 3～5 mL 生理盐水内，直接注入颈内动脉，然后用 16 个闪烁计数器探头放在注射侧的头部不同部位，每 5 分钟记录 1 次，根据测得的数据，就可计算出各部位的局部脑血流量。吸入法和静脉注入法因核素"污染"颅外组织而影响其准确性。

rCBF 检查可提供两方面的资料：①可确定脑的低灌注区的精确部位，有助于选择供应该区的动脉作为颅外-颅内动脉吻合术的受血动脉。②测定低灌注区的 rCBF 水平，可以估计该区脑组织功能是否可以通过提高 rCBF 而得以改善。有助于选择可行血管重建术的患者和估计手术的效果。

五、治疗要领

治疗脑动脉闭塞性疾病的外科方法很多，包括球囊血管成形术、狭窄处补片管腔扩大术、动脉内膜切除术、头-臂动脉架桥术、颅外-颅内动脉吻合术、大网膜移植术以及几种方法的联合等。现就其主要方法作简要介绍。

（一）头-臂动脉架桥术

适合颈胸部大动脉的狭窄或闭塞引起的脑缺血。架桥的方式有多种，应根据动脉闭塞的不同部位来设计。常用式式包括：颈总-颈内动脉架桥、锁骨下-颈内动脉架桥、主动脉-颈总动脉架桥、椎动脉-颈总动脉架桥、主动脉-颈内和锁骨下动脉架桥、主动脉-颈总和颈内动脉架桥、锁骨下-颈总动脉架桥、锁骨下-锁骨下动脉架桥等。架桥所用的材料为涤纶或聚四氟乙烯制成的人造血管，较小的动脉之间也可用大隐静脉架桥。

（二）颈动脉内膜切除术

动脉内膜切除术可切除粥样硬化斑块而扩大管腔，同时可消除产生栓子的来源，经 40 多年的考验，证明是治疗脑缺血疾病有效的外科方法，其预防意义大于治疗意义。1986 年 Quest 估计，美国每年约进行 85 000 例颈动脉内膜切除术。但我国文献中关于颈动脉内膜切除术的资料很少，可能与对此病的认识不足与检查不够充分有关。颈部动脉内膜切除术适用于治疗颅外手术"可以达到"的病变，包括乳突-下颌线（从乳突尖端到下颌角的连线）以下的各条脑动脉，其中主要为颈总动脉分叉部。

1.适应证

手术对象的选择应结合血管病变和临床情况。血管病变：①症状性颈动脉粥样硬化性狭窄大于70%。②对有卒中高危因素的患者,有症状者狭窄大于50%,无症状者狭窄大于60%的应积极行CEA。③检查发现颈动脉分叉部粥样硬化斑不规则或有溃疡者。

临床情况:①有TIA发作,犹近期内多次发作者。②完全性卒中患者伴有轻度神经功能缺失者,为改善症状和防止再次卒中。③慢性脑缺血患者,为改善脑缺血和防止发生卒中。④患者有较重的颈动脉狭窄但无症状,因其他疾病须行胸、腹部大手术,为防止术中发生低血压引发脑缺血,术前可行预防性颈内动脉内膜切除术。⑤无症状性血管杂音患者,经检查证明颈内动脉管腔狭窄严重(>80%),而手术医师如能做到将手术死亡率+致残率保持在3%以下,则应行内膜切除术。正常颈动脉管径为5～6 mm,狭窄超过50%时即可出现血管杂音,超过85%或直径<1 mm时杂音消失。杂音突然消失提示管径极度狭窄。颈内动脉高度狭窄而又不产生症状,有赖于对侧颈动脉和椎动脉的侧支循环,该类患者虽无症状但卒中的危险性却很大。

2.多发性病变的处理原则

多发性病变指一条动脉有两处以上的病变,或两条以上的动脉上都有病变。多发性病变存在手术指征时,应遵循以下原则:①双侧颈动脉狭窄,仅一侧发生TIA,不管该侧颈动脉狭窄程度如何,先行该侧手术。②双侧颈动脉狭窄,而TIA发作无定侧症状,一般归因于后循环供血不足;如一侧颈动脉狭窄>50%,先行该侧手术,以便通过Willis环增加椎-基底动脉的供血,如一侧手术后仍有TIA发作,再考虑对侧手术,两次手术至少间隔4周。③一侧颈动脉狭窄,对侧闭塞者,TIA往往与狭窄侧有关,只做狭窄侧手术。④颈内动脉颅内、颅外段均狭窄,先处理近侧的病变,若术后症状持续存在,或颅内段狭窄严重,可考虑颅内-颅外架桥。⑤颈动脉、椎动脉均有狭窄,先处理颈动脉的病变,若术后无效,再考虑做椎动脉内膜切除术,或其他改善椎动脉供血的手术。⑥双侧颈动脉狭窄,先处理狭窄较重侧,视脑供血改善情况决定是否处理对侧。⑦两侧颈动脉狭窄程度相等时,先"非主侧",后"主侧"。"主侧"血流量大,可通过前交通动脉供应对侧。先做非优势半球侧,可增加优势半球的侧支供血,以便下次做优势半球侧时增加阻断血流的安全性。两侧手术应分期进行,相隔时间至少1周。⑧颈内动脉闭塞同时有颈外动脉狭窄,疏通颈外动脉后可通过眼动脉增加颈内动脉颅内段的供血。当颈外动脉狭窄超过50%时,即有手术指征。

3.手术禁忌证

(1)脑梗死的急性期,因重建血流后可加重脑水肿,甚至发生脑内出血。

(2)慢性颈内动脉完全闭塞超过2周者,手术使血管再通的成功率和长期通畅率很低。

(3)严重全身性疾病不能耐受手术者,例如心脏病、严重肺部疾病、糖尿病、肾脏病、感染、恶性肿瘤和估计手术后寿命不长者。

4.手术并发症及防治

(1)心血管并发症:颈动脉狭窄患者多为高龄患者,常合并有冠心病、高血压等心血管疾病。术前应严格筛选,术后严格监测血压、心电图,发现问题,及时处理。

(2)神经系统并发症:术后近期卒中的原因多见于术中术后的微小动脉粥样硬化斑块栓子栓塞、术中阻断颈动脉或术后颈动脉血栓形成而致脑缺血,最严重的为术后脑出血。因而术后应严密观察血压等生命征变化,如有神经症状发生,应立即进行CT扫描或脑血管造影,如果是脑内出血或颈动脉闭塞须立即进行手术处理。绝大多数(>80%)神经系统并发症发生于手术后的1～7天,多因脑栓塞或脑缺血所致。如脑血管造影显示手术部位有阻塞或大的充盈缺损,需再次手术加以清除。如动脉基本正常,则多因脑栓塞所致,应给予抗凝治疗。

（3）切口部血肿：出血来源有软组织渗血及动脉切口缝合不严密漏血，大的血肿可压迫气管，须立即进行止血，紧急情况下可在床边打开切口以减压。

（4）脑神经损伤：手术入路中可能损伤喉上神经、舌下神经、迷走神经、喉返神经或面神经的下颌支，特别是当颈动脉分叉部较高位时，损伤交感神经链可发生 Horner 综合征；手术前应熟悉解剖，手术中分离、电凝、牵拉时应注意避免损伤神经。

（5）补片破裂：多发生于术后 2～7 天，突然颈部肿胀、呼吸困难。破裂的补片多取自下肢踝前的大隐静脉，而取自大腿或腹股沟部的静脉补片则很少破裂。静脉补片不宜过宽，在未牵张状态下其宽度不要超过 3 mm。

（6）高灌注综合征：长期缺血使脑血管极度扩张，内膜切除后血流量突然增加而脑血管的自动调节功能尚未恢复，以致 rCBF 和血流速度急骤增高，可出现各种神经症状，少数发生脑内血肿，多见于颈动脉严重狭窄的患者，发生率约为 12%。对高度狭窄的患者应行术后 TCD 或 rCBF 监测，如发现高灌注状态，应适当降低血压。

（三）颅外-颅内动脉吻合术

颅外-颅内动脉吻合术（extra-intracranial arterialbypass，EIAB）的理论根据是，当颈内动脉或椎-基底动脉发生狭窄或闭塞而致脑的血流量减少时，运用颅外-颅内动脉吻合技术，使较少发生狭窄或闭塞的颅外动脉（颈外动脉系统）直接向脑内供血，使处于脑梗死灶周围的缺血半暗区和处于所谓艰难灌注区的脑组织得到额外的供血，从而可以改善神经功能，增强脑血管的储备能力，可以增强对再次发生脑栓塞的耐受力。

1.EIAB 的手术适应证

（1）血流动力学因素引起的脑缺血：颈动脉狭窄或闭塞患者，有 15% 的病变位于颅外手术不可到达的部位，即位于乳突尖端与下颌角的连线以上的部位，这样的病变不能行颈动脉内膜切除术，但可以造成脑的低灌注状态。此外，多发性动脉狭窄或闭塞也是低灌注状态的原因。低灌注状态经内科治疗无效者是 EIAB 的手术指征。

（2）颅底肿瘤累及颈内动脉，切除肿瘤时不得不牺牲动脉以求完全切除肿瘤者，可在术前或术中行动脉架桥术以免发生脑缺血。

（3）梭形或巨大动脉瘤不能夹闭，须行载瘤动脉结扎或动脉瘤孤立术者。

2.EIAB 的手术方式

常用的手术方式有颞浅动脉-大脑中动脉吻合术（STA-MCA）和脑膜中动脉-大脑中动脉吻合术（MMA-MCA）等。

（张智波）

第三节　高血压性脑出血

一、定义

脑出血是指原发性非外伤性脑实质内出血，出血可来源于脑内动脉、静脉或毛细血管的坏死、破裂，但以动脉出血最为多见而且重要。脑出血的原因有外伤性和非外伤性两类。非外伤性脑出血又称自发性脑出血或原发性脑出血,其中约半数是由高血压病所致,其他原因包括颅内动脉瘤破裂、脑血管畸形破裂、败血症、脑肿瘤出血、动脉炎、血液病、子痫、抗凝治疗的并发症和维生素 C 缺乏症等。

高血压是脑出血最常见的病因,高血压伴发脑内小动脉病变,血压骤升引起动脉破裂出血,称为高血压性脑出血,约 1/3 的高血压患者可发生脑内出血,是脑血管疾病患者中病死率和致残率最高的一种疾病。

二、诊断

(一)发病年龄

高血压性脑出血常发生在 50～70 岁,男性略多于女性。多有高血压病史。目前高血压发病有年轻化趋势,甚至在 30 岁左右高血压患者也可发生脑出血。

(二)发病时间

常在情绪激动,剧烈活动时突然起病,大多数病例病前无预兆,病情发展迅速,很快出现意识障碍及偏瘫的完全性卒中的表现,往往在数小时内达到顶峰。

(三)急性期常见的主要表现

急性期临床表现有头痛、呕吐、意识障碍、肢体瘫痪、失语等。

(四)临床表现

临床表现可因出血部位及出血量不同而临床特点各异。

1.内囊-基底核区出血

内囊出血的患者典型的临床特征为头和眼转向了出血病灶侧(凝视病灶)和"三偏症状"(偏瘫、偏身感觉障碍和偏盲)。优势半球出血者尚有语言障碍。

按其出血部位与内囊的关系可分为下列几种。①外侧型(壳核型):系豆纹动脉尤其是其外侧支破裂所致。出血局限外囊、壳核和屏状核。②内侧型(丘脑型):由丘脑膝状动脉和丘脑穿通动脉破裂所致。出血局限于丘脑附近。③混合型(内囊出血):出血扩延到内囊的内外两侧。

(1)壳核出血:依出血量及病情进展,患者可有意识障碍或无意识障碍,并伴有不同程度的"三偏",即病变对侧中枢性面瘫及肢体瘫痪、感觉障碍和同向偏盲,双眼向病侧偏斜、头转向病侧。优势半球出血者还伴有语言障碍等。

(2)丘脑出血:发病后多数患者出现昏迷及偏瘫。丘脑内侧或下部出血者可出现典型的眼征,即垂直凝视麻痹,多为上视障碍,双眼内收下视鼻尖;眼球偏斜视,出血侧眼球向下内侧偏斜;瞳孔缩小,可不等大,对光反应迟钝;眼球不能聚合以及凝视障碍等。出血向外扩展,可影响内囊出现"三偏"征。丘脑出血侵入脑室者可使病情加重,出现高热、四肢强直性抽搐等。

丘脑出血因发生的位置不同其症状亦各异。丘脑前内侧部出血时可出现精神障碍、遗忘或痴呆,而左侧丘脑出血可有三种基本体征:感觉障碍重于运动障碍。伴有眼球运动障碍、瞳孔缩小、对光反射迟钝或消失。丘脑性失语,丘脑受损后可出现语言迟钝、重复语言及语义性错语症。右侧丘脑出血的基本体征有:结构性失用症,患者左半身出现感觉障碍,对物体的形状、体积、长度、重量产生错觉。偏侧痛觉缺失,表现为对侧躯体感觉障碍及偏身失认症。

2.脑叶出血

其发病率仅次于基底核出血,多数学者认为脑叶出血好发于顶叶、颞叶与枕叶,即大脑后半部。脑叶出血的临床表现与基底核出血不同。脑叶出血后易破入邻近的蛛网膜下腔,因距中线较远而不易破入脑室系统,故脑膜刺激征重而意识障碍轻。

其临床表现特征为:①意识障碍少见而相对较轻。②偏瘫与同向凝视较少、程度较轻,这是因为脑叶出血不像基底核出血那样容易累及内囊。③脑膜刺激征多见。

临床表现与出血所在的四个脑叶不同而有所不同:①额叶,可有智力障碍、尿失禁,可出现对侧偏瘫,偏瘫多发生于上肢、下肢和面部,较轻微。②顶叶,对侧半身感觉障碍,较轻的偏瘫。③枕叶,可有一过性黑矇、同侧眼痛和对侧同向偏盲,有些可扩展至上1/4象限。④颞叶,在优势半球者,出现语言不流利和听力障碍,理解力差,但重复性相对较好。

3.小脑出血

其典型的临床特征为突发的头痛、眩晕、频繁呕吐。无明显瘫痪。主要体征为躯干性共济失调、眼球震颤及构音障碍。病情往往发展较快,患者很快昏迷,呼吸不规则或突然停止,甚至死亡。典型的小脑功能障碍只见于部分患者,对发病突然,迅速出现意识障碍和急性脑干受压者,小脑体征常被掩盖。

4.脑桥出血

90%以上高血压所致的原发性脑干出血发生在脑桥,少数发生在中脑,延髓出血罕见。脑干出血一直被认为是发病急骤、死亡率很高、预后很差的疾病。因为绝大多数脑干出血发生在脑桥,故此处只叙述脑桥出血。

脑桥出血的临床症状取决于出血灶的部位和大小。常突然发病,可表现为剧烈头痛、恶心、呕吐、头晕或眩晕;出现一侧或双侧肢体无力,偏身或半侧面部麻木;大量出血常迅速出现深昏迷、针尖样瞳孔、四肢瘫痪和双侧锥体束征阳性、高热、头眼反射和前庭眼反射消失等。患者可出现呼吸节律的改变,表现为呼吸不规则,呼吸浅、频率快,或出现陈-施氏呼吸。

5.脑室出血

原发性脑室出血十分罕见。发病急骤、头痛、无明显偏瘫体征,迅速出现丘脑下部及脑干症状,如昏迷、高热、瞳孔极度缩小。

（五）辅助检查

1.CT

CT是临床确诊脑出血的首选检查。可早期发现脑出血的部位、范围、形态、是否破入脑室、血肿周围有无低密度水肿带及占位效应,脑组织移位和梗阻性脑积水等。

2.MRI

脑出血合并脑梗死诊断明确,可与脑肿瘤性出血鉴别。

3.数字减影脑血管造影

可与脑血管畸形、烟雾病、血管炎等鉴别。

4.腰椎穿刺

脑脊液多呈洗肉水样均匀血性,压力一般均增高。

三、外科治疗

手术治疗的目的是清除血肿、降低颅内压、避免脑疝发生,挽救患者的生命及减轻后遗症。在考虑是否施行手术时,被大家公认的最重要因素是术前患者的意识状况。根据患者的意识状况、瞳孔变化、语言功能及运动功能,临床上可将高血压脑出血分为五级,见表3-2。

表 3-2 高血压脑出血的临床分级

分级	意识状态	瞳孔变化	语言功能	运动功能
Ⅰ级	情形或嗜睡	等大	可有语言	轻偏瘫
Ⅱ级	嗜睡或朦胧	等大	可有语言	不同程度偏瘫
Ⅲ级	浅昏迷	等大	失语	偏瘫
Ⅳ级	中度昏迷	等大或不等	失语	
Ⅴ级	深昏迷	单侧或双侧放大	失语	去皮质强直或四肢软瘫

（一）手术适应证

手术治疗的目的是清除血肿、降低颅内压、解除或防止脑疝发生和发展，改善脑组织血液循环，促进受压迫脑组织的功能恢复。依照高血压脑出血的临床分级，一般认为，Ⅰ级患者出血量不多（不足 30 mL），内科保守治疗效果良好，不需要手术。Ⅱ～Ⅳ级患者绝大多数适于手术治疗，其中Ⅱ级、Ⅲ级手术效果较佳。Ⅴ级患者病情危重，病死率高，手术难以奏效，一般不宜手术治疗。

高血压脑出血手术治疗指征的确定，需要综合考虑出血部位、出血量、病程进展、患者情况等多个因素。

1.出血部位

壳核、大脑半球皮质下、脑叶浅部和小脑半球等较浅部位的出血，适于手术治疗。小脑出血靠近脑干，除非出血量很少、症状轻微，一般应该积极考虑手术。脑干或丘脑出血，通常不是手术治疗的适应证。若存在脑室内出血或脑积水，可行脑室体外引流或分流术。

2.出血量

幕上血肿量超过 30 mL，占位效应明显，患侧脑室明显受压，中线结构明显向健侧移位；幕下血肿量大于 10 mL，四脑室受压变形、移位，即有手术必要。

3.病情进展

高血压脑出血后病情稳定，患者神志清楚，功能损害不明显，内科治疗效果良好，不需手术治疗。若经积极内科治疗，病情仍无好转或不稳定，出血部位比较表浅，应考虑手术治疗。尤其是对于病情好转或稳定后又发生恶化或出现脑疝征象者，应争取时间尽快手术。对于发病后进展急骤，很快进入深昏迷，出现严重功能障碍、一侧或双侧瞳孔散大、生命体征不稳定者，手术治疗效果不佳，死亡率很高，不宜进行手术治疗。

4.患者情况

患者若存在心、肺、肝、肾等脏器严重功能障碍，血压控制不好，持续超过 26.7 kPa（200 mmHg），应列为手术禁忌，但年龄不是决定是否手术的主要因素。

（二）手术时机

目前国内外学者普遍认为高血压脑出血需要手术者，应尽量在发病后 6～7 小时内行超早期手术。

（三）术前检查及准备

1.CT 扫描

CT 扫描是诊断脑出血最安全、最可靠的手段，应列为首选。

2.脑血管造影

对于不能明确脑出血病因的或疑诊动脉瘤、脑血管畸形的患者,在病情允许的情况下,为避免手术的盲目性,可考虑行脑血管造影。

3.MRI

一般不作为脑出血首选的检查方法,但适用于脑干、小脑部位出血的检查。

4.术前准备

按常规开颅手术的要求做好其他术前准备,尤其应注意适当控制血压,保持呼吸道通畅,合理使用脱水降颅压药物。

(四)手术方法

1.快速钻颅血肿碎吸术

(1)麻醉:清醒和合作者,可采用局部麻醉。有意识障碍者多采用气管内插管全身麻醉。

(2)体位:患者取仰卧位,头部稍抬高,肩下垫枕,头转向健侧,使病侧颞部在上。

(3)操作方法:根据CT扫描结果,选择最靠近血肿处(注意避开重要功能区)直接钻颅或颅骨钻孔,用脑穿针或带导芯的硅胶引流管穿刺血肿,抽吸出血肿的液体部分。可用无菌生理盐水适当行血肿腔冲洗,并留置引流管,持续引流。

2.皮质下血肿清除术

(1)麻醉:采用气管内插管全身麻醉。

(2)体位:根据血肿部位选择体位。

(3)操作方法:①切口和骨瓣开颅,一般以出血的脑叶部位为中心作马蹄形切口,头皮及帽状腱膜翻向下方,在预定钻孔处推开骨膜准备钻孔。一般钻4孔成形骨瓣,连同骨膜把骨瓣翻向下方或侧方。②硬脑膜切开,若颅内压力很高时,先在硬脑膜切一小口,电凝止血后穿刺血肿,抽出一些陈旧血液后弧形剪开硬脑膜,硬脑膜翻向矢状窦侧。③皮质切开血肿清除,选无血管区或以穿刺点为中心切开皮质2~3cm,双极电凝脑表面血管后,再用窄脑压板分开皮质则可达到血肿,应用吸引器吸除血块。血肿清除后脑组织则塌陷,搏动恢复,用等渗盐水冲洗血肿腔后置硅胶管引流,若发现活动性出血,则用双极电凝止血,吸引器吸除血凝块时要防止对周围脑组织的损伤。④关颅,血肿清除后血肿腔内用硅胶管引流。颅内压力仍很高时也可去骨瓣减压。如脑组织塌陷、搏动好可缝合硬脑膜。骨瓣复位,逐层缝合头皮后关颅。

3.基底核区脑出血

(1)麻醉:采用气管内插管全身麻醉。

(2)体位:仰卧位,患侧肩下垫一小枕,头略偏向对侧。

(3)操作方法:①切口和开颅,有骨瓣开颅和小骨窗开颅两种入路。骨瓣开颅术作颞部皮瓣,翻向耳侧,然后再作大骨瓣,亦翻向同一方向,剪开硬脑膜,暴露外侧裂及两侧的额颞皮质。小骨窗开颅术作与外侧裂相投影的头皮直切口,约6cm长,直达骨膜。用梳状拉钩将切口牵拉开,然后在外耳孔上方2~3cm处钻孔。将颅骨孔扩大到直径约3cm大小的小骨窗。十字形切开硬脑膜,暴露外侧裂及颞叶皮质。②血肿定位,用脑穿针穿刺血肿定位后,做皮质切口约2cm。皮质切口可有两种选择,经侧裂入路和经颞叶入路。前者则挑开外侧裂蛛网膜后,用脑压板把额叶和颞叶牵开,向深部分离,避开大脑中动脉的分支,到脑岛皮质。切开脑岛皮质向后内方深入可进入血肿腔。经颞叶入路即在颞上回切开皮质,向深部分离、在侧裂动脉的下方,切开脑岛皮质,可达血肿腔。③血肿清除,用吸引器轻轻地吸除血块,并用双极电凝镊凝固动脉性出血点。血肿壁的静脉出血可用吸收性明胶海绵压迫止血。操作应在直视下进行,如血肿太大或血块与壁粘连十分紧密时,可残留小部分。必须彻底止血和避免对脑深部结构的损伤。如血肿有部分残留时,血肿腔内放置一根直径 3~4 mm 的硅胶管,术后可注入纤溶药物促使血块溶化并引流出来。④切口关闭,硬脑膜减张缝合,酌情去颅骨减压,分层缝合切口。

4.脑室内血肿清除术

当出现以下情况时应考虑行脑室内血肿清除术。①经 CT 扫描检查证实脑室内已充满血液铸型引起急剧性颅内压增高。②壳核-锥体束-脑室型脑出血,其血肿的大部分已破入一侧脑室者。③由于脑室内血肿,患者呈现深昏迷,颅内压高,有发生脑疝的前驱症状,或已发生一侧瞳孔散大,意识障碍加深,对侧肢体无力或偏瘫加重者。④脑室内血肿形成的阻塞性脑积水,经脑室引流或其他保守疗法不见改善者。

(1)麻醉:一般行气管内插管全麻。

(2)体位:血肿位于侧脑室前部者多取仰卧位,头略偏向对侧;若血肿在脑室三角区或后部者,则取侧卧位,血肿侧在上。

(3)操作方法:①切口,大部分血块进入侧脑室前角时,则采用前额部马蹄形切口。若大部血块积聚在侧脑室后部时,则采取顶后部马蹄形切口。②开颅,做额部或顶部骨瓣开颅,一般钻4 个孔,额部骨瓣翻向前方,顶部骨瓣翻向颞部。③硬脑膜切开,当脑膜张力很大时,在硬脑膜切开前先行脑室穿刺放液,降低颅内压力;也可快速静脉滴入 20% 甘露醇 250 mL 和呋塞米20~40 mg,多数患者颅内压力可得到暂时缓解。将硬脑膜呈弧形切开翻向矢状窦侧。④脑切开,一般在额中回运动区前 2~3 cm 处切开皮质 3 cm,切开前也可用脑穿针向侧室前角穿刺,抽出少许凝血块或陈旧血液,以确定进入侧脑室的方向和深度,再用两个脑压板沿穿刺针方向分开皮质 3~4 cm,即可进入侧脑室。这时常从切口处涌出一些黑色血块,扩大切口范围,电凝两侧白质的出血点,以棉片保护好周边脑组织后,用脑室自动牵开器或蛇形脑自动牵开器将脑切口牵开。充分暴露侧脑室前角及脑室内血肿。如血肿在侧脑室后部区域,则可在顶部脑回少血管区切开3 cm,切开前先行脑针穿刺,方向对准侧脑室三角区,穿刺抽出黑色积血后,沿穿刺针方向分开脑组织3~4 cm深即可进入侧脑室三角区,显露侧脑室后部的血肿,予以清除。⑤清除血肿,血肿在脑室内呈占位性压迫,与脑室很少有粘连,可用吸引器将血肿分块吸出,也可用取瘤钳把血块分块钳出,千万不要加重脑室壁及周围结构的损伤。当大部分血凝块清除后,应用等渗盐水反复冲洗,从三角区进入颞角的血块也可冲出。其次,检查室间孔处和第三脑室内的血块,轻轻将其吸出;如血块较大难以吸出时,也可将一侧穿隆柱切断,扩大室间孔,这样就容易取出第三脑室内的血块。对室间孔后缘的豆纹静脉、脉络丛组织用棉片盖好,防止损伤引起出血性梗死。如第三脑室由于充满血块异常扩大时,也可轻轻地用吸引器或取瘤钳将其取出,用含抗生素的等渗盐水冲洗,将脑室内血块彻底清除。由于脑室内血肿是由壳核或丘脑出血破入脑室的,一般不必寻找原出血点,当冲洗干净后,置一脑室引流管进行术后引流。如清除血肿后脑组织肿胀严重,估计术后难以渡过水肿关,可同时行额叶前部切除的内减压手术。⑥硬脑膜严密缝合,将骨瓣复位,头皮分两层缝合。⑦在术后第 2 天进行 CT 扫描,若发现脑室内还有较多的残存血块、应向脑室内注入尿激酶使血块溶解排出,并同时行腰椎穿刺放出血性脑脊液。也可经腰椎穿刺注入氧气治疗,促使脑脊液内血液加快吸收,减少蛛网膜下腔粘连,避免脑积水发生或减轻发生程度。

5.小脑血肿清除术

小脑出血一旦确诊,除非血肿量较少(<10 mL)或病情已进入脑干受压晚期,均应积极开颅手术清除血肿行颅后窝减压,解除对脑干的压迫,防止病情进一步加重。

(1)麻醉:气管插管全身麻醉。

(2)体位:侧卧位。

(3)操作方法:取一侧颅后窝旁正中切口或枕下正中直切口,分离肌肉,暴露枕骨鳞部。颅骨钻孔后扩大骨窗,一般需将枕骨大孔后缘和寰椎后弓咬开1～1.5 cm宽。放射状切开硬脑膜,打开枕大池放出脑脊液。在邻近血肿的小脑皮质表面电灼切开2～3 cm,脑压板分离至血肿,分块清除血肿,仔细止血,反复冲洗。减压不满意者可不缝合硬脑膜,肌肉彻底止血,严密缝合,逐层关颅。

6.脑干内血肿清除术

脑干内出血大多病情危重,进展急骤,手术危险性大,死亡率高,选择手术一定要慎重。

(1)麻醉:气管插管全身麻醉。

(2)体位:侧卧位。

(3)操作方法:根据脑干内出血的部位不同,可采取不同的手术入路。①小脑幕上枕下入路:适用于清除一侧中脑血肿。取患侧枕部马蹄形皮肤切口,常规骨瓣开颅,弧形切开硬脑膜翻向横窦侧,抬起枕叶,切开小脑幕游离缘,暴露中脑及中脑大脑脚,选择血肿最表浅最膨隆的部位切开3～5 mm,用生理盐水冲洗血肿腔或用吸引器轻柔吸除血块。②脑桥小脑角入路:适用于清除脑桥血肿。取患侧枕下旁正中切口,骨窗开颅,放射状切开硬脑膜,枕大池放液,一般需切除小脑半球外侧1/3,以利于显露。向脑桥小脑角探查,解剖面神经、听神经和三叉神经至脑桥背外侧,选择脑桥外侧最膨隆处,纵行切开3～5 mm,吸除血肿。③四脑室入路:适用于清除脑桥延髓交界处的血肿。取枕下正中直切口,骨窗开颅,咬开枕骨大孔后缘和寰椎后弓,"Y"形切开硬脑膜。分开两侧小脑扁桃体,切开小脑下蚓部,向第四脑室底探查。选样菱形窝的隆起处或颜色变蓝处切开。

7.立体定向脑内血肿清除术

适用于脑内各部位的出血,尤其适合脑干、丘脑等重要部位的局限性血肿。

(1)麻醉:局麻。

(2)体位:根据血肿位置决定。

(3)操作方法:局麻下安装立体定向头架,然后行颅脑CT扫描或MRI扫描,一般CT平扫即能看清血肿的位置和大小。选择血肿最大层面中心为靶点,确立靶点三维坐标参数,根据血肿位置避开皮质功能区,设计合理手术途径。颅骨钻孔,"十"字形切开硬脑膜。安装立体定向仪导向装置,先用细穿刺针试穿验证血肿位置,然后更换内径2～3 mm的穿刺管穿刺血肿中心,用生理盐水冲洗血肿腔至液体变清。若有血凝块不能吸出,可用螺旋针将血凝块打碎,也可通过留置在血肿腔内的导管注入尿激酶溶凝。术毕可留置硅胶引流管,缝线固定,拆除定向仪和头架,无菌包扎。

以上几种术后处理:严密观察病情,包括意识状况、瞳孔、肢体活动、言语功能、生命体征等;控制血压,全身血压维持在收缩压21.3 kPa(160 mmHg)、舒张压13.3 kPa(100 mmHg)较为合适;使用脱水剂;应用抗生素预防感染;积极防治并发症如肺炎、消化道出血、尿路感染等;妥善治疗其他重要器官的病变,如心脏病、糖尿病、肾功能不全等。注意水、电解质平衡。

四、内科治疗

在急性期,主要是控制脑水肿、调整血压、防治内脏综合征及考虑是否采取手术清除血肿。

（一）一般处理

应保持安静、卧床休息、减少探视,严密观察体温、脉搏、呼吸、血压等生命体征,注意瞳孔和意识变化。保持呼吸道通畅,及时清理呼吸道分泌物,必要时吸氧。

（二）控制脑水肿,降低颅内压

这是抢救能否成功的主要环节。常用药为甘露醇、呋塞米及皮质激素等。临床上为加强脱水效果,减少药物的不良反应,一般均采取上述药物联合应用。常采用甘露醇＋呋塞米、甘露醇＋呋塞米＋激素等方式,但用量及用药间隔时间均应视病情轻重及全身情况尤其是心脏功能及是否有高血糖等而定。20％甘露醇为高渗脱水剂,其降颅压作用迅速,一般成人用量为每次1 g/kg,每6小时快速静脉滴注1次。呋塞米有渗透性利尿作用,可减少循环血容量,对心功能不全者可改善后负荷,用量为每次20～40 mg,每天静脉注射1～2次。应用呋塞米期间注意补钾。皮质激素多采用地塞米松,用量15～20 mg,静脉滴注,每天1次。

（三）治疗高血压

高血压是脑出血的主要原因,治疗脑出血首先想到降低高血压,但由于高血压往往为颅高压的自身的自动控制所致,可将发病后的血压控制在发病前血压数值略高一些的水平。如原有高血压,发病后血压又上升更高水平者,所降低的数值可按上升数值的30％左右控制。常用的降压药物有硝普钠,50 mg加入液体静脉滴注;25％硫酸镁每次10～20 mL,肌内注射;注意不应降血压太快和过低。

（四）维持水、电解质平衡

水、电解质平衡和营养,注意防治低钠血症,以免加重脑水肿。

（五）防治并发症

选择对致病菌有效的抗菌药物,防止并发肺误吸、泌尿系统感染及应激性溃疡,抗利尿激素分泌异常综合征、痫性发作、中枢性高热、下肢深静脉血栓形成等。

（张智波）

第四节 壳核出血

一、概述

壳核出血是最常见的脑出血,约占全部脑出血的60％。

壳核是豆状核的一部分,豆状核是基底节的主要核团,与尾状核共同组成纹状体,是锥体外系的重要组成成分。豆状核位于内囊外侧,与内囊前肢、膝部及后肢相邻。豆状核分为内侧的苍白球和外侧的壳核两部分,内侧的苍白球血管稀少,很少出血。

壳核的血管来自大脑中动脉的深穿支——豆纹动脉的外侧组,易发生破裂出血,故又被称为"出血动脉"。

二、病因及发病机制

同一般脑出血。

三、病理

壳核直接或通过苍白球间接与内囊相邻,所以壳核出血多压迫内囊或破坏内囊。壳核出血也可破入脑室,常在尾状核丘脑沟处破入脑室,也可经侧脑室体部外侧壁或三角部破入。

四、临床表现

(一)一般症状

壳核出血时,头痛、呕吐很常见,为颅内压增高及血液破入脑室后刺激脑膜所致。血液直接或间接进入蛛网膜下腔时可出现脑膜刺激征。出血量大时,患者可出现意识障碍,优势侧半球壳核出血可出现各种不同程度的失语。

(二)"三偏"征

壳核出血常出现典型的"三偏"征,即病灶对侧偏身瘫痪、偏身感觉障碍及对侧同向性偏盲。

这是由于壳核出血破坏或压迫内囊后肢而造成的。有时壳核出血也可只表现为"二偏",这是内囊后肢受到不完全损害所致。

(三)壳核出血的临床分型

壳核出血临床上可简单地分为前型、后型和混合型。

(1)前型壳核出血临床症状较轻,除头痛、呕吐外,常有共同偏视及对侧中枢性面、舌瘫,肢体瘫痪轻或无。优势侧前型壳核出血因为破坏了壳核前部、累及了内囊前肢和尾状核头部常可出现失语。

(2)后型壳核出血常出现典型的"三偏"征,共同偏视,可有构音障碍,失语少见。

(3)混合型壳核出血临床症状较重,除兼有上述二型的症状外,常出现意识障碍。

各型壳核出血破入脑室后,可出现脑膜刺激征。

五、实验室检查及特殊检查

头部 CT 是诊断壳核出血的最好方法,表现为壳核部位高密度影(图 3-1)。可根据头部 CT 确定壳核出血的量、扩展方向、是否破入脑室及分型。

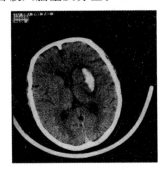

图 3-1　壳核出血

六、诊断

高血压患者,突然出现头痛、呕吐,典型的"三偏"征,应考虑壳核出血的可能,检查头部CT即可确诊。

七、治疗

壳核出血量小于 30 mL 时,应内科保守治疗。出血量在 30～50 mL,经内科治疗后症状逐渐加重,出现意识障碍或脑疝时,应考虑手术治疗。出血量超过 50 mL 时,应手术治疗。

八、预后

壳核出血的预后除年龄及并发症外,主要取决于出血量的大小。

九、预防

积极预防和治疗高血压病、动脉硬化。

（张智波）

第五节　丘　脑　出　血

一、概述

丘脑出血是由于高血压动脉硬化等原因所致的丘脑膝状动脉或丘脑穿通动脉破裂出血。占全部脑出血的 24％左右。

1936 年 Lhimitt 首次报告丘脑出血。其后,Fisher 于 1959 年对丘脑出血的临床及病理进行了较系统的研究,提出了丘脑出血的 3 个临床特点:①感觉障碍重于运动障碍。②眼球运动障碍,尤其是垂直注视麻痹。③主侧丘脑出血可引起失语。

1970 年以来,CT 应用于临床后,提高了丘脑出血的诊断率,并且能够确定血肿的部位、大小、血肿量、扩展方向及是否穿破脑室等,使我们对丘脑出血有了更深的认识。

丘脑是一对卵圆形的灰质团块,每个长约 38 mm,宽约 14 mm,斜卧于中脑前端。中间有一Y 形内髓板,把丘脑大致分成内、外二大核群,内侧核群与网状结构及边缘系统有重要关系,外侧核群与身体的各种感觉及语言功能密切相关。丘脑膝状动脉位于丘脑外侧,丘脑穿通动脉位于丘脑内侧。

二、病因

丘脑出血的病因与一般脑出血相同,主要为高血压动脉硬化。

三、病理

丘脑出血量不大时,可仅局限于丘脑内或主要在丘脑。丘脑内侧出血为丘脑穿通动脉破裂所致,多向内扩展破入脑室,可形成第三脑室和第四脑室铸型,亦可逆流入双侧侧脑室。丘脑外侧出血是丘脑膝状动脉破裂所致,常向外发展破坏内囊甚至苍白球和壳核,也常于侧脑室三角部和体部处破入侧脑室。丘脑出血也可向下发展,挤压和破坏下丘脑,甚至延及中脑,严重时可形成中心疝。

四、临床表现

(一)头痛、呕吐、脑膜刺激征

同其他脑出血一样,丘脑出血后的高颅压及血液破入脑室,使临床上出现头痛、呕吐、脑膜刺激征。

(二)眼部症状

约31%的患者出现双眼上视不能。约15%的患者出现双眼内下斜视,有人描述为盯视自己的鼻尖,曾被认为是丘脑出血的特征性症状。上述临床症状是丘脑出血向后、向下发展影响了后联合区和中脑上丘所致。8%的患者可出现出血侧的 Horner 综合征,即睑裂变窄、瞳孔缩小及同侧面部少汗,是由于交感神经中枢受影响所致。13%的患者可出现共同偏视,系由于影响了在内囊中行走的额叶侧视中枢的下行纤维所致。

(三)意识障碍

43%的患者出现不同程度的意识障碍。丘脑本身为网状结构中非特异性上行激活系统的最上端,因此丘脑出血时常常影响网状结构的功能,产生各种意识障碍。这是丘脑出血比壳核出血及脑叶出血等更易出现意识障碍的原因。

(四)精神症状

13%的患者可出现精神症状,表现为定向力、计算力、记忆力减退,还可有情感障碍,表现为淡漠、无欲或欣快。多见于丘脑内侧出血破坏了丘脑与边缘系统及额叶皮质之间的相互联系,扰乱了边缘系统及大脑皮质的正常精神活动所致。丘脑出血所致的精神症状一般持续2~3周。

(五)语言障碍

丘脑出血的患者可出现语言障碍,包括构音障碍和失语。两侧丘脑出血均可出现构音障碍,而失语仅见于优势侧丘脑出血。表现为音量减小,严重者近似耳语,语流量减少,无自发性语言,运动性失语,常伴有听觉及阅读理解障碍。丘脑性失语属皮质下失语,多数学者认为与丘脑腹外侧核的损害有关。1968年 Bell 对50例帕金森病患者进行丘脑腹外侧核低温冷冻治疗,观察到34例患者出现构音障碍,17例患者出现语音减低,10例患者出现失语。丘脑腹外侧核有大量纤维投射到 Broca 区,据认为对皮质语言中枢起着特殊的"唤起"作用。也有人认为丘脑腹前核或丘脑枕核在丘脑性失语中起重要作用。语言障碍多见于丘脑外侧出血,多于3周内恢复或明显减轻。

(六)运动障碍

丘脑出血出现肢体瘫及中枢性面舌瘫是由于血肿压迫和破坏内囊所致。约24%的患者肢体瘫痪表现为下肢瘫痪重于上肢,上肢瘫痪近端重于远端。国外学者把这种现象称之为丘脑性不全瘫,国内崔得华称之为丘脑性分离性瘫痪,是丘脑出血的特有症状,被认为与内囊内的纤维排列顺序有关。

有报道丘脑出血时可出现感觉性共济失调和不自主运动,但临床上很少见到。

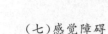

（七）感觉障碍

丘脑是感觉的中继站,约72％的患者出现感觉减退或消失,且恢复较慢。丘脑损害时,感觉障碍的特点是上肢重于下肢,肢体远端重于近端,深感觉重于浅感觉。但在丘脑出血时这种现象并不十分明显。丘脑出血时感觉障碍一是破坏了丘脑腹后外侧核和内侧核,二是影响了内囊后肢中的感觉传导纤维。

丘脑出血时可出现丘脑痛,是病灶对侧肢体的深在或表浅性的疼痛,性质难以形容,可为撕裂性、牵扯性、烧灼性,也可为酸胀感。疼痛呈发作性,难以忍受,常伴有情绪及性格改变,一般止痛药无效,抗癫痫药如苯妥英钠和卡马西平常可收到明显效果。现在认为丘脑痛的发病机制与癫痫相似,多见于丘脑的血管病,常在发病后半年至一年才出现,丘脑出血急性期并不多见。我们对35例丘脑出血的患者进行了3年的随访观察,其中10例患者出现了丘脑痛,约占28.5％。2例病后即出现丘脑痛,2例病后1年出现,3例病后2年时出现,3例病后2年半时才出现。

（八）尿失禁

很多意识清醒的丘脑出血患者出现尿失禁,多见于出血损伤丘脑内侧部的患者,一般可持续2～3周。丘脑的背内侧核被认为是内脏感觉冲动的整合中枢,它把整合后的复合感觉冲动传到前额区。丘脑出血时损害了背内侧核的整合功能,导致内脏感觉减退,使额叶排尿中枢对膀胱控制减弱而出现尿失禁。

（九）其他症状

丘脑出血时,患者可出现睡眠障碍,表现为睡眠周期的紊乱、昼夜颠倒,部分患者有睡眠减少,可能与网状结构受影响有关。

有报道丘脑出血时可出现丘脑手,表现为掌指关节屈曲,指间关节过度伸直,伴有手的徐动。有人认为是手的深感觉障碍所致,也有人认为是肌张力异常引起的。

（十）丘脑出血的临床分型

丘脑出血在临床上并没有一个广为接受的分型,为了便于了解病变部位与症状的关系,可简单分为三型。

1.内侧型

血肿局限在丘脑内侧或以内侧为主。临床主要表现为精神症状、尿失禁、睡眠障碍,而感觉障碍、运动障碍、语言障碍均较轻或无。

2.外侧型

血肿局限在丘脑外侧或以外侧为主。临床上以偏瘫、偏侧感觉障碍为主,伴有偏盲时,可为典型的"三偏"征,常伴有语言障碍。

3.混合型

血肿破坏整个丘脑,可表现上述两型的症状。上述三型破入脑室时,可出现脑膜刺激征。

五、实验室检查及特殊检查

头部CT是诊断丘脑出血的最佳方法,可直观地显示血肿的位置,大小及扩展情况(图3-2)。

六、诊断

有高血压病史,突然出现头痛、呕吐,并有下列症状之一者:双眼上视受限、双眼内下斜视、Horner综合征、丘脑性分离性瘫痪,应考虑有丘脑出血的可能。头部CT发现有高密度影即可确诊。

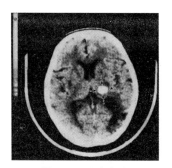

图 3-2　丘脑出血

七、治疗

丘脑出血因其位置较深,手术损伤大,术后常有严重的后遗症,临床上多主张保守治疗。

当出现以下两种情况时,可考虑手术治疗:血肿量超过 10 mL,临床症状进行性加重或出现脑疝时,可考虑做血肿清除术,一般认为以施行血肿部分清除术为好,尽量少做血肿完全清除术;丘脑出血破入脑室引起急性梗阻性脑积水时,可考虑做脑室引流术。

八、预后

（一）急性期预后

头部 CT 扫描有下列情况者预后较差:血肿直径大于 3.5 cm 或血肿量超过 13 mL,伴发急性梗阻性脑积水,中线结构向对侧移位超过 3 mm,环池、四叠体池受压消失或缩小。

（二）恢复期预后

内侧型丘脑出血预后较好,出现的精神症状,睡眠障碍及尿失禁多在一个月内消失,少数患者可不遗留任何症状。

外侧型丘脑出血预后较差,出现的感觉障碍持续时间较长,部分患者不能恢复,少部分患者还可出现丘脑痛;外侧型出血波及内囊而引起的肢体瘫痪也可持续很长时间,多数患者难以完全恢复。

九、预防

积极预防和治疗高血压病和动脉硬化。

（张智波）

第六节　脑　叶　出　血

一、概述

脑叶出血即皮质下白质出血,是一种自 CT 问世以来才被人们逐渐重视和重新认识的一种脑出血。过去一直认为脑叶出血的发病率较低,国内报告为 3.8%,国外报告为 5%～

10％。CT 应用于临床后,发现脑叶出血并不少见,有人报告其发病率占所有脑出血的15％～34％,仅次于壳核出血。

二、病因

(一)高血压动脉硬化

高血压动脉硬化仍是脑叶出血的主要原因。白求恩医大报告 88 例脑叶出血,其中 50％的患者有高血压病史,而且年龄在 45 岁以上。有学者报道 32 例脑叶出血,58％的患者有高血压病史。高血压性脑叶出血的患者,年龄一般偏大,多在 50 岁以上,顶叶出血较多。

(二)脑血管畸形

脑血管畸形是非高血压性脑叶出血的主要原因,占所有脑叶出血的 8％～20％。有学者报告的 88 例脑叶出血中,经脑血管造影及病理证实的脑血管畸形 17 例,占 20.5％。也有人报告的 27 例脑叶出血中,脑血管畸形者占 27.6％。脑血管畸形包括动静脉畸形、海绵样血管畸形、静脉瘤、静脉曲张和毛细血管扩等,而以动静脉畸形最多见。脑血管畸形致脑叶出血者,青年人多见,好发部位依次为顶叶、额叶、颞叶,枕叶少见。

(三)脑淀粉样血管病

脑淀粉样血管病也是引起脑叶出血的一个原因,约占脑叶出血的 10％。它是以淀粉样物质沉积在大脑中、小动脉的内膜和外膜为特征,受累动脉常位于大脑实质的表浅部分,尤其是顶叶及枕叶。目前,脑淀粉样血管病被认为是除高血压动脉硬化以外,最易引起老年人发生脑叶出血的原因。脑淀粉样血管病引起的脑出血多发生在 60 岁以上的老年人。遇有血压正常、伴有痴呆的老年脑出血患者,应注意脑淀粉样血管病的可能,但确诊需病理证实。

(四)脑肿瘤

脑肿瘤可引起脑叶出血,尤以脑转移瘤多见,占脑叶出血的 4％～14％。因脑转移瘤多位于皮质及皮质下,血供丰富,且脑转移瘤生长快,容易造成坏死、出血。

(五)血液病

各种血液病均可引起脑出血,且以脑叶出血多见,约占所有脑出血的 5％。部位以额叶多见。血液病中以早幼粒细胞性白血病及急性粒细胞性白血病多见。

(六)其他原因

烟雾病、肝硬化及滥用药物(苯丙胺、麻黄碱类)也可引起脑叶出血。

三、病理

(一)部位分布

脑叶出血中,顶叶出血最常见,其次为颞叶出血。白求恩医大报告 88 例脑叶出血中,顶叶占28％、颞叶占 15.7％、枕叶占 9％、额叶占 5.6％、跨叶出血占 40.4％(颞、顶叶为主)。

(二)病理变化

脑叶出血以局限性损害为主,很少累及内囊和中线结构。但因脑叶出血位于皮质下白质,位置表浅,所以容易破入蛛网膜下腔。

脑叶出血因病因不同而有不同的病理所见。高血压性脑叶出血,可见粟粒样动脉瘤的病理特征;脑血管畸形者,可发现各种类型脑血管畸形的病理特点;脑淀粉样血管病者,可在光镜下见到淀粉样物质沉积于血管壁的中膜和外膜,并可见弹力层断裂等现象。

四、临床表现

（一）脑叶出血的临床特点

部分脑叶出血的患者年龄在 45 岁以下，一些患者没有高血压病史。癫痫的发生率较高。

（1）占全部脑叶出血的 15%～20%，可表现为大发作或局限性发作。

（2）约 25% 的脑叶出血患者主要表现为头痛、呕吐、脑膜刺激征及血性脑脊液，而无肢体瘫痪及感觉障碍。仔细检查时，有些患者可有偏盲或象限盲、轻度的语言障碍及精神症状。少部分患者仅有头痛、呕吐而无其他症状和体征，容易误诊。

（3）约 63% 的脑叶出血患者出现偏瘫和感觉障碍。可表现为单纯的中枢性面瘫和中枢性舌下瘫，而没有明显的肢体瘫痪；有的患者表现为单肢的瘫痪；有的患者仅有瘫痪而无感觉障碍；有的患者只有感觉障碍而没有肢体瘫痪。

（4）10% 的患者发病后即有意识障碍，主要表现为昏迷，可通过压眶等检查来确定是否有肢体瘫痪。

（二）顶叶出血

顶叶出血可以出现各种感觉障碍，除一般的深浅感觉障碍外，有明显的复合感觉障碍，如两点辨别觉、图形觉、实体觉及定位觉等感觉障碍。上述症状是中央后回受损害所致。

顶叶出血可以出现对侧肢体瘫痪或单瘫，多较轻，且下肢多重于上肢。是由于血肿或水肿波及中央前回而产生。

顶叶出血可有体象障碍，表现为偏瘫不识症，患者对自己的偏瘫全然否认，甚至否认是自己的肢体。可出现幻肢现象，认为自己的手脚丢失，或认为自己的肢体多了一两个。身体左右定向障碍。手指失认症，患者分不清自己的拇指、示指中指及小指，且可出现手指使用混乱。

顶叶出血的患者还可出现结构失用症，患者对物体的排列、建筑、绘画、图案等涉及空间的关系不能进行排列组合，不能理解彼此正常的排列关系。如患者画一所房子时，把门或窗户画在房子外边。

少数顶叶出血的患者可出现偏盲或对侧下 1/4 象限盲，这是由于出血损害了顶叶内通过的视觉纤维。

（三）颞叶出血

1.失语

优势半球颞叶出血时，常有感觉性失语。病情严重者，与外界完全不能沟通，患者烦躁、冲动，偶有被误诊为精神病而送到精神病院者。这是由于血肿损伤了颞叶的感觉性语言中枢。优势侧颞叶出血向上扩展累及额叶运动性语言中枢时，也可出现运动性失语。一些颞叶出血患者可有混合性失语。

2.精神症状

因为人类的情绪和心理活动与颞叶有密切的联系，所以，颞叶出血时可以出现精神症状，如兴奋、失礼、烦躁，甚至自杀。一部分患者可出现颞叶癫痫。

视野缺失在颞叶出血时较为常见，但多被失语及精神症状所掩盖。视野缺失以上 1/4 象限盲多见，偏盲也较常见。

颞叶出血很少有肢体瘫痪，当血肿波及额叶中央前回时，可出现肢体瘫痪，多较轻微，以面及上肢为主。

（四）额叶出血

额叶与人类高级精神活动密切相关，因此，额叶出血时常可见到精神症状和行为异常，如摸索、强握现象，表情呆板，反应迟钝和答非所问。

额叶出血的患者可有凝视麻痹，表现为双眼向病灶侧注视。额叶出血引起的凝视麻痹一般持续的时间较短，多为数小时至 3 天。

额叶出血患者出现瘫痪较多，以上肢瘫痪较重，而下肢及面部瘫痪较轻，有时，仅有下肢瘫痪。如血肿向后扩展波及顶叶的中央后回，可出现感觉障碍。

一部分额叶出血的患者可出现运动性失语。

（五）枕叶出血

枕叶出血的患者均有视野缺失，多为偏盲。象限盲也很常见，多为下 1/4 象限盲。枕叶出血引起的中枢性偏盲为完全性，左右视野改变一致，与颞叶、顶叶引起的偏盲不同，后两者为不完全性偏盲。少数枕叶出血的患者有视觉失认及视幻觉。

单纯枕叶出血的患者不出现肢体瘫痪和感觉障碍。

五、实验室检查及特殊检查

（一）头部 CT

头部 CT 是诊断脑叶出血的首选方法。脑叶出血位于皮质下，在 CT 上呈圆形或椭圆形高密度影，边缘清楚，少数呈不规则形。可破入蛛网膜下腔和脑室内。一般无明显中线结构移位（图 3-3）。

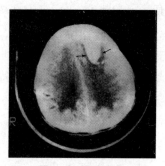

图 3-3　额叶出血

（二）脑脊液检查

因为脑叶出血位置表浅，破入蛛网膜下腔的机会多，再加上破入脑室者，约 60% 的患者脑脊液呈血性，约 50% 的患者颅内压增高。但腰穿不应作为脑叶出血的常规检查。

（三）脑血管造影

50 岁以下，非高血压性脑叶出血的患者，有条件时应作脑血管造影，如发现脑血管畸形或动脉瘤时，可考虑手术治疗。

六、诊断及鉴别诊断

（一）诊断

突然发生头痛、呕吐、脑膜刺激征，伴有神经系统定位体征，头部 CT 见脑叶内有高密度影时，可确诊为脑叶出血。如无 CT 时，可参照下列诊断指标。

（1）突然头痛、呕吐、项强的患者，伴有下列情况之一者，首先考虑脑叶出血：①感觉或命名性失语，伴有或不伴有偏瘫；②运动性失语或混合性失语，不伴偏瘫；③单纯偏盲或偏盲伴失语，不伴偏瘫。

（2）突然头痛、呕吐、项强的患者，伴有下列情况之一者，考虑脑叶出血可能性大：①癫痫，有偏侧体征但不甚明显；②偏盲，伴有偏瘫，但没有偏身感觉障碍；③运动性失语，有偏瘫但无共同偏视；④混合性失语，有偏瘫但无偏身感觉障碍。

最后确诊仍需头部 CT 证实。

（二）鉴别诊断

起病后无肢体瘫痪及感觉障碍的脑叶出血，需与蛛网膜下腔出血相鉴别。视野缺失在除额叶出血外的其他脑叶出血中非常多见，在枕叶出血时表现为偏盲，在颞叶出血时表现为上 1/4 象限盲，在顶叶出血时表现为下 1/4 象限盲。蛛网膜下腔出血的患者很少出现视野缺失。失语症也常见于脑叶出血，额叶出血时可有运动性失语，脑叶出血时可有感觉性失语或命名性失语，跨叶出血时可出现混合性失语。蛛网膜下腔出血时几乎无失语症。

起病后有偏瘫和感觉障碍的脑叶出血，需与壳核出血和丘脑出血相鉴别。壳核出血及丘脑出血均可破坏或压迫内囊后肢，临床上出现偏身运动障碍、偏身感觉障碍及对侧同向性偏盲，称为"三偏"征，或出现偏身运动障碍及偏身感觉障碍的"二偏"征，是由于传导运动、感觉及视觉的纤维在内囊后肢非常集中、靠近的结果。而脑叶出血位于皮质下白质，这里各种传导束比较分散，所以，这个部位的出血几乎不可能使全部传导束受损，因此临床上常单独出现运动障碍，甚至单瘫，或单独出现感觉障碍，或单独出现视野缺失。壳核出血及丘脑出血时出现凝视麻痹，发生率远较脑叶出血多，且丘脑出血时有特殊的眼位异常，如上视不能，内斜视和内下斜视。

七、治疗

脑叶出血如疑为动脉瘤破裂所致者，有人主张用止血药，常用者为 6-氨基己酸（EACA），每天12～24 g，溶于生理盐水或 5％～10％葡萄糖液体 500 mL 中，静脉点滴 7～10 天后改为口服，一般用 3 周以上。主要目的是防止再出血。

脑叶出血因位置表浅，手术相对容易，损伤较小，故出血量大于 30 mL 时，可考虑手术治疗，清除血肿，尤其是非优势半球脑叶出血。如脑血管造影发现动脉瘤应争取做动脉瘤切除术或动脉瘤栓塞术。

其他治疗同一般脑出血。

八、预后

脑叶出血因出血量一般较小，位置远离中线，脑干受压少或轻等原因，一般预后较好，病死率为11％～32％，明显低于脑桥出血（95％）和壳核出血（37％）。

九、预防

同一般脑出血。

（张智波）

第七节 尾状核出血

一、概述

尾状核属于基底神经节的一个核团,与豆状核共同构成纹状体。尾状核形如蝌蚪,头端膨大为尾状核头,位于额叶内,向内侧突出于侧脑室前角,构成侧脑室前角的外侧壁。尾状核中间部较窄,称为尾状核体,位于顶叶内,为侧脑室底部外侧的一部分。尾状核后端逐渐细小,称为尾状核尾,沿侧脑室下角走行,进入颞叶,终于杏仁核。尾状核头长约 3 cm,体长约 3 cm,尾长 4～5 cm,头部宽 1.5～2 cm,尾部宽仅数毫米。尾状核与侧脑室、内囊、额叶、顶叶及颞叶相邻。尾状核的头部由大脑前动脉的返回动脉和中央短动脉供血,体部由大脑中动脉的前外侧中动脉供血,尾部主要由脉络膜前动脉和脉络膜后动脉供血。

CT 问世前,尾状核出血只是在死后尸检时发现少数几例,而且生前多诊断为蛛网膜下腔出血或其他部位的脑出血。CT 应用于临床后,尾状核出血才被逐渐重视起来。白求恩医大资料统计尾状核出血约占同期脑出血的 7%。

二、病因

尾状核出血的原因与一般脑出血一样,多为高血压病所致,约占 62%。此外,动脉硬化、动脉瘤、脑血管畸形及血液病等亦是尾状核出血的原因。但张海鸥报告 14 例尾状核头部出血,其中只有 5 例有高血压病史,可能说明尾状核出血的原因相对复杂一些。

三、病理

尾状核出血绝大部分发生在尾状核的头部,极少发生在尾状核体部,目前尚未见尾状核尾部出血的报道。白求恩医科大学收治的 50 例尾状核出血资料中,尾状核头部出血 48 例,占 96%,尾状核体部出血 2 例,占 4%。因尾状核与侧脑室紧密相邻,出血后极易破入脑室,本组资料中,有 34 例破入脑室,占 68%。如血液阻塞中脑导水管或第四脑室时,可出现脑室扩张。血肿向前发展可波及额叶,向上发展可波及顶叶,向下发展可波及颞叶,向外发展可波及内囊和壳核,向后发展可波及丘脑。

四、临床表现

尾状核出血好发于 50 岁以上,有高血压病史的患者。多在动态下发病。起病突然,出现头痛、呕吐。根据血肿发展方向的不同,可出现下列不同症状。

(一)局限性尾状核出血

尾状核出血量比较小时,可局限在尾状核,临床上除头痛、呕吐外,可出现锥体外系症状,多表现为对侧肢体肌张力降低、多动。一部分患者也可表现出肢体肌张力增高,呈齿轮样肌张力增高。局限性尾状核出血并不多见。

(二)尾状核出血破入脑室

尾状核紧邻侧脑室,出血后极易破入脑室,约占尾状核出血的 68%。临床上除头痛、呕吐外,出现脑膜刺激征。当出血量较大时,脑室积血较多或血块阻塞中脑导水管或第四脑室出口,引起急性梗阻性脑积水时,可出现意识障碍,严重时可出现四肢肌张力增高,双侧病理反射阳性等脑干受压症状。由于影响了后联合及导水管附近的动眼神经核团,一些患者可出现瞳孔及眼位改变。

（三）尾状核出血向外扩展压迫内囊

尾状核头部紧邻内囊前肢和内囊膝部,出血量较大时,可累及内囊,多表现为中枢性面舌瘫及上肢轻瘫,也可累及下肢,严重时也可出现"三偏"征,即对侧偏瘫、偏身感觉障碍、偏盲。部分患者可出现共同偏视。

（四）尾状核出血波及额叶、顶叶及颞叶

尾状核出血波及额叶、顶叶、颞叶临床上少见。波及额叶时可出现运动性失语、共同偏视、精神症状及肢体瘫痪。波及顶叶时可出现失用、皮质型感觉障碍。波及颞叶时可出现感觉性失语及精神症状。

五、实验室检查及特殊检查

（一）头部CT

尾状核出血96%发生在尾状核头部,所以CT片上多在侧脑室前角外侧尾状核头部处见高密度影（图3-4）。

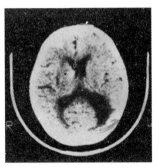

图3-4 尾状核头部出血

大部分尾状核出血破入脑室,可见同侧侧脑室或双侧侧脑室内高密度影。有时出血量较大,可充满双侧侧脑室,称之为"脑室铸型"。血液也可进入第三脑室和第四脑室,如果血块阻塞中脑导水管或第四脑室出口处,形成急性梗阻性脑积水,则可见侧脑室、第三脑室和第四脑室扩张。尾状核出血可压迫内囊前肢、膝部和后肢,也可侵入额叶、顶叶及颞叶,CT上可见高密度影波及上述部位。

（二）脑脊液检查

腰穿不应作为尾状核出血的常规检查方法,且腰穿为血性脑脊液时,并不能确定为尾状核出血。半数以上尾状核出血的患者腰穿时颅内压增高,脑脊液为血性。

六、诊断及鉴别诊断

（一）诊断

尾状核出血的诊断依靠患者高血压病史,动态发病、突然头痛、呕吐,有脑膜刺激征,定位体征较轻,头部CT在尾状核头部或体部发现高密度影。后者是诊断尾状核出血的最可靠方法。

（二）鉴别诊断

与内科疾病引起的意识障碍或精神症状相鉴别时，主要鉴别的方法是头部 CT。

（1）尾状核出血以头痛、呕吐及脑膜刺激征为主要表现时，需与蛛网膜下腔出血相鉴别。

（2）尾状核出血以偏瘫为主要表现时，需与壳核出血相鉴别。

（3）尾状核出血以各脑叶症状为主要表现时，需与各脑叶出血相鉴别。

虽然一些临床症状和体征有一定鉴别意义，但 CT 仍是最好和最可靠的鉴别方法。

七、治疗

尾状核出血的治疗与一般脑出血的治疗大致相同。

因为大部分尾状核出血破入脑室、进入蛛网膜下腔，所以患者头痛、呕吐的症状较其他脑实质出血突出。血液进入脑室后，刺激脉络丛过量分泌脑脊液，有时凝血块还可阻塞脑脊液流通，形成急性梗阻性脑积水，这两种情况都可引起颅内压增高。因此，尾状核出血破入脑室的患者，脱水药的剂量可稍大，并同时应用止痛和镇静药物，减轻患者的痛苦。

尾状核出血破入脑室形成铸型或阻塞中脑导水管、第四脑室形成急性梗阻性脑积水者，并因此出现意识障碍时，应根据情况考虑作侧脑室引流，或在引流的同时作腰穿放脑脊液。如脑室内血液凝固，引流不畅时，可向脑室内注射尿激酶，促进凝血块溶解。这些措施可引流出部分血液和脑脊液，减轻脑室内压力，缓解其对下丘脑和脑干的压迫。有时还可解除中脑导水管及第四脑室处的梗阻，恢复脑脊液的正常循环，减轻脑室扩张，促进脑室内血液的吸收。

少数尾状核出血量较大，扩展至脑叶或壳核，引起中线结构移位并出现意识障碍，条件允许时，可考虑手术清除血肿。

八、预后

尾状核出血患者，多数出血量不大，肢体瘫痪较轻，所以尾状核出血患者的死亡率及致残率均明显低于其他部位脑出血，预后较好。

九、预防

主要是预防和治疗高血压病和动脉硬化。

（张智波）

第八节　带状核出血

一、概述

带状核又称屏状核，是基底节区的一个神经核团，呈带状，位于壳核的外侧，两者之间有外囊相隔。带状核的外侧为最外囊。带状核的功能目前还不清楚，可能是纹状体的一部分。带状核出血过去多被称为外囊出血，因其发生率较低，又无特征性临床症状，在 CT 问世前罕有报道，

CT 问世后国内外陆续有少量报道。

二、病因

带状核出血的病因与一般脑出血相同,主要是高血压病所致。

三、病理

带状核出血量较大时,可向内扩展,破坏壳核并累及内囊。亦可向外扩展,破入外侧裂进入蛛网膜下腔或影响颞叶及顶叶。

四、临床表现

(1)发病年龄多在 50 岁以上,有高血压病史,动态发病。

(2)带状核出血的患者主要表现为头痛、呕吐,部分患者可有脑膜刺激征。多数患者仅有头痛、呕吐而无其他症状和体征。

(3)带状核出血量较大时,累及内囊,可出现肢体轻瘫及痛觉减退。个别患者表现为一过性肢体轻瘫,类似 TIA 发作。

(4)带状核出血的患者很少有意识障碍。

五、诊断及鉴别诊断

(一)诊断

带状核出血临床并无特征性症状,有高血压病史,突然出现头痛、呕吐,头部 CT 发现带状核处有高密度影即可确诊。

(二)鉴别诊断

主要是与其他引起头痛、呕吐的疾病相鉴别,头部 CT 是最好的方法。

六、治疗

与一般脑出血的治疗相同。因其位置表浅,血肿量超过 30 mL 时,应考虑手术治疗。

七、预后

因带状核远离中线及重要的脑组织结构,本身又无重要的功能,所以带状核出血一般预后较其他部位脑出血要好。

八、预防

积极治疗高血压病和动脉硬化。

(张智波)

第九节　脑　干　出　血

一、概述

脑干包括中脑、脑桥和延髓。脑干是脑神经核集中的地方,也是除嗅觉和视觉外所有感觉和运动传导束通过的地方,脑干网状结构也在脑干内,它是维持清醒状态的重要结构。当脑干受到损伤时,可出现脑神经麻痹、肢体瘫痪、感觉障碍和意识障碍等。

脑干出血是指非外伤性的中脑、脑桥和延髓出血。脑干出血约占全部脑出血的 10%,其中脑桥出血最多见,中脑和延髓出血则较少。据统计,1984—1999 年《中风与神经疾病杂志》共报道脑干出血 274 例,其中脑桥出血 217 例(79%),中脑出血 48 例(18%),延髓出血 9 例(3%)。

脑干的主要结构如下。

(一)中脑

(1)神经核:动眼神经核、滑车神经核、红核、黑质及位于上丘内的双眼垂直注视中枢等。

(2)传导束:皮质脊髓束、皮质延髓束、内侧纵束、脊髓丘脑束等。

(3)网状结构。

(4)供应动脉:旁中央动脉(来自后交通动脉、基底动脉及大脑后动脉)、短旋动脉(来自脚间丛、大脑后动脉及小脑上动脉)、长旋动脉(来自大脑后动脉)共三组。

(二)脑桥

(1)神经核:面神经核、展神经核、前庭蜗神经核、三叉神经核及旁外展核(脑桥双眼侧视运动中枢)等。

(2)传导束:皮质脊髓束、皮质延髓束、脊髓丘脑束、内侧纵束等。

(3)网状结构。

(4)供应动脉:来自基底动脉的分支旁中央动脉、短旋动脉及长旋动脉,共三组。

(三)延髓

(1)神经核:疑核、迷走背神经核、三叉神经脊束核、舌下神经核、薄束核及楔束核等。

(2)传导束:皮质脊髓束、脊髓丘脑束等。

(3)网状结构。

(4)供应动脉:延髓的动脉来自脊前动脉、脊后动脉、椎动脉和小脑后下动脉,也可分为旁中央动脉、短旋动脉、长旋动脉三组。

二、病因

(一)高血压病

高血压病是脑干出血的主要原因。有学者统计《中风与神经疾病杂志》1984—1999 年报道的脑干出血 274 例中,高血压病占 81.8%。

(二)血管畸形

一般认为,延髓出血多为血管畸形所致。动脉瘤、动脉炎及血液病等亦可是脑干出血的原因,但均少见。

三、病理

（一）中脑

1.出血动脉

主要为位于大脑脚内侧的动眼动脉起始部动脉破裂出血。

2.出血部位

多位于中脑腹侧尾端靠近中线的部位，也可位于被盖部。

3.血肿扩展

（1）向背侧破入大脑导水管。

（2）向上破入丘脑和第三脑室。

（3）向腹侧破入脚间池。

（4）向下波及脑桥。

（5）向对侧扩展。

4.血肿大小

有学者统计48例中脑出血，血肿量最小0.29 mL，血肿量最大10 mL。

（二）脑桥

1.出血动脉

供应脑桥的动脉中，旁中央动脉最易破裂出血，原因是旁中央动脉自基底动脉发出后，其管腔突然变细，且血流方向与基底动脉相反，使血管壁易受损害而形成微动脉瘤，而且血管内的压力也最易受基底动脉血压的影响，在血压突然升高时破裂出血。所以，有人也把旁中央动脉称为脑桥的出血动脉。

2.出血部位

按血肿所在位置分为被盖部、基底部和被盖基底部（血肿同时累及被盖部和基底部），以基底部和被盖基底部多见。

3.血肿扩展

脑桥出血可向上波及中脑甚至丘脑，但很少向下侵及延髓。脑桥出血经常破入第四脑室，但很少破入蛛网膜下腔。

4.血肿大小

有学者统计214例脑桥出血，血肿量最小0.16 mL，最大17.8 mL。国外有学者报告被盖基底部出血可达20 mL，累及中脑者可达40 mL。但出血量多在10 mL以下，以2～5 mL多见。

（三）延髓

延髓出血临床非常少见，病理资料也很少。血肿多位于延髓的腹侧，有时可波及脑桥下部，但很少破入第四脑室。血肿大小为直径1～2 cm。

四、临床表现

（一）中脑出血

1.轻症中脑出血

中脑出血量较小时，表现出中脑局限性损害的症状，意识障碍轻，预后好。

（1）大脑脚综合征（Weber综合征）：一侧中脑腹侧出血时，可损害同侧的动眼神经和大脑脚,出现同侧动眼神经麻痹及对侧肢体瘫痪。

(2)垂直注视麻痹:当中脑出血累及上丘时,可以出现双眼上下视不能或受限。

(3)不全性动眼神经麻痹或核性眼肌麻痹:当出血量很小时,血肿没有波及大脑脚和上丘,所以临床上可无肢体瘫痪和垂直注视麻痹。

(4)嗜睡:因为中脑出血多累及中脑被盖部的网状结构,所以多数中脑出血的患者出现嗜睡。

2.重症中脑出血

中脑出血量较大时,出现昏迷、去脑强直,很快死亡。

(1)昏迷:大量出血破坏了中脑网状结构,患者发病后很快出现昏迷。

(2)瞳孔:双侧瞳孔中度散大,是由于双侧缩瞳核损害所致,也可表现出瞳孔不等大。

(3)四肢瘫或去脑强直:双侧大脑脚损害可出现四肢瘫,中脑破坏严重时可出现去脑强直。

(二)脑桥出血

脑桥出血临床并不少见,约占全部脑出血的10%。过去曾经认为昏迷、针尖样瞳孔、高热及四肢瘫是典型脑桥出血的表现,但近几年随着CT的普及和MRI的临床应用,发现上述临床表现仅是少部分重症脑桥出血的症状,大部分脑桥出血的出血量不大,并没有上述的典型表现,而仅表现出脑桥局部损害的一些症状,如交叉瘫和脑桥的一些综合征。临床上发现,如果脑桥出血的血量大于5 mL时,患者的病情多较重,出现上述所谓的"典型症状";而出血量低于5 mL时,则仅出现脑桥局部损害的症状,所以,我们把出血量5 mL以上的脑桥出血又称为重症脑桥出血,把出血量5 mL以下的脑桥出血又称为轻症脑桥出血,现分述如下。

1.重症脑桥出血

(1)昏迷:由于大量出血破坏了位于脑桥被盖部的脑干网状结构,患者发病后很快出现昏迷,且多为深昏迷。出现深昏迷者,预后不良,多数死亡。

(2)瞳孔缩小:重症脑桥出血患者的瞳孔常极度缩小,呈针尖样,是脑桥内下行的交感神经纤维损伤所致。

(3)高热:由于损伤了联系下丘脑体温调节中枢的交感神经纤维,临床上出现高热,有时可达到40 ℃以上。早期出现高热者,预后不良。

(4)四肢瘫痪:重症脑桥出血多出现四肢瘫痪,双侧病理反射。少数患者可出现去脑强直,预后不良。

(5)其他:部分患者可出现上消化道出血,呕吐咖啡样物、黑便。累及脑桥呼吸中枢时,出现中枢性呼吸衰竭。

2.轻症脑桥出血

(1)头痛、头晕,恶心、呕吐。

(2)意识障碍轻或无,或为一过性,多为嗜睡,少数患者可有昏睡。

(3)交叉性症状:即同侧的脑神经麻痹(同侧的面神经麻痹、展神经麻痹或同侧的面部感觉障碍)伴对侧肢体瘫痪、感觉障碍。

(4)出血量很小时,也可只表现为单一的脑神经麻痹或单纯肢体瘫痪。

(5)偶有患者表现为同侧的中枢性面、舌瘫和肢体瘫,是由于血肿位于脑桥上部腹侧,损伤了皮质脊髓束的同时,损伤了还没交叉到对侧的皮质脑干束。此时需与大脑半球出血相鉴别。

(6)眼部症状:共同偏视(凝视瘫痪肢体)、Horner综合征、眼震。

(7)脑桥综合征。①一个半综合征:表现为双眼做水平运动时,出血侧眼球不能内收和外展

(一个),对侧眼球不能内收、但能外展(半个),并伴水平眼震。血肿位于一侧脑桥下部被盖部,损害了同侧的内侧纵束和旁外展核所致。②内侧纵束综合征:又称为前核间性眼肌麻痹,表现为双眼作水平运动时,出血侧眼球不能内收,同时对侧眼球外展时出现水平眼震,是由出血侧内侧纵束损伤所致。③共济失调-轻偏瘫综合征:由于出血侧额桥束和部分锥体束受损害,表现为对侧肢体轻偏瘫伴共济失调。④脑桥外侧综合征:表现为同侧的面神经与展神经麻痹,对侧的肢体瘫痪。血肿位于脑桥腹外侧,影响了同侧的展神经核与面神经核或其神经根,同时损害了锥体束。⑤脑桥内侧综合征:表现为双眼向病灶对侧凝视,对侧肢体瘫痪。血肿影响了旁外展核及锥体束。

(三)延髓出血

延髓出血临床非常少见,国内文献报道不足20例。发病年龄较轻,平均年龄39岁。病因中以血管畸形多见。

延髓出血多以眩晕、呕吐、头痛起病,伴有眼震、吞咽困难、交叉性感觉障碍、偏瘫或四肢瘫。

部分患者也可表现出瓦伦贝格(Wallenberg)综合征:①眩晕、呕吐、眼震;②声音嘶哑、吞咽困难;③患侧共济失调;④患侧 Horner 综合征;⑤患侧面部和对侧肢体痛觉减退。

延髓出血量较大时,患者发病后即刻昏迷,很快死亡。

五、实验室检查及特殊检查

(一)CT

头部 CT 是诊断脑干出血最常用的方法,分辨率好的 CT 能发现绝大部分的脑干出血。当出血量很小或出血时间长时,尤其是延髓出血时,CT 可漏诊。

(二)MRI

MRI 不作为脑干出血的常规检查,只有当出血量很小或出血时间较长时,尤其临床疑为延髓出血,CT 不能确定诊断时,MRI 可明确诊断。

六、诊断

高血压患者,突然出现头痛、呕吐,有脑干损害的症状,应考虑脑干出血的可能,检查头部 CT 或 MRI 即可确诊。

七、治疗

脑干出血因脑干细小而结构复杂,又有呼吸、循环中枢存在,故手术难度极大,虽有脑干出血手术治疗成功的报道,但国内开展不多。所以,脑干出血仍以内科保守治疗为主,与其他脑出血相同。

八、预后

脑干出血与其他脑出血相比,病死率高,预后差。

九、预防

同其他脑出血。

（李　锋）

第十节 脑室出血

一、概述

脑室出血分为原发性脑室出血和继发性脑室出血两种。继发性脑室出血是指脑实质出血破入脑室系统,原发性脑室出血是指脉络丛血管破裂出血和距脑室管膜 1.5 cm 内脑组织出血破入脑室(不包括丘脑出血及尾状核出血)。本节仅讨论原发性脑室出血。

CT 问世前,脑室出血临床很难确诊,所以一直认为脑室出血很少见。CT 应用于临床后,脑室出血的诊断率明显提高。目前的临床资料证实,脑室出血占全部脑出血的 3%~5%。

二、病因

脑室出血的病因有烟雾病、高血压病、室管膜下腔隙性脑梗死、脉络丛血管畸形、肿瘤、脑室内动脉瘤、各种血液病等。某医院报告 40 例脑室出血,其中烟雾病 22 例,高血压病 12 例,血管畸形 1 例,其余 5 例未查明原因。

三、发病机制

(一)梗死性出血

脑室周围的动脉是终末动脉,又细又长,而且脑室旁又有很多分水岭区,如脉络膜前、后动脉间的分水岭区和大脑前、中、后动脉深穿支间的分水岭区,这些地方容易产生缺血,并出现梗死性出血,尤其是烟雾病及高血压动脉硬化血管狭窄或闭塞时更易发生。

(二)畸形血管或烟雾病血管破裂出血

这两种疾病在脑室壁上可见到管壁菲薄、管腔增大的异常血管,这些血管容易破裂出血。

(三)粟粒状动脉瘤破裂出血

高血压病及烟雾病时可见到粟粒状动脉瘤,位于脑室壁的粟粒状动脉瘤破裂时产生脑室出血。

四、病理

脑室出血可见于各脑室,可从一个脑室进入其他脑室,出血量不大时,血液可局限于一或两个脑室内;出血量大时,血液可充满整个脑室系统,形成脑室铸型;如果血块阻碍脑脊液流通时,产生急性梗阻性脑积水,脑室扩张。后两种情况均可挤压和损伤下丘脑和脑干,并产生脑疝。

五、临床表现

过去曾认为脑室出血临床症状重,多数昏迷、高热、四肢瘫或去脑强直、瞳孔缩小,预后不良。其实,这种传统意义上的脑室出血仅是脑室出血的一部分,是重型脑室出血。近年来,经大量临床与 CT 观察发现,55% 的脑室出血患者的出血量小,临床症状轻,预后好,为轻型脑室出血,现分述如下。

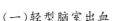

（一）轻型脑室出血

患者突然头痛、恶心、呕吐，意识清楚或有轻度一过性意识障碍，颈强直，克氏征阳性。一般无偏侧体征。腰穿为均匀血性脑脊液，临床酷似蛛网膜下腔出血。

（二）重型脑室出血

脑室出血量很大，形成脑室铸型或出现急性梗阻性脑积水时，患者在突然头痛、呕吐后，很快出现昏迷，或以昏迷起病。瞳孔极度缩小，常被描述为"针尖样瞳孔"。两眼分离斜视或眼球浮动。四肢弛缓性瘫痪，可有去脑强直，也可表现为四肢肌张力增高。双侧病理反射阳性。部分患者出现大汗、面色潮红，呼吸深，鼾声明显。严重者可出现中枢性高热，有应激性溃疡时可呕吐咖啡样物。

六、实验室检查及特殊检查

（一）CT

CT 检查是诊断脑室出血的最可靠方法。脑室出血 CT 表现为脑室内高密度影。出血量少时，局限在脑室局部。侧脑室出血时，有时由于血液重力关系，血液可沉积在侧脑室后角和侧脑室三角部，在此处形成带有水平面的高密度影。出血量大时，可在脑室内形成铸型。如出现急性梗阻脑积水时，可见脑室对称性扩张。

（二）血管造影

疑有烟雾病或血管畸形时，应作 MRA 或 CTA。但 DSA 仍是最可靠的血管造影方法。

（三）脑脊液检查

脑室出血的患者腰穿可发现压力增高，均匀一致的血性脑脊液。但因为不能与继发性脑室出血、蛛网膜下腔出血鉴别，脑脊液检查不能作为脑室出血的诊断依据。

七、诊断与鉴别诊断

（一）诊断

突然头痛、呕吐，查体有脑膜刺激征的患者，应考虑有脑室出血的可能，CT 检查发现脑室内有高密度影并除外继发性脑室出血即可诊断。

（二）鉴别诊断

需与临床上同样表现为头痛、呕吐、脑膜刺激征的继发性脑室出血和蛛网膜下腔出血相鉴别，做 CT 检查可明确诊断。

八、治疗

（一）内科治疗

中等量以下脑室出血可采取内科治疗，给予甘露醇和甘油脱水降颅压。脑室出血患者头痛一般多较重，高颅压明显，脱水剂的用量可适当增加。另外，可应用镇痛及镇静药物。疑有动脉瘤破裂出血时，可应用止血药，如 6-氨基己酸等。

（二）外科治疗

脑室出血量较大形成脑室铸型或出现急性梗阻性脑积水时，应进行手术治疗。手术治疗包括脑室引流术和开颅脑室内血肿清除术，前者应用较多，并可同时作脑室清洗和脑脊液置换。

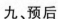
九、预后

轻型脑室出血预后好,重型脑室出血如能早期进行脑室引流术治疗也可取得满意的疗效。

十、预防

同一般脑出血。

(李 锋)

第十一节 小 脑 出 血

一、概述

小脑出血的发病率约占全部脑出血的10%。小脑出血发病突然,症状不典型,常累及脑干和(或)阻塞第四脑室,易出现枕大孔疝导致死亡。临床医师应对本病有充分认识,及时利用CT等检查手段,以提高诊治水平。

二、病因

小脑出血的病因仍以高血压动脉硬化为主,统计国内报告的438例小脑出血中,有高血压病者286例,占65.29%,合并糖尿病者占11.6%。年龄较长者以高血压动脉硬化为主,儿童及青少年以脑血管畸形多见,其他少见的病因有血管瘤、血液病等。

三、病理

小脑出血的部位:70%~80%位于半球,20%~30%位于蚓部。小脑半球出血一般均位于齿状核处,外观见出血侧半球肿胀,切面见蚓部向对侧移位。血肿可穿破第四脑室顶流入第四脑室,血量较多时可经导水管流入第三脑室及侧脑室,致导水管及脑室扩张积血,严重时可使导水管的直径扩张至0.8 cm,全部脑室扩张。血液亦可穿破皮质进入蛛网膜下腔。有的血肿虽未穿破脑室,但出血肿胀的小脑可挤压第四脑室使其变窄,影响脑脊液循环,也可挤压脑干,特别是脑桥的被盖部,有时小脑中脚亦可被出血破坏。小脑半球出血时,有的可出现小脑上疝,致中脑顶盖部受压变形。小脑出血使颅后窝压力明显增高,易出现枕大孔疝引起死亡。

四、临床特征

文献报告本病的发病年龄为9~83岁,平均60.2岁,以60岁以上为多,统计328例小脑出血患者,60岁以上者198例(60.3%)。大部分患者有高血压病史。大约75%的患者于活动或精神紧张时发病,个别患者也可在睡眠中发病。发病突然,常出现头痛、头晕、眩晕、频繁呕吐、眼震及肢体共济失调,40%的患者有不同程度意识障碍。其临床症状大致可分为3组。

(一)小脑症状

可出现眩晕(54%)、眼震(33%)、肌张力降低(51%)、共济失调(40%)及言语障碍。意识清楚者可以查出上述体征,特别是蚓部或前庭小脑纤维受损者眼震明显,眼震多为水平性,偶见垂直性。半球出血者同侧肢体肌张力降低,出现共济失调;蚓部出血出现躯干性共济失调。病情严重发病后很快昏迷者,上述症状及体征常被脑干受损等继发症状所掩盖,难以查出,故易被误诊。

(二)脑干受损症状

小脑位于脑桥、延髓的背部,出血肿胀的小脑挤压脑干使之移位,或血肿破坏小脑脚侵及脑干,或血肿破入第四脑室使第四脑室、导水管扩张积血、其周围灰质受压水肿和(或)血液由破坏的室管膜直接渗入脑干均可出现脑干症状,常见的症状如下。

1.瞳孔缩小

据文献报道可见于11%～30%的患者。

2.眼位异常

可出现共同偏视、眼球浮动或中央固定。

3.脑神经麻痹

最常见的是周围性面瘫(23.7%～36.8%),面瘫程度一般不重,少数患者可见外直肌力弱。

4.其他

如病理反射(＋)等。

(三)高颅压及脑膜刺激征

头痛、呕吐及脑膜刺激征都是小脑出血常见的症状。小脑出血时呕吐较一般颅内出血更为严重,往往为频繁呕吐,其原因除高颅压外,更重要的是脑干受侵特别是第四脑室底受累,因此频繁呕吐是小脑出血时较重要的症状。小脑出血时高颅压症状明显的原因除出血占位外,血液破入脑室扩张积血或凝血块或肿胀的小脑阻塞脑脊液循环引起梗阻性脑积水进一步使颅压增高,极易发生枕大孔疝引起死亡。曾有意识尚清的小脑出血患者,在门诊送往CT室检查过程中即发生枕大孔疝死亡。因此,疑诊为小脑出血的患者,即使意识清楚,亦应警惕有发生枕大孔疝的可能。

由于小脑出血的出血量不同、是否穿破脑室、有无脑干受压等情况不同,临床症状轻重不等,大致可分为四型。

1.重型

出血量多,血肿穿破脑室,很快昏迷,脉搏减慢,眼球浮动或分离斜视等脑干受压症状,预后不良,常于短期内死亡。

2.轻型

出血量少,未破入脑室,血肿可被吸收,多治愈。

3.假瘤型

起病较缓慢,头痛、呕吐,有明显小脑体征,颅压增高,适于手术治疗。

4.脑膜型

主要出现项强及脑膜刺激征,预后较好。

五、辅助检查

(一)CT检查

自CT应用于临床以后,小脑出血才得以在生前明确诊断,因此CT检查是本病的首选检查项目。它不仅可以确定出血部位、范围、出血量,并可确定有无穿破脑室及脑室内积血情况,对诊断和治疗均十分必要。统计文献报告的 328 例小脑出血,出血量为 15～54 mL,以 8～21 mL 多见,＞15 mL 者占36.9％;约 25％显示第四脑室受压,有的可见环池及四叠体池消失。此外,尚可观察第三脑室与侧脑室是否有积血或扩大。有时小脑出血量很少,颅后窝伪影较多,必要时可行颅后窝薄扫以助诊断。

（二）其他检查

疑为脑血管畸形、血管瘤等病因引起的小脑出血,应做 MRI、MRA 或 DSA 等检查以明确病因。

六、诊断及鉴别诊断

由于小脑出血缺乏特异性症状,因此凡是突然眩晕、头痛(特别是后枕部疼痛)、频繁呕吐、瞳孔缩小、肢体共济失调、意识障碍迅速加重者,应高度怀疑小脑出血,立即护送进行头部 CT 检查以明确诊断。在未做头部 CT 以前,要注意与蛛网膜下腔出血、脑干出血或梗死、椎-基底动脉供血不足、大脑半球出血相鉴别,要仔细查体,注意有无眼震、瞳孔大小及眼位、肢体肌张力及共济运动情况。某些患者还可出现强迫头位,对疑似患者可依据 CT 结果以资鉴别。

七、治疗

（一）内科治疗

适用于出血量＜15 mL、意识清楚、临床及 CT 所见无脑干受压症状、血肿未破入脑室系统者。可用脱水降颅压及脑保护治疗,与一般脑出血相同,但应密切观察病情,一旦症状加重,应复查头部 CT,以进一步了解血肿及其周围水肿变化情况,以决定是否需要手术治疗。

（二）手术治疗

血肿≥15 mL,或血肿直径＞3 cm 者,可考虑手术治疗;出血量≥20 mL,或有脑干受压征、或血肿破入脑室系统并出现梗阻性脑积水者,应紧急手术清除血肿,否则可能随时发生脑疝死亡;如小脑出血由血管畸形或血管瘤破裂所致,可手术治疗。

八、预后

由于目前诊断和治疗及时,小脑出血的病死率已降至 10％～20％,存活者多数恢复良好,生活可自理,甚至恢复工作。

（李　　锋）

第十二节　蛛网膜下腔出血

一、蛛网膜下腔出血的病因病理

（一）危险因素

蛛网膜下腔出血可干预的主要危险因素包括高血压、吸烟和过量饮酒,不可干预的重要危险因素是家族对蛛网膜下腔出血的易感性。国外资料统计:一级亲属患相同疾病的危

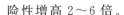

险性增高 2～6 倍。

（二）病因

比较明确及常见病因有以下几种。

1.动脉瘤

包括先天性和动脉硬化性两类。①先天性：最常见，多中年（40 岁）以后发病，50％～80％。②动脉硬化性：老年人最常见，占 13％～15％。

2.脑动静血管畸形（AVM）

青少年多见，约占 2％。

3.烟雾病

患者多较年轻，约占 1％。

4.静脉出血

约占 10％。该组患者的血液主要见于环池或仅见于四叠体池，出血不会蔓延到大脑外侧裂或大脑纵裂前部，侧脑室后角也可沉积一些血液。这种疾病仅根据 CT 所见出血部位的特征性分布，结合无动脉瘤即可诊断。临床上多表现为非动脉瘤性中脑周围出血，很难与动脉瘤性出血区分，预后良好。

5.其他

少数患者用目前的检查手段未发现明确病因，占 14％～16％，预后较好；还有各种感染引起的动脉炎、血液疾病、结缔组织病、肿瘤破坏血管、动脉夹层分离、硬膜动静脉瘘等所引起者，约占 1％。

（三）发病机制

1.先天性颅内动脉瘤

多见于脑底动脉环分叉处，约 80％在该动脉环的前部。动脉瘤发生率的部位按以下顺序依次递减：大脑前交通动脉＞大脑前动脉＞颈内动脉、大脑中动脉＞大脑后交通动脉。

动脉瘤发生部位多因动脉内弹力层和肌层先天性缺陷，在血液涡流的冲击下渐渐向外突出，到成年后出现囊状扩张（莓果样）形成动脉瘤。在 40～50 岁发病。大多数为单发，约 20％为多发，可以在同一侧，也可左右两侧均发生。

2.动脉硬化性动脉瘤

多见于脑底部较大的动脉主干。脑动脉硬化时，脑动脉中的纤维组织代替了肌层，内弹力层变性、断裂，胆固醇沉积于内膜，破坏管壁，在血流的冲击下，渐扩张形成与血管纵轴平行的梭形动脉瘤。

3.脑动静血管畸形

多发生在脑内的小动脉、静脉或毛细血管处，相对靠近皮质。该处血管壁常先天发育不全、变性，厚薄不一。

4.烟雾病

其异常血管网多位于基底池，也可波及室管膜下，脑室壁及其周围（包括基底节）。系由颈内动脉末端、大脑中、前动脉起始部，因变态反应性炎症致内膜明显增生，管腔狭窄或闭塞，导致代偿性血管增生，形成异常血管网，这些异常血管网血管有的管壁菲薄、管腔大，易破裂出血；也可由于血流动力学改变形成囊性或粟粒性动脉瘤，导致出血。

在上述四种病理变化基础上（均有管壁菲薄）可引起脑血管自发破裂，或在血压突然增高时被冲破而导致出血。

（四）病理

1.大体所见

（1）出血后血液主要流入蛛网膜下腔，诸脑沟、脑池、脑底等处可见凝血块及血液积聚。

（2）动脉瘤裂口正向着脑组织时，可继发脑内血肿。

（3）个别病例血液可直接破入或逆流入脑室，形成脑室内积血。前交通支动脉瘤破裂，血液可穿破终板进入脑室，特别是第五脑室有积血时，基本上可考虑由该处动脉瘤破裂引起。

（4）部分病例（急性期约为70％）可见不同程度的脑室扩张、积水、积血。

（5）血管异常：可发现动脉瘤（直径多＞0.4 cm）、动静脉畸形、烟雾病等。

2.光镜下所见

脑膜轻度的炎性反应及脑水肿（无特异性）。

3.电镜下所见

蛛网膜纤维化改变，轻者蛛网膜轻度增厚，血管周围可见纤维组织；中度蛛网膜明显增厚，蛛网膜下腔纤维化；重者蛛网膜下腔严重阻塞至完全阻塞，没有脑脊液循环的空隙。

二、蛛网膜下腔出血的诊断与鉴别

（一）临床表现

1.一般情况

（1）年龄：各年龄组均可发病。但发病的年龄多与病因有关。先天性动脉瘤多在40～50岁发病，动脉硬化性动脉瘤多＞60岁发病，脑血管畸形、烟雾病相对年龄较轻，多在10～40岁发病。蛛网膜下腔出血发病的平均年龄为48～50岁。

（2）性别：差异不大。男性略多于女性，男：女约为1.5∶1。

（3）起病方式：急骤，多在数分至数十分钟内达高峰。多在活动中发病。是四大脑血管病中发病较快的一种。

（4）诱因：多在突然用力（如排便、抬重物、剧烈运动、性交等）或情绪波动较大（如兴奋、生气、吵架等）时发生。

（5）前驱症状：大多数患者无明显的前驱症状，个别患者有轻度头痛、脑神经麻痹（最常见的为动眼神经瘫，系动脉瘤突然扩大或轻度血液外渗压迫动眼神经所致）等，但发生率很低。

2.症状

（1）头痛：突然剧烈头痛，难以忍受。发生率在98％左右。

（2）呕吐：恶心、呕吐，多为喷射状。发生率在88％左右。

（3）抽搐：发病早期出现一过性局部或全身性抽搐。发生率在20％左右。

（4）精神症状：个别患者可以精神症状为首发症状，也可在发病早期或经过中出现。因前交通动脉瘤或大脑中动脉第二分支处动脉瘤（位于外侧裂）破裂后影响额叶、颞叶所致。发生率为2％～5％。

3.体征

（1）脑膜刺激征：约86％颈强直阳性；约63％克氏征阳性。

（2）眼底玻璃膜下、视网膜前出血：呈斑、片状，多分布在视盘周围。这种出血在发病1小时内即可出现。这一体征对蛛网膜下腔出血具有诊断意义。发生率为15％～25％。

（3）动眼神经瘫：后交通动脉瘤所致，动眼神经走行在小脑上动脉与大脑后动脉之间，大脑后动脉与后交通动脉相靠很近，所以后交通动脉瘤的扩张极易压迫动眼神经，产生动眼神经麻痹（包括瞳孔散大）。

（4）意识障碍：占50%～60%。轻重程度不等，包括一过性意识障碍（多在30分钟内恢复）、嗜睡、浅、深昏迷，甚至去脑强直。

（5）局灶体征：轻偏瘫、单瘫、失语、一侧病理反射阳性等，出现上述体征的可能原因如下：

早期因动脉瘤破裂时出血量较大，在局部形成血肿，压迫脑实质或附近的动脉；蛛网膜下腔出血的血液，沿神经纤维流入脑实质内，在脑叶中形成血肿。

浅层血管畸形破裂出血，破坏局部的脑组织。

晚期因动脉瘤破裂出血周围的动脉发生痉挛，引起局部脑组织的缺血、软化，出现部位症状。

由于动脉破裂处有血栓形成，脱落后引起栓塞。

（6）吸收热：出血后2～3天出现，一般体温不超过38.5℃。

4.临床分级

（1）Hunt-Hess法：根据病情程度进行临床分级的方式有许多种，从便于临床应用的角度看，目前采用较多的是将Hunt和Hess分别在1968年提出的临床分级法相结合，即Hunt-Hess法，共分为5级：

1级：轻微头痛及项强（或无症状）。多见于非动脉瘤性中脑周围出血。多无体征，无再发和迟发性脑缺血，可有脑室增大，预后良好，恢复期短，远期生活质量高，起病时有癫痫发作者可排除此病。

2级：中度至重度头痛及脑膜刺激征（＋），无神经系统定位体征及脑神经麻痹。即经典型蛛网膜下腔出血。

3级：轻度意识障碍。嗜睡、谵妄或伴有轻度神经系统定位体征（包括脑神经损伤）。

4级：不同程度的昏迷。中度到重度；神经系统定位体征；出现早期去脑强直表现，自主神经功能损伤。

5级：深昏迷，去脑强直，濒死状态。

（2）昏迷评分、分级：GCS和世界神经外科联盟（WFNS）分级（表3-3）。WFNS分级是根据有无运动障碍制定的，也广泛应用于临床。

表3-3　WFNS分级法（1988年）

分级	GCS	运动障碍	分级	GCS	运动障碍
Ⅰ级	15分	无	Ⅳ级	12～7分	有或无局灶症状
Ⅱ级	14～13分	无	Ⅴ级	6～3分	有或无局灶症状
Ⅲ级	14～13分	有局灶症状			

评分标准：15分，正常；低于3分，脑死亡；13～14分，轻度昏迷；9～12分，中度昏迷；<8分，重度昏迷

5.再发

（1）再发时间：蛛网膜下腔出血容易再发，急性存活者约30%再发，易再发的时间从病后1～4周为高峰期，至少15%的患者在首次出血后数小时内可发生早期再出血，目前这种早期再出血的发生是蛛网膜下腔出血死亡的主要原因，内、外科干预能够防止早期和后期再发性出血。

第2～3周会出现第2个再发高峰。4周至6个月后再发率下降。其诱因与第一次发病相

同,但更敏感,有时查体过程中也可再发。再发的临床表现为病情稳定的患者,症状突然明显加重,如剧烈头痛、呕吐、脑膜刺激征明显等,多伴有意识障碍或抽搐。

(2)诊断再发的根据:原症状、体征突然加重。①出现新的体征:玻璃下出血,脑神经损伤,局部定位体征。②CT:可见脑室较前扩大,诸脑沟、脑池、脑裂血量增多。③腰穿:脑脊液含血量增多。

(3)再发的机制:目前认为当动脉瘤破裂后,将启动体内的凝血机制,在血管破裂处形成凝血块。在发病初期,为了止血,凝血功能较溶血功能活跃,随后,机体又将增强溶血功能,以维持溶血及凝血之间的动态平衡。一般情况下,约2周,血管破裂处的凝血块被溶解,但这时的血管修复过程尚未完全完成,因此,动脉瘤易破裂再发。

为预防再发,第一次出血后应尽早作血管造影,查明病因,发现动脉瘤者,及早介入栓塞或手术治疗,以防止再发,降低死亡率。

6.特殊类型的蛛网膜下腔出血

特殊类型的蛛网膜下腔出血即中脑周围非动脉瘤性蛛网膜下腔出血(perimesencephalic nonaneury-smal subarachnoid hemorrhage,PNSH),是1980年荷兰神经病学家Van Gijn和放射学家Van Dongen首先报道的,此型蛛网膜下腔出血出血仅限于中脑周围脑池,且脑血管造影阴性。以后又有类似的相关报道。1985年他们提出了这一临床表现平稳,放射学独特的蛛网膜下腔出血类型——中脑周围非动脉瘤性蛛网膜下腔出血。目前,PNSH已被广大神经病学者认同并重视。正确诊断PNSH可以缩短住院时间,减少重复脑血管造影及开颅手术探查。节省医疗资源,减轻患者思想负担,具有良好的社会效益和经济效益。

(1)PNSH的病因:不清,可能为颅内静脉出血(Rosenthal基底静脉及其分支撕裂、脑桥前纵静脉、后交通静脉或脚间窝静脉出血)、动脉穿通支破裂、基底动脉壁的低压力出血等。

(2)临床特点:头痛相对轻,可伴呕吐,多无意识障碍、抽搐及神经系统局灶体征。临床Hunt和Hess分级均为Ⅰ～Ⅱ级。

(3)影像学特点:头部CT显示PNSH的出血部位位于环池周围、中脑前方,不进入外侧裂或大脑前纵裂。四叠体池出血也是PNSH的一种。脑血管造影绝大部分为阴性。目前比较一致地认为,初次脑血管造影正常者,如出血局限于中脑周围池中,不必重复造影。

(4)治疗:与动脉瘤性蛛网膜下腔出血的治疗不同,PNSH患者不需强制性卧床和限制活动,不需要过分控制血压,不用钙通道阻滞剂,住普通病房,一般对症治疗即可。

(5)预后:PNSH患者一般无复发,无并发症,无后遗症,预后良好。

7.蛛网膜下腔出血的特殊表现

以下几种情况临床极易引起误诊,首次接诊患者时需特别注意。

(1)老年人头痛、呕吐、脑膜刺激征等均可不出现或不典型,或仅出现精神症状,易漏诊。

(2)极重型患者发病后很快进入深昏迷,并伴有去脑强直和(或)脑疝,很快导致死亡,易误诊为脑出血。

(3)视盘水肿:发生率约为10%,个别患者伴有视力下降,或有三叉神经、展神经、面神经功能障碍。易误诊为高颅压或颅内占位性病变。

(二)辅助检查

1.CT扫描

目前已将CT列为蛛网膜下腔出血必须做的首选方法,CT显示蛛网膜下腔内高密度影可以确诊蛛网膜下腔出血。动态 CT 检查还有助于了解出血的吸收情况,有无再出血、继发脑梗死、脑积水及其程度等。

(1)必要性:有学者曾统计过 250 例临床和腰穿诊断为蛛网膜下腔出血的患者,全部经 CT 检查后发现仅 134 例(53.6%)符合蛛网膜下腔出血的改变,其余 116 例(46.4%)为无明显部位体征的脑出血,分别为脑叶出血(51 例,占 43.9%)、脑室出血(34 例,占 28.9%)、小脑出血(8 例,占 7.3%)、丘脑出血(11 例,占 9.7%)、尾核头出血(10 例,占 8.5%)、壳核出血(2 例,占 1.7%),总误诊率高达 46.4%。由此可见头部 CT 在诊断蛛网膜下腔出血中的重要作用。

(2)CT 扫描的时间:CT 扫描时间是越早越好,但在发病当时到 1 个月内均有意义。存在广泛的脑水肿时,无论是否存在脑死亡,CT 扫描都有可能出现蛛网膜下腔出血假阳性诊断。广泛的脑水肿可引起蛛网膜下腔内静脉淤血,酷似蛛网膜下腔出血。应仔细观察 CT 扫描,蛛网膜下腔内少量的血液容易被忽略。

(3)血液分布及 CT 分型:可概括为 6 种情况,即相应地分为六型。

正常型:颅内各部位均未见出血。多见于出血量少,吸收好,发病 1 周以后作 CT 的患者,CT 检查阴性率高,即使是在出血后 12 小时内进行 CT 检查,采用先进的 CT 机,蛛网膜下腔出血患者仍有约 2% 的阴性率,这时作腰穿有绝对的诊断意义,此型约占 17%(图 3-5)。

经典型:血液主要分布在诸脑沟、脑池、脑裂中,为典型的蛛网膜下腔出血 CT 所见,表现为此型的患者几乎均在病后 1 周内作 CT,约占 38%(图 3-6)。

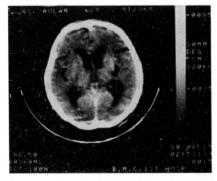

图 3-5 头 CT 示蛛网膜下腔出血正常型

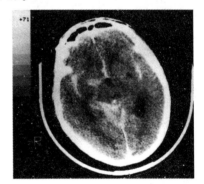

图 3-6 头 CT 示蛛网膜下腔出血经典型

脑室积血型:除蛛网膜下腔有血外,脑室内亦有积血,可波及一个至全部脑室,但均为部分脑室积血,不形成脑室铸型,流入侧脑室的血多可形成液平面,这两点可与原发性脑室出血相鉴别,此型约占 21%(图 3-7)。

血肿型:除蛛网膜下腔有血外,在脑实质中或某一脑裂内形成血肿。主要表现在额叶、颞叶、前纵裂及外侧裂等部位血肿形成。这是因为蛛网膜下腔出血的主要病因是动脉瘤,并多发生在大脑前动脉与前交通动脉或大脑中动脉与颈内动脉的分叉处,所以血肿形成也易在其附近。但顶叶、枕叶及小脑半球除外,如果上述部分发生血肿,基本上不能诊断原发性蛛网膜下腔出血。此型约占 11%。根据这一特点可与脑叶出血、小脑出血相鉴别(图 3-8)。

混合型:为经典型、脑室积血型和血肿型三者同时并存在一个病例中,为最重的一型,约占 13%(图 3-9)。

非动脉瘤性中脑周围出血:出血部位位于环池周围、中脑前方,不进入外侧裂或大脑前纵裂(图 3-10)。

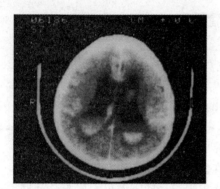

图 3-7　头 CT 示蛛网膜下腔出血脑室积血型

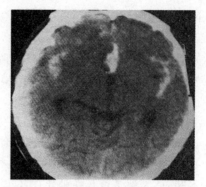

图 3-8　头 CT 示蛛网膜下腔出血血肿型

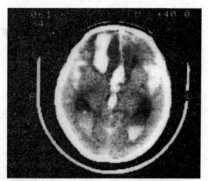

图 3-9　头 CT 示蛛网膜下腔出血混合型

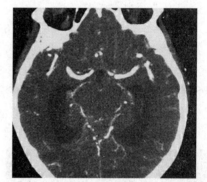

图 3-10　头 CT 示非动脉瘤性中脑周围出血

(4)颅内积血分型的临床意义:血肿的分布类型对诊断动脉瘤的存在具特异性。脑室积血通常与前交通支动脉瘤或颈内动脉与大脑前、中动脉分叉处动脉瘤有关。蛛网膜下腔与脑池中血液集聚最多的部位通常距动脉瘤的位置最近。CT 显示正常型或经典型的病例,临床分级多在Ⅱ级以下;脑室积血型、血肿型及混合型病例,临床分级多在Ⅲ级以上。

(5)脑室积血:蛛网膜下腔出血时,常发现脑室内有积血,血液流入脑室的通道如下。①通过四脑室的正中孔、侧孔逆流而入:其特点是四脑室是血最多或唯一有血的脑室。②经胼胝体嘴破入:血液以第五脑室或三脑室最多。特别值得一提的是血液主要在第五脑室时,多为前交通支动脉瘤引起,对诊断很有意义,具有定位及明确病因的作用。③血液直接从前角破入:脑室内积血多偏于一侧。④血液直接从下角破入:脑室内积血多偏于一侧。⑤胼胝体压部破入:少见。

(6)脑室扩张:根据文献报道蛛网膜下腔出血时急性期有 35%～70% 可出现脑室扩张,部分学者的临床资料表明发生率约占 70%。①早期(急性期):指出血当时至 2 周以内发生者,最早的发病当天就发现有脑室扩张,其中约有 45% 可持续 2 周以上;②晚期(慢性期):发生率为 3%～5%,指出血后 2～6 周内发生者。全部脑室扩张积水中 16% 左右可能形成正常颅压脑积水。

脑室扩张的判断标准及扩张程度:关于脑室扩张的判断标准有很多种,目前采用较多、简便易行、适合于临床的是 John Vassilouthis 于 1979 年提出的数值与方法。具体数值与测量方法如下:

在 CT 上分别测量室间孔平面的脑室宽度(X)和同一平面颅骨内板间的宽度(Y),取两者之比判定有无脑室扩张及扩张程度(图 3-11)。

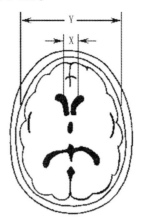

图 3-11 头 CT 测量室间孔平面的脑室宽度

正常 X：Y<1：6.4。

轻度扩张 X：Y＝1：(5～6)。

中度扩张 X：Y＝1：(4～5)。

重度扩张 X：Y>1：4。

脑室扩张的发病机制：早期脑室扩张系由于血液破入蛛网膜下腔后,主要集中在基底池、第四脑室诸孔附近,影响了脑室内外的脑脊液循环,或血液随着脑脊液循环,大量红细胞集聚于蛛网膜表面,形成凝血块,导致脑脊液吸收障碍,从而导致早期脑室扩张。晚期脑室扩张系蛛网膜下腔出血 2 周后,部分病例可出现蛛网膜下腔纤维组织增生,形成不同程度的蛛网膜增厚,影响了脑脊液的循环与吸收,导致晚期脑室扩张。

(7)CT 在诊断、鉴别诊断：蛛网膜下腔出血及对其病因、预后等判断方面的意义。

诊断：在以往的诊断标准中,缺乏更确切的指标,CT 是目前较普及、患者容易接受的可靠的诊断方法,应列为首选检查,尽早进行,不论其腰穿及血管造影结果如何,CT 检查均应列为诊断蛛网膜下腔出血的必备项目之一。

鉴别诊断：大部分脑叶、脑室、尾状核头出血及少数丘脑、小脑半球,少量壳核出血在症状、体征及腰穿结果上均与蛛网膜下腔出血十分相似,临床上几乎难以鉴别,致使临床未经 CT 诊断的蛛网膜下腔出血病例中出现高达 40%～50% 的误诊率。CT 可使这些部位的出血一目了然,有利于指导以后的治疗、护理及对预后进行估计。

对于蛛网膜下腔出血后 3～4 周来诊的患者,CT 亦可鉴别脑叶等其他部位的出血,因上述部位的出血吸收速度较蛛网膜下腔血液吸收速度慢得多,一般在一个月内仍可见到原出血部位的痕迹。CT 还有助于区分原发性蛛网膜下腔出血和脑外伤。外伤性蛛网膜下腔出血的血液通常局限于脑凸面的浅沟内,且邻近骨折或脑挫伤处。

判断病因：CT 显示并发脑室积血或颅内血肿者,多提示有动脉瘤存在,血肿的部位不同揭示动脉瘤的部位不同,相对具有特异性。颅内血肿的形成说明动脉瘤破裂时出血量大,压力高,病情多较凶险。蛛网膜下腔出血形成血肿一般都不发生在顶叶、基底节、丘脑、小脑、枕叶部位。蛛网膜下腔出血致成的颞叶、额叶血肿在形状上也与原发的脑叶出血有所区别。前纵裂,第五脑室,外侧裂等部位的血肿多是动脉瘤破裂所致积血的特异部位。

判断动脉瘤的位置:蛛网膜下腔及脑池中的血液分布与动脉瘤的关系没有统计学意义,但有一种倾向,即血液集聚最多的部位通常表明其距动脉瘤位置最近。根据CT结果可以初步判断或提示颅内动脉瘤的位置。①前交通动脉瘤:额叶前中部或一侧额叶的中间部,呈火焰样血肿。也可位于前纵裂、鞍上池或形成脑室内积血,特别是第五脑室内积血,多为前交通动脉瘤引起,对前交通动脉瘤破裂具有诊断意义。②大脑中动脉分支动脉瘤:大多为颞叶或外侧裂血肿,少数形成额叶血肿。③颈内动脉与大脑前、中动脉分叉处动脉瘤:颞叶,额叶血肿,或脑室内积血。④颈内动脉段动脉瘤常出现鞍上池不对称积血。⑤后交通动脉瘤:形成血肿的机会较少,多位于颞叶。而出血在脚间池和环池,一般无动脉瘤。

以上现象有助于选择脑血管造影的部位及方法。

判断病情程度:根据CT分型,估计临床分级情况。①CT正常型:临床表现多为1级或2级;②CT经典型:临床表现大部分为2级或3级;③CT血肿型、颅内积血型、混合型:临床表现多在3~5级之间。

反之,也可根据临床分级估计CT所见:临床表现为1级、2级者,CT多为正常型、经典型;临床分级在4级或5级者,CT多显示为血肿型、颅内积血型、混合型;临床分级为3级者,CT各型均可见到,情况最为复杂。

以上五种情况综合判断,有利于指导治疗及估计预后。

判断预后:可根据CT的多项指标进行综合判断。①根据CT分型:正常型或经典型并且发病1~2周后血液全部吸收者,如果短期内(1~2个月)不再发或合并其他系统致命性并发症,预后较好,病死率及致残率极低。②无脑室扩张者:临床分级多为1级或2级,CT片上很少见到颅内积血,病死率明显低于有脑室扩张者。③有脑室扩张者:需进行连续观察,半数以上(54.8%)的患者脑室可逐渐回缩,病情也随之好转,这说明早期脑室扩张大部分是可逆性改变,随着颅内积血的吸收,红细胞计数减少,脑室扩张改变可逆转。部分患者(45.2%)的脑室逐渐扩大,这些患者中半数为蛛网膜下腔出血再发,颅内出血再次增加;16%形成正常颅压脑积水(NPH),导致永久性脑室扩张;它们的共同点是颅内积血吸收不良,同时伴有病情恶化,这与年龄大,脑组织损害范围广(脑梗死或脑实质内出血)有关。总之,脑室扩张程度是预测生存率的敏感指标之一。

CT扫描还可发现一些有价值的所见,如:①发现较大的脑血管畸形,CT增强扫描时,可显示较大的血管畸形:表现为斑状不规则的高密度区、点状出血、钙化、附壁血栓等。②发现较大的动脉瘤,CT加强扫描后大动脉瘤呈均质高密度(血栓与钙化)影像。③继发性脑梗死或脑水肿所致的低密度区。

提示CT扫描对蛛网膜下腔出血的诊断十分重要,但需搬动患者故下列情况应慎重考虑:①再发高峰期,病后5~11天,尽量减少搬动及各种刺激。②临床分级为5级的患者,因活动中比较危险,需与家属讲清利害关系,征得家属同意后方可以进行。③复发后持续昏迷不醒的患者亦应减少刺激。

2.腰穿

腰穿是常规检查项目之一,但不是唯一手段,也不是最后的诊断手段。对CT检查为正常型者的诊断有决定意义。要注意脑脊液的外观颜色、颅内压力、细胞数量及种类、蛋白含量,一般情况下糖及氯化物正常。有时还需进行脑脊液细胞学检查。

由于腰穿时间不同,脑脊液改变也不相同。可有5个时间段的改变:

(1)病后1～2小时:脑脊液可完全正常,最长可在6小时以内均为正常脑脊液。

(2)病后6～24小时:脑脊液外观呈均匀一致血性,色较深,出血量大者可类似静脉血的外观,颅内压力升高,程度不等,最高可至3.92 kPa(400 mmH_2O)以上。常规检查:新鲜红细胞满视野,白细胞数量略增高;红细胞∶白细胞约为700∶1,与血中相似;蛋白量多数正常。

(3)病后1～7天:脑脊液外观粉红色,压力正常或升高,红细胞于4小时后开始溶解,离心后上清液呈黄色,并可见部分皱缩红细胞,白细胞反应性增生,蛋白量增高,约溶解1 000个红细胞,蛋白升高1 mg/L。

(4)病后1～2周后:脑脊液外观黄色,压力正常或升高,红细胞基本消失,白细胞计数增多,蛋白量增高,此时易与结脑混淆。

(5)发病3周后:脑脊液外观黄变基本消失,白细胞正常或轻度升高,蛋白量正常或轻度升高,细胞学检查可见到较多的含铁血黄素吞噬细胞,该细胞持续存在约2个月,有利于支持出血性疾病的诊断。

脑脊液血性与误穿的鉴别方法:①误穿时因流出的是血液,所以很快出现凝固。②误穿时上清液无色透明,潜血试验阴性,红细胞形态完整且都是新鲜红细胞。③误穿时三管试验:逐渐变浅;而血性脑脊液则各管颜色均匀一致。④误穿时滴一滴流出液于纱布上,其向外扩展的印迹也逐渐变浅;而血性脑脊液则呈均匀一致性印迹。

3.磁共振成像(MRI)和磁共振血管成像(MRA)

MRI与CT在显示蛛网膜下腔出血方面各有所长,在分析蛛网膜下腔出血的MRI征象时必须考虑脑脊液内水中氢质子与红细胞内含铁血红蛋白之间的相互作用。出血数小时后红细胞溶解,释放游离稀释的氧合血红蛋白(Oxy Hb)、还原血红蛋白(Det Hb)及高铁血红蛋白(Met Hb)。

蛛网膜下腔出血后24小时内以Oxy Hb为主,2～7天内以Det Hb为主,8～30天内以Met Hb为主。Oxy Hb和Det Hb的T_1值近似,在红细胞溶解后10%浓度的脑脊液中,Met Hb的T_1值明显短于Oxy Hb与Det Hb。因此在出血急性期的T_1缩短效应主要由Met Hb所致,而与Det Hb与Oxy Hb关系不大,因它们没有明显的质子增强效应。

(1)急性期蛛网膜下腔出血(7天以内):在CT上可清晰显示脑沟、脑裂或脑池、脑室的高密度铸型;而MRI远不如CT敏感,这是因为小量出血被脑脊液稀释,加上氧分压与pH较高,以致不能形成Det Hb;在脑脊液中Det Hb失去了顺磁性效应;脑脊液搏动引起流动现象。所以,少量蛛网膜下腔出血在MRI上难以显影。大量出血形成局部凝血块,而氧分压与pH又相当低,可以形成Det Hb,那么在高场强T_2加权像上会因Det Hb的T_2质子增强效应而显示短T_2低信号。

(2)亚急性期蛛网膜下腔出血(7天至1个月):在CT上的高密度影已经消失,红细胞溶解后放出游离稀释的Met Hb,Met Hb在所有成像序列中均呈高信号。所以,MRI在显示超过1周至40天的蛛网膜下腔出血方面明显优于CT,这种Met Hb高信号可持续数月之久,使之成为确定CT扫描阴性而腰穿阳性患者出血部位的唯一方法。

(3)MRA检测动脉瘤:安全,但不适合用于急性期。其检测动脉瘤的敏感度和特异度都很高(敏感度为69%～99%,特异度为100%)。缺点是有局限性,MRA检查的时间远远长于CTA检查,不适于危重患者的检查。优点是具有无创性。MRA不需要对比剂即可对颅内血管进行成像,尤适于肾功能受损的患者。主要用于有动脉瘤家族史或破裂先兆者的筛查,动脉瘤患者的随访以及急性期不能耐受 DSA 检查的患者。但是 MRA 检出颅内动脉瘤的与 CTA 一样,对于直径<3 mm 的小动脉瘤 MRA 的敏感度较低,为 38%。

4.CT 血管成像(CTA)

CTA 是以螺旋 CT 技术为基础的,需造影剂可立即获得图像,并可据此作出初步诊断。对某一限定的感兴趣容积的最大密度投射(MIP)影像可在计算机屏幕上以各个不同的角度进行旋转和研究,这明显优于常规血管移动造影的视野限制。由于 CTA 成像速度快,创伤小,可与首次 CT 同期进行,通过三维脑血管影像可以评价脑和颅底骨的血管结构,便于制订手术计划,CTA 越来越多地应用于临床,其检出动脉瘤的敏感性可与 MRA 媲美。研究显示,CTA 对于大动脉瘤的检出甚至优于常规血管造影。CTA 检出颅内动脉瘤的敏感度为 77%～97%,特异度为 87%～100%。但是对于<3 mm 的动脉瘤,CTA 的敏感度为 40%～91%。因为 CTA 需要的对比剂剂量较大,肾功能受损的患者使用时需慎重。对于临床症状轻、CT 上出血仅限于中脑周围、怀疑静脉性中脑周围出血的患者宜先行 CTA,如果 CTA 阴性,那么可避免作动脉导管血管造影。目前一些学者认为 CTA 评判动脉瘤的效果或等于常规血管造影。

5.脑血管造影

(1)颈动脉穿刺术:该方法只用于检查一侧颈动脉系统病变和颅内静脉病变。该方法简单、快捷、经济。目前较少应用。

(2)椎动脉穿刺术:主要用于检查一侧椎动脉、基底动脉及其分支的病变。该方法较难,目前基本不用。

(3)经皮股动脉插管术:即数字减影血管造影(DSA)。是诊断颅内动脉瘤最有价值的方法,阳性率达 95%,可以清楚显示动脉瘤的位置、大小、与载瘤动脉的关系、有无血管痉挛等。条件具备、病情许可时应争取尽早行全脑 DSA 检查以确定出血原因和决定治疗方法、判断预后。

但由于血管造影可加重神经功能损害,如脑缺血、动脉瘤再次破裂出血等,因此造影时机宜避开脑血管痉挛和再出血的高峰期,即出血 3 天内或 3 周后进行为宜。该方法可随意选择不同的动脉,一次插管成功后可同时反复多次进行多条动脉的造影,同时随着现代介入神经放射学的发展,使大多数颅内动脉瘤都能经血管内治疗痊愈,从而免除开颅手术。但要求有一定的技术和设备,且价格较昂贵。

脑血管造影的目的是为了明确蛛网膜下腔出血的病因,发现动脉瘤者可同时进行介入栓塞治疗或为下一步的治疗奠定基础。

明确病因:该手段是诊断动脉瘤,脑血管畸形,烟雾病最可靠的方法。

为诊断和介入或手术治疗提供重要依据:通过该方法可了解动脉瘤的大小、部位、形状、单发或多发;了解脑血管畸形及其供血动脉和引流静脉的情况及侧支循环情况。以判断是否适合介入或手术治疗。

诊断主要并发症血管痉挛:这是目前诊断脑血管痉挛最可靠的手段。在蛛网膜下腔出血过程中是否有脑血管痉挛发生,对患者的病程及预后均有很大的影响。

估计预后:脑血管造影的统计结果显示,16% 的患者无异常发现,这可能是由于病变小,血块填塞了动脉瘤等原因引起,该类患者复发率低,病死率低。

由血管畸形或烟雾病所致的蛛网膜下腔出血,其预后也较好,复发率,死亡率低。造影发现动脉瘤者,其复发率,死亡率均相当高,目前唯一的解决方法是尽早进行动脉瘤的介入栓塞或手术治疗。

脑血管造影的禁忌证包括：①碘剂过敏者是绝对禁忌。②老年人并患严重高血压,动脉硬化,不适合手术者。③有出血倾向或出血性疾病者。④有严重心、肝、肾功能不全者。⑤脑疝,脑干功能障碍,或休克者。⑥有局部皮肤感染或血管有炎症者。

6.其他

经颅超声多普勒(TCD)可动态检测颅内主要动脉流速是及时发现脑血管痉挛(CVS)倾向和痉挛程度的最灵敏的方法;局部脑血流测定用以检测局部脑组织血流量的变化,可用于继发脑缺血的检测。

(三)诊断依据

根据以下条件,多可明确诊断。

(1)活动中突然发病,数分钟内病情达高峰。

(2)剧烈头痛、呕吐,发病初期不伴有发热。

(3)项强、克氏征阳性。无其他神经系统定位体征。

(4)头部 CT 检查所见:脑沟、脑池、脑裂呈高密度影像,并可排除其他部位的脑实质或脑室出血。

(5)腰穿脑脊液呈均匀一致的血性。

(6)眼底可见玻璃膜下出血。

在上述诊断标准中,第 2~4 条是诊断蛛网膜下腔出血的必备条件。

(四)鉴别诊断

1.脑膜炎

起病时,发热在前,头痛在后。腰穿所见:脑脊液非血性改变;常规、生化检查呈炎性改变;特别是当蛛网膜下腔出血患者的脑脊液处于黄变期时,更需要注意与结核性脑膜炎鉴别。这时检查脑脊液细胞学,如发现含铁血黄素细胞具有明确的鉴别意义。

2.脑叶出血

在 CT 应用于临床以前,临床几乎很少能够诊断脑叶出血。因为脑叶出血多位于神经功能的哑区,临床无特异的症状、体征。尽管某些部位的脑叶出血可以有特征性体征,如枕叶出血可表现为同向偏盲、象限盲、突然视觉障碍等;顶叶出血可表现为单纯性失语,特别是命名性失语等。但终因这些体征较轻,经常被临床忽略,而导致误诊为蛛网膜下腔出血。由此可见,头部 CT 检查在鉴别诊断中具有重要意义。

3.脑室出血

轻者与蛛网膜下腔出血的临床表现完全相似,而重症的蛛网膜下腔出血又易误诊成脑室或脑干出血。CT 检查是两者进行鉴别的最好方法。

4.外伤性蛛网膜下腔出血

因外伤性蛛网膜下腔出血的病因、治疗及预后均与原发性蛛网膜下腔出血有极大的区别,所以两者的鉴别在临床上是十分有意义的。主要通过仔细询问病史来鉴别。

5.继发性蛛网膜下腔出血

小脑出血、尾状核头出血、丘脑出血及基底节出血均可引起继发性蛛网膜下腔出血,易被误诊成蛛网膜下腔出血。所以 CT 检查是十分必要的。

三、蛛网膜下腔出血的并发症

最常见的有脑血管痉挛(CVS)及正常颅压脑积水(NPH),其次为下丘脑损伤、脑心综合征等。

(一)脑血管痉挛(CVS)

蛛网膜下腔出血有 33%～66% 出现 CVS,CVS 的发生与出血次数、出血量及脑沟、脑池的积血量多少有关。痉挛的血管以大脑前中动脉多见,位于破裂动脉瘤附近,偶见于椎基底动脉。CVS 可分为局限性、多节段性、广泛性(高颅压)等。血管管径减少 60% 以上时,患者症状明显。

CVS 的诱因多与应激状态有关,如突然血压下降、各种原因所致的血容量不足、手术操作(脑血管造影)等。

1.CVS 的发病机制

(1)机械因素:血管壁破裂,血液直接刺激管壁,凝血块压迫,围绕血管壁的肌纤维受牵拉,引起血管痉挛。

(2)神经因素:颅内血管丰富,血管中层平滑肌细胞间形成的神经肌肉接头(由颈交感神经发出纤维),产生若干收缩因子,导致血管痉挛。

(3)化学因素:血液分解后,产生了一系列血管收缩因子:如花生四烯酸、神经肽 Y、内皮素、一氧化氮(NO)、肾上腺素、去甲肾上腺素、血管紧张素、氧合血红蛋白、前列腺素、5-羟色胺、血栓素 A_2 等均有收缩血管的作用。其中氧合血红蛋白和 NO 是作用最明显的因子。①血红蛋白:蛛网膜下腔出血后红细胞破裂释放大量血红蛋白,根据出血时间的不同,主要存在氧合血红蛋白(Oxy Hb)、还原血红蛋白(Det Hb)及高铁血红蛋白(Met Hb)3 种形式。现已发现,Oxy Hb 缩血管能力最强,而 Met Hb 几乎无缩血管活性。②Oxy Hb:能收缩游离平滑肌细胞和不同动物的脑动脉,引起培养的血管内皮细胞释放内皮素,并在自体氧化过程中产生毒性氧自由基和超氧化阴离子,催化脂质过氧化反应,损伤生物膜,影响 K^+、Na^+-ATP 酶活性,导致膜流动性和通透性异常,内膜和平滑肌细胞增生。Oxy Hb 对 Ca^{2+} 激活的钾通道开放有较强的作用,并在培养平滑肌细胞上能引起最大强度的 Ca^{2+} 内流。③NO:蛛网膜下腔出血时红细胞裂解产生大量血红蛋白,特异性地与 NO 结合,阻断其介导的舒血管机制,使血管舒张、收缩平衡被破坏,导致血管痉挛。在生理情况下,NO 抑制血小板聚集对维持正常血液流动起重要作用。但在蛛网膜下腔出血时血小板聚集功能亢进,黏附于血管内皮细胞上,并释放 5-羟色胺,血栓素 A_2 等血管活性物质,引起血管痉挛。有人推测蛛网膜下腔出血时血小板聚集功能亢进与 NO 功能减弱有关,故考虑蛛网膜下腔出血时 NO 功能减弱与脑血管痉挛有密切关系。

2.CVS 分期

由于 CVS 出现的时期不同,可分为三期。

(1)超早期:病后 24 小时内发生者。

(2)早期:病后 2 周以内发生者。一般 4～7 天为高峰期。

(3)晚期:病后 3～4 周发生者。

3.辅助检查

(1)数字减影血管造影(DSA):脑血管造影(数字减影血管造影)不仅是动脉瘤和脑血管畸形诊断的金标准,对脑血管痉挛的阳性检出率也很高,也是诊断血管痉挛的金标准,可清晰显示脑血管各级分支,血管造影可观察到血管内径相对减小。其缺点是不便在蛛网膜下腔出血后多次重复检查。在有条件的情况下,对怀疑有血管痉挛者可考虑行血管造影。病情允许,患者配合的情况下,也可行氙 CT(Xe-CT)检查。

(2)经颅多普勒超声(TCD)血流检测:TCD 是目前检测脑血管痉挛的一种常用方法。其主要优点是无创伤,可连续多次重复检测,可用于动态检测血管痉挛的病程以及评价治疗效果。需要注意的是,TCD 检测的特异性较高,敏感性较低,其测得数值的准确性与负责检测的医师的经验和技术有关,而且由于颅骨厚度的限制,一般只能测定某些特定的颅内血管节段。

(3)操作方法及程序:动态观察双侧半球动脉和颅外段颈内动脉血流速度变化,TCD 检测 1～2 次/天,视患者病情采用连续或间断血流速度检测或监测。动态观察血管搏动指数及 MCA 与颅外段 ICA 血流速比值的变化。

(4)诊断标准:前循环多以大脑中动脉(M1 段主干,深度 50～65 mm)为准,平均血流速度大于 140 cm/s 时可以诊断血管痉挛。

后循环动脉的探测主要集中在椎基底动脉,血管痉挛的诊断速度低限分别是平均血流速 80 cm/s 和 95 cm/s。

在没有全脑充血的情况下,每天大脑中动脉平均血流速度增加 50 cm/s 可视为异常。④Lindegaard 指数(血管痉挛指数),即颅内大脑中动脉平均血流速与颅外段颈内动脉平均血流速比值(V Mmca/V Meica),正常人为 1.7±0.4。Lindegaard 指数常用来作为辅助参考指标来判断血流速度增快是血管痉挛还是全脑充血。当 Lindegaard 指数＞3 时,常认为发生了血管痉挛;而≤3 则认为是全脑充血状态血流动力学改变。

4.CVS 的临床表现

(1)普遍脑循环障碍:定向力、注意力障碍、精神错乱或进行性意识障碍或由昏迷转清醒后再转昏迷,这种意识障碍的动态变化为脑血管痉挛的特点。超早期和早期发生者可以表现为突然发生的一过性症状;晚期发生者可以逐渐发生,持续时间较长,2～3 周恢复。

(2)局部脑循环障碍:失语、单瘫、偏瘫、头痛加重或无欲等。

(3)颅内压增高:头痛、呕吐、视盘水肿、血压升高等,可导致脑疝死亡。颅内压持续超过 45.32 kPa(340 mmH$_2$O)时,提示预后不良。

(4)偶见脑膜刺激征加重者需与蛛网膜下腔出血再发鉴别。

5.CVS 的治疗

(1)钙通道阻滞剂:以口服尼莫地平为主。尼莫地平可通过抑制钙离子进入细胞内,而抑制血管平滑肌的收缩,其对脑血管的作用比对身体任何其他部位的血管作用要强得多。尼莫地平有很高的亲脂性,易通过血-脑屏障。尼莫地平应在蛛网膜下腔出血出血后的 96 小时内开始应用,持续服用 21 天。口服剂量为每次 60 mg,每 4 小时一次。

(2)纠正低血容量和降低血液黏度:输清蛋白、血浆、低分子右旋糖酐以及丹参等。

(3)保持颅内压力正常,改善脑循环和代谢:适当脱水、吸氧、应用肾上腺皮质激素等。

(4)血压的管理:蛛网膜下腔出血患者的高血压治疗是一个难题,特别是当血压升高超过 26.7/14.7 kPa(200/110 mmHg)时,脑血流自动调节上下限间的范围变窄,使得脑灌注更加依赖于动脉血压。所以,对血压积极的冲击治疗必然会使自动调节丧失,导致一定的缺血危险。

因此,理性的态度是不要治疗动脉瘤破裂后的高血压,而避免应用降血压药的同时增加液体摄入可能会降低脑梗死的危险性。对血压极度升高和诊断为末端器官功能迅速进行性恶化的患者,如新发现视网膜病、心力衰竭、肌酐水平升高、蛋白尿或少尿等,应选用降血压药。

(5)保持水电解质平衡:低钠血症和液体限制或血容量下降可以大大增加脑缺血的危险性。因此,除心衰患者外,每天可给予生理盐水 2.5 L 左右,发热患者更应适当增加液体的摄入。

3 周以内脑血管痉挛恢复者,预后较好,很少留有后遗症,恢复的越早,预后越好。3 周后脑血管痉挛症状缓解不明显者,多数可形成永久性管腔狭窄或关闭,同时留有相应的体征。严重者患者可因产生大面积脑梗死、高度脑水肿、脑疝及继发性脑干损害而导致死亡。其死亡率明显高于不伴有脑血管痉挛的病例。

(二)正常颅压脑积水(NPH)

NPH 是一种临床综合征。最常见于蛛网膜下腔出血,其次为脑膜炎(结脑)、头外伤、脑部手术等。另外有相当一部分患者原因不明。约有 16% 的蛛网膜下腔出血患者出现 NPH。

蛛网膜下腔出血后,血液吸收不良造成不同程度的蛛网膜纤维化粘连,影响了蛛网膜颗粒对脑脊液的吸收,导致早期颅内压增高,以后则由于脑脊液生成与吸收调整至平衡状态,颅内压趋于正常,形成 NPH。

1.NPH 的临床表现主要有以下三主征

(1)定向力、注意力障碍、痴呆:出现频率较高。

(2)步态不稳:如醉酒样,出现时间最早。

(3)尿便障碍:早期为尿淋漓、尿失禁,大便失禁较少见。

以上三主症同时出现的患者较少见。

NPH 患者腰穿:颅内压力正常,脑脊液生化、常规检查基本正常。

CT 显示脑室轻度至重度扩张,大多数为中度至重度扩张。NPH 脑室扩张的特点是前角明显变大、变圆;扩张脑室的周边,特别是额角可见透光区,其密度高于脑室、低于白质,这是由于脑室壁室管膜对脑脊液的不正常性吸收,导致脑脊液渗入脑室周围白质所致;一般脑室扩张不伴有脑沟增宽,除非症状十分严重者。

2.NPH 的脑室扩张应与脑萎缩的鉴别

(1)脑萎缩时脑室也可扩大,但脑室形状正常。

(2)脑萎缩时脑室扩大的前角周围无透光区。

(3)脑萎缩时脑沟增宽的程度较脑室扩大明显。

NPH 的治疗:目前内科保守治疗无特效方法,应以外科分流手术治疗为主。

(三)其他

1.全脑缺血

动脉瘤破裂后可能即刻发生不可逆性脑损伤。最可能的解释是由于出血时颅内压升高至动脉压水平长达数分钟,导致了长时间的全脑缺血。这显然不同于迟发性缺血,迟发性缺血为局灶性或多灶性。

2.下丘脑损伤

表现为高热、大汗、应激性上消化道出血、血糖升高及心电图异常等。

3.脑-心综合征

部分患者伴发心电图改变,影响预后,个别患者可伴发急性心肌梗死,甚至导致突然死亡。

4.继发感染

以肺部继发炎症多见。

四、蛛网膜下腔出血的治疗

(一)一般处理及对症治疗

1.保持生命体征稳定

蛛网膜下腔出血确诊后有条件应争取监护治疗,密切监测生命体征和神经系统体征的变化;保持气道通畅,维持稳定的呼吸、循环系统功能。检查和搬动患者时,动作尽量轻。

2.降低颅内压

适当限制液体入量、防治低钠血症、过度换气等都有助于降低颅内压。临床上主要是用脱水剂,常用的有甘露醇、呋塞米、甘油果糖,也可以酌情选用清蛋白。若伴发的脑内血肿体积较大时,应尽早手术清除血肿,降低颅内压以抢救生命。

3.纠正水、电解质平衡紊乱

注意液体出入量平衡。适当补液补钠、调整饮食和静脉补液中晶体胶体的比例可以有效预防低钠血症。低钾血症也较常见,及时纠正可以避免引起或加重心律失常。

4.对症治疗

烦躁者予镇静药,头痛予镇痛药,通便,止咳等。注意慎用阿司匹林等可能影响凝血功能的非甾体抗炎药或吗啡、哌替啶等可能影响呼吸功能的药物。痫性发作时可以短期采用抗癫痫药物如地西泮、卡马西平或者丙戊酸钠。

5.加强护理

就地诊治,卧床休息,减少探视,给予高纤维、高能量饮食,保持尿便通畅。意识障碍者可予鼻胃管,但动作应轻柔,慎防窒息和吸入性肺炎;尿潴留者留置导尿,注意预防尿路感染,采取勤翻身、肢体被动活动、气垫床等措施预防压疮、肺不张和深静脉血栓形成等并发症。如果 DSA 检查证实不是颅内动脉瘤引起的,或者颅内动脉瘤已行手术夹闭或介入栓塞术,没有再出血危险的可以适当缩短卧床时间。

6.预防感染

有无意识障碍均应应用。因该类患者卧床时间长,易导致坠积性肺炎。

(二)防治再出血

1.安静休息

绝对卧床 4～6 周,镇静、镇痛,避免一切可以引起情绪变化的因素,如生气、烦躁、兴奋、疲劳等。避免一切可引起高血压、高颅压的因素,如输液反应、突然用力、便秘、剧咳、声光刺激等。

2.调控血压

去除疼痛等诱因后,如果平均动脉压＞16.7 kPa(125 mmHg)或收缩压＞24.0 kPa(180 mmHg),可在血压监测下使用短效降压药物使血压下降,保持血压稳定在正常或者起病前水平。可选用钙通道阻滞剂、β受体阻滞剂或 ACEI 类等。

3.抗纤溶药物

为了防止动脉瘤周围的血块溶解引起再度出血,可用抗纤维蛋白溶解剂。常用 6-氨基己酸(EACA),初次剂量 4～6 g 溶于 100 mL 生理盐水或者 5％葡萄糖中静脉滴注(15～30 分钟)后一般维持静脉滴注1 g/h,12～24 g/d,使用 2～3 周或到手术前,也可用氨甲苯酸(PA MBA)或氨甲环酸。抗纤溶治疗可以降低再出血的发生率,但同时也增加 CVS 和脑梗死的发生率,建议与钙通道阻滞剂同时使用。

4.预防血管痉挛

主要是钙通道阻滞剂：尼莫地平、尼达尔等，可口服或静脉给药，持续4周左右。

(三)防治脑动脉痉挛及脑缺血

1.维持正常血压和血容量

血压偏高给予降压治疗；在动脉瘤处理后，血压偏低者，首先应去除诱因如减或停脱水和降压药物；予胶体溶液(清蛋白、血浆等)扩容升压；必要时使用升压药物如多巴胺静脉滴注。

2.早期使用尼莫地平

常用剂量 10～20 mg/d，静脉滴注 1 mg/h，共 10～14 天，注意其低血压的不良反应。

3.腰穿放脑脊液或脑脊液置换术

其目的是为了缓解头痛，促进脑室扩张的恢复，促进血液吸收，减少脑血管痉挛。多年来即有人临床应用此法，但缺乏多中心、随机、对照研究。在早期(起病后1～3天)行脑脊液置换可能利于预防脑血管痉挛，减轻后遗症状。剧烈头痛、烦躁等严重脑膜刺激征的患者，可考虑酌情选用，适当放脑脊液或脑脊液置换治疗。注意有诱发颅内感染、再出血及脑疝的危险。

(1)适应证：蛛网膜下腔出血患者发病 3 周以内，且越早越好。蛛网膜下腔出血患者临床分级4级以下者，包括 4 级。第四脑室有积血者应首选。急性期 CT 显示脑室呈中等程度以上扩张者。

(2)禁忌证：蛛网膜下腔出血患者临床分级 5 级者应慎重。蛛网膜下腔出血患者 CT 分型为颅内血肿型及混合型的，血肿直径＞3.0 cm×3.0 cm 者。有慢性枕大孔疝先兆者。

(3)注意事项：首次放液量不超过 3.0 mL。根据前一次腰穿测压结果及脑脊液外观颜色确定下一次腰穿间隔时间(1～7 天)及放液量(4～16 mL)。一律选用高颅压腰穿法。

(四)防治脑积水

1.药物治疗

轻度的急、慢性脑积水都应先行药物治疗，给予乙酰唑胺等药物减少脑脊液分泌，酌情选用甘露醇、呋塞米等。

2.脑室穿刺脑脊液外引流术

脑脊液外引流术适用于蛛网膜下腔出血后脑室积血扩张或形成铸型出现急性脑积水经内科治疗后症状仍进行性加剧，有意识障碍者；或患者年老，心、肺、肾等内脏严重功能障碍，不能耐受开颅手术者。紧急脑室穿刺外引流术可以降低颅内压、改善脑脊液循环，减少梗阻性脑积水和脑血管痉挛的发生，可使 50%～80%的患者临床症状改善，引流术后尽快夹闭动脉瘤。脑脊液外引流术可与脑脊液置换术联合应用。

3.脑脊液分流术

慢性脑积水多数经内科治疗可逆转，如内科治疗无效或脑室脑脊液外引流效果不佳，CT 或MRI 见脑室明显扩大者，要及时行脑室-心房或脑室-腹腔分流术，以防加重脑损害。

(五)病变血管的处理

1.血管内介入治疗

介入治疗不需要开颅和全身麻醉，对循环影响小，近年来已经广泛应用于颅内动脉瘤治疗。术前须控制血压，使用尼莫地平预防血管痉挛，动脉瘤性蛛网膜下腔出血，Hunt 和 Hess 分级≤Ⅲ级时，多早期行 DSA 检查确定动脉瘤部位及大小形态，选择栓塞材料行瘤体栓塞或者载瘤动脉的闭塞术。颅内动静脉畸形(AVM)有适应证者也可以采用介入治疗闭塞病变动脉。

2.外科手术

(1)颅内动脉瘤:需要综合考虑动脉瘤的复杂性、手术难易程度、患者临床情况的分级等以决定手术时机。动脉瘤性蛛网膜下腔出血倾向于早期外科治疗;一般 Hunt 和 Hess 分级≤Ⅲ级时多主张早期(3 天内)手术行夹闭动脉瘤或者介入栓塞术。Ⅳ、Ⅴ级患者经药物保守治疗情况好转后可行延迟性手术(10～14 天)。外科治疗对于防止动脉瘤再发,减少并发症,降低死亡率具有十分重要的意义,是彻底治疗蛛网膜下腔出血的有效方法。

(2)脑血管畸形。①根据形态分类:动静脉畸形,海绵状血管瘤,静脉畸形,毛细血管扩张症,后三种于血管造影片中多不显影,故有人称隐匿性血管畸形。手术治疗的目的是防止出血和改善神经功能。②根据畸形大小分为:小型,最大径＜2 cm,中型 2～4 cm,大型 4～6 cm,巨型＞6 cm。③根据血流动力学分为:高血流量,如动静脉畸形;低血流量,如海绵状血管瘤、静脉畸形、毛细血管扩张症。

(3)立体定向放射治疗(γ 刀治疗):主要用于小型 AVM 以及栓塞或手术治疗后残余病灶的治疗。《中国脑血管病防治指南》(2005 年版)对蛛网膜下腔出血诊治的建议:①有条件的医疗单位,蛛网膜下腔出血患者应由神经外科医师首诊,并收住院诊治;如为神经内科首诊者,亦应请神经外科会诊,尽早查明病因,进行治疗。②蛛网膜下腔出血的诊断检查首选颅脑 CT,动态观察有助了解出血吸收、再出血、继发脑损害等。③临床表现典型,而 CT 无出血征象,可谨慎腰穿脑脊液检查,以获得确诊。④条件具备的医院应争取作脑血管影像学检查,怀疑动脉瘤时须尽早行 DSA 检查,如患者不愿作 DSA 时也可先行 MRA 或 CTA。⑤积极的内科治疗有助于稳定病情和功能恢复。为防再出血、继发出血等,可考虑抗纤溶药与钙通道阻滞剂合用。

(李　锋)

第十三节　静脉窦及脑静脉血栓形成

颅内静脉窦及静脉均可形成血栓,是脑血管病的特殊类型。按病变性质不同而分为非感染性(原发性)和感染性(继发性)两类。前者又称消耗性血栓;后者又称化脓性血栓形成或血栓性静脉炎和静脉窦炎,临床少见。

一、病因及病理

(一)病因

非感染性颅内静脉系统血栓形成多与血流淤滞或"高凝性"有关,常发生于消耗性疾病(如晚期癌症、恶病质)、颅脑外伤、心脏病、血液病(严重贫血、真性红细胞增多症、高凝状态等)、高热以及产褥期、口服避孕药等。感染性颅内静脉系统血栓形成多继发于头面部的感染(如眼眶、面部、中耳、乳突或鼻窦感染、脑膜炎、硬脑膜下脓肿等)以及败血症等。单纯脑静脉血栓形成较少见,大多数由静脉窦血栓扩张而来。

(二)病理检查

病理检查可见窦血管内血块凝固,有的重新沟通。窦壁有的可见坏死且有红细胞渗入到脑组织和脑脊液中。脑组织水肿,白质内可出现多灶性点状出血,有时可见到出血性梗死或软化。

严重感染者窦内积脓,常伴有脑膜炎、脑脓肿、脑梗死等。

二、临床表现

静脉窦互相沟通,吻合支丰富,故小的血栓可不产生症状。若血栓使静脉窦完全阻塞,则可导致静脉回流和脑脊液循环受阻,引起脑组织水肿、软化、坏死、梗死、出血及颅内压增高等表现。对感染性者,除上述局灶性症状外,尚可见局部或全身感染征象。窦性症状主要是局部静脉回流障碍所致,视受累的静脉窦不同其症状而有所不同。

(1)海绵窦血栓形成多继发于眼眶周围、鼻部及面部的化脓性感染。①起病急骤、高热、畏寒、剧烈头痛伴呕吐。②眶内静脉回流受阻致眼球突出,眼睑、眶周及结膜充血水肿。由于双侧海绵窦由环窦相连,故极易扩展到对侧,致双侧均出现上述症状,此点有重要诊断价值。③由于穿行海绵窦的动眼、滑车、展神经及三叉神经眼支和上颌支受累,出现海绵窦综合征,表现为眼球向各方向活动受限、瞳孔散大、对光反射及角膜反射迟钝或消失、眼球疼痛及面部感觉障碍。④少数患者可有视盘水肿,继发性视神经萎缩伴视力减退或失明。⑤血及脑脊液均呈炎症性改变,可培养出细菌,常伴脑脓肿、化脓性脑膜炎、败血症等。

(2)上矢状窦血栓形成多属非感染性,临床表现与血栓的部位及梗死的程度有关。①常以亚急性发病。②早期即出现颅内高压症,如头痛、呕吐、视盘水肿等,患儿可出现囟门膨胀及颅骨分离等。③精神意识障碍,如呆滞、嗜睡及昏迷。④癫痫发作,呈全身性、局限性或感觉性发作。⑤双下肢瘫痪,伴膀胱功能障碍,系由于大脑上静脉组受累所致,也可出现上肢瘫痪,但较轻,瘫痪常先后发生在双侧肢体。⑥可有皮质型感觉障碍。⑦脑脊液压力增高,可见红细胞或黄变。

(3)横窦与乙状窦血栓形成,常继发于化脓性中耳炎或乳突炎。①患侧乳突疼痛与压痛,周围可有静脉充盈,如扩延到颈静脉,则颈静脉变粗硬,并有压痛,以致颈部强直,活动减少。②颅内高压症。③严重者出现精神症状和意识障碍。④可有舌咽神经、迷走神经及副神经受损症状。如吞咽困难、饮水呛咳、构音不清等。若累及其他静脉窦及脑神经,则可出现相应症状。⑤可有血及脑脊液的炎性改变,可培养出细菌。腰椎穿刺作压颈试验时,压迫患侧颈静脉压力无变化,而压迫健侧时压力迅速上升,说明乙状窦有阻塞现象。

(4)大脑皮质静脉血栓形成大多由静脉窦血栓扩展而来,单独出现者少见。①颅内高压症。②意识障碍及精神症状。③癫痫发作,局限性发作多见。④肢体瘫痪及皮质感觉障碍等,由于血栓形成的部位、范围、程度不同,所以临床表现错综复杂,如血栓扩延到大脑大静脉就可引起昏迷,常并发于脑及基底核受损症状,若因脑室出血而呈现去皮质强直与高热等表现,则提示预后不良。

三、辅助检查

(一)脑脊液

脑脊液压力常升高可呈血性脑脊液,感染性血栓还可见白细胞增高、糖降低等炎性改变。

(二)放射性核素脑扫描

放射性核素脑扫描可见矢状窦旁有放射性核素浓集区,或有脑梗死表现。

(三)脑血管造影与静脉窦造影

静脉窦脑血管造影可显示窦内血栓,静脉窦直接造影可见血栓的轮廓。

(四)脑CT增强扫描

脑CT增强扫描可确切显示病灶部位。

（五）脑 MRI 扫描

脑 MRI 可直接显示颅内静脉窦及较大的静脉,又可显示静脉窦血栓引起的各种病变,兼备脑血管造影与 CT 的优点。

四、诊断

颅内静脉窦及脑静脉血栓形成的临床表现复杂,除海绵窦外,其他均缺乏特异性的症状与体征,故诊断较困难,需结合病史及辅助检查综合分析才能确诊。

五、治疗

（1）对非感染性者,应积极纠正全身衰竭及脱水状态,降低血液黏度,改善微循环,调节水、电解质平衡。

（2）对感染性者,应积极处理颜面部疖肿、副鼻窦炎、中耳炎及乳突炎等原发病灶。

（3）抗感染对感染性血栓,联合使用大量、敏感的抗生素非常重要,常用青霉素每天1 000 万 U～2 000 万 U,静脉滴注,配以氯霉素 1～2 g/d,静脉滴注,亦可用氨苄西林 6～12 g/d,静脉滴注,退热后仍需用药 2 周以上,以防复发。一般用药时间不宜少于 1 个月。

（4）肾上腺皮质激素有减轻毒血症状、减轻脑水肿、降低颅内压的作用,常用地塞米松10 mg/d,静脉滴注,必须与足量的抗生素合用。

（5）使用甘露醇等高渗性脱水药,以降低颅内压,防止脑疝的发生。

（6）有癫痫发作及疼痛者,给予抗癫痫药及镇痛药。

（7）必要时可行手术治疗,包括颞下减压术及分流手术。

（孙　彬）

第十四节　脑底异常血管网病

脑底异常血管网病是颈内动脉虹吸部及大脑前、中动脉起始部进行性狭窄或闭塞以及颅底软脑膜、穿通动脉形成细小密集的吻合血管网为特征的脑血管疾病。脑血管造影显示密集成堆的小血管影像,酷似吸烟时吐出的烟雾,故又称烟雾病,最初在日本报道。

一、病因及发病机制

本病病因不清,可能是一种先天性血管畸形某些病例有家族史,母子或同胞中有类似患病者;有些病例与其他先天性疾病并存;亦可能是多种后天性炎症、外伤等因素引起,多数病例发病前有上呼吸道感染或扁桃腺炎、系统性红斑狼疮、钩端螺旋体感染史,我国学者报道的半数病例与钩端螺旋体感染有关。本病呈阶梯式进展,当某一支血管发生闭塞时,由于血流中断而出现临床事件,侧支循环形成代偿后又得以恢复,这种过程可反复发生。脑底异常血管网形成后可并发动脉瘤,一旦破裂出血可导致反复发生的脑实质内出血或（和）蛛网膜下腔出血。

二、病理

脑底部和半球深部有许多畸形增生和扩张的血管网,管壁薄,偶见动脉瘤形成。在疾病各阶段均可见脑梗死、脑出血或蛛网膜下腔出血等病理改变。主要病理改变是受累动脉内膜明显增厚、内弹力纤维层高度迂曲断裂、中层萎缩变薄、外膜改变较少,通常无炎症性改变,偶见淋巴细胞浸润。

三、临床表现

(1)约半数病例在 10 岁以前发病,11~40 岁发病约占 40%,以儿童和青年多见。TIA、脑卒中、头痛、癫痫发作和智能减退等是本病常见的临床表现,并有年龄差异。

(2)儿童患者以缺血性脑卒中或 TIA 为主,常见偏瘫、偏身感觉障碍或(和)偏盲,优势半球受损可有失语,非优势半球受损多有失用或忽视。两侧肢体可交替出现轻偏瘫或反复发作,单独出现的 TIA 可为急性脑梗死的先兆,部分病例有智能减退和抽搐发作;头痛也较常见,与脑底异常血管网的舒缩有关。约 10% 的病例出现脑出血或蛛网膜下腔出血,个别病例可有不自主运动。

(3)成年患者多见出血性卒中,蛛网膜下腔出血多于脑出血;约 20% 为缺血性脑卒中,部分病例表现为反复的晕厥发作。与囊状动脉瘤所致的蛛网膜下腔出血相比,本病患者神经系统局灶症状如偏瘫、偏身感觉障碍、视盘水肿等发生率较高;脑出血虽发病时较重,但大多数恢复较好,有复发倾向。

四、诊断

如果儿童和青壮年患者反复出现不明原因的 TIA、急性脑梗死、脑出血和蛛网膜下腔出血,又无高血压及动脉硬化证据时,应想到本病的可能。本病确诊依赖于以下辅助检查。

(1)数字减影血管造影(DSA)时,常可发现一侧或双侧颈内动脉虹吸段、大脑中动脉及前动脉起始部狭窄或闭塞,脑底部及大脑半球深部的异常血管网,动脉间侧支循环吻合网及部分代偿性增粗的血管;在疾病的不同时期患儿的血管影像改变可不同。

(2)MRI 可显示脑梗死、脑出血和蛛网膜下腔出血,MRA 可见狭窄或闭塞的血管部位和脑底的异常血管网,正常血管的流空现象消失等。

(3)CT 可显示脑梗死、脑出血或蛛网膜下腔出血部位和病灶范围,脑梗死病灶多位于皮层和皮层下,特别是额、顶、颞叶和基底节区;脑出血多见于额叶,病灶形态多不规则。

(4)TCD、PET、SPECT、躯体感觉诱发电位、局部脑血流测定等不能提供直接诊断证据。

(5)血沉、抗链"O"、黏蛋白、C 反应蛋白、类风湿因子、抗核抗体、抗磷脂抗体浓度、钩体免疫试验、血小板黏附和聚集性试验等,对确定结缔组织病、钩端螺旋体感染等是必要的。

五、治疗

可依据患者的个体情况选择治疗方法。

(1)针对病因治疗。如与钩端螺旋体、梅毒螺旋体、结核和病毒感染有关,应针对病因治疗;合并结缔组织病者可给予皮质类固醇和其他免疫抑制剂治疗。

(2)TIA、脑梗死、脑出血或蛛网膜下腔出血可依据一般的治疗原则和方法。

(3)对原因不明者可试用血管扩张剂、钙通道阻滞剂、抗血小板聚集剂和中药(丹参、川芎、葛根)等治疗一般不用皮质类固醇激素。

(4)手术治疗。对发作频繁、颅内动脉狭窄或严重闭塞者,特别是儿童患者,可考虑旁路手术。如颞浅动脉与大脑中动脉皮层支、硬脑膜动脉的多血管吻合、颞肌移植或大网膜移植等,促进侧支循环的形成,改善脑供血。

六、预后

本病预后较好,病死率为 4.8％～9.8％。临床症状可反复发作,发作间期为数天至数年。儿童患者在一定时间内多呈进行性发展,但进展较缓慢,成年患者病情趋于稳定。

（孙　彬）

第十五节　先天性颈内动脉异常

一、颈内动脉纤维肌肉发育不良

（一）病理

其主要特征是发育异常的节段性血管壁畸形,亦可合并颈动脉夹层、完全性颈动脉闭塞、经脑梗死或 TIA,常伴有颅内动脉瘤。文献中报道颈外内动脉纤维肌肉发育不良 21％～51％伴发颅内科动脉瘤。

Stanley 根据组织学变化将颈内动脉纤维肌肉发育不良分为四种类型:①动脉内膜纤维组织增生。②中层增生。③中层纤维肌肉增生。④动脉中层周围发育不良。其中以纤维肌肉增生最为常见。

近年来的超微结构研究发现颈内动脉的平滑肌细胞呈纤维细胞变形是血管壁内的主要病理变化。Bellot 报道动脉内膜发育不良致颈内动脉纤维肌肉发育不良,主要累及大动脉,最先发现在肾动脉,多影响分支少的长动脉。最常见的部位是颈内动脉的颅外段,累及椎动脉较少,约占25％。颈内动脉近端部分均不受影响。病变一般局限于颈内动脉第二颈椎水平处,其远端亦不受累。60％～80％的患者同时累及双侧颈内动脉。

（二）病因

其病因目前尚未明确。认为它是一种少见的非动脉硬化性非炎性节段性动脉性疾病。近来的电镜研究结果认为它是一种先天性胚层疾病,为一种均匀的形态发育过程中的异常。因血管壁内的内膜或中膜或外膜发育不良而致畸。女性激素可能是一种诱因。代谢及免疫因素亦有关。

（三）临床表现

1.年龄与性别

以中青年为高发年龄,发病年龄多在 27～86 岁,亦侵及儿童。平均年龄约 50 岁。文献中报道 50 岁以上的女性发病率高,而日本则报道以男性为主。

2.伴发疾病

约 50％患者可伴发出血性疾病,约 2/3 的患者伴有高血压,21％～51％的患者伴有动脉瘤,偶可伴有脑动脉阻塞。

3.症状与体征

患者可以没有症状或出现动脉分布区的脑缺血症状,其中以头痛最为常见,可能因管状狭窄的动脉内激活的血小板释放血管活性物质的作用所致。搏动性耳鸣在伴有多发性动脉异常者常见。压迫星状颈交感神经节发出的交感神经纤维可出现 Horner 综合征。31%的患者并发缺血性脑血管病。颈动脉窦的神经纤维受累可发生晕厥。椎动脉狭窄可引起眩晕。据 Bergan 报告的 101 例患者的临床统计,颈动脉杂音 77%,TIA 41.4%,高血压 33%,非局限性神经症状 31%,心脏杂音 23%,黑矇 23%,完全性脑卒中 22%,心电图异常 17%,非症状性杂音 8%,延长的缺血发作 2%,其他 6%。其他少见的表现有心律不齐、癫痫、听力损害、心绞痛、潮红发作、冠心病及心肌梗死等。

4.脑血管造影

由于节段性动脉中层纤维增厚和中层弹性组织消失、变薄交替出现,造成动脉管腔狭窄与扩张相混杂。因此,脑血管造影上的典型特征是不规则的串球状变形或扭结畸形。根据脑血管造影可将之分为三种类型。

(1)Ⅰ型:呈典型串珠样型,被累及的血管节段上血管腔有多处收缩,在两处收缩之间血管腔宽度正常。

(2)Ⅱ型:又分为两亚型,Ⅱa 型血管腔狭窄伴有或不伴有进一步收缩,Ⅱb 型在血管的狭窄节段,管腔狭窄伴有颈动脉瘤样扩张。

(3)Ⅲ型:动脉伴有半圆周损害,损害集中在血管壁的一侧,呈憩室样平滑的或有皮纹的袋状。

(四)诊断与鉴别诊断

以往由于人们对此病认识不足,加之有些患者无明显症状,故早期诊断较为困难。凡中老年女性伴有多发性原因不明的症状,如头痛、耳鸣、眩晕、心律不齐及晕厥等,应想到本病的可能。若肾动脉造影发现有动脉纤维肌肉发育不良者,应常规行脑血管造影。确诊有赖于脑血管造影及手术病理检查。此病尚需要与动脉粥样硬化症、动脉痉挛、颈动脉炎及颈动脉发育不良等相鉴别。

(五)治疗与治疗效果

颈内动脉纤维肌肉发育不良的自然病史目前尚不清楚。由于它是一种进展非常缓慢的病变,目前对该病治疗主要是手术切除病变段动脉并行大隐静脉移植。Morris 首先提出用外科方法治疗此病。1970 年以来人们开始用管腔内分度扩张技术治疗。对狭窄的血管用由小到大的不同直径的扩张器(直径1.5~4 mm),使狭窄的血管扩大到正常。管腔内扩张须反复多次应用,否则,易再度出现狭窄或闭塞。操作时应防止血管穿孔,有时脑内扩张术与颈内动脉内膜切除术联合应用更为有效。其病变部位便于手术时,可将病变段切除,作静脉移植术。对无症状的颈内动脉纤维肌肉发育不良的患者,预防性手术治疗似无必要,对仅有 TIA 者,可用血小板抑制剂治疗。激素治疗无效。

二、先天性颈内动脉发育不全或缺失

先天性颈内动脉发育不全,是指颈内动脉的一部分在突然狭窄的近端轻度扩大。颈内动脉缺失一般是指由于颈内动脉在胚胎发育时缺陷而引起的颈内动脉完全缺如,可为一侧或两侧颈内动脉缺失。两者均是罕见的先天性脑血管病。先天性颈内动脉发育不全最早由 Hyrtl 于

1836年报道。颈内动脉发育不全或缺失在人类罕见,估计少于0.01%。在合并其他畸形而死亡的婴儿尸解中可以见到上述异常病变,在脑血管造影时偶尔也可发现。有人统计7000例颈动脉造影,在140例非动脉硬化性血管病中,有3例颈内动脉发育不全。

一侧颈内动脉发育不全或缺失,可导致对侧动脉代偿性扩张,基底动脉增粗扩张。由于对侧颈内动脉或基底动脉的侧支循环,一侧或两侧颈内动脉发育不全或缺失可不出现症状。但亦可出现偏瘫、短暂性缺血性发作,有的早期癫痫发作。基底动脉扩张可压迫后组脑神经,出现后组脑神经麻痹症状。颈内动脉代偿性扩张或伴发的动脉瘤破裂,可发生蛛网膜下腔出血。颈内动脉发育不全或缺失可伴有Willis环发育异常、颅内动脉瘤及侧支吻合血管扩张,并常伴有其他先天性畸形,故患者多在婴儿期死亡。

三、先天性颈内动脉弯曲和扭结

胎儿的颈内动脉在舌咽动脉通过处常常是弯曲的,若在儿童期仍弯曲或发生扭结,则是一种先天性异常。先天性颈内动脉弯曲和扭结临床上少见,成年人由于后天性动脉变性而使局部动脉弯曲和扭结成角,也时有发生。事实上,许多报道的在所有症状性颈动脉供血不足的患者中,有15%～20%是由这些畸形造成的。当颈部转动时,弯曲的动脉进一步扭结,甚至阻塞,导致脑供血不足,扭结段动脉的内膜受到损伤,为血栓形成袖提供了病理基础。形态学上,颈动脉弯曲和扭结可分为三类:①Ⅰ型(弯曲型),血管呈S或C外状,常伴有扩张,弯曲角度不锐利,对血流无明显的影响,这种畸形可为先天性或动脉硬化性。②Ⅱ型学(盘绕型),血管绕其轴线呈袢状或螺旋状异常延长,常为双侧或对称性,这种畸形可能为先天性的。③Ⅲ型(扭结型),血管较正常者长,伴有一个或多个锐角弯曲,且常有狭窄,角度过锐或狭窄时,可导致血流量显著下降,甚至造成暂时血流中断,此型是动脉硬化和(或)肌纤维增生所致。这三型可合并存在,以Ⅰ与Ⅲ型并存最常见。

颈内动脉扭结使颈动脉窦扩张,引起反射性低血压和心动过缓。上述病变都可引起脑动脉供血不足而出现相应的神经系统症状和体征,例如癫痫发作、短暂性偏瘫、偏盲和语言困难等,在颈内动脉弯曲的患者中,轻型缺血性卒中的发病率较高。

对于反复一过性脑缺血发作,确诊为一侧颈内动脉弯曲或扭结,而又无其他血管病理性改变来解释神经症状者,可考虑手术治疗。手术的参考适应证为:①必须肯定颈动脉弯曲或扭结与脑供血不足之间有明确的关系。②血管病变必须位于手术可及的部位。③神经病学上的缺陷必须是中度和暂时性的。

现行的手术方式有三种:①颈内动脉切除吻合术,即将过度长的一段颈内动脉切除,将其拉直,行端端吻合与血管重建。②颈总动脉切除吻合术,方法与上者类似,但手术部位位于颈总动脉,这种手术适合于颈动脉分叉较高或颈外动脉也有弯曲的患者。③颈内动脉移植术,将颈内动脉从起源处切断,并于颈总动脉球处缝合其切口,将血管的断端移植于颈总动脉,行端侧吻合。这种手术适应于分叉较低的患者。由于这种手术方法简单、安全,还能保留颈动脉球的压力感受器,故多采用后种手术方式治疗。

(孙 彬)

第十六节　颈动脉粥样硬化

颈动脉粥样硬化是指双侧颈总动脉、颈总动脉分叉处及颈内动脉颅外段的管壁僵硬,内膜-中层增厚(IMT),内膜下脂质沉积,斑块形成以及管腔狭窄,最终可导致脑缺血性损害。

颈动脉粥样硬化与种族有关,白种男性老年人颈动脉粥样硬化的发病率最高,在美国约35%的缺血性脑血管病由颈动脉粥样硬化引起,因此对颈动脉粥样硬化的防治一直是西方国家研究的热点,如北美症状性颈动脉内膜切除试验(NASCET)和欧洲颈动脉外科试验(ECST)。我国对颈动脉粥样硬化的研究起步较晚,目前尚缺乏像 NASCET 和 EC-ST 等大宗试验数据,但随着诊断技术的发展,如高分辨率颈部双功超声、磁共振血管造影、TCD 等的应用,人们对颈动脉粥样硬化在脑血管疾病中重要性的认识已明显提高,我国现已开展颈动脉内膜剥脱术及经皮血管内支架形成等治疗。

颈动脉粥样硬化的危险因素与一般动脉粥样硬化相似,如高血压、糖尿病、高血脂、吸烟、肥胖等。颈动脉粥样硬化引起脑缺血的机制有两点:①动脉-动脉栓塞,栓子可以是粥样斑块基础上形成的附壁血栓脱落,或斑块本身破裂脱落。②血流动力学障碍。人们一直以为血流动力学障碍是颈动脉粥样硬化引起脑缺血的主要发病机制,因此把高度颈动脉狭窄(>70%)作为防治的重点,如采用颅外-颅内分流术以改善远端供血,但结果并未能降低同侧卒中的发病率,原因是颅外-颅内分流术并未能消除栓子源,仅仅是绕道而不是消除颈动脉斑,因此不能预防栓塞性卒中。现已认为脑缺血的产生与斑块本身的结构和功能状态密切相关,斑块的稳定性较之斑块的体积有更大的临床意义。动脉-动脉栓塞可能是缺血性脑血管病最主要的病因,颈动脉粥样硬化斑块是脑循环动脉源性栓子的重要来源。因此,有必要提高对颈动脉粥样硬化的认识,并在临床工作中加强对颈动脉粥样硬化的防治。

一、临床表现

颈动脉粥样硬化引起的临床症状,主要为 TIA 及脑梗死。

（一）TIA

脑缺血症状多在 2 分钟(<5 分钟)内达高峰,多数持续 2~15 分钟,仅数秒的发作一般不是TIA。TIA 持续时间越长(<24 小时),遗留梗死灶的可能性越大,称为伴一过性体征的脑梗死,不过在治疗上与传统 TIA 并无区别。

1.运动和感觉症状

运动症状包括单侧肢体无力,动作笨拙或瘫痪。感觉症状为对侧肢体麻木和感觉减退。运动和感觉症状往往同时出现,但也可以是纯运动或纯感觉障碍。肢体瘫痪的程度从肌力轻度减退至完全性瘫痪,肢体麻木可无客观的浅感觉减退。如果出现一过性失语,提示优势半球 TIA。

2.视觉症状

一过性单眼黑矇是同侧颈内动脉狭窄较特异的症状,患者常描述为"垂直下沉的阴影",或像"窗帘拉拢"。典型发作持续仅数秒或数分钟,并可反复、刻板发作。若患者有一过性单眼黑矇伴对侧肢体 TIA,则高度提示黑矇侧颈动脉粥样硬化狭窄。

严重颈动脉狭窄可引起一种少见的视觉障碍,当患者暴露在阳光下时,病变同侧单眼失明,在回到较暗环境后数分钟或数小时视力才能逐渐恢复。其发生的机制尚未明。

3.震颤

颈动脉粥样硬化可引起肢体震颤,往往在姿势改变、行走或颈部过伸时出现。这种震颤常发生在肢体远端、单侧,较粗大,且无节律性(3~12 Hz),持续数秒至数分钟,发作时不伴意识改变。脑缺血产生肢体震颤的原因也未明。

4.颈部杂音

颈动脉粥样硬化使动脉部分狭窄,血液出现涡流,用听诊器可听到杂音。下颌角处舒张期杂音高度提示颈动脉狭窄。颈内动脉虹吸段狭窄可出现同侧眼部杂音。但杂音对颈动脉粥样硬化无定性及定位意义,仅 50%~60% 的颈部杂音与颈动脉粥样硬化有关,在 45 岁以上人群中,3%~4% 有无症状颈部杂音。过轻或过重的狭窄由于不能形成涡流,因此常无杂音。当一侧颈动脉高度狭窄或闭塞时,病变对侧也可出现杂音。

(二)脑梗死

颈动脉粥样硬化可引起脑梗死,出现持久性的神经功能缺失,在头颅 CT、MRI 扫描可显示大脑中动脉和(或)大脑前动脉供血区基底节及皮质下梗死灶,梗死灶部位与临床表现相符。与其他病因所致的脑梗死不同,颈动脉粥样硬化引起的脑梗死常先有 TIA,可呈阶梯状发病。

二、诊断

(一)超声检查

超声检查可评价早期颈动脉粥样硬化及病变的进展程度,是一种方便、常用的方法。国外近 70% 的颈动脉粥样硬化患者经超声检查即可确诊。在超声检查中应用较多的是双功能超声(DUS)。DUS 是多普勒血流超声与显像超声相结合,能反映颈动脉血管壁、斑块形态及血流动力学变化。其测定参数包括颈动脉内膜、内膜-中层厚度(IMT)、斑块大小及斑块形态、测量管壁内径并计算狭窄程度以及颈动脉血流速度。IMT 是反映早期颈动脉硬化的指标,若 IMT ≥1 mm 即提示有早期动脉硬化。斑块常发生在颈总动脉分叉处及颈内动脉起始段,根据形态分为扁平型、软斑、硬斑和溃疡型四型。斑块的形态较斑块的体积有更重要的临床意义,不稳定的斑块如软斑,特别是溃疡斑,更易合并脑血管疾病。目前有四种方法来计算颈动脉狭窄程度:NASCET 法、ECST 法、CC 法和 CSI 法。采用较多的是 NASCET 法:狭窄率=[1-最小残存管径(MRI)/狭窄远端管径(DL)]×100%。依据血流速度增高的程度,可粗略判断管腔的狭窄程度。

随着超声检查分辨率的提高,特别是其对斑块形态和溃疡的准确评价,使 DUS 在颈动脉粥样硬化的诊断和治疗方法的选择上具有越来越重要的临床实用价值。但 DUS 也有一定的局限性,超声检查与操作者的经验密切相关,其结果的准确性易受人为因素影响。另外,DUS 不易区别高度狭窄与完全性闭塞,而两者的治疗方法截然不同。因此,当 DUS 提示动脉闭塞时,应做血管造影证实。

(二)磁共振血管造影

磁共振血管造影(MRA)是 20 世纪 80 年代出现的一项无创性新技术,检查时不需注射对比剂,对人体无损害。MRA 对颈动脉粥样硬化评价的准确性在 85% 以上,若与 DUS 相结合,则可大大提高无创性检查的精确度。只有当 DUS 与 MRA 检查结果不一致时,才需做血管造影。MRA 的局限性在于费用昂贵,对狭窄程度的评价有偏大倾向。

（三）血管造影

血管造影,特别是数字减影血管造影（DSA）,仍然是判断颈动脉狭窄的金标准。在选择是否采用手术治疗和手术治疗方案时,相当多患者仍需做 DSA。血管造影的特点在于对血管狭窄的判断有很高的准确性。缺点是不易判断斑块的形态。

（四）鉴别诊断

（1）椎-基底动脉系统 TIA:当患者表现为双侧运动或感觉障碍,眩晕、复视、构音障碍、同向视野缺失时,应考虑是后循环病变而非颈动脉粥样硬化。一些交替性的神经症状,如先左侧然后右侧的偏瘫,往往提示后循环病变、心源性栓塞或弥散性血管病变。

（2）偏头痛:25%～35%的缺血性脑血管病伴有头痛,且典型偏头痛发作也可伴发神经系统定位体征,易与 TIA 混淆。两者的区别在于偏头痛引起的定位体征为兴奋性的,如感觉过敏,视幻觉,不自主运动等。偏头痛患者常有类似的反复发作史和家族史。

三、治疗

治疗动脉粥样硬化的方法亦适用于颈动脉粥样硬化,如戒烟,加强体育活动,减轻肥胖,控制高血压及降低血脂等。

（一）内科治疗

内科治疗的目的在于阻止动脉粥样硬化的进展,预防脑缺血的发生以及预防手术后病变的复发。目前尚未完全证实内科治疗可逆转和消退颈动脉粥样硬化。

（1）抗血小板聚集药治疗:抗血小板聚集药治疗的目的是阻止动脉粥样硬化斑块表面生成血栓,预防脑缺血的发作。阿司匹林是目前使用最广泛的抗血小板药,长期服用可较显著地降低心脑血管疾病发生的危险性。阿司匹林的剂量 30～1 300 mg/d 均有效。目前还没有证据说明大剂量阿司匹林较小剂量更有效,因此对绝大多数患者而言,50～325 mg/d 是推荐剂量。对阿司匹林治疗无效的患者,一般不主张用加大剂量来增强疗效。此时可选择替换其他抗血小板聚集药,如抵克得力等,或改用口服抗凝剂。抵克得力的作用较阿司匹林强,但不良反应也大。

（2）抗凝治疗:当颈动脉粥样硬化患者抗血小板聚集药治疗无效,或不能耐受抗血小板聚集药治疗时,可采用抗凝治疗。最常用的口服抗凝剂是华法林。

（二）颈动脉内膜剥脱术

对高度狭窄（70%～99%）的症状性颈动脉粥样硬化患者,首选的治疗方法是动脉内膜剥脱术（CEA）。国外自 20 世纪 50 年代开展 CEA 至今已有 40 年历史,其术式已有极大的改良,在美国每年有 10 万人因颈动脉狭窄接受 CEA 治疗,CEA 不仅减少了脑血管疾病的发病率,也降低了因反复发作脑缺血而增加医疗费用。我国现已开展此项医疗技术。

四、康复

对于无症状性颈动脉粥样硬化,年龄与颈动脉粥样硬化密切相关,被认为是颈动脉粥样硬化的主要危险因素之一。国内一组 1 095 例无症状人群的 DUS 普查发现:60 岁以下、60～70 岁和 70 岁以上人群,颈动脉粥样硬化的发病率分别是 3.7%、24.2% 以及 54.8%。若患者有冠心病或周围血管病,则约 1/3 的患者一侧颈动脉粥样硬化狭窄程度超过 50%。因此,对高龄,特别是具有动脉粥样硬化危险因素的患者,应考虑到无症状性颈动脉粥样硬化的可能,查体时注意有无颈部血管杂音,必要时选作相应的辅助检查。

有报道无症状性颈动脉狭窄的 3 年卒中危险率为 2.1％。从理论上讲,无症状性颈动脉粥样硬化随着病情的发展,特别是狭窄程度超过 50％的患者,产生 TIA、脑梗死等临床症状的可能性增大,欧洲一项针对无症状性颈动脉粥样硬化的研究表明,颈动脉狭窄程度越高,3 年卒中危险率增加。

　　由于无症状性颈动脉粥样硬化 3 年卒中危险率仅 2.1％,因此对狭窄程度超过 70％的无症状患者,是否采用颈动脉内膜剥脱术,目前尚无定论。由于手术本身的危险性,因此,目前对无症状性颈动脉粥样硬化仍以内科治疗为主,同时密切随访。

（郑　俊）

第十七节　脑动脉硬化症

　　脑动脉硬化症是指在全身动脉硬化的基础上,脑部血管的弥漫性硬化、管腔狭窄及小动脉闭塞,供应脑实质的血流减少,神经细胞变性而引起的一系列神经与精神症状。本病发病年龄大多在 50 岁以上。脑动脉硬化的好发部位多位于颈动脉分叉水平,而颈总动脉的起始部很少发生。

一、病因及发病机制

　　该病病因尚未完全明了,大多数学者认为与下列因素有关。

　　(一)脂质代谢障碍和内膜损伤

　　脂质代谢障碍和内膜损伤是导致动脉粥样硬化最早和最主要的原因。早期病变发生于内膜,大量中性脂肪、胆固醇由浆中移出而沉积于血管壁的内膜上形成粥样硬化斑块。

　　(二)血流动力学因素的作用

　　脂质进入和移出内膜的速度经常处于动态的平衡。但在动脉分叉处、弯曲处、动脉成角、转向处或内膜表面不规则时,可影响血液的流层,使血液汹涌而形成旋涡流、湍流,由于高切应力和湍流的机械性损伤,致使内膜进一步损伤。血浆中的脂质向损伤的内膜移动占优势,致使高浓度的乳糜微粒及脂蛋白多聚在这一区域,加速动脉粥样硬化的发生及发展。

　　(三)血小板聚集作用

　　近年来应用扫描电子显微镜的研究发现,血小板易在动脉分叉处聚集,血小板与内皮细胞的相互作用而使内膜发生损伤,血小板在内皮细胞损伤处容易黏附,继而聚集,其结果是血小板血栓形成。

　　(四)高密度脂蛋白与动脉粥样硬化

　　高密度脂蛋白(HDL)与乳糜微粒(CM)及极低密度脂蛋白(VLDL)的代谢途径有密切关系。现已发现动脉粥样硬化患者血清高密度脂蛋白降低,故认为高密度脂蛋白降低可导致动脉粥样硬化。

　　(五)高血压与动脉粥样硬化

　　高血压是动脉粥样硬化的重要因素,患有高血压时,由于血流冲击,使动脉壁承受很强的机械压力,可促进动脉粥样硬化的发生和发展。

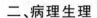

二、病理生理

动脉硬化早期,在动脉的内膜上出现数毫米大小的黄色脂点或出现数厘米长的黄色脂肪条。病变进一步发展则形成纤维斑块,斑块表面可破溃形成溃疡出血,亦可形成附壁血栓,可使动脉管腔变细甚至闭塞。

三、临床表现

(一)早期

脑动脉粥样硬化发展缓慢,呈进行性加重,早期表现类似神经衰弱,患者有头痛、头胀、头部压紧感,还可有耳鸣、眼花、心悸、失眠、记忆力减退、烦躁以及易疲倦等症状,头晕、头昏、嗜睡以及精神状态的改变。逐渐出现对各种刺激的感觉过敏,情绪易波动,有时激动、焦虑、紧张、恐惧、多疑,有时又出现对周围事物无兴趣、淡漠及颓丧、伤感,对任何事情感到无能为力、不果断。并常伴有自主神经功能障碍,如手足发冷、局部出汗,皮肤划纹征阳性。脑动脉粥样硬化时可引起脑出血,临床上可发生眩晕、昏厥等症状,并可有 TIA 发作。

(二)进展期

随着病情的进展,患者可出现许多严重的神经精神症状及体征,其临床表现有以下几类。

(1)动脉硬化性帕金森病:患者面部缺乏表情,发音低而急促,直立时身体向前弯,四肢强直而肘关节略屈曲,手指震颤而呈搓丸样,步伐小而身体向前冲,称为"慌张步态"。其他症状尚有出汗多,皮脂溢出多,言语障碍、流口水多、吞咽费力等。少数患者晚期可出现痴呆。

(2)脑动脉硬化痴呆:患者缓慢起病,呈阶梯性智能减退,早期患者可出现神经衰弱综合征,逐渐出现近记忆力明显减退,而人格、远记忆力、判断、计算力尚能在一段时间内保持完整。患者情绪不稳、易激惹、喜怒无常、夜间可出现谵妄或失眠,有时出现强哭、强笑或情绪淡漠,最后发展为痴呆。

(3)假性延髓性麻痹:其临床特征为构音障碍、吞咽困难,饮水呛咳,面无表情,轻度情绪刺激表现为反应过敏以及不能控制的强哭、强笑或哭笑相似而不易分,这种情感障碍系病变侵犯皮质丘脑阻塞所致。

(4)脑神经损害:脑动脉硬化后僵硬的动脉可压迫脑底部的脑神经而使其功能发生障碍,如双鼻侧偏盲、三叉神经痛性抽搐、双侧展或面神经瘫痪,或引起一侧面肌痉挛等症状。

(5)脑动脉硬化:神经系统所出现的体征临床上可出现一些原始反射,如强握反射、口舌动作等。同时可伴有皮质高级功能的障碍,如语言障碍、吐词困难,对词的短暂记忆丧失,命名不能、失用,亦出现体像障碍、皮质感觉障碍,锥体束损害以及脑干、脊髓损害的症状。另外,还可出现括约肌功能障碍,如尿潴留或失禁,大便失禁等。脑动脉硬化症还可引起癫痫发作,其发作形式可为杰克逊发作、钩回发作或全身性大发作。

四、辅助检查

(一)血生化测定

患者血胆固醇增高,低密度脂蛋白增高,高密度脂蛋白降低,血三酰甘油增高,血 β-脂蛋白增高,约 90％的患者表现为 Ⅱ 或 Ⅳ 型高脂血症。

（二）数字减影

动脉造影可显示脑动脉粥样硬化所造成的动脉管腔狭窄或动脉瘤病变。脑动脉造影显示动脉异常弯曲和伸长。动脉内膜存在有动脉粥样硬化斑，使动脉管腔变的不规则，呈锯齿状，最常见于颈内动脉虹吸部，亦可见于大脑中、前、后动脉。

（三）经颅多普勒检查

根据所测颅内血管的血流速度、峰值、频宽、流向，判断出血管有无狭窄和闭塞。

（四）CT扫描及MRI检查

CT及MRI可显示脑萎缩及多发性腔隙性梗死（图3-12、图3-13）。

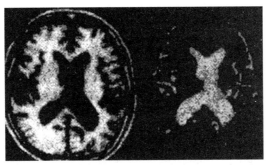

图3-12 弥漫性脑萎缩 T_1 及 T_2 加权像，脑室系统扩大脑沟池增宽，左侧明显

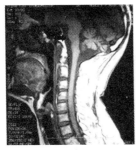 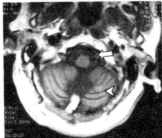 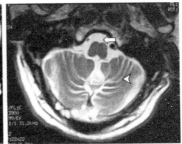

A.矢状位MR平扫（T_1WI）　　　B.轴位MR平扫（T_1WI）　　　C.轴位MR平扫（T_2WI）

图3-13 脑桥小脑萎缩

男，52岁，双下肢无力、走路不稳1年，二便功能障碍2个月。（a）～（c）显示小脑体积变小，脑沟增宽加深（▷），脑桥变细（➡），桥前池明显增宽（⇨），第四脑室扩大。诊断为橄榄脑桥小脑萎缩

（五）眼底检查

40%左右的患者有视网膜动脉硬化症，表现为动脉迂曲，动脉直径变细不均，动脉反光增强，呈银丝样改变以及动静脉交叉压迹等。

五、诊断

（1）年龄在45岁以上。

（2）初发高级神经活动不稳定的症状或脑弥漫性损害症状。

（3）有全身动脉硬化，如眼底动脉硬化Ⅱ级以上或主动脉弓增宽及颞动脉或桡动脉较硬以及冠心病等。

（4）神经系统阳性体征如腱反射不对称，掌颌反射阳性及吸吮反射阳性等。

（5）血清胆固醇增高。

（6）排除其他脑病。

上述 6 项为诊断脑动脉硬化的最低标准。可根据身体任何部位的动脉硬化症状,如头部动脉的硬化,精神、神经症状呈缓慢进展,伴以短暂性脑卒中样发作,或有轻重不等的较广泛的神经系统异常。有脑神经、锥体束和锥体外系损害,并除外颅内占位性病变,结合实验室检查可以做出临床诊断。

六、鉴别诊断

本病应与以下疾病相鉴别。

（一）神经衰弱综合征

脑动脉硬化发病多在 50 岁以后,没有明显的精神因素,临床表现以情感脆弱、近记忆减退为突出症状。此外,表现为思维活动迟钝,工作能力下降,眼底动脉硬化及血脂明显增高均可与神经衰弱鉴别。

（二）老年性痴呆

脑动脉硬化症晚期可出现痴呆,故应与老年性痴呆相鉴别（表 3-4）。

表 3-4　脑动脉硬化性痴呆与老年性痴呆的鉴别

项目	脑动脉硬化性痴呆	老年性痴呆
发病年龄	50～75 岁	70～75 岁
病理改变	多发性脑微梗死灶	脑组织中老年斑与神经纤维缠结
高血压动脉硬化	常有,病起决定性作用	或无,不起决定性作用
情感障碍	脆弱,哭笑无常	淡漠,反应迟钝
人格改变	有,相对较完整	迅速衰退
记忆力	有,近事遗忘	十分突出,远近事记忆均障碍
定向力	有	时间、地点、人物定向均差
智能障碍	选择性或镶嵌性衰退	全面衰退
自知力	保持较久	早期丧失
定位特征	常有,明显	无特异性
进展情况	阶梯或进展	迅速加重而死亡

（三）颅内占位性病变

颅内占位性病变如脑瘤、转移瘤、硬脑膜下血肿。颅内占位性病变常缺乏血管硬化的体征,多伴有进行性颅内压增高及脑脊液蛋白高的表现。CT 扫描或 MRI 检查可加以鉴别。

（四）躯体性疾病

躯体性疾病如营养障碍、严重贫血、内分泌疾病、心肺疾病伴缺氧和二氧化碳潴留、肾脏疾病伴尿毒症、慢性充血性心力衰竭、低血糖、脑积水等,均应加以鉴别。以上各种疾病可根据临床特征、辅助检查加以鉴别。

七、治疗

(一)一般防治措施

(1)合理饮食:食用低胆固醇、低动物性脂肪食物,如瘦肉、鱼类、低脂奶类。提倡饮食清淡,多食富含维生素 C(新鲜蔬菜、瓜果)和植物蛋白(豆类及其制品)的食物。

(2)适当的体力劳动和体育锻炼:对预防肥胖,改善循环系统的功能和调整血脂的代谢有一定的帮助,是预防本病的一项积极措施。

(3)生活要有规律:合理安排工作和生活,保持乐观,避免情绪激动和过度劳累,要有充分的休息和睡眠,在生活中不吸烟、不饮酒。

(4)积极治疗有关疾病:如高血压、糖尿病、高脂血症、肝肾及内分泌疾病等。

(二)降低血脂

高脂血症经用体育疗法、饮食疗法仍不降低者,可选用降脂药物治疗。

(1)氯贝丁酯(安妥明):0.25～0.5 g,3 次/天,口服。病情稳定后应酌情减量维持。其能降低三酰甘油,升高高密度脂蛋白。少数患者可出现荨麻疹或肝、肾功能变化,需定期检查肝肾功能。

(2)二甲苯氧庚酸(吉非贝齐,诺衡):300 mg,3 次/天,口服。其效果优于氯贝丁酯,有降低三酰甘油、胆固醇,升高高密度脂蛋白的作用。不良反应同氯贝丁酯。

(3)普鲁脂芬(非诺贝特):0.1 g,3 次/天,口服。它是氯贝丁酯的衍生物,血尿半衰期较长,作用较氯贝丁酯强,能显著降低三酰甘油和血浆胆固醇,显著升高血浆高密度脂蛋白。不良反应较轻,少数病例出现血清谷丙转氨酶及血尿素氮暂时性轻度增高,停药后即恢复正常。原有肝肾功能减退者慎用,孕妇禁用。

(4)普罗布考(丙丁酚):500 mg,3 次/天,口服。能阻止肝脏中胆固醇的乙酰乙酸生物合成,降低血胆固醇。

(5)亚油酸:300 mg,3 次/天,口服,或亚油酸乙酯1.5～2 g,3 次/天,口服。其为不饱和脂肪酸,能抑制脂质在小肠的吸收与合成,影响血浆胆固醇的分布,使其较多地向血管壁外的组织中沉积,降低血管中胆固醇的含量。

(6)考来烯胺(消胆胺):4～5 g,3 次/天,口服。因其是阴离子交换树脂,服后与胆汁酸结合,断绝胆酸与肠-肝循环,促使肝中胆固醇分解成胆酸,与肠内胆酸一同排出体外,使血胆固醇下降。

(7)胰肽酶(弹性酶):每片150～200 U,1～2 片,3 次/天,口服。服 1 周后见效,8 周达高峰。它能水解弹性蛋白及糖蛋白等,能阻止胆固醇沉积在动脉壁上,并能提高脂蛋白脂酶活性,能分解乳糜微粒,降低血浆胆固醇。无不良反应。

(8)脑心舒(冠心舒):20 mg,3 次/天,口服。其是从猪十二指肠提取的糖胺多糖类药物,能显著地降低血浆胆固醇和三酰甘油,促进纤维蛋白溶解,抗血栓形成。对 TIA 发作、脑血栓、椎-基底动脉供血不足等有明显疗效。

(9)吡卡酯(安吉宁,吡醇氨酯):250～500 mg,3 次/天,口服。6 个月为 1 疗程。能减少血管壁上胆固醇的沉积,减少血管内皮损伤,防止血小板聚集。不良反应较大,有胃肠道反应,少数病例有肝功能损害。

(10)月见草油 1.2～2 g,3 次/天,口服。本品是含亚油酸的新药,为前列腺素前体,具有降血脂,降胆固醇,抗血栓作用。不良反应小,偶见胃肠道反应。

(11)多烯康胶丸:每丸 0.3 g 或 0.45 g,每次 1.2～1.5 g,3 次/天,口服。为我国首创的富含二十碳五烯酸(EPA)和二十二碳六烯酸(DAH)的浓缩鱼油。其含 EPA 和 DAH 达 70% 以上,降低血三酰甘油总有效率为 86.5%,降低血胆固醇总有效率为 68.6%,并能显著抑制血小板聚集和阻止血栓形成,长期服用无毒副反应,而且疗效显著。

(12)甘露醇烟酸酯片:400 mg,3 次/天,口服。是我国生产的降血脂、降血压的新药。降血三酰甘油的有效率达 75%,降舒张压的有效率达 93%,使头痛、头晕、烦躁等症状得到改善。

(13)其他维生素 C、B 族维生素、维生素 E、烟酸等药物。

(三)扩血管药物

扩血管药物可解除血管运动障碍,改善血循环,主要作用于血管平滑肌。

(1)盐酸罂粟碱:可改善脑血流,60～90 mg,加入 5% 葡萄糖液或低分子右旋糖酐 500 mL 中静脉滴注,1 次/天,7～10 天为 1 疗程。或 30～60 mg,1～2 次/天,肌内注射。

(2)己酮可可碱:0.1 g,3 次/天,口服。除扩张毛细血管外,还增进纤溶活性,降低红细胞上的脂类及黏度,改善红细胞的变形性。

(3)盐酸倍他啶、烟酸、山莨菪碱、血管舒缓素等均属常用扩血管药物。

(四)钙通道阻滞剂

其作用机制有:①扩张血管,增加脑血流量,阻滞 Ca^{2+} 跨膜内流。②抗动脉粥样硬化,降低胆固醇。③抗血小板聚集,减低血黏度,改善微循环。④保护细胞,避免脑缺血后神经元细胞膜发生去极化。⑤维持红细胞变形能力,是影响微循环中血黏度的重要因素。

(1)尼莫地平:30 mg,2～3 次/天,口服。

(2)尼卡地平:20 mg,3 次/天,口服,3 天后渐增到每天 60～120 mg,不良反应为少数人思睡、头晕、倦怠、恶心、腹胀等,减量后即可消失,一般不影响用药。而肝肾功能差和低血压者慎用,颅内出血急性期、妊娠、哺乳期患者禁用。

(3)地尔硫䓬(硫氮草酮):30 mg,3 次/天,口服。不良反应为面红、头痛、心动过速、恶心、便秘、个别患者有转氨酶暂时升高。孕妇慎用,心房颤动、心房扑动者禁用。注意不可嚼碎药片。

(4)氟桂利嗪:5～10 mg 或 6～12 mg,1 次/天,顿服。不良反应为乏力、头晕、嗜睡、脑脊液压力增高,故颅内压增高者禁用。

(5)桂利嗪(脑益嗪):25 mg,3 次/天,口服。

(五)抗血小板聚集药物

因为血小板在动脉粥样硬化者体内活性增高,并释放平滑肌增生因子使血管内膜增生。升高血中半胱氨酸,导致血管内皮损伤,脂质易侵入内膜,吞噬大量的低密度脂蛋白的单核巨噬细胞,在血管壁内转化为泡沫细胞,而形成动脉粥样硬化病变,因此抗血小板治疗是防治脑血管病的重要措施。

(1)肠溶阿司匹林(乙酰水杨酸):50～300 mg,1 次/天,口服,是花生四烯酸代谢中环氧化酶抑制剂,能减少环内过氧化物,降低血栓素 A_2 合成。

(2)二十碳五烯酸:1.4～1.8 g,3 次/天,口服。它在海鱼中含量较高,是一种多烯脂肪酸。在代谢中可与花生四烯酸竞争环氧化酶,减少血栓烷 A 的合成。

(3)银杏叶胶囊(或银杏口服液):能扩张脑膜动脉和冠状动脉,使脑血流量和冠脉流量增加,并能抗血小板聚集,降血脂及降低血浆黏稠度,达到改善心脑血循环的功能。银杏叶胶囊 2 丸,

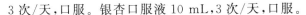

3 次/天,口服。银杏口服液 10 mL,3 次/天,口服。

(4)双嘧达莫(潘生丁):50 mg,3 次/天,口服。能使血小板环磷腺苷增高,延长血小板的寿命,抑制血小板聚集,扩张心脑血管等。

(5)藻酸双酯钠:0.1 g,3 次/天,口服。也可 0.1～0.2 g 静脉滴注。具有显著的抗凝血、降血脂、降低血黏度及改善微循环的作用。

(六)脑细胞活化剂

脑动脉硬化时,可引起脑代谢障碍,导致脑功能低下,为了恢复脑功能和改善临床症状,常用以下药物。

(1)胞磷胆碱:0.2～0.5 g,静脉注射或加用 5%～10% 葡萄糖后静脉滴注,5～10 天为 1 疗程。或0.1～0.3 g/d,分 1～2 次肌内注射。它能增强与意识有关的脑干网状结构功能,兴奋锥体束,促进受伤的运动功能的恢复,还能增强脑血管的张力及增加脑血流量,增强细胞膜的功能,改善脑代谢。

(2)甲磺双氢麦角碱(舒脑宁)1 支(0.3 mg),1 次/天,肌内注射,或 1 片(2.5 mg),2 次/天,口服。其为最新脑细胞代谢机能改善剂。它能作用于血管运动中枢,抑制血管紧张,促进循环功能,能使脑神经细胞的机能再恢复,促使星状细胞摄取充足的营养素,使氧、葡萄糖等能量输送到脑神经细胞,从而改善脑神经细胞新陈代谢。

(3)素高捷疗:0.2～0.4 g,1 次/天,静脉注射,或加入 5% 葡萄糖中静脉滴注,15 天为 1 疗程。可激发及加快修复过程。在供氧不足的状态下,改善氧的利用率,并促进养分穿透入细胞。提高与能量调节有关的代谢率。

(4)艾地苯醌(维伴):30 mg,3 次/天,口服。能改善脑缺血的脑能量代谢(包括激活脑线粒体、呼吸活性、改善脑内葡萄糖利用率),改善脑功能障碍。

(郑　俊)

第十八节　颅内动脉瘤

颅内动脉瘤系颅内动脉壁瘤样异常突起,尸检发现率为 0.2%～7.9%,因动脉瘤破裂所致蛛网膜下腔出血约占 70%,年发生率为(6～35.3)/10 万。脑血管意外中,动脉瘤破裂出血仅次于脑血栓和高血压脑出血,居第 3 位。本病破裂出血的患者约 1/3 在就诊以前死亡,1/3 死于医院内,1/3 经过治疗得以生存。

本病高发年龄为 40～60 岁,儿童动脉瘤约占 2%,最小年龄仅 5 岁,最大年龄为 70 岁,男女差别不大。

一、病因学

获得性内弹力层的破坏是囊性脑动脉瘤形成的必要条件。与颅外血管比较,脑血管中膜层和外膜缺乏弹力纤维,中层肌纤维少、外膜薄、内弹力层更加发达隆凸,在蛛网膜下腔内支撑结缔组织少,以及血流动力学改变,均可促使进动脉瘤形成。动脉硬化、炎性反应和蛋白水解酶活性增加促使内弹力层退变。动脉粥样硬化是大多数囊性动脉瘤可疑病因,可能参与上述先天因素相互作用。高血压并非主要致病因素,但能促进囊性动脉瘤形成和发展。

国内研究发现,所有脑动脉瘤内弹力层处都有大量的 92KD Ⅵ 型胶原酶存在,且与 ICAM-1 诱导的炎性细胞浸润相一致,认为脑动脉瘤的形成与炎性细胞介导的弹力蛋白酶表达增多,破坏局部血管壁结构有关。

囊性动脉瘤也称浆果样动脉瘤,通常趋向生长在 Willis 环的分叉处,为血流动力冲击最大部位。

动脉瘤病因还包括:栓塞性(如心房黏液瘤),感染性(所谓"真菌性动脉瘤"),外伤性与其他因素。

大多数周围性动脉瘤趋向于合并感染(真菌性动脉瘤)或外伤。梭形动脉瘤在椎基底动脉系统更常见。

二、病理学

囊性动脉瘤呈球形或浆果状,外观紫红色,瘤壁极薄,术中可见瘤内的血流漩涡。瘤顶部最为薄弱,98%动脉瘤出血位于瘤顶。巨大动脉瘤内常有血栓形成,甚至钙化,血栓分层呈"洋葱"状。直径小的动脉瘤出血机会较多。颅内多发性动脉瘤约占 20%,以两个多见,亦有三个以上的动脉瘤。经光镜和电镜检查发现:①动脉瘤内皮细胞坏死剥脱或空泡变性,甚至内皮细胞完全消失,基膜裸露,瘤腔内可见大小不等的血栓;②脉瘤壁内很少见弹力板及平滑肌细胞成分,靠近腔侧的内膜层部位可见大量的吞噬细胞、胞质内充满脂滴或空泡;③动脉瘤外膜较薄,主要为纤维细胞及胶原、瘤壁的全层,均可见少量炎性细胞浸润,主要为淋巴细胞。

有的动脉瘤患者合并常染色体显性遗传多囊性肾病,纤维肌发育不良(fibromuscular dysplasia,FMD),动静脉畸形、烟雾病。

有的动脉瘤患者合并结缔组织病:Ehlers-Danlos 型,胶原蛋白 Ⅲ 型缺乏,Marfan's 综合征,Osler-Weber-Rendu 综合征。

三、动脉瘤的分类

(一)按位置分类

1.颈内动脉系统动脉瘤

颈内动脉系统动脉瘤约占颅内动脉瘤 90%,分为:①颈内动脉动脉瘤;②大脑前动脉-前交通动脉动脉瘤;③大脑中动脉动脉瘤。

2.椎基底动脉系统动脉瘤

椎基底动脉系统动脉瘤约占 10%,分为:①椎动脉动脉瘤;②基底动脉干动脉瘤;③大脑后动脉动脉瘤;④小脑上动脉动脉瘤;⑤小脑前下动脉动脉瘤;⑥小脑后下动脉动脉瘤;⑦基底动脉分叉部动脉瘤。文献报道,20%~30%动脉瘤患者有多发动脉瘤。

首都医科大学附属北京天坛医院自 1955 年至 2009 年 7 月,共收治动脉瘤 3 323 例,女性多于男性,男:女=0.874:1。3 325 例动脉瘤中,前循环动脉瘤明显多于后循环动脉瘤,占总数的 78.75%,后循环仅占 5.42%,无法确定位置病例占 3.4%。位于前三位的是颈内动脉动脉瘤 1 287 例,占全部颅内动脉瘤的 38.73%,前交通动脉瘤 643 例(19.3%)。前动脉动脉瘤 157 例(4.72%),中动脉动脉瘤 382 例(11.5%),多发动脉瘤 410 例(12.34%),后动脉动脉瘤 72 例(2.17%),海绵窦动脉瘤 76 例(2.29%),椎动脉动脉瘤 53 例(1.59%),基底动脉动脉瘤 91 例

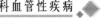

(2.74%),小脑前下动脉瘤 9 例(0.27%),小脑后下动脉动脉瘤 27 例(0.81%)。

（二）按大小分类

分为小型动脉瘤(≤0.5 cm)；一般动脉瘤(0.5～1.5 cm)；大型动脉瘤(1.5～2.5 cm)；巨型动脉瘤(≥2.5 cm)。

（三）按病因分类

可分为囊性动脉瘤(占颅内动脉瘤的绝大多数)、感染性动脉瘤和外伤性动脉瘤。

1.感染性动脉瘤

感染性动脉瘤因细菌或真菌感染形成,免疫低下患者如 AIDS 或吸毒者发生率高。常见于大脑中动脉分支远端,可多发。若疑为感染性动脉瘤,应行心脏超声检查确定有无心内膜炎。感染性动脉瘤通常为梭形、质地脆,手术困难且危险,急性期用抗生素抗感染治疗 4～6 周,有些动脉瘤可萎缩,延迟夹闭可能更容易。手术指征,有蛛网膜下腔出血,抗感染治疗 4～6 周后动脉瘤未见减小。

2.外伤性动脉瘤

外伤性动脉瘤占颅内动脉瘤不足 1%,大多为假性动脉瘤。闭合性脑损伤见于大脑前动脉远端动脉瘤,颅底骨折累及岩骨和海绵窦段颈内动脉形成动脉瘤,可引起海绵窦综合征,动脉瘤破裂后形成颈内动脉海绵窦漏,伴蝶窦骨折时可造成鼻腔大出血。颅脑穿通性损伤如枪击伤或经蝶入路等颅底手术后发生动脉瘤。颅底颈内动脉动脉瘤应用球囊孤立或栓塞。外周围性动脉瘤可手术夹闭动脉瘤颈。

（四）按形态分类

分为囊状动脉瘤、梭形动脉瘤、夹层动脉瘤。

四、临床表现

（一）出血症状

因动脉瘤增大、血栓形成或动脉瘤急性出血造成头痛,严重像"霹雳样",有人描述为"此一生中最严重的头痛"。

大约半数为单侧,常位于眼眶后或眼眶周,可能由于动脉瘤覆盖的硬脑膜受刺激所致。由于巨大动脉瘤占位效应导致颅内压升高,表现为弥散性或双侧头痛。

无症状未破动脉瘤蛛网膜下腔出血的年概率为 1%～2%,有症状未破裂动脉瘤出血的年概率约为 6%。出血倾向与动脉瘤的直径、大小、类型有关。小而未破的动脉瘤无症状。直径 4 mm 以下的动脉瘤颈和瘤壁均较厚,不易出血。90% 的出血发生在动脉瘤直径＞4 mm 的患者。巨型动脉瘤内容易在腔内形成血栓,瘤壁增厚,出血倾向反而下降。

多数动脉瘤破口会被凝血封闭而出血停止,病情逐渐稳定。未治的破裂动脉瘤中,24 小时内再出血的概率为 4%,第 1 个月里再出血的概率为每天 1%～2%；3 个月后,每年再出血的概率为 2%。死于再出血者约占本病的 1/3,多在 6 周内。也可在数个月甚至数十年后,动脉瘤再出血。

蛛网膜下腔出血伴有脑内出血占 20%～40%(多见于 MCA 动脉瘤),脑室内出血占 13%～28%,硬脑膜下出血占 2%～5%。

动脉瘤破裂发生脑室内出血预后更差,常见的有,前交通动脉动脉瘤破裂出血通过终板进入第三脑室前部或侧脑室；基底动脉顶端动脉瘤出血进入第三脑室底；小脑后下动脉(PICA)远端动脉瘤破裂通过 Luschka 孔进入第四脑室。

部分患者蛛网膜下腔出血可沿视神经鞘延伸,引起玻璃体膜下和视网膜出血。出血量过大时,血液可进入玻璃体内引起视力障碍,病死率高。出血可在 6～12 个月吸收。10%～20%患者还可见视盘水肿。

（二）占位效应

直径>7 mm 的动脉瘤可出现压迫症状。巨型动脉瘤有时容易与颅内肿瘤混淆,如将动脉瘤当作肿瘤手术则是非常危险的。动眼神经最常受累,其次为外展和视神经,偶尔也有滑车、三叉和面神经受累。

动眼神经麻痹常见于颈内动脉-后交通动脉瘤和大脑后动脉动脉瘤,动眼神经位于颈内动脉（C_1～C_2）的外后方,颈内-后交通动脉瘤中,30%～53%出现病侧动眼神经麻痹。动眼神经麻痹首先出现提睑无力,几小时到几天达到完全的地步,表现为单侧眼睑下垂、瞳孔散大,内收、上下视不能,直接、间接光反应消失。海绵窦段和床突上动脉瘤可出现视力、视野障碍和三叉神经痛。

颈内动脉巨型动脉瘤有时被误诊为垂体腺瘤;中动脉动脉瘤出血形成颞叶血肿;或因脑血管痉挛脑梗死,患者可出现偏瘫和语言功能障碍。前交通动脉动脉瘤一般无定位症状,但如果累及下丘脑或边缘系统,则可出现精神症状、高热、尿崩等情况。鞍内或鞍上动脉瘤压迫垂体腺和垂体柄产生内分泌紊乱。

基底动脉分叉部、小脑上动脉及大脑后动脉近端动脉瘤位于脚间窝前方,常出现第Ⅲ、第Ⅳ、第Ⅵ对脑神经麻痹及大脑脚、脑桥的压迫,如 Weber 综合征、两眼同向凝视麻痹和交叉性偏瘫等。基底动脉和小脑前下动脉瘤表现为不同水平的脑桥压迫症状,如 Millard-Gubler 综合征（一侧展神经、面神经麻痹伴对侧锥体束征）和 Foville 综合征（除 Millard-Gubler 综合征外,还有同向偏视障碍）、凝视麻痹、眼球震颤等。罕见的内听动脉瘤可同时出现面瘫、味觉及听力障碍。椎动脉瘤、小脑后下动脉瘤、脊髓前后动脉瘤可引起典型或不完全的桥小脑角综合征、枕骨大孔综合征以及小脑体征、后组脑神经损害体征、延髓上颈髓压迫体征。

巨型动脉瘤压迫第三脑室后部和导水管,出现梗阻性脑积水症状。

（三）癫痫发作

因蛛网膜下腔出血相邻区域脑软化,有的患者可发生抽搐,多为大发作。

（四）迟发性脑缺血

发生率为 35%,致死率为 10%～15%。脑血管造影或 TCD 显示有脑血管痉挛者不一定有临床症状,只有伴有脑血管侧支循环不良,rCBF 每分钟<18 mL/100 g 时才引起 DCI。DCI 多出现于 3～6 天,7～10 天为高峰,表现为:①前驱症状,蛛网膜下腔出血的症状经过治疗或休息而好转后,又出现或进行性加重,外周血白细胞持续升高、持续发热;②意识由清醒转为嗜睡或昏迷;③局灶神经体征出现。上述症状多发展缓慢,经过数小时或数天到达高峰,持续 1～2 周后逐渐缓解。

（五）脑积水

动脉瘤出血后,因凝血块阻塞室间孔或大脑导水管,引起急性脑积水,导致意识障碍;合并急性脑积水者占 15%,如有症状应行脑室引流术。由于基底池粘连也会引起慢性脑积水,需行侧脑室-腹腔分流术,但可能仅对部分病例有效。

（六）偶尔发现

由于其他原因做 CT、MRI 或血管造影发现。

五、影像学检查

（一）蛛网膜下腔出血诊断步骤

非强化高分辨率 CT 扫描，如果 CT 阴性，对可疑患者腰椎穿刺，确诊或高度怀疑蛛网膜下腔出血患者行脑血管造影。

（二）CT

可以确定蛛网膜下腔出血、血肿部位大小、脑积水和脑梗死，多发动脉瘤中的破裂出血的动脉瘤。如：纵裂出血常提示前动脉或前交通动脉瘤，侧裂出血常提示后交通或中动脉动脉瘤，Ⅳ脑室出血常提示椎或小脑后下动脉瘤。巨大动脉瘤周围水肿呈低密度，瘤内层状血栓呈高密度，瘤腔中心的流动血液呈低密度。故在 CT 上呈现特有的"靶环征"：密度不同的同心环形图像。直径＜1.0 cm 动脉瘤，CT 不易查出。直径＞1.0 cm 动脉瘤，注射对比剂后 CT 扫描可检出。计算机体层扫描血管造影（CTA）：可通过 3D-CT 从不同角度了解动脉瘤与载瘤动脉，尤其是与相邻骨性结构的关系，为手术决策提供更多资料（图 3-14A、B）。

（三）MRI

颅内动脉瘤多位于颅底 WIllis 环。MRI 优于 CT，动脉瘤内可见流空影。MRA 和 CTA 可提示不同部位动脉瘤，常用于颅内动脉瘤筛查，有助于从不同角度了解动脉瘤与载瘤动脉关系。磁共振血管造影（MRA）：不需要注射造影剂，可显示不同部位的动脉瘤，旋转血管影像以观察动脉瘤颈、动脉瘤内血流情况，还可以显示整个脑静脉系统，发现静脉和静脉窦的病变。

（四）数字减影血管造影（DSA）

确诊颅内动脉瘤的金标准，对判明动脉瘤的位置、数目、形态、内径、瘤蒂宽窄、有无血管痉挛、痉挛的范围及程度和确定手术方案十分重要（图 3-14C、D）。经股动脉插管全脑四血管造影，多方位投照，可避免遗漏多发动脉瘤。Ⅰ、Ⅱ级患者脑血管造影应及早进行，Ⅲ、Ⅳ级患者待病情稳定后，再行造影检查。Ⅴ级患者只行 CT 除外血肿和脑积水。首次造影阴性，合并脑动脉痉挛或高度怀疑动脉瘤者，一个月后应重复造影，如仍阴性，可能是小动脉瘤破裂后消失，或内有血栓形成。

（五）经颅多普勒超声（TCD）

在血容量一定的情况下，血流速度与血管的横截面积成反比，故用 TCD 技术测量血管的血流速度可以间接地测定血管痉挛的程度。

六、治疗

（一）外科治疗方法

1.孤立术

载瘤动脉，可通过直接手术用动脉瘤夹结扎、放置可脱性球囊或两者联合。动脉瘤孤立术是在动脉瘤的两端夹闭载瘤动脉，但在未证实脑的侧支供应良好的情况下应慎用。有些可能需要联合颈外颈内动脉（EC-IC）搭桥保持孤立节段远端血流。

2.近端结扎（Hunterian 结扎）

多用于巨大动脉瘤，通过闭塞 CCA 而不是 ICA 可能会减少危险，可能增加形成对侧动脉瘤危险。

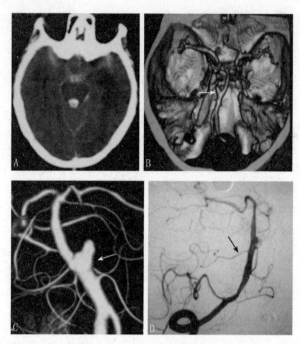

图 3-14　基底动脉瘤破裂出血

CT 可见蛛网膜下腔出血(A);CTA(B 图箭头)和 3D-DSA(C 图箭头)显示基底动
脉主干囊性基底动脉瘤;DSA 显示动脉瘤位于小脑前下动脉(D 图箭头)的上方

3.动脉瘤壁加固术

疗效不肯定。

4.栓塞动脉瘤

临床不适宜手术,可选弹簧圈栓塞的介入治疗。通过介入技术在动脉瘤内放置 Guglielmi 可脱性弹簧圈或球囊。

(二)手术治疗

开颅夹闭动脉瘤颈仍是首选治疗方法。目前,动脉瘤显微手术总的病死率已降至 2% 以下。而保守治疗 70% 患者会迟早死于动脉瘤再出血。

1.手术时机

近年来趋向于对破裂动脉瘤实施早期手术,理由是:①动脉瘤再破裂出血的高峰期在初次出血后 1 周内,早期手术可减少动脉瘤再破裂危险;②术中可清除血凝块等引起血管痉挛的有害物质。但是出血早期,脑组织肿胀,生命体征不平稳,手术难度大,手术死亡率和致残率高。

提倡晚期手术的理由:①早期手术牵拉脑组织,加重脑水肿;②术中动脉瘤破裂概率较高;③手术易造成血管损伤,加重术后的血管痉挛。

为便于判断动脉瘤病情,选择造影和手术时机,评价疗效,根据 Hunt 和 Hess 分级法,病情在Ⅰ、Ⅱ级的患者应尽早进行血管造影和手术治疗。Ⅲ级以上提示出血严重,可能伴发血管痉挛和脑积水,手术危险较大,待数天病情好转后再行手术治疗。Ⅲ级以下患者,出血后 3～4 天内手术夹闭动脉瘤,可以防止动脉瘤再次出血,减少血管痉挛发生。椎-基底或巨大动脉瘤,病情Ⅲ级以上,提示出血严重,或存在血管痉挛和脑积水,手术危险性较大,应待病情好转后手术。动脉瘤破裂出血后48～96小时内为早期手术;出血后10～14天后的手术为晚期手术。

2.手术方法

手术的目的是阻断动脉瘤的血液供应、避免发生再出血,保持载瘤及供血动脉通畅,维持脑组织的正常血运。

动脉瘤瘤颈夹闭术的操作步骤。腰椎穿刺置管,剪开硬脑膜前打开留置管,引流脑脊液30～50 mL,降低脑压,增加手术暴露的空间,便于分离操作。

翼点微骨窗入路创伤小、有利于保护面神经额支,可以夹闭前循环和基底动脉顶端动脉瘤。手术切口应尽量不影响外观,小范围剃头,做微骨窗。术中应用手术显微镜,术后缝合硬脑膜,保留骨瓣,皮内缝合,体现微创理念。前(交通)动脉瘤还可经额部纵裂入路。椎动脉、小脑后下动脉动脉瘤采用远外侧入路。椎-基底交界动脉瘤经枕下入路或经口腔入路。

分离动脉瘤时先确定载瘤动脉、暴露动脉瘤颈,分清动脉瘤与载瘤动脉的关系,并确定用何种类型动脉瘤夹。分离困难时可借助神经内镜。动脉瘤体积大、粘连紧或有破裂可以控制血压。

罂粟碱:平滑肌松弛剂,可能通过阻断钙通道起作用。局部应用于表面人为操作引起的血管收缩。30 mg罂粟碱加入9 mL生理盐水,用棉片蘸此溶液敷在血管约2分钟,也可通过注射器直接冲洗血管。

3.术中血管造影

动脉瘤术后应该常规复查DSA,了解动脉瘤夹闭情况。动脉瘤夹闭术后血管造影发现19%患者有动脉瘤残留或大血管闭塞等问题,所以推荐术中吲哚氰绿(ICG)荧光血管造影有助于及时发现问题予以纠正。

(三)术中动脉瘤破裂处理

文献报告,术中动脉瘤破裂发生率为18%～40%。术中发生动脉瘤破裂,患者病残率和病死率明显增高。

1.术中动脉瘤破裂预防

包括:①预防疼痛引起高血压;②装头架及切皮时保证深度麻醉;③头架钉子放置部位及皮肤切口局部麻醉(不用肾上腺素);④开硬脑膜前可将平均动脉压降至稍低水平;⑤最大限度减少分离时动脉瘤脑牵拉:利尿剂脱水,术前腰椎穿刺切开硬脑膜时放出脑脊液,过度换气;⑥减少动脉瘤顶或颈部撕裂危险:暴露动脉瘤时采取锐性分离,清除动脉瘤周围血块;夹闭动脉瘤前,完全游离动脉瘤。

2.动脉瘤手术中破裂3个阶段

(1)开始暴露(分离前):少见,处理最困难,预后很差。虽然已打开蛛网膜下腔,但是出血仍可造成脑组织膨出。①可能原因:钻骨孔时震动,剪开硬脑膜时硬脑膜内外压力差增高,疼痛反应引起儿茶酚胺增加造成血压升高。②处理:降低血压,控制出血,前循环动脉瘤控制颈内动脉出海绵窦处临时阻断夹;无效可压迫患者颈部颈内动脉。若必要可切除部分额叶或颞叶。

(2)分离动脉瘤:是动脉瘤破裂最多见原因。①可能原因:钝性粗暴分离引起撕裂,多数在瘤颈近端损伤较大,控制困难。没有充分暴露即试图夹闭。②处理:显微吸引器放在载瘤动脉破裂孔附近,不要仓促夹闭,进一步暴露并将永久夹放置于合适位置。锐性分离时引起撕裂常在动脉瘤顶端,一般较小,通常一个吸引器就可控制。用小棉片轻轻压迫可起效。重复用低电流双极电凝使其萎缩。

(3)放置动脉瘤夹破裂,通常有两个原因。①动脉瘤暴露欠佳:夹子叶片穿透未看见动脉瘤壁,类似钝性分离时引起撕裂。出血会由于夹子叶片靠近加重。尽量打开并去掉夹子,尤其是开始有出血迹象时,可减小撕裂程度。用两个吸引器判断最后夹子是否可放置确实夹闭,或者更常用放置临时阻断夹。②放置瘤夹技术差:当夹子叶片靠近时出血可能减轻;这时检查其尖端:确认其已跨越瘤颈的宽度。如果没有,通常可并行放置一个较长的夹子,会有所改善。确认夹子叶片足够靠近。如果没有足够靠近而仍出血,有必要放置两个夹子,有时需更多。

(四)术后治疗

动脉瘤术后患者应在 ICU 病房监护治疗,监测生命体征、氧饱和度等,并注意观察患者的意识状态、神经功能状态、肢体活动情况。术后常规给抗癫痫药,根据术中情况适当程度脱水,可给予激素、扩血管药等。如果手术时间不很长,术中临时使用一次抗生素,术后则不需再使用抗生素。

(五)治疗后动脉瘤复发

未完全夹闭动脉瘤可继续增大和(或)出血,包括动脉瘤夹闭或弹簧圈栓塞,仍有动脉瘤充盈或动脉瘤颈残留。

七、预后

影响动脉瘤预后因素有患病年龄、动脉瘤的大小、部位、临床分级、术前有无其他疾病、就诊时间、手术时机的选择等有关,尤其是动脉瘤患者蛛网膜下腔出血后,是否伴有血管痉挛和颅内血肿对预后有重要影响。其他如手术者经验、技巧,有无脑积水等均对预后有影响。

据国外文献报告,动脉瘤破裂出血后 10%～15%患者在获得医疗救治前死亡,最初几天内病死率为 10%,30 天病死率 46%,总病死率≈45%(32%～67%)。首次出血未经手术治疗而存活的患者中,再出血是致死和致残的主要原因,2 周内危险性为 15%～20%。早期手术目的可降低再出血危险性。

(郑　俊)

第四章　神经外科先天性疾病

第一节　先天性蛛网膜囊肿

先天性蛛网膜囊肿是指颅内先天存在的一类由透明菲薄的膜包裹无色透亮脑脊液的囊肿,属于非肿瘤性良性囊肿。其发生率为颅内占位性病变的 0.1%～2.0%。

一、发病机制

先天性蛛网膜囊肿的发病机制可概括为以下几个方面:①在胚胎期逐渐形成蛛网膜下腔的过程中,由于局部液体流动变化或小梁不完全断裂,形成假性通道或引流不畅的盲袋,逐渐增大形成蛛网膜囊肿。②胚胎发育期间室管膜或脉络膜组织异位于蛛网膜下腔,发育成退化的分泌器官,阻塞脑脊液循环形成囊肿。③先天性异常妨碍脑脊液循环也能产生蛛网膜囊肿。④蛛网膜在胚胎期发育异常,分裂成两层,脑脊液在其中积聚而形成囊肿。⑤因脑发育延缓,蛛网膜下腔扩大,形成囊肿。如颅中窝蛛网膜囊肿有时也称颞叶发育不全。⑥脑室系统原发性阻塞,如导水管阻塞,引起脑室内压增高,使侧脑室颞角、第三脑室前或后壁疝出,形成憩室样囊肿。⑦胎儿期脑损伤引起小量蛛网膜下腔出血,逐渐形包膜和吸收水分发展呈囊肿。⑧结缔组织疾病可引起蛛网膜弹性减小,如马凡综合征,产生多发性脑、脊髓的蛛网膜囊肿。⑨出生后感染、外伤、出血等引起的蛛网膜粘连,脑脊液被包裹,为后天性的继发性蛛网膜囊肿。

蛛网膜囊肿增大的机制尚不清楚,目前有以下几种学说:①渗透学说,蛛网膜囊肿液与附近蛛网膜下腔中的脑脊液渗透压不同,特别是囊内出血后,脑脊液顺渗透梯度进入蛛网膜囊肿内而使之逐渐增大。②单向活瓣学说,蛛网膜囊肿与蛛网膜下腔间歇性单向交通,脑脊液可进入囊内,但不能流出,以致囊肿不断增大。③囊壁分泌学说,异位的脉络膜和室管膜组织具有分泌功能,因囊液增多而囊肿增大。④流体力学学说,因脑、脑脊液搏动压力,静脉性压力如咳嗽、用力等或沿血管的蠕动压力可引起脑脊液进入蛛网膜囊肿,使之逐渐增大。⑤滤过学说,脑脊液在蛛网膜颗粒中可以通过完整的膜进入硬脑膜静脉窦,同样脑脊液也可能经完整的囊膜进入蛛网膜内。⑥分房学说,局限性蛛网膜下腔扩大因出血或粘连引起分房而增大。

二、病理

(一)发生部位

蛛网膜囊肿可发生在有蛛网膜的任何部位。最常见的部位是颞叶和外侧裂,大脑半球凸面亦常见,其次是颅后窝(12.8%~30%),其他少见部位包括鞍上、鞍内、桥小脑角、大脑纵裂、脑室或斜坡等。

(二)组织学

蛛网膜囊肿一般呈圆形、卵圆形或不定形;其大小不一,小者可似花生米,大者可累及数个脑叶,直径可达 10 cm 以上。囊壁为半透明状,外观呈暗色或乳白色或混浊状态,内含脑脊液,囊液蛋白含量增高,局部脑组织或颅骨可因蛛网膜囊肿长期压迫而萎缩或变薄。

囊壁由扁平上皮细胞组成,常为单层,偶可多层,厚 1~2 μm,外层由致密胶原纤维加强。有时囊壁中可发现室管膜细胞或脉络膜织。电镜下细胞具有囊泡、吞饮陷窝、张力微丝、多泡体和溶酶体等,游离面无绒毛和纤毛。细胞内桥粒相互连接。囊液的理化特征与脑脊液相同,少数可有囊液变黄、蛋白增高或迁移的白细胞等,可能是囊内出血的结果。

三、临床表现

(一)年龄、性别

本病可见于任何年龄,但以儿童最多见,青少年及成年人亦不少见,平均发病年龄 38 岁,男女之比为 2:1。

(二)病程

多数患者的病程在数月至数年,有的长达数十年,有的可因囊内出血而突然发病。

(三)症状与体征

绝大多数为慢性起病,个别因囊内出血突然起病,其临床症状和体征与蛛网膜囊肿的大小和位置有关。有的患者可终生无症状,仅在尸解或 CT 扫描时偶然发现,其囊肿直径多在 5 cm 以下。蛛网膜囊肿常见的症状和体征有以下几种。

1.颅内压增高征

以颅后窝蛛网膜囊肿发生颅内压增高征的机会最多。颅内压增高征表现为头痛,呕吐、视盘水肿等,婴幼儿常有唇缝裂开、前囟隆起等表现。

2.脑积水征

表现为头围扩大、前囟隆起、颅骨骨缝裂开等。

3.局灶性神经功能障碍

表现与蛛网膜囊肿的部位关系密切,不同部位的蛛网膜囊肿可引起各异的症状、体征。例如颅中窝蛛网膜囊肿主要表现为轻偏瘫、三叉神经痛等局灶性脑损害;鞍区蛛网膜囊肿可出现类似鞍区肿瘤的表现,即视力及视野障碍、内分泌障碍等;大脑凸面蛛网膜囊肿以偏瘫、失语、癫痫为主要表现;脑桥小脑角蛛网膜囊肿可出现脑神经障碍,即耳鸣、耳聋、面肌痉挛、三叉神经痛等脑桥小脑角肿瘤表现;四叠体池蛛网膜囊肿可出现上视困难、瞳孔散大、听力和平衡障碍等。

4.头围增大或颅骨不对称畸形

常见于婴幼儿,约 37.5% 的患儿可出现头围异常增大。部分患儿可仅有头围增大或因囊肿局部压迫而致颅骨不对称发育畸形,而无其他异常表现。

5.其他

小儿病例可出现癫痫及发育迟缓。鞍上蛛网膜囊肿可累及下丘脑或压迫第三脑室底部而出现性早熟,有时亦可出现共济失调、肢体震颤、舞蹈症及手足徐动症等。

四、辅助检查

(一)CT

CT 扫描是目前诊断颅内蛛网膜囊肿最可靠的方法,既能定位,又可定性诊断。CT 表现为边界清楚的脑外低密度区,多呈圆形或卵圆形,有时为不规则形。CT 值为 3～5 Hu,周围无水肿,当发生囊内出血时,可呈高密度或等密度改变。部分患者在 CT 上呈现有占位效应,囊肿周围皮层显示灰质密度,明显受压。CT 同时可显示是否有脑积水及其程度。强化 CT 扫描一般无强化(图 4-1A～C)。在脑池造影的 CT 扫描中,可了解脑脊液动力学改变。与蛛网膜下腔相通的蛛网膜囊肿,CT 上的低密度区常被造影剂填充,廓清比邻近脑池要慢(图 4-2)。有时在扫描晚期可见囊肿内密度稍有增高,这可能是由于造影剂经囊壁弥散入囊内或囊壁有间歇性交通的关系。

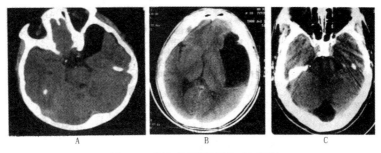

图 4-1　颅内蛛网膜囊肿 CT 表现

A.先天性颞叶蛛网膜囊肿平扫 CT 表现;B.先天性外侧裂蛛网膜囊肿平扫 CT 表现;C.先天性枕大池蛛网膜囊肿平扫 CT 表现

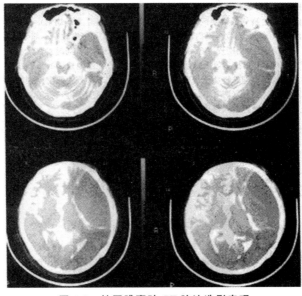

图 4-2　蛛网膜囊肿 CT 脑池造影表现

（二）MRI

先天性蛛网膜囊肿典型的 MRI 表现为边界清晰的均一病灶,在 T_1 加权像、质子密度加权像与 T_2 加权像上,囊肿内均与脑脊液等信号,囊壁很薄,不易显影(图 4-3A～E)。

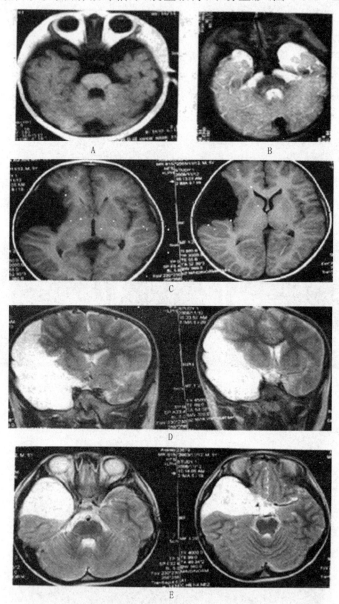

图 4-3　先天性蛛网膜囊肿(续)

A.先天性双侧蛛网膜囊肿 MRI 表现(T_1 加权像轴位);B.先天性双侧蛛网膜囊肿 MRI 表现(T_2 加权像轴位);C.先天性蛛网膜囊肿 MRI 表现(T_1 加权像轴位);D.先天性蛛瓣膜囊肿 MRI 表现(T_2 加权像冠状位);E.先天性双侧蛛网膜囊肿 MRI 表现(T_2 加权像轴位)

五、诊断

先天性蛛网膜囊肿单靠临床表现难以确诊,凡出现颅内压增高、脑积水、癫痫,尤其是患儿,应想到本病的可能。应及时行 CT 扫描或 MRI 检查以明确诊断,但最后确诊有赖于组织学检查。

六、治疗

先天性蛛网膜囊肿是否需要手术治疗存在争议。对于无症状者不必手术,但须密切观察。

（一）手术指征

蛛网膜囊肿的绝对手术指征是:①颅内出血,如硬脑膜下出血或囊内出血;②有颅内压增高征;③有局灶性神经体征,如出现偏瘫、失语等。对于无上述情况仅有头围增大或颅骨局部变形、占位效应、癫痫的儿童亦应考虑手术。

（二）手术方法与选择原则

手术方法大致可分为囊肿直接手术和分流术两类。蛛网膜囊肿的手术方式选择原则是:①儿童一旦发现有蛛网膜囊肿应立即行囊肿全切除或次全切除术,以控制颅内压;②幼儿仅在开颅术效果不佳时才考虑分流术;③成年人,尤其是老年人应首先行囊肿-腹腔分流术;④术后 CT 随访 1～2 年,如囊肿未缩小,应作囊肿-腹腔分流术,如 CT 发现脑室进行性扩大,则应做脑室-腹腔分流术。

1.囊肿直接手术

常用手术方式包括:①囊肿穿刺抽吸引流术。适用于位置深在的蛛网膜囊肿,如四叠体蛛网膜囊肿。在囊肿穿刺抽吸引流后,常不久即复发,远期效果不佳,故临床上很少单独应用本法,多与立体定向术及分流术联合应用。②囊肿切除术。这是目前常用的手术方式之一,常与分流术联合应用。分囊肿部分切除术、大部切除术与完全切除术,近年来亦有人采用脑室镜行蛛网膜囊肿切除术,因蛛网膜囊肿血运不丰富,尤适于脑室镜下手术。③囊壁大部切除加囊肿-脑室或脑池分流术。以建立囊肿与脑池或脑室之间的交通为手术原则。④囊壁大部切除加带蒂大网膜颅内移植。目的是利用大网膜的吸收功能,适用于巨大型难治性蛛网膜囊肿,尤其是术后复发者。

2.分流术

分流术适用于颅中窝、鞍上、脑室内、四叠体池、大脑半球间池、脚间池等部位的蛛网膜囊肿,常单用或与囊壁切除术联合应用囊肿-脑室/腹腔或心房分流术,如有脑积水,可同时采用脑室-腹腔分流术。

（三）手术结果

大多数蛛网膜囊肿通过手术治疗可达到根治或消除症状及体征的目的。多数病例术后几天内症状就逐渐消失;病程较长,神经功能已有严重损害者,术后残余症状可持久存在;儿童可遗有发病时的反应迟钝或智力减退;有癫痫者术后部分患者消失或减轻。不同部位、不同手术方式的患者,其手术效果不同。

七、预后

蛛网膜囊肿为颅内良性囊肿,只要能控制好颅内压,预后一般良好,能完全切除者,大多可达治愈的目的。手术病死率为 0～10%,平均在 2% 以下。

（李　刚）

第二节 眶距增宽症

一、概述

眶距增宽症是指两眼眶间骨性距离过度增宽的一种疾病,系颅面畸形的一种常见类型。涉及头面部多个解剖部位,与颅脑外科、耳鼻喉科、颌面外科均有关联。本病可能是以下畸形的表现之一:①颅面部正中裂或鼻裂;②额鼻部鼻筛型脑与脑膜膨出或额窦肥大;③颅缝早闭症;④颅骨发育不良综合征;⑤颅面外伤后畸形。眶距增宽症多为单侧或不对称者。确定眶间距宽的关键是内眶距的精确测量,通常以眶内侧壁的泪嵴点为测量基准,两侧泪嵴点间的距离称为内眶距(interorbital distance,IOD)。头颅骨的正位片亦可测定这一间距,但可因摄片投射角的差异而造成误差。头颅 CT 平扫及冠状扫描,可以确定左右眼眶及眼球在前后突度及高低距离方面的差异,这对于单侧眶距增宽症的诊断有较高的价值。眼眶骨性间距的宽度随种族、年龄、性别而有所不同,东方人种的眶间距较西方人宽。我国正常女性的眶间距为 23～32 mm,平均27.88 mm,正常男性的眶间距为 24～35 mm,平均 28.87 mm。一般而言,眶间距在25～32 mm范围者均属于正常。

二、分类

(一)西方标准

Tessier 根据西方人的头面测量值为标准,将眶距增宽症严重程度分为 3 度:Ⅰ度,轻度眶距增宽,30～34 mm;Ⅱ度,中度眶距离增宽,35～39 mm;Ⅲ度,重度眶距增宽,40 mm 以上,或虽在 35～39 mm,但伴有眼球横轴歪斜或高低不平者。

(二)东方标准

东方人的眶间距较西方人略宽。适于中国人的眶距增宽度 IOD 诊断标准如下:Ⅰ度,32～35 mm;Ⅱ度,36～39 mm;Ⅲ度>40 mm。

三、手术技术

(一)手术适应证

眶距截骨手术仅适合于真性眶距增宽症。某些遗传性或创伤性内眦角畸形(如内眦赘皮)所致的轻度畸形,或鼻梁过于平坦眶距轻度增宽者,并非真性眶距增宽症。对此,纠正内眦畸形或填高鼻梁即可矫正或改善轻度眶距增宽症状。

(二)手术时机

在年龄选择上,目前趋向于较早进行手术矫治。一般来说,手术以 5～6 岁时进行为佳,也有人主张更早期手术。但是过早的手术,不但在进行眶缘下眦骨时会损伤恒牙的胚胎,而且还会影响颅面骨骼的正常发育。在 5～6 岁患儿骨骼和软组织发育相对成熟,且骨组织较薄软,手术矫正的操作远较成年期为方便。

(三)手术方法选择

本症的手术方式有两种,即经颅外截骨术和经颅内截骨术,后者实际上是一种颅内、外联合入路手术。对面部宽大、X线显示眶间距未见明显缩小的中度眶距增宽症患者,一般采用颅外入路手术。但若伴发筛板的脱垂,则颅内入路截骨矫治手术更为便利。对严重的眶距增宽(Ⅲ度),尤其是双眶不在同一水平位的眶距增宽,必须采用经颅内、外联合入路的眶周矢状截骨术,以彻底松开和游离眶缘骨架,截除眶间多余骨块,选定新的位置重新固定眶架。中面部骨性劈开,一般适用于Ⅲ度眶距增宽伴严重的眶纵轴倾斜的病例。

（四）切口选择

颅内—外联合径路选用头颅冠状切口;颅外径路的"U"形截骨和"O"形截骨也选用冠状切口;而眶内壁截骨内移则即可采用冠状切口,也可选择鼻根内眦部的局部切口。

（五）颅外径路截骨手术

截骨方式有如下几种。

1.眶内侧壁截断及内移

截除鼻中隔过宽的鼻骨及筛小房,截断眶内侧壁和鼻眶缘,将眶连同内眦韧带向中央移动靠拢,最后用钢丝直接结扎固定,或应用钢板、钢钉固定。截骨后两旁残留的骨间隙进行嵌入植骨。这种术或只对部分眶内侧壁和眶内缘进行了游离,使两侧内韧带及其骨块向中央移动,并不是向内移动整个眼眶和眼球。

2."U"或"O"形截骨术

"U"形截骨范围包括眶内侧壁、外侧壁、眶下缘和眶,截下的骨块呈"U"字形。对过宽的鼻根部及筛小房组织一并截除,将眶下部向中央靠拢,以钢丝结扎固定,遗留的两侧骨隙予以植骨。本术式可以缩短IOD距离约10 mm,故对于筛板位置较高及无脑膜膨出的Ⅱ度眶距增宽症患者尤为适用。"O"形截骨术截骨范围更大,除上述"U"形截骨区域外,还将眶上缘及额窦低部骨质一并截断,向中央拉拢固定。因此,"O"形术式较"U"形手术更加彻底,适用于中度眶距增宽而额窦尚未完全发育的病例。为避免暴露颅前窝,本手术不宜用于7～8岁以下儿童。

（六）颅内径路手术

本术式实属颅内—颅外联合径路的手术方法,结合前述的前额开窗、眶上骨桥制备眼眶截断,两侧向中央靠拢,最后予植骨。除双侧眼眶周壁及眶的截骨外,应保留鼻骨中央和部分筛骨正中板。

（七）手术难点和处理

眶距增宽症的术式较为复杂,术前应有全面的估计,术中操作宜轻柔、准确和熟练,一些难点尤应引起注意,并予以妥善解决。

1.截骨范围

在眶架后方截断眶壁时,应恰当选择截骨线。截骨线过于靠近视神经孔,将导致眶架移位后压迫视神经和血管,造成视神经损伤;如截骨线过于接近眶缘前方,则不能有效地矫正畸形。理想的截骨线应选在眶顶部的眶上裂部位,距蝶骨嵴8～10 mm处。截骨后,在将两侧眶架向中央拉拢结扎时,为避免眶缘骨架对眼球造成压迫而导致眼球突出、眼压增加,可用一块宽约0.6 cm的骨片嵌植在鼻中央骨缝部,以减轻眶缘骨架对眼球的压力,而后进行结扎、固定。在鼻部中央及颅前窝进行截骨时,其范围应包括筛板、筛房、鼻根和上颌骨额突等组织。可连同鼻梁、鼻中隔、筛板、鸡冠、嗅窝全部截除;也可保存鸡冠、嗅窝和鼻中隔,而分别在它们的两侧做旁中央截除术。后一种手术操作,由于保留了嗅板及嗅神经,故术后患者保留了正常的嗅觉,且鼻中隔仍保留,故左右鼻道仍保持了正常解剖形态。手术时一般不需切除鼻中甲,但如患者有鼻中甲肥大,则应做截除术,以免阻碍了眶架的靠拢而阻塞鼻道通气。

2.术中止血

眶距增宽症的手术范围较大,需用时间长,术中出血多。因而手术中止血问题很重要,尤其是对于患儿。用含有肾上腺素的局部麻醉药物浸润头面部切口处软组织,头皮钳夹止血,骨创面以骨蜡封填,吸收性明胶海绵或止血纱布进行脑和脑膜表面的止血,均有利于达到较为完善的止血效果。

3.术中降低颅内压

在截除颅前窝骨组织时,应注意保护脑组织,避免过度地牵拉造成脑组织损伤。可在截骨之前,用20％甘露醇快速静脉滴注;也可在截骨过程中有意识地剪开硬脑膜一个小口,放出一些脑脊液,直到脑组织塌陷,足以良好地暴露颅前窝结构,包括鸡冠、筛板及蝶骨嵴等;也可采用过度换气的方法,使颅内压明显地降低。术前估计手术中可能会有明显牵拉与压迫脑组织时,可在手术开始前先做腰椎穿刺并置管,术中可随时释放脑脊液。此管可留置于术后,通过释放脑脊液以调控颅内压。

4.防治脑脊液漏

手术结束时,应严密修补脑膜裂口,这对于防止脑脊液漏和脑组织疝出很重要。尤其是手术中由于颅底筛板被凿开,可致硬脑膜裂口而造成脑脊液鼻漏,应仔细地进行检查,切忌遗漏;切口应严密分层缝合;如术后残腔较大,有积液可能时,可于术区置管引流。术后长期、顽固的脑脊液漏,可经腰椎蛛网膜下腔置管引流脑脊液,有利于脑膜裂口的愈合,并预防发生颅内感染。

5.保护眼和角膜

眶距增宽症手术,在截骨锯眶时,可能因牵拉或碰触眼球而致损伤;或在术中长时间暴露膜而引起角膜损伤,术后出现角膜溃疡。重者溃疡长期不愈,终致角膜混浊和形成白斑。术前戴接触镜(隐形眼镜),或术中暂时性缝合上下眼睑,对保护眼球都有益处。

6.脑与脑膜膨出的处理

部分眶距增宽症病例,是由脑与脑膜膨出引起,可在术中还纳膨出物。在修补膨出囊的同时,进行眶距增宽矫正术。但对3岁以下幼儿,最好先行膨出囊修补术,待6个月后再行眶距增宽矫正手术。

四、并发症和后遗症

在眶距增宽矫正术后,患儿常在后期出现轻微的面部缺陷,如斜视、塌鼻梁、眼内眦畸形等。如初次手术的植骨片逐渐吸收、坏死或脱落,还可出现局部感染性窦道或瘘管、脑膜-脑膨出、脑脊液漏等,甚至眶距逐渐增宽复发等。在进行初次手术前,应将这些情况与患者及其家属讲清楚。可以分期进行相应的美容整形手术。

眶距增宽症是一动态变化的病理发展过程,患者病状和体征可能随着面部的发育将出现不同形式的畸形,且一直要待到生长发育结束,才会表现出稳定的畸形状态。因此,内眦固定、鼻部植骨、额窦植骨、眼外肌的矫正等,可能会随着时间的推移而出现结果变化。部分患者可能需要再次或多次地进行整形美容手术。

（李　刚）

第三节 颈　　肋

一、概述

颈肋是先天性的畸形肋骨,其发生率为 0.5%～1%,以女性多见,男女之比为 1:(2～3),初诊年龄为 20～40 岁。约半数为双侧性,单侧者以左侧居多。

解剖学上,臂丛及锁骨下动脉穿过由前斜角肌、中斜角肌、第一肋骨上缘所构成的三角形间隙,进入腋部,臂丛的下组位于锁骨下动脉的后方,二者形成神经血管束。(图 4-4)颈肋多见于第 7 颈椎,有时也见于第 6 颈椎,其长短不一。一般根据颈肋的形态分为四型:Ⅰ型,颈肋短小,刚超过横突,一般无压迫症状出现;Ⅱ型,颈肋超过横突较多,末端游离并能直接抵触或压迫臂丛,有时由纤维束带与第一肋相连,此纤维带压迫臂丛神经;Ⅲ型,颈肋几乎完整,并以纤维带与第 1 肋软骨相连,常压迫臂丛神经和锁骨下动脉;Ⅳ型,颈肋完整,并以肋软骨与第 1 肋软骨连接,亦常致臂丛神经及锁骨下动脉和静脉受压。

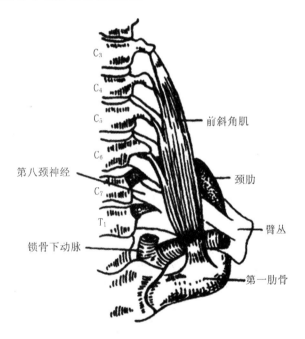

图 4-4　颈肋与臂丛的解剖关系

二、临床表现

大多数颈肋无任何症状,只有当血管、神经受挤压时才表现症状,其原因有外伤、肩部负重、骨膜炎、肩下垂、第 1 肋骨畸形、前斜角肌肥厚、异常纤维束带等。此病的一般体征为患者肩部多肌肉饱满,锁骨上窝浅有时可触及隆起的包块或肥厚的斜角肌。此外,根据受累的成分不同分为三种类型。

（一）神经型

（1）手、肩钝痛是最常见的首发症状，为间歇性。当上肢及肩向下牵引，或手拿重物时疼痛加重，因此患者常把上肢举起置于头顶之上。受第Ⅷ颈神经和第Ⅰ胸神经支配的肌肉肌力减弱，表现在握、捏及细小的动作方面。晚期可见手骨间肌和大小鱼际肌肉萎缩，无腱反射改变。感觉障碍以尺神经分布区为主。

（2）由于交感神经受压，出现血管舒缩功能障碍，如手下垂时皮肤变色，呈灰蓝色，出汗，水肿，上举后则消失；遇冷手指变苍白；有时出现颈交感神经麻痹综合征。

（3）颈肋有时可触知，压迫该处可引起局部疼痛并向手臂放射。

（二）血管型

血管型较少，间歇性上肢皮肤颜色改变或静脉怒张，严重者发生溃疡或坏疽，伴随疼痛或痛觉障碍。锁骨上窝常能听到杂音是一重要体征，有时双侧均可听到，患侧声大，牵引上肢上述症状加重。前斜角肌试验（Adson 试验）：取坐位，臂自然下垂，头用力转向病侧并后伸，嘱深吸气并屏气，病侧桡动脉搏动减弱或消失，为阳性。

（三）神经血管型

神经血管型指神经型与血管型混杂的病例。

三、诊断和鉴别诊断

中年患者，特别是女性患者，有上述临床表现者应怀疑此病，进一步行 X 线检查。颈椎 X 线正位片可确定颈肋的存在及大小，有时 X 线片未发现颈肋的存在，但可能有异常纤维束引起压迫。颈肋为胸廓上口综合征组成内容之一，应与下列情况鉴别。

（一）肋锁综合征

肋锁试验为阳性，即当肩部受重压，使肩关节向后向下时，由于第一肋骨与锁骨间隙变窄，桡动脉搏动变弱或消失，是鉴别本征的依据。

（二）胸小肌综合征

胸小肌综合征是胸小肌与胸壁挤压神经血管束而引起的综合征，可依据超外展试验阳性，即肩外展、后伸、牵引胸小肌而出现桡动脉搏动消失，而做出诊断。

（三）椎间盘脱出症

多发生于壮年，发病较急，常有外伤史，经牵引后，症状可缓解，脊髓造影显示椎间盘组织压迹。

（四）颈椎关节病

颈椎 X 线片显示椎间孔狭窄或椎体后缘有骨质增生。

（五）腕管综合征

压迫腕管时，则正中神经分布区出现感觉障碍。

四、治疗

（一）非手术治疗

包括按摩、理疗，使用止痛剂，加强提肩胛肌的锻炼，避免手提重物，减少患侧上肢过度外展活动，适当休息。颈椎牵引对此症无效。

（二）手术治疗

如经过 3～6 个月非手术治疗无效,症状较严重者可考虑手术治疗。具体适应证如下：①持续性剧烈疼痛者；②上肢及手的神经征或血管征在发展者；③锁骨下动脉明显受压而引起手指苍白及青紫的短暂发作,甚至有栓塞现象出现者；④臂丛神经下束受压出现感觉障碍或手的小鱼际肌肉萎缩者。

手术方法包括：①颈肋切除术,适合于发育较完全的Ⅲ型和Ⅳ型颈肋。一般经锁骨上路切断前斜角肌及颈肋。②第 1 肋骨切除术,适合于Ⅰ、Ⅱ型颈肋伴纤维束带致神经血管受压者。一般经腋窝入路施行。

（李　刚）

第四节　狭　颅　症

一、概述

狭颅症是一种先天性发育畸形,指婴幼儿颅骨缝闭合时间过早,以致脑的发育受到已无扩张余地的骨性颅腔的限制,故本病亦称颅缝早闭或颅缝骨化症。患儿主要表现为头颅狭小、颅内压增高和智力发育迟缓等,多伴有其他骨骼的发育异常。本病病因尚未明确,可能与胚胎期中胚叶发育障碍有关,亦可能系骨缝膜性组织异位骨化所致。在新生儿中,发生本病的概率为 0.07%～0.1%。颅缝早闭的时间、早闭颅缝的位置及数量等,与头颅外形及患儿智力受影响的程度有关,早期诊断和治疗颅缝早闭,对预后至关重要。临床上通常以颅缝闭合类型进行分类。在单颅缝早闭中,尤以矢状缝早闭、冠状缝早闭、单侧冠状缝或人字缝早闭等为常见；而多颅缝早闭,常见者为双侧冠状缝早闭、冠状缝和矢状缝早闭、额蝶筛缝和额缝早闭、全颅缝早闭等。头形改变方向常与早闭的颅缝线垂直。

二、临床表现

（一）症状与体征

1.矢状缝早闭

矢状缝早闭占全部颅缝早闭的 50%～60%。患儿多为男性,个别病例有家族史。矢状缝如果在出生前闭合,胎儿脑部的发育会受到严重限制,产生头颅部显著畸形。颅顶从前到后变窄、变长,呈现为舟状头或称楔状头,从侧面观酷似哑铃状,显示颅穹隆高而横径短,沿矢状缝可触及隆起的骨嵴。此类患儿颅内压增高和视盘水肿并不多见；少数患儿有智力发育迟缓。

2.冠状缝早闭

当左右冠状缝同时早闭,患儿表现为尖头畸形,即颅顶高,额部低。从后面看为尖头,从前面看则为塔形头。头颅前后径变短,前额和顶部隆起,前囟前移,头围变小而颅高增加,闭合的冠状缝上可触及骨嵴。患儿前脑发育受到严重影响,多伴有颅内压增高的症状,可有斜视,眼底检查可见视盘水肿或萎缩。

3.单侧冠状缝及人字缝早闭

颅骨一侧的冠状缝与人字缝早闭,可出现斜头畸形,发生率占所有颅缝早闭的 8%～19%。男性发病多于女性,以左侧凹陷为多见,常伴有其他骨的畸形发育。患者表现为一侧额面部凹陷,头颅不对称发育而成斜头畸形;一侧冠状缝早闭可在额骨中部扪及骨嵴;患侧额头扁平,两眼眶高低不等,患侧眼眶高于健侧,可伴有眶距过宽;额部狭窄,表现为"侧偏颅"或"扭曲脸"。本病可合并其他畸形如腭裂、眼裂畸形、泌尿系统畸形和前脑畸形等。

4.双侧冠状缝早闭伴额蝶缝、额筛缝早闭

属多颅缝早闭,表现为短头畸形。若双侧冠状缝在眼眶外侧与额蝶缝和额筛缝均发生早闭,则头颅前后径及头围较正常明显变小,双颞颅径增加,前额和枕骨扁平,前囟前移,眼眶变浅,眶容积缩小引起轻度突眼,偶伴中面部发育不良。智力发育迟缓较单侧冠状缝早闭为多。

5.额缝早闭

额缝早闭可致三角头畸形,后者有两种类型,一种为眶上缘正常,一种为眶上缘后缩。前额正中呈龙骨嵴状。从头顶观前额部三角头畸形尤为明显,可扪及额部正中早闭颅缝嵴;可伴有眶距过狭症和内眦赘皮。部分患者有慢性颅内压增高征象。

6.全颅缝早闭

如全部颅骨骨缝均发生提前闭合,表现为小头畸形,颅顶扁平。颅矢状径、颅冠状径、头围、乃至整个头颅均显著小于同龄上常人,多伴有其他部位的发育异常。因脑部发育严重受限,患儿智力发育较差。

狭颅症常合并身体其他部位畸形,最常见者为对称性并指(趾)症;此外,还可能有面骨畸形、蝶骨小翼过度生长、鼻骨塌陷、后鼻孔闭锁及鼻咽腔梗阻、硬腭增高、腭裂、唇裂、脊柱裂、先天性心脏病及外生殖器异常等。

(二)影像学检查

头颅 X 线正侧位片,可见早闭的颅缝及眶顶,以及额颅部的相应结构改变;尚可见由于慢性颅内压增高而引起的指压切迹(图 4-5)。CT 平扫可见颅前窝及眶顶前后径变短、脑室变小等。

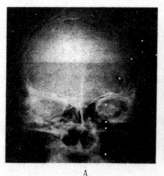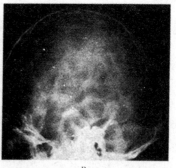

图 4-5 颅缝早闭颅骨 X 线平片

A、B 正侧位片,可见人字缝,其他颅缝均已闭合;脑回压迹明显;蝶鞍显示骨质吸收;头颅前后径增大,近于舟状头畸形

三、手术技术

手术的目的是通过切开原已闭合的骨缝或重新建立新的骨沟,使颅腔能有所扩大,以保证脑

的正常发育。

（一）适应证与禁忌证

头颅畸形明显，伴有眼球突出、智力低下、视力下降及颅内压增高征象者，均需手术治疗。一般认为在出生后 6～12 个月，手术治疗效果较好。1 岁以后颅内压增高症状或视力减退明显者，亦应行手术治疗。重度营养不良，有明显贫血，体内重要脏器损害且功能不正常，或头皮有感染者，应视为禁忌。

（二）术前准备

拍摄颅骨正、侧位片，确定颅缝骨化早闭的位置及其范围；测量并记录头颅各径线长度，以便术后观察对比。

（三）手术入路与操作

手术方式包括颅缝再造术及颅骨切开术两种。

1.颅缝再造术

颅缝再造术是手术切开已骨化早闭的颅缝。手术在基础麻醉加局部麻醉下进行，术中注意仔细止血，保持输血、输液的通畅，以预防休克(图 4-6)。①矢状缝早期闭合：手术主要切开原矢状缝。取中线切口，前起冠状缝前 1 cm，后至人字缝尖后 1 cm，于中线旁做颅骨钻孔，咬除 1.5 cm 宽的骨沟，同时切除两旁骨膜，切除范围应较骨沟宽 2～3 cm。充分止血后，按层缝合伤口。此法缺点为术中易出血。为避免出血，亦可采用在矢状线旁平行地咬除骨质，形成两条骨沟的方法。②冠状缝早期闭合：在耳前做冠状切口直达两侧颧弓，切除已闭合的冠状缝。手术方法同前。③全部颅缝闭合：婴儿手术采用顶部冠状切口，分 2 期进行。第 1 期将头皮翻向前，沿冠状缝咬出一条骨沟，并咬除矢状缝的前半部，必要时，再辅以颞肌下减压术。在伤口愈合及患儿完全恢复后进行第 2 期手术，原切口切开后，头皮翻向后，咬开后半部欠状缝、颞部及人字缝。儿童分期手术时，需分别在顶前、顶后做两个冠状切口。两切口间距离应较宽，以免头皮发生坏死。颅骨切除方法同前。

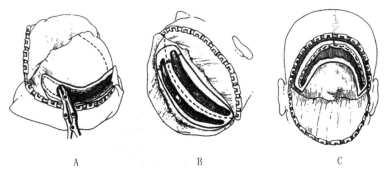

图 4-6 颅缝再造术示意图

A.冠状缝再造；B.矢状缝再造；C.人字缝再造

2.颅骨切开术

颅骨切开术是通过手术广泛地切开颅骨，而不沿原封闭或骨化的颅缝切开，对全颅缝早期封闭或骨化者，效果较好。手术在左右两侧分两期进行，间隔时间为 3～4 周，一般先做右侧。切口始于一侧额颞部发际，沿额骨粗隆中央向后、经矢状缝至人字缝尖，再由此呈弓形向下、与人字缝平行至后上部，止于距耳郭 2 cm 处，形成一个大的头皮瓣，越过颞肌上缘并翻向颞侧。沿头皮切口线内缘 1 cm 处做颅骨钻孔,以避免头皮切口线与骨沟位于同一平面。钻孔间的距离一般不超过 4 cm。矢状窦旁钻孔应距离中线约 2 cm,颞部钻孔应位于颞肌上缘。钻孔处常可见硬脑膜紧张或膨出,因此,颅骨切开前,最好先行腰椎穿刺,缓慢放出一定量的脑脊液至出现脑搏动为止。然后用咬骨钳在各钻孔间咬开宽约 1.5 cm 的骨沟后,即形成一椭圆形的额、顶、枕骨骨瓣。在经顶骨粗隆向中线垂直咬开一骨沟达对侧中线旁,骨瓣基底前后各保留一宽 0.5～1 cm 的骨桥。骨膜切除处理同前。切口按层缝合。术后 15 天至 1 个月,在对侧进行同样手术。

(四)术中注意事项

由于术后骨缝常很快愈合,1 岁以下的患儿颅骨切开后有时在 3 个月内切开部位即可连接,6～12 个月即发生骨性愈合,因而影响其远期效果,需再次手术。为防止术后骨沟的愈合,手术时需切除骨沟两侧各 2～3 cm 宽的骨膜,骨沟边缘可用电凝烧灼,曾试用各种异物如钽片或聚乙烯膜等置于人造骨缝之间,也有报道将固定液(Zenker 液,除去其醋酸成分,以减少癫痫的发生),涂于骨沟边缘和显露的硬脑膜表面,持续 3～5 分钟,可以减少或延缓其愈合,避免再次手术。术中尽可能减少出血,并应纠正失血。手术中应特别注意避免损伤静脉窦,由于窦壁十分薄弱,一旦破损不易修补,易造成大量失血。在临床上,矫正过度偶见,矫正不足却较常遇到。实际上,轻度的过度矫正,效果最好。

(五)术后处理注意事项

头皮包扎宜适度。术后随着头颅体积的增大,头皮张力可能较大,所以术后包扎不能太紧,以预防头皮缺血与坏死。预防低血容量性休克,引流液如是血性,渗出虽非大量,但在婴儿仍有可能引起休克,故应及时补充血容量。

四、并发症及其防治

狭颅症是颅缝早闭的直接结果,它主要是限制了大脑的正常发育。因此,常见的严重并发症是颅内高压症,继而导致视神经萎缩,出现视功能异常,严重者可致失明。同样由于大脑发育受限,可致智力低下。

(一)颅内压增高

在婴儿发育过程中,最危险的并发症是颅内压增高。这种颅内压增高与颅内占位性病变(如肿瘤)所造成的颅内压增高不同,前者属于一种慢性过程。由于颅内压增高,可造成视神经萎缩,导致失明和大脑萎缩性痴呆。正常人大脑在出生后 2 年内发育最旺盛,脑发育和颅腔容积的矛盾在这个时期也更加突出,造成颅内高压或脑疝的机会也最多。由于婴幼儿不能表达出有头痛、视力变化等症状,而且呕吐也不常见,因而在婴幼儿发育期颅内压增高的发现和诊断相当困难。患儿对检眼镜(眼底镜)检查视盘水肿极难配合,故视神经萎缩亦较难检出。在患儿发育早期,大脑发育较快,故颅内压呈逐渐升高趋势。当达到一定年限,脑组织发育速度减慢或停止发育时,颅内压可出现下降趋势。通常认为,狭颅症患儿在 6 岁以后,大脑的发育几近停止。

手术是解除颅内压增高最直接的方法。术后狭颅症患儿颅内压一般均有下降,尤以术后 6 个月起颅内高压改善最为明显。

(二)视力减退

视力减退起因于视盘水肿和眼部静脉回流受阻而导致的视神经萎缩。由于视神经管很少因颅缝早闭而发生狭窄,故原发性视神经萎缩较少见。常规的颅缝再造术及颅骨切开术在降低了颅内高压的同时,对改善视力也起到了作用。需排除因眼眶部畸形本身所造成的视力变化,包括斜视和弱视。这些异常,可通过眼眶畸形矫正手术予以部分纠正。

（三）神经及心理障碍

狭颅症患儿由于颅缝早闭产生的头部发育畸形,以及由此引起的智力发育低下,常表现出高级神经心理活动的异常。此外,患儿长期受到周围社会的歧视和疏远,得不到同等良好的教育,也是其智力、情感、人格发生变化的重要原因之一。大多数患儿在长大以后,显示出孤僻、不合群的性格特征,对其婚姻、社交、工作等方面都会有较大的负面影响。因此,早期矫正手术很有必要。神经心理测试对了解患儿的学习和记忆能力、人格特征、智力水平极为有用。适时地进行临床心理咨询与治疗,对改善患儿的心理状态,增强其社会适应力也非常重要。

（李　刚）

第五节　小儿脑瘫

小儿脑性瘫痪(cerebral palsy,CP)是指发生在妊娠到新生儿期期间,由各种原因引起的以脑的非进行性病变为基础,形成永存的、但可以变化的运动和姿势异常,常有不同程度的智能低下、癫痫、行为异常等症状。患儿多在 2 岁以前发病。

一、病因

脑性瘫痪的直接病因为脑损伤和脑发育缺陷,高危因素有多种,可以大致分为以下几种。

（一）孕妇年龄过大

研究表明,母亲年龄 40 岁以上的小儿脑瘫患病率是 25～34 岁产妇的 3 倍。

（二）多胎妊娠比单胎妊娠发生脑瘫的危险性更大

多胎妊娠比单胎妊娠发生脑瘫的危险性更大是由于多胎妊娠时胎盘功能相对不足,特别是某些多胎胎盘所特有的病理情况,如胎儿间的输血综合征,会出现供血胎儿贫血、低体质量,受血胎儿血容量过高、水肿、心衰等。此外,单双胎和多胎妊娠比单胎妊娠更可能减少妊娠期,也易使胎儿宫内发育迟缓。

（三）孕妇宫内感染

因孕妇宫内感染而致脑瘫的情况约占脑瘫的 1/3,1987 年 Nahnrias 首先把先天性宫内感染引起围产儿畸形的病原体概括为 TORCH(T:弓形体;O:其他病原体如 EB 病毒、梅毒螺旋体等;R:风疹病毒;C:巨细胞病毒;H:单纯疱疹病毒),即火炬综合征。孕妇一旦感染,可通过胎盘、产道传染给胎儿,直接损伤胚胎组织细胞,特别损害发育过程的中枢神经系统,出生后表现为脑瘫。

（四）早产儿

早产儿的脏器特别是中枢神经系统尚未发育完善,生发基质处小血管上皮层脆性大,血管周围又缺少支撑物,纤维蛋白溶解活力高,再加上凝血因子缺少,稍有压力改变或损伤就容易发生生发基质-脑室内出血,继而导致脑室周围出血性梗死。而脑室周围血管的发育程度与胎龄有关,胎龄越小脑室深部的血管分支发育越差。早产儿的脑血管缺少动脉吻合支,且脑中的大小动脉管壁又缺少肌层,对压力变化的适应能力较差,一旦发生血压下降就使大脑血流减少,脑室周围动脉边缘区域和脑白质终末区域发生缺血,继而发生脑室周围白质软化。据报道,当出现低氧、高碳酸血症或绒毛膜羊膜炎、羊膜早破等情况时,均会促使脑室周围白质软化的发生,增加早产儿脑部损伤的危险性。

此外早产儿由于机体抵抗力差,各种脏器发育不完善,功能尚不健全,因此很容易出现感染、硬肿症、呼吸窘迫、呼吸暂停等并发症,而这些并发症形成的碳酸血症以及治疗并发症时可能出现的补液过快、呼吸机应用不当、高浓度氧吸入等均可引起脑血流的波动,导致或加剧脑室内出血或脑室周围白质软化,如此又增加了造成脑损伤的危险性。

(五)新生儿窒息

Blennow 等报道,窒息,特别是严重窒息时,新生儿脑脊液中谷氨酸、天冬氨酸两种兴奋性氨基酸浓度较对照组明显为高,而且它们的浓度是随缺氧缺血性脑病的严重程度而增高的,兴奋性氨基酸对低氧缺血环境中未发育好的神经元可能起损害作用。此外窒息时次黄嘌呤大量蓄积,当复苏给氧后次黄嘌呤氧化成尿酸,并释放出游离氧基,而大量游离氧基也会对新生儿的神经元产生损伤。

(六)核黄疸

核黄疸是引起小儿脑瘫的重要病因。间接胆红素超过 $306~\mu mol/L$,即可引起核黄疸,导致脑损伤,引起脑瘫。可由新生儿 Rh 或 ABO 溶血病、败血症、新生儿肝炎、胆汁黏稠综合征、先天性胆道闭锁等引起。由于围产医学的进步,核黄疸引起小儿脑瘫比例明显下降。

(七)低体重儿

StanleyF.J.认为,出生体重低于 1 500 g 的新生儿脑瘫发生率是正常出生体重儿的 25～31 倍。Veelken等人对 371 例出生体重小于 1 500 g 婴儿进行了回顾性调查,发现脑瘫 55 例(占14.8%);轻度智力低下 41 例(占 11%);中度智力低下 30 例(占 8%);重度智力低下 19 例(占5%);失明者 4 例(占 1.5%)。

(八)遗传因素

近年来的研究认为,遗传因素在脑瘫中的影响越来越重要。生过脑瘫患儿的妇女,随后所生的子女脑瘫再发风险增加,提示有与之相联系的遗传学基础。Monreal 在一项对比研究中发现,近亲有癫痫、脑瘫及智能低下中的 2 种因素者占脑瘫的 65%。日本报道,出生体重＞2 500 g,无产时及分娩后异常的脑瘫患儿中,父母属近亲结婚者占 17.6%。

(九)环境因素

据报道,孕妇暴露于原子弹爆炸后的放射线环境下可以导致胎儿脑瘫、小脑畸形和智力障碍,在日本由于工业废物污染,鱼肉食品中含有甲基汞,在孕期食用这种食品可以引起痉挛性四肢瘫。

此外,孕妇患妊高征、心衰、大出血、贫血、休克或吸毒、药物过量等均可导致胎儿脑缺血、缺氧而致脑瘫。

二、脑瘫的病理变化

脑瘫患儿脑病变主要累及脑干、基底节、小脑、大脑皮层运动区等神经元聚集的部位,也累及白质纤维。脑瘫的基本病理特点主要有以下 8 个方面。

(1)中枢神经系统的先天性畸形:①脑结构的缺如,如在胎儿发育中由于神经管闭合不全引起大脑半球、间脑的缺如等。②脑结构的畸形,如前脑分化障碍导致的两大脑半球未分开、小脑发育不全等。③神经细胞的异位聚集,指在胎儿神经系统发育的过程中,成神经细胞在迁移时发生停顿或移位,致使神经细胞聚集在异位,形成大小不一的异位灰质块或结节。

(2)脑出血。

(3)神经元细胞变性、坏死。

(4)脑室周围白质软化。

(5)脑室周围出血性梗死。

(6)脑组织的炎性改变:如由于孕妇早期感染风疹病毒,通过胎盘感染胎儿引起的脑瘫,其大脑可呈局限性脑膜脑炎改变。

(7)胶质细胞增生。

(8)脑实质内空洞形成:大多脑瘫患儿的病变为小灶性,无论是脑干神经核,还是皮质区,或小脑、丘脑都如此,白质区依然。下橄榄核病变虽较广泛,但亦为部分区域,基底节虽较弥漫,但仍有健康区存在。因此,此类患者不应放弃治疗,运动训练仍能改善其功能,否则症状进行性加重。

三、临床分类及表现

(一)临床分类

根据 1988 年在佳木斯召开的第一届全国小儿脑瘫研讨会上制定的分类标准,脑瘫的分类如下。

1.按瘫痪的部位分类

(1)四肢瘫:指双上肢、下肢及躯干都发生瘫痪,多为重症患儿。

(2)双瘫:为四肢瘫的一种类型,指双下肢瘫痪重、躯干与上肢较轻,为脑瘫的典型类型。

(3)偏瘫:指一侧的上肢、下肢瘫痪。

(4)重复偏瘫:为四肢瘫的一种特殊类型,指一侧上、下肢障碍重于另一侧上、下肢。

(5)截瘫:指双下肢局限性瘫痪。代表性的为脊髓损伤时的脑瘫,障碍局限于下肢。

(6)单瘫:指只有一个肢体的瘫痪,临床较少见。

(7)三肢瘫:指患儿三个肢体均有障碍。

(8)双重瘫:是四肢瘫的一种特殊类型,指双侧上肢障碍重于双侧下肢的瘫痪。这种类型多见于手足徐动性脑瘫。

2.按肌紧张、姿势及运动模式分类

(1)痉挛性脑瘫:主要病变在锥体系,是临床上最常见的脑瘫类型,以肌紧张亢进、运动功能障碍为主要特征,可分为轻、中、重 3 级。主要表现为上肢肘关节屈曲,腕关节掌屈,手握拳,拇指内收,髋关节屈曲、内收、内旋,膝关节屈曲,足跖屈成尖足。当扶腋下提起患儿时,其双下肢交叉,步行时成剪刀步态。立位时呈头背屈,下颌突出,颈椎前凸,胸椎后凸,腰椎前凸,呈屈髋、屈膝、尖足的特征性姿势。随年龄的增长可发生关节挛缩变形。由于受累部位不同,痉挛性脑瘫又可分为单瘫、双瘫、四肢瘫和偏瘫等不同类型。一般新生儿窒息与低体重儿易患该型脑瘫,占脑瘫患儿的 60%～70%。

(2)手足徐动型脑瘫:主要病变在大脑深部基底核及锥体外系,以不随意运动为主要临床特征。婴儿常表现为头不能竖直呈低张力状态,随年龄的增长肌紧张逐渐增强,颜面、手、足等部位出现难以用意志控制的不随意运动,精神越紧张症状越重,安静时不随意运动减少,入睡后消失。

该型脑瘫由于损伤范围广，颜面肌肉、舌肌、发音器官肌肉都有不同程度的受累，故患儿常伴有发声、构音及语言障碍；有的患儿表现张口、流涎及摄食障碍；有的患儿因颜面肌肉不规则地局部收缩，可表现为面部表情怪异。

（3）强直型脑瘫：主要病变在锥体外系，临床特点为肌张力增强，被动运动时有抵抗，呈均匀的铅管状或齿轮状状态。

（4）失调型脑瘫：病变主要在小脑、脑干，以平衡功能障碍为特征。患儿常表现为运动发育落后，有意向性震颤，张口流涎，躯干摇摆多动，上肢功能障碍明显。患儿的指鼻试验、对指试验及跟膝胫试验都难以完成。

（5）肌张力低下型脑瘫：临床主要表现为缺乏抗重力伸展能力，患儿呈低紧张状态，自主运动功能低下，抬头、坐位都很困难。由于肌张力低下，患儿常取仰卧位，四肢外展、外旋，形成蛙姿位。此型脑瘫较少见，多为某些类型脑瘫的早期表现，以后肌张力逐渐增强，可变为痉挛性脑瘫或手足徐动型脑瘫。

（6）震颤型脑瘫：主要病变在锥体系及小脑，以身体的某一部分在一个平面内呈不随意的、节律性的摇动为特征。临床主要表现为静止性震颤，粗大而有节律，有意识动作时可暂时被抑制，多见于上肢。有时为动作性震颤，动作时加重，有眼球震颤。单纯的震颤型脑瘫罕见，多与其他型混合存在。

（7）混合型脑瘫：在患儿身上同时有两种类型以上脑瘫的特点。临床上最多见于痉挛型脑瘫与手足徐动型脑瘫的混合型脑瘫。

（8）分类不明型脑瘫：临床上不符合以上任何一种类型的脑瘫。

（二）脑瘫并发症状

1.精神发育迟滞

脑瘫患儿常伴有智力低下。文献报道，脑瘫患儿伴精神发育迟滞的发生率可高达75％。有学者对1984—1992年门诊及住院的小儿脑瘫患者进行了智商测定，发现415例脑瘫患儿中，智商小于70的患儿占78.79％；Bice统计1 000例脑瘫患儿，其中智商小于70的约56％；膝田整理了包括Bice在内的23个报告提出脑瘫的智能分布，智商小于70的几乎占到半数。

但有学者经过调研发现上述的统计与临床实际观察不符。他们认为由于大多数有关智能发育的评价测验都是以运动的完成为基础，所以在脑瘫患儿测得的结果往往与实际有差距，常常比精神发育迟滞儿低。此外，脑瘫患儿除脑损伤致运动障碍外，还可能有视听觉障碍、语言障碍，使其常难以做出合适的应答或表现自己；又因运动障碍使其成长中本应具备的潜能发育受阻，使发育过程中的生活实践受阻，影响了精神发育。另外，除躯体因素外尚有心理障碍，致使智测更不可靠，实际智力常被低估。他们认为对脑瘫患儿，父母的观察与理解，以及医师自己的仔细观察，常有助于患儿智力总体评价，不能将脑瘫智测结果等同于精神发育迟滞来对待。如果脑瘫患儿运动改善，实践增多，各个方面的发育水平会明显提高。

2.语言障碍

据报道，1/3～2/3的脑瘫患儿有不同程度的语言障碍。其表现形式可以是发音不清、构音困难、语言表达障碍，甚至失语。发生语言障碍的原因如下。

（1）由于脑组织损伤，语言中枢的发育受到影响。

（2）脑性瘫痪后，颜面肌、舌肌、发音器官肌肉受累，构音障碍所致。

（3）脑瘫患儿由于四肢运动障碍、视听障碍或智力障碍等也会导致或促进语言障碍的发生。

手足徐动型及失调型脑瘫患儿常伴有语言障碍,其次是痉挛性四肢瘫、双瘫的脑瘫患儿也可伴有语言障碍。

3.视力障碍

脑瘫患儿常合并斜视,其中以内斜为多见,其他可见眼震、凝视障碍、近视、远视等,严重者可见白内障、视神经萎缩,甚至全盲。

斜视是痉挛性脑瘫最常见的眼球位置异常,视神经萎缩在重症脑损伤、伴有重度智能低下的痉挛型四肢瘫中发病率高。

4.口面功能障碍及牙齿疾病

由于颜面部肌肉及口腔、舌部肌肉的肌张力异常,导致患儿咀嚼、吸吮和吞咽困难,口腔闭合不好及流涎。脑瘫患儿常见龋齿病,其原因主要是牙质本身的异常及口腔的不卫生。因核黄疸或其他围生期损害可使牙釉质形成不全,牙齿容易发生钙化不全,牙齿本身易呈龋齿状态。

5.听觉障碍

脑瘫患儿多为从内耳到中枢部损害而致的感音性听觉障碍。脑瘫患儿常因伴有智力低下、语言发育落后、运动障碍等而表现出对音响的反应不良,其听觉障碍常被忽略。因此为了减少致残,应早期对患儿进行听力的有关检查,以便及早发现,及早治疗。

6.癫痫

癫痫是脑瘫患儿常见的并发症之一,常以各种惊厥为表现形式。惊厥不仅妨碍脑瘫的治疗,而且反复惊厥可加重脑损伤,因此必须重视脑瘫患儿的惊厥,予以正确的诊断和治疗。

四、辅助检查

(一)头颅 CT、MRI 检查

1.头颅 CT 检查

头颅 CT 是脑组织形态学变化的影像学反映,脑瘫患儿头颅 CT 检查常有异常,其 CT 表现因脑瘫的类型、不同致病原因及并发症而不同。

(1)头颅 CT 异常的主要表现:分为非脑畸形表现及脑畸形表现。非脑畸形表现主要有脑萎缩,脑室扩大,脑沟增宽、增深,脑软化灶、脑积水,空洞形成等。脑畸形多由于胚胎期神经系统发育异常及神经元移行异常所致,主要有脑裂畸形、巨脑回畸形、灰质异位或脑穿通畸形等。

(2)不同致病原因头颅 CT 的不同表现:有窒息史者,CT 异常主要表现为脑萎缩,皮质、皮质下软化灶及室旁脑白质软化灶,侧脑室扩大。室旁白质软化灶是早产儿及其相关并发症导致的缺血缺氧损伤的典型表现。母亲患妊娠中毒症者,患儿常可见到脑的中间部异常如胼胝体缺损。产伤所致者可出现一侧低密度区,也可伴脑室扩大或出现硬膜下积液表现。新生儿早期颅内感染者主要表现为脑积水和硬膜下积液。

(3)不同类型脑瘫头颅 CT 的不同表现:①痉挛型,脑瘫头颅 CT 的异常率最高,主要表现为脑萎缩或皮质及皮质下软化灶,其病变部位、大小与临床肢体瘫痪基本一致。②徐动型,表现为第三脑室扩大,基底节区病变。③失调型,表现为第四脑室扩大及小脑低吸收区为主,并可见小脑萎缩及蛛网膜囊肿。④低张型,表现为侧脑室扩大,脑积水及胼胝体发育不全,而出现侧脑室扩大,预示将来可发展成痉挛型。⑤混合型,其表现多种多样,大多较严重,常在侧脑室扩大基础上伴第三脑室扩大、脑萎缩、脑积水或实质内脑软化灶等。

(4)不同肢体功能障碍头颅 CT 的不同表现:痉挛型双瘫者,可见到对称性侧脑室扩大。痉挛型偏瘫者,可见对侧侧脑室扩张及低密度影,四肢瘫表现为脑发育畸形、基底节病变、脑软化、脑积水、空洞样改变等。

2.头颅的 MRI 检查

头颅 MRI 检查较 CT 更为敏感,具有多方向切层、多参数成像的特点,能更精确地显示病变部位、范围大小及组织学特性,是发现脑内部结构病变的首选方法,但价格较为昂贵。

(二)脑超声检查

婴儿前囟未闭,这为超声检测提供了一个天窗。婴儿随着年龄的增大其脑室也渐增大,因此,不同年龄的婴儿应有不同的侧脑室正常值。据此可以判断不同年龄婴儿脑室扩张情况。相关资料表明,脑室改变与发病原因有关,尤其与颅内出血相关,与病型及并发症无关。脑超声检查的优点是对脑室改变较 CT 灵敏,对脑室周围白质软化的诊断优于 CT 及 MRI。它主要用于脑损伤的筛查及连续观察病情变化,且无损伤,经济方便。但对皮质、髓质萎缩的鉴别逊于头颅 CT。

(三)神经诱发电位检查

诱发电位通常是指利用计算机将神经系统对感觉性刺激所产生的瞬间电反应进行平均处理,从而获得一种恒定反应电位波图形的电生理检测技术。通过对反应潜伏期、波幅和其他参数的判定,了解感觉传导通路完整性及其邻近区域的相关损害。由于刺激的感受器不同而分为脑干听觉诱发电位、视觉诱发电位和体感觉诱发电位。这些检查可选择性地观察特异性传入神经通路的功能状态,可用于各种感觉的客观检查。

1.脑干听觉诱发电位检查

脑干听觉诱发电位检查是反映由声音刺激引起的神经冲动在脑干听觉通路上传导功能的一项检查。目前尚无统一的诊断标准。郑州市儿童医院的孔峰等在参照潘映福标准的基础上,按小儿不同年龄组有关的 PL 波作为正常参考值,将脑干听觉诱发电位分为四级:①正常范围为Ⅰ～Ⅴ波波形稳定整齐,各波 PL 正常。②轻度异常为Ⅰ～Ⅴ波存在,但部分 PL 和 IPL 延长均超过平均值＋2.5 个标准差。③中度异常为仅Ⅰ、Ⅴ波存在,全部间期延长,波形不整。④高度异常为Ⅰ～Ⅴ波分化不清或消失。首都儿研所的杨健等则以阈值增高、Ⅰ波潜伏期延长和Ⅴ/Ⅰ波幅比值小于 0.5 占多数为异常。

脑干听觉诱发电位的诊断意义:一般认为Ⅰ波源于听神经,Ⅱ波源于耳蜗核,Ⅲ波源于上橄榄复合体,Ⅳ波源于外侧丘系核,Ⅴ波源于中脑下丘,而Ⅵ波、Ⅶ波则分别代表着内侧膝状体及听放射的电位。因此上述这些部位的异常就可表现出听觉诱发电位的变化。

脑瘫患儿常不合作,因此传统的听力检查往往容易漏诊,因而延误治疗时机。有报道脑瘫患儿约有 2/3 存在有周围或中枢听路损害(尤其是前者),提示其病变主要涉及耳蜗和听神经远端纤维,极少数属单纯中枢性。由于脑瘫患儿主要表现对高音频听力丧失,不同程度保留一般讲话中低频音响反应,致使一些家长误认为患儿没有听力异常,而延误诊治。脑干听觉诱发电位正是在高音频为主的短声刺激下诱发一系列反应波,因而能相当敏感地发现脑瘫患儿听觉神经通路中的损害,是超早期脑瘫诊断的重要标准之一,对尽早开展矫治具有重要意义,是头颅 CT 无法替代的检查。

2.视觉诱发电位检查

视觉诱发电位检查可应用于脑性瘫痪儿伪盲及癔症、视网膜病、前视路病变、视交叉部病变的鉴别,特别提示视神经萎缩。

3.躯体感觉诱发电位(SEP)检查

感觉通路和运动传导通路分别属于传入神经和传出神经,无论在中枢部位或在外周神经,两种神经传导束走行都很接近。运动传导通路的损害可能影响到感觉传导通路的完整性。另外,正常运动功能产生与感觉传导功能,尤其与深感觉密切相关。因此,脑瘫患者虽然以四肢的运动与姿势异常为特点,SEP检查仍可对脑瘫的早期诊断有重要的临床价值。

临床所做的SEP检查一般是检测上肢正中神经的躯体感觉诱发电位。浙江残疾儿童康复中心的陈星所选取的SEP异常标准为:①各波绝对潜伏期异常;②某一波成分的消失或波幅较对侧低50%以上。天津市儿童医院的孔洁等确立SEP的异常判断标准为:以对照组为依据,凡PL及IPL大于对照组均值加上2.5个标准差者为延迟;N_{20}波形缺失、分化不清或波幅峰值低于正常50%为异常。

(四)脑电图与脑地形图检查

1.脑电图检查

(1)脑电图的主要特征:文献报道,弥散性低电压性节律失调是脑瘫患儿脑电图表现的特征之一。第四军医大学西京医院的杨欣伟认为,脑瘫患儿的脑电图改变主要表现为脑电图的"不成熟现象",基本频率变慢,规律性变差,慢波明显增多,多呈两侧弥散性出现,伴有癫痫发作者可有癫痫波的存在。Gibbs报道,本病常为低电压低波幅驼峰波,低波幅睡眠纺锤波或驼峰波与睡眠纺锤缺如。

(2)脑电图在脑瘫诊断上的意义:脑电图检查对于脑瘫的诊断具有辅助作用,它的异常改变对预测脑瘫是否已合并癫痫、智能障碍等有重要价值。

2.脑地形图检查

脑地形图是由脑电图和诱发电位等生物电形成的,较之脑电图更为敏感些,它对于脑瘫的诊断也是一个敏感的辅助检查指标。

五、诊断与鉴别诊断

(一)诊断

1.诊断方法

根据病史、患儿的临床症状、体征,结合脑电图、神经诱发电位、脑超声及头颅CT、MRI等相关检查,可进行明确诊断。

2.早期诊断

(1)脑瘫早期诊断的概念:一般认为出生0～6个月内做出诊断者为早期诊断,其中在出生0～3个月诊断者为超早期诊断。

(2)脑瘫早期诊断的意义:脑和神经系统在3岁以前发育最快,尤其是6个月以内的婴儿,神经系统正处于迅速生长发育分化阶段,脑的代偿能力和可塑性强。脑瘫患儿在6个月以内,其脑的损伤还处于初级阶段,异常姿势和异常运动还没有固定,因此其恢复能力较强,治疗后能得到最好效果。而早期诊断是早期治疗的必要条件,早期诊断越来越受到人们的重视。

(3)脑瘫早期诊断的方法。

询问病史:主要针对脑瘫的高危因素进行询问。患儿家族中是否有神经系统遗传病史,其父母是否为近亲结婚;患儿母亲妊娠时是否伴有高血压、糖尿病、贫血等疾病,是否接触过放射性物质,是否有宫内感染;婴儿出生时是否有窒息、产伤、惊厥,是否为早产、双胎或多胎,生后是否患过高胆红素血症、严重感染性疾病等。

观察患儿的早期临床表现。常见的有以下几点：①喂养困难，吸吮及吞咽动作不协调；②烦躁、易惊、易激惹；③对周围环境反应差；④有凝视、斜视；⑤头不稳定，四肢活动少，躯干、四肢发软；⑥张口伸舌，身体发硬、打挺，动作不协调、不对称；⑦运动发育延迟，与正常儿相比落后至少3个月。

体格检查：①原始反射检查，手抓握反射、紧张性迷路反射出生4个月后仍存在，而吸吮反射、紧张性颈反射于出生后6个月仍不消失。②Vojta姿势反射异常。③肌张力检查，患儿肌张力可表现为过高、降低或呈动摇性。

结合相关物理检查：如脑电图、脑地形图、神经诱发电位、脑超声及头颅CT、MRI检查。

(二)鉴别诊断

脑瘫的临床表现非常复杂，很容易与其他症状相似的疾病相混淆。因此，必须认真加以鉴别，以使患儿得到正确、有效的治疗。

1.中枢神经系统感染性疾病

以各种病毒、细菌、真菌及寄生虫等致病微生物感染引起的脑炎、脑膜炎(新生儿期除外)、脊髓炎为常见。这些疾病往往起病急，可有发热及各种神经系统症状，症状呈进行性，进展速度较快，正确诊断、及时治疗后一般无运动障碍。若治疗不及时，遗有神经系统受损症状时，可依靠询问病史进行鉴别。

2.颅内肿瘤

颅内肿瘤的患儿，其症状呈进行性，并有颅内高压的表现，可做头颅CT及MRI检查明确诊断。

3.代谢性疾病

(1)苯丙酸酮尿症：该病是一种较常见的氨基酸代谢病，属于常染色体隐性遗传病。主要由于肝内苯丙氨酸羟化酶(PAH)的缺陷，不能将苯丙氨酸(PA)变为酪氨酸，致使PA及其代谢物蓄积体内，引起一系列功能异常。临床主要表现为智力低下、多动、肌痉挛或癫痫发作，病程为进行性，CT和MRI检查可见弥散性脑皮质萎缩，易与脑瘫混淆。但该病患儿因黑色素合成不足，常见皮肤苍白、头发淡黄等，通过检测患儿血中PA水平和酪氨酸的生化定量以确诊。早期给予低苯丙氨酸饮食治疗可使智力发育接近正常。

(2)中枢神经海绵样变性：该病属于常染色体隐性遗传。成纤维细胞内天冬氨酸酰基转移酶缺乏，病理改变主要见于脑白质，其内充满含有液体的囊性空隙，似海绵状。患儿初生时正常，出生后2～4个月开始出现智力发育迟缓，肌张力低下，头不能竖直。出生后6个月开始有明显的进行性头围增大，以后肌张力逐渐增高，出现癫痫发作、视神经萎缩、脑脊液正常。该病与脑瘫鉴别点为呈进行性神经功能衰退、巨头征、视神经萎缩；CT和MRI可见脑白质有囊样改变；生化检查可见尿中N-乙酰天冬氨酸增多。患儿多在5岁内死亡。

(3)异染性脑白质营养不良：该病又名脑硫脂沉积病，属常染色体隐性遗传性疾病。由于髓磷脂代谢障碍，使大量半乳糖硫酸脑苷脂在中枢神经系统、周围神经和一些脏器内贮积。患儿出生时表现为明显的肌张力低下，随病情的发展逐渐出现四肢痉挛、肌张力增高、惊厥、共济失调、智力进行性减退等。其与脑瘫的鉴别要点在于病情呈进行性发展，检测血清、尿或外周血白细胞中芳香硫酸酯酶A的活性可确诊。

4.神经系统变性疾病

(1)进行性脊髓性肌萎缩:该病是一种常染色体隐性遗传病,是由脊髓前角细胞和脑干运动神经核的退变而引起继发性神经根和肌肉的萎缩,大多数患儿出生时活动正常,到3~6个月或更晚时才出现症状。躯干、肩胛带、骨盆带及下肢均呈对称性无力,以近端较重。仰卧时髋关节外展,膝关节屈曲,如蛙腿姿势,病程呈进行性,最后呈完全弛缓性瘫痪,可累及呼吸肌而死亡。肌电图可检出肌纤维纤颤电位,肌肉活组织检查显示明显肌萎缩和神经变性。该病一般智力正常,腱反射消失,肌电图和肌肉活组织检查异常,可与脑瘫相鉴别。

(2)少年型家族性进行性脊肌萎缩症:该病属常染色体隐性或显性遗传,病变仅累及脊髓前角,而不侵及锥体束。多发于儿童和青少年,表现为四肢近端肌萎缩、肌无力,步态不稳似鸭步,渐发展至远端肌肉萎缩。腱反射减弱或消失,但智力正常。肌电图检查可见肌纤颤电位,肌肉活检可见横纹肌纤维萎缩。

(3)扭转性肌张力不全:该病是一组较常见的锥体外系疾病,其特点是在开始主动运动时,主动肌和拮抗肌同时发生持续性不自主收缩,呈现特殊的扭转姿势或体位,可为常染色体显性或隐性遗传或 X-连锁遗传,神经生化检查可见脑的神经递质分布异常。本病为慢性进行性,起病年龄因遗传型而不同,早期症状多以某一限局部位的肌张力不全症状开始。显性型者,早期多表现为中轴肌肉的异常姿势,特别是斜颈,也有的以躯干或骨盆肌的扭曲姿势为主要特征;隐性遗传型者多以 侧下肢的步态异常或手的姿势异常为首发表现,走路时呈内翻足体位,书写困难,最后可进展至全身性肌张力不全。与脑瘫的鉴别点为该病有家族史,围生期正常,无智力低下,无惊厥发作,无锥体束征,无感觉障碍。

5.神经肌肉接头及肌肉疾病

(1)重症肌无力:该病是由于神经肌肉接头传递障碍所致。临床以与眼球运动、颜面表情、咀嚼、吞咽、呼吸等有关的肌肉易疲劳,经休息或应用抗胆碱酯酶药物后缓解为特征。做肌电图检查和新斯的明试验可与脑瘫鉴别。

(2)进行性肌营养不良:该病是一种遗传性神经肌肉性疾病,多发于儿童和青少年。患儿独立行走较迟,往往 3~4 岁时还不能跑跳。由于肌张力低,患儿走路呈鸭子步态。其从仰卧位起立时须先翻身呈俯卧位,然后用双上肢支撑下肢,逐渐将躯干伸直而站起,临床上称为高尔征。检查有腱反射消失、肌萎缩、假性肌肥大,智力正常,血清肌酸肌酶增高,肌活检可见肌纤维肥大呈玻璃样变,这些可与脑瘫鉴别。

6.其他疾病

(1)风湿性舞蹈病:典型症状为全身或部分肌肉呈不自主的运动,以四肢动作最多,还可出现皱眉、耸肩、闭眼及缩颈,动作大多为双侧,也可限于一侧,在兴奋或注意力集中时加剧,入睡后消失。肌力和感觉常无障碍。好发年龄多在 6 岁以后,女孩多见,常在链球菌感染后 2~6 个月出现,一般病程为 1~3 个月。与脑瘫的鉴别点在于该病发病年龄较晚,伴风湿活动,病程呈自限性,无智力及其他运动障碍。

(2)良性先天性肌张力低下症:出生时即有肌张力低下,随年龄增长肌张力低下得到改善,延迟到 2~2.5 岁才开始站立、走路,半数在 8~9 岁时几乎与正常儿童相仿。无家族史,无中枢神经系统及末梢神经病变,反射正常,无异常姿势,肌肉活检和肌电图正常,智力正常,预后良好。

六、治疗

(一)治疗原则

(1)早期发现和早期治疗:婴儿运动系统正处发育阶段,早期治疗容易取得较好的疗效。

(2)促进正常运动发育:抑制异常运动和姿势。

(3)采取综合治疗手段:除针对运动障碍外,同时控制其癫痫发作,以阻止脑损伤的加重。对同时存在的语言障碍、关节脱位、听力障碍等也需同时治疗。

(4)医师指导和家庭训练相结合:以保证患儿得到持之以恒的正确治疗。

(二)主要治疗措施

物理治疗主要通过制订治疗性训练方案来实施,常用的治疗技术包括:软组织牵拉、抗异常模式的体位性治疗、调整肌张力技术、功能性运动强化训练、肌力和耐力训练、平衡和协调控制、物理因子辅助治疗,等等。

(三)药物治疗

目前还没发现治疗脑瘫的特效药物,可用小剂量苯海索缓解手足徐动症的多动,改善肌张力;注射肉毒素 A 可缓解肌肉痉挛,配合物理治疗可治疗痉挛性脑瘫。

(四)手术治疗

脑瘫一旦出现异常姿势与活动,特别是不能站立与行走的时候,需要手术治疗。对于痉挛性脑瘫患儿来说,手术治疗有可能改善肢体功能。手术治疗的原则是减少痉挛,恢复和改善肌力平衡,矫正肌肉、关节或骨骼的挛缩畸形,为功能恢复创造条件。

1.术前准备

(1)全面和细心检查患者,反复认真分析病情,了解改善肢体功能的各种措施、适应证、禁忌证,并按具体情况灵活运用。

(2)以积极、耐心的态度对待患者和家属,解释手术前后的体育疗法、物理疗法以及有效的功能训练对功能改善的重要性,并指导患者与家属坚持进行。

(3)对各组肌力进行全面测定,特别是对造成畸形的肌肉及其对抗力的测定,必要时进行肌电图检查测定。

(4)全面了解肢体各关节的功能与形态,如头与躯干的姿势,有无骨骼畸形或关节脱位,然后选择相应的手术方法。治疗痉挛性脑性瘫痪的手术可分为:肌腱骨关节方面的手术,其中包括肌腱手术(肌腱切断术、肌腱延长术、肌腱移位术等)和骨关节手术;神经方面的手术,包括末梢神经分支切断术和高选择性神经后根切断术。

2.手术指征

(1)年龄:下肢手术适宜手术年龄在 4 岁以上,上肢手术在 7 岁以上。此基于两种考虑,一是年龄过小,患儿术后不能进行主动的肌训练,无法与医务人员和家长配合进行功能训练;二是过早手术,术后随着身体生长发育的影响,肢体畸形有可能复发,需再次、多次手术。但年龄过大,软组织长期处于挛缩状态,肢体各关节将出现僵硬,甚至出现瘫痪性脱位等严重畸形,失去治疗和康复的机会。现在许多独生子女家长要求给患儿提前手术,临床上也适当放宽手术年龄,下肢手术可提前至 3 岁多进行。

(2)智力情况:要求智力较好,体现在患儿能懂人意,会讲话,对周围事物有反应,能主动控制大小便。几乎所有学者都强调智力的好坏与术后的疗效成正比。智力是人类特有的、大脑最为复杂的综合性高级活动的体现,如果大脑发生病损,根据病变范围的大小,必将产生轻重不同的智力障碍。手术仅为疾病的康复提供了条件,术后需要许多持久的功能锻炼。智力过于低下,术后无法配合肌肉锻炼,即使年龄增大,肢体的功能也不会有太大的改善。但要准确测定脑瘫患儿的智力是比较困难的,专家提出智商在70以上具有手术适应证。可依据患儿能否讲话、主动控制大小便能力、理解人意等诸因素将智商分为低能、中等和较好三类,后两类患儿符合手术指征。

(3)术前瘫痪程度:每个痉挛型脑瘫患儿的瘫痪程度各不相同,单侧瘫痪,或虽累及多个肢体,但痉挛程度相对较轻,应当能获得满意的手术效果;四肢严重痉挛瘫痪的患儿,受累的肌肉或肌组多,无法独自站立,而且这些病儿同时伴有较难控制的癫痫和大小便失控,这给手术增加了难度,术后也难以建立新的肌肉平衡,手术疗效较差。但亦不应贸然放弃手术治疗的机会,如果有安全可靠的麻醉,术后有进行功能锻炼的条件,对患儿进行全面仔细的检查后,制订出较为妥善的手术方案,仍能取得一定的手术效果。

3.手术种类的选择

常用脑瘫矫形手术主要有三类。

(1)神经手术:主要行运动神经分支切断术,常用的有闭孔神经前支切断术、比目鱼肌神经分支切断术。

(2)肌肉肌腱手术:有肌肉和(或)肌腱切断术、肌腱移位术、肌腱延长术,例如内收肌腱切断术,跟腱延长术等。

(3)截骨术和关节融合术:如股骨旋转畸形的截骨矫正术,大龄儿童的三关节融合术。

对具体的某个患者采用何种手术,不能简单而论,术前应仔细全面检查究竟属哪一块或哪一组肌肉造成的畸形,以及它的对抗肌的肌力,了解患肢各关节的整体态势,才能确定手术方法。手术要求适度减少肌张力,建立新的肌平衡,不可矫枉过正,以致造成新的畸形,例如,纠正屈膝畸形单纯采用部分腘绳肌切断术会造成膝反屈畸形,这是不恰当的。智力低下、肌力弱、主动运动功能较差者,手足徐动、共济失调等瘫痪类型,或脊柱有严重畸形患儿,视为手术禁忌证。由于该手术还缺乏远期疗效的追踪资料,对于术后肢体功能究竟能改善到何种程度以及确切的手术适应证、禁忌证尚难定论,尤其是对于术后脊柱稳定性和脊柱发育等问题均有待临床观察验证。

(李　刚)

第六节　寰枕畸形

一、概述

枕骨、枕大孔或第一、二颈椎的先天性或获得性骨质异常使下脑干与颈段脊髓的活动空间有所缩小,有可能造成小脑、后组脑神经和脊髓的症状。

由于脊髓有一定的柔顺性,易感受间歇的压迫,颅颈交界处的若干类型的病变可以产生一些症状,后者不但在不同病例中各不相同,而且还可时隐时现。当寰椎与枕骨发生融合,齿状突后枕大孔前后直径<19 mm时,可以引起颈段脊髓病变。平底颅是可引起或不引起临床症状的颅底扁平畸形;在侧位头颅X线摄片上,斜坡平面与前颅凹平面的相交角>135°。颅底凹陷(齿状突伸入枕大孔)产生短颈项,伴有小脑、脑干、后组脑神经与脊髓体征组合而成的各种临床表现。克利佩尔-费尔综合征(Klippel-Feil综合征)(颈椎骨的融合)除颈部畸形与颈椎活动受限外,通常不引起神经症状。寰枢椎脱位(寰椎相对向前移位)可引起急性或慢性脊髓压迫症。

(一)病因

先天性异常包括齿状突小骨,寰椎吸收或发育不全,与Arnold-Chiari畸形(小脑扁桃体或蚓部向下伸入颈段椎管脑部畸形)。软骨发育不全可造成枕大孔变窄,产生神经压迫。Down综合征,Morquio综合征(Ⅳ型黏多糖沉积病)以及成骨不全都能引起寰枢椎不稳与脊髓压迫症。

获得性异常可由外伤或疾病造成。当枕骨-寰椎-枢椎复合结构受到损伤时,在出事现场发生的死亡率很高。原因为骨质的损伤(骨折),韧带的损伤(脱位),或复合伤(C_2半脱位,经枢椎的颈髓延髓交界处损伤与骨韧带的破裂),半数是由车祸引起,25%由跌跤造成,10%由娱乐活动引起,特别是跳水意外。原来有颅颈交界处异常的患者在发生轻微颈部损伤后可以激发程度不等的进展性症状和体征;颈椎的类风湿关节炎和转移性疾病可引起寰枢椎脱位;颅颈交界处的缓慢生长的肿瘤(如脊膜瘤,脊索瘤)通过对脑干与脊髓的压迫也可产生症状;类风湿性关节炎与Paget病可造成颅底凹陷伴脊髓与脑干压迫,类风湿关节炎是颅颈不稳定性最为常见的病因,外伤、肿瘤侵蚀或畸形性骨炎(Paget病)也可引起颅颈不稳定。

(二)临床表现

由于骨质与软组织异常可以通过各种不同的配合对颈段脊髓,脑干,脑神经、颈神经根或它们的血液供应产生压迫,因此,发病征象变动不定。头部异常的姿势属常见,在某些病例中颈短或呈蹼状,最常见的临床表现是颈部疼痛与脊髓受压(脊髓病变);运动传导束的受压引起上肢和(或)下肢的无力、强直与腱反射亢进;下运动神经元被累及则引起臂部与手部肌肉萎缩与无力;感觉障碍(包括关节位置感觉与振动觉的异常)往往反映脊髓后柱的功能障碍,患者可能诉说在屈颈时出现沿背脊向下往往直达腿部的放射性发麻感;脊髓丘脑束被累及(例如痛觉与温度觉的丧失)的情况不常见,但某些患者有手套-袜子型感觉异常或麻木;脑干与脑神经障碍包括睡眠呼吸暂停,核间性眼肌麻痹,向下的眼球震颤,声音嘶哑以及吞咽困难;常见向上臂扩展的颈部疼痛,与向头顶放射的枕下部头痛,头部的动作可使症状加重,咳嗽或躯体前倾可引发症状,疼痛是由于C_2神经根与枕大神经受压与局部骨骼-肌肉的功能障碍。

血管性症状包括晕厥、倾倒发作、眩晕、间歇的精神错乱或意识障碍、阵发性无力以及短暂的视觉障碍。身体移动或头位改变可以引发椎-基底动脉缺血。

(三)诊断

遇到涉及下脑干、上颈段脊髓或小脑的神经障碍,不论是固定的或进展性加重的,都应当考虑到颅颈交界处异常的可能。

进行X线平片检查(头颅侧位片连带颈椎在内,颈椎前后位与左、右斜位片)有助于明确可能影响治疗的一些因素,这些因素包括异常情况的可复位性(可恢复正常的骨质弧度,从而解除对神经结构的压迫),骨质的侵蚀,压迫的力学机制,以及有无异常的骨化中心或伴有畸形发育的骨骺生长板。CT椎管造影可对神经结构的异常以及伴发的骨质变形提供解剖学方面的细节。矢状面MRI能很好地显示伴发的神经病变(脑干和颈髓受压情况,合并下疝畸形、脊髓空洞症以及血管性异常),MRI能将骨质与软组织的病理学联系起来,并明确显示畸形与伴发神经缺陷(如Arnold-Chinri畸形、脊髓空洞症)的水平与范围。椎动脉造影或MRA可选择性地用于明确固定的或动态的血管受压情况。

（四）治疗

某些颅颈交界处异常（例如急性损伤性寰枢椎脱位与急性韧带损伤）只需要通过头位的调整就可以得到整复。大多数病例需要应用帽形光环状支架做骨骼牵引，牵引重量逐步增加至3.6～4 kg以达到复位，通常能在5～6天内奏效。如能达到复位目的，需用光环连带的马甲背心维持固定8～12周；然后做X线摄片复查以证实复位的稳定性。如果复位仍不能解除神经结构的受压，必须进行手术减压，采用腹侧或背侧入路。如果减压后有不稳定现象出现，则需要做后固定术。对其他一些异常（例如类风湿关节炎），单纯进行外固定不大可能达到永久的复位，需要后固定（稳定术）或前减压加稳定术。

颅颈交界部位的融合手术有多种方式，对所有不稳定的部位都必须予以融合。对转移性疾病，放射治疗与硬的颈托常有帮助。对 Paget 病，降钙素、二磷酸盐有帮助。

二、扁平颅底和颅底凹陷

（一）概述

颅底凹陷是指枕大孔周围的颅底骨向上方凹陷进颅腔，并使之下方的寰枢椎，特别是齿状突升高甚至进入颅底。这种畸形极少单独存在，常合并枕大孔区其他畸形，如寰椎枕骨化、枕骨颈椎化、枕大孔狭窄及齿状突发育畸形等。颅底凹陷通常分为两类：原发性与继发性，前者指先天性畸形，较常见，常合并寰枢椎畸形、寰枕融合、寰椎前弓、后弓或侧块发育不良、齿状突发育异常，以及 Klippel-Feil 综合征等，有时也可因为严重的佝偻病、骨质软化症、骨质疏松症、肾性骨病等因素造成颅底凹陷；因骨质变软，受头颅重力作用而下沉，引起颅底凹陷，称为继发性。本型极少见，其临床重要性远不如先天性重要。扁平颅底是指后颅窝发育位置较高，即由蝶鞍中心至枕大孔前缘与鼻根至蝶鞍两线交角的基底角增大导致整个颅底平坦。在正常成年人为132°～140°。基底角减少无临床意义，而增大则表示颅底发育畸形。

（二）临床表现

先天性颅底凹陷常在中午以后逐渐出现神经系统症状，通常在20～30岁以后，常因轻微创伤、跌倒，促使脑干或脊髓受损。虽然幼童也可能发病，然而多数患者往往因年龄增长，椎间关节退变及韧带松弛，逐渐发展而引起症状。

先天性颅底凹陷易累及小脑、脑干及前庭功能。不仅表现四肢运动及感觉障碍和共济失调，还可能出现眩晕、眼震及第Ⅴ、第Ⅸ、第Ⅹ、第Ⅺ对脑神经受损的症状与体征，性功能障碍，括约肌功能异常以及椎-基底动脉供血不足的临床症状。

呼吸功能衰竭常常使患者感觉气短，说话无力，严重者可能出现不同程度的中枢性呼吸抑制、睡眠性呼吸困难等。

（三）诊断

本病常合并寰枢椎畸形，或 Arnold-Chiari 畸形，此时神经受损的表现更为复杂。

先天性扁平颅底或颅底凹陷在未出现神经症状之前不易诊断，但部分患者伴有低发际，头面部发育不对称，斜颈或短颈畸形，这些表现常常引导医师做进一步的 X 线检查。

以寰椎为中心颅颈侧位 X 线片可以做以下测量。

（1）Chamberlain 线：由枕大孔下缘至硬腭后缘的连线。齿状突顶点位此线之上超过 3 mm 为异常，有时枕大孔下缘在 X 线平片上显示不清，也可因颅底凹陷后缘也随之内陷，影响测量结果。

(2)McGregor 线:枕大孔鳞部的最低点至硬腭后缘的连线。正常时齿状突顶点位于此线之上,但小于4.5 mm,大于此值则说明颅底凹陷。此线避免了 Chamberlain 线的缺点。

(3)McRac 线:枕大孔下缘至斜坡最低点的连线。此线无助于诊断,而用以表明齿状突凸入枕大孔程度。据 McRac 观察,齿突位于此线之下时很少出现症状;反之则多有症状。

断层摄片及 CT 扫描对了解该部位骨性结构的形态、相互关系,确定其发育缺陷有一定的帮助。CTM(脊髓造影加 CT)及 MRI 对了解神经受压的部位和程度是必要的。MRI 尚可以观察神经结构内部的病损状况,有时可以代替 CTM 及脊髓造影。

(四)治疗

无症状的颅底凹陷不需要治疗,但应定期随珍。有神经压迫症状者则需手术治疗。枕大孔后缘压迫则需行后路路枕大孔扩大减压术,若同时行寰椎后弓切除则以同时行枕颈融合术。然而,脑干或脊髓腹侧受压比较常见,并且常伴有先天性寰枕融合或齿状突畸形。此时以前方减压为宜。口腔经路显露,可以在直视下切除寰椎前弓、齿状突,必要时可将枢椎椎体及斜坡下部一并切除。但该手术途径显露并不十分清晰,还需特殊的自动拉钩、光源、气动钻等特殊器械,由于减压在前方,破坏较多的稳定结构,通常需要先行后路枕颈融合术。

(孙　彬)

第七节　Arnold-Chiari 畸形

Arnold-Chiari 畸形又称 Chiari 畸形或小脑扁桃体下疝畸形,是后脑的先天性畸形。其病理特点为小脑扁桃体、下蚓部疝入到椎管内,脑桥、延髓和第四脑室延长、扭曲,并部分向椎管内移位。

一、历史回顾

1883 年,Cleland 最先发现 1 例菱脑畸形,并进行了文字记载;1891 年,Chiari 最先报道这种畸形,将之分为三型;1894 年,Arnold 报道 1 例患者,并详细做了描述;1896 年 Chiari 又对这种畸形重新作了更详细的报告,将小脑发育不全作为这种畸形的第四型;1907 年,Arnold 的学生 Schwalbe 和 Gredig 将这种畸形命名为 Arnold-Chiari 畸形;1935 年,Russell 和 Donald 报道了 10 例 Arnold-Chiari 畸形患者,此后才引起人们对这种畸形的注意。

二、病理

(一)病理解剖

Arnold-Chiari 畸形的病理改变包括:①小脑扁桃体通过枕骨大孔疝入到椎管内,有时可达第 3 颈椎,这是其基本的病理改变;②延髓变长,并疝入椎管内,第四脑室下半部也疝入椎管内,这也是本畸形的另一重要特征;③小脑扁桃体充满小脑延髓池,枕骨大孔区颅内结构粘连,蛛网膜下腔闭塞,有时形成囊肿;④由于小脑延髓池闭塞,第四脑室中孔粘连,有时中脑导水管粘连或闭塞,可造成梗阻性脑积水;⑤延髓和上颈髓受压变扁、扭曲;⑥颈髓向下移位,小脑下牵,使第 Ⅴ～Ⅺ 对脑神经变长,上颈神经向外上方向进入椎间孔;⑦可有中脑下移;⑧可合并桥池、外侧池、环池闭塞。

（二）病理分型

1891年，Chiari将这种畸形分为三型，Ⅰ型：小脑扁桃体及下蚓部下疝到椎管内，延髓与第四脑室位置正常或有轻度下移；Ⅱ型：小脑下移进入椎管内，延髓和第四脑室延长并下移，疝入椎管内；Ⅲ型：延髓、小脑、第四脑室向枕部移位伴颈部脊椎裂及脊膜膨出。1896年Chiari重新将之分为四型，Ⅰ型：延髓伴随小脑扁桃体及下叶呈锥状向椎管内疝入，通常没有脑积水及脊椎裂；Ⅱ型：小脑下蚓部移位，脑桥、第四脑室、延髓向椎管内延长，可伴有脑积水及脊膜膨出，最常见；Ⅲ型：极为罕见，除具有Ⅱ型特点外，尚合并枕部脑膨出，为最严重的一种类型；Ⅳ型：罕见，小脑发育不全，不向下方移位。

（三）合并畸形

Arnold-Chiari畸形常合并其他颅底、枕骨大孔区畸形和脊髓脊膜膨出缺陷。包括脊髓空洞症（44%～56%）、颅骨脊椎融合畸形（基底凹陷症、短斜坡、Klippel-Feil综合征）（37%）、蛛网膜粘连（41%）、硬脑膜束带（30%）、颈髓扭结（12%～60%）、脑积水（50%～90%）。其他畸形包括多小脑回畸形、灰质异位、脊髓积水、大脑导水管的胶质增生或分叉、四叠体beak-like畸形、颅顶骨内面凹陷、脊膜膨出、脊髓纵裂、第四脑室囊肿、胼胝体缺如等。

三、病因及发病机制

Arnold-Chiari畸形的病因尚不清楚，可能发生于胎儿的第3个月，可能与神经组织过度生长或脑干发育不良及脑室系统-蛛网膜下腔之间脑脊液动力学紊乱有关。Arnold-Chiari畸形的发病机制有不同观点，大致有以下三种学说。

（一）牵引学说

这是Lichtenstein最早于1942年提出，是以往最为流行的观点。其基本内容为有脊髓脊膜膨出的患者，由于脊髓固定在脊柱裂的椎管处，在生长发育过程中，脊髓不能正常上移，又因脊柱和脊髓之间增长速度不同，只能借助脑组织下牵移位来补偿，因而产生Arnold-Chiari畸形。但是，近年有人对缺损脊髓节段头端的各对脊神经走行方向进行了研究，结果发现邻近脊髓脊膜膨出处的脊神经走向呈异常角度，而相接连的脊神经走向正常，因此认为牵拉力只存在于脊髓脊膜膨出的几个节段内，故脊髓脊膜膨出不是Arnold-Chiari畸形的原因。

（二）发生障碍学说

这是List（1941）和Russell（1949）提出的观点。Arnold-Chiari畸形是延髓、小脑、脊髓、枕骨和脑的原发性畸形：①核团及纤维结构改变或发育不全；②神经组织过度生长，以致脑组织伸至颅后窝可利用的空隙；③脑桥弯曲形成过程中发生障碍。

（三）脑积水学说

Gardner和Goodhall于1950年提出这一学说，Chiari亦认为是婴儿脑积水向下压迫所致。

四、临床表现

（一）性别、年龄

女性多于男性。Ⅰ型多见于儿童及成人，Ⅱ型多见于婴儿，Ⅲ型常在新生儿期发病，Ⅳ型常于婴儿期发病。Saez（1976）报道60例Arnold-Chiari畸形，男性22例，女性38例，年龄13～68岁，平均38岁。

（二）病程

有人报道从出现症状到入院时间为 6 周至 30 年，平均 4.5 年。

（三）症状

本畸形最常见的症状为疼痛，一般为枕部、颈部和臂部疼痛，呈烧灼样放射性疼痛，少数为局部性疼痛，通常呈持续性疼痛，颈部活动时往往疼痛加重。其他症状有眩晕、耳鸣、复视、步态不稳及肌无力等。

（四）体征

常见的体征有下肢反射亢进和上肢肌肉萎缩。约 50% 的患者有感觉障碍，上肢常有痛、温觉减退，而下肢则为本体感觉减退；眼球震颤常见，出现率为 43%；软腭无力伴呛咳者占 26.7%；视盘水肿罕见，而有视盘水肿者多同时伴有小脑或脑桥肿瘤。Saez(1976)根据其主要体征不同分为六型，各型表现如下。

（1）枕骨大孔区受压型：占 38.3%，为颅椎结合处病变累及小脑、脑干下部和颈髓。表现为头痛、共济失调、眼球震颤、吞咽困难和运动无力，以及皮质脊髓束、脊髓丘脑束和背侧柱的症状。各种症状综合出现，很难确定哪一结构是主要受累者。

（2）发作性颅内压力增高型：占 21.7%，其突出的症状是用力时头痛，头痛发作时或头痛后伴有恶心、呕吐、视力模糊和眩晕。神经系统检查正常或仅有轻微和不太明确的定位体征。

（3）脊髓中央部受损型：占 20%，其症状体征主要归于颈髓内部或中央部病变。表现为肩胛区的痛觉分离性感觉障碍、节段性无力或长束症状，类似脊髓空洞症或髓内肿瘤的临床表现。

（4）小脑型：占 10%，主要表现为步态、躯干、肢体的共济失调，眼球震颤，口吃和皮质脊髓束征。

（5）强直型：占 67%，表现为强直状态，发作性尿失禁，肢体有中重度痉挛，下肢比上肢更明显。

（6）延髓性麻痹型：占 35%，有后组脑神经功能单独受损的表现。Arnold-Chiari 畸形Ⅰ型主要表现为枕骨大孔区受压综合征，即后组脑神经症状、小脑体征、颈神经及颈髓症、颅内压增高和脊髓空洞症等表现。Ⅱ型为出生后可有喂养困难、喘鸣、窒息，可合并精神发育迟缓、进行性脑积水、高颅内压及后组脑神经症状。

五、辅助检查

（一）腰穿

压力较低，压颈试验阳性，脑脊液蛋白含量增高，但很少超过 1 g/L。腰穿要慎用，尤以颅内高压型。

（二）气脑造影

小脑延髓池闭塞不充盈，小脑扁桃体向下超过枕骨大孔平面以下，表现为枕骨大孔下方呈圆形或三角形的软组织影，位于颈髓后面。

（三）颅椎平片

颅骨及颈椎平片可显示其合并的骨质畸形，如基底凹陷症、寰枕融合、脊柱裂、Klippel-Feil综合征等。

（四）脑室造影

对于有颅内压增高者应谨慎采用腰穿和气脑造影，以防止发生枕骨大孔疝急剧加重，导致呼吸骤停而死亡。术前为了解脑室系统梗阻情况可行脑室造影,脑室造影发现第四脑室下降时可考虑此病。

（五）椎动脉造影

小脑后下动脉向下呈弧形突出到枕骨大孔以下,即可诊断为本病。

（六）CT

（1）Ⅰ型:CT可显示小脑扁桃体疝入到椎管内伴脑积水,表现为小脑扁桃体在椎管内的低密度影及脑积水征象。

（2）Ⅱ型:除Ⅰ型表现外,尚有颞骨岩部后部变平或凹陷,内耳道变短,枕骨大孔扩大,大脑镰发育不良或穿孔,四叠体与中脑呈鸟嘴状变形下移,颅后窝狭小,天幕孔扩大,小脑向幕上生长呈塔状。桥池与双脑桥小脑角池形成三峰状低密度影像。

（七）MRI

MRI为无创伤性检查,可清楚地显示颅后窝解剖结构,并能直接观察脊髓空洞。因此,特别适于诊断Arnold-Chiari畸形,与CT相配合可发现其他骨质畸形。

（1）Ⅰ型。MRI诊断本病Ⅰ型主要依据小脑扁桃体疝入到椎管内,当小脑扁桃体低于枕骨大孔5 mm以上即为病理状态。以正中矢状面T_1加权像最适于观察小脑扁桃体的位置及大小,其MRI表现为:①颅底颈椎融合畸形,基底动脉受压（23%～50%）,颈椎与枕骨融合（1%～10%）,C_2、C_3部分融合（18%）,Klippel-Feil综合征（5%）,颈椎隐性脊柱裂（5%～7%）。②小脑扁桃体通过枕骨大孔向尾端延长（4%）,延长至C_1占62%,延长至C_2占25%,延长至C_3占3%。③枕大池极小,常与硬膜、蛛网膜、扁桃体及脊髓粘连（41%）。④合并脊髓空洞症（20%～73%）。⑤合并脑积水（20%～44%）。

（2）Ⅱ型。Arnold-Chiari畸形Ⅱ型的本身MRI表现为:①脊髓向下方移位,上颈部神经根升至其出口水平;②脑干显著延长,延髓突入颈椎管;③小脑发育不良,并向尾端延长,通过枕骨大孔而抵达C_1椎弓上缘;④狭窄的小脑舌状突出,通过C_1椎环,从延髓背侧下移至C_2和C_4水平,甚至抵达胸髓上端;⑤位于颈部的第四脑室部分有不同程度的扩张,有时形成泪点状憩室,在上颈髓背侧突入延髓。

Ⅱ型合并其他神经系统的异常表现如下。①颅骨与硬脑膜异常:颅顶骨内面凹陷（85%）,斜坡与颞骨岩部扇贝样改变（90%）,枕骨大孔增大及颅后窝增大,大脑镰部分缺失或穿孔（>90%）,天幕发育不良（95%）。②中脑与小脑异常:顶盖呈烧杯状（89%）,小脑呈塔状（43%）,脑干与环绕的小脑重叠（93%）,小脑缘前指（83%）。③脑室与脑池异常:第四脑室延长、下移、变扁（100%）,中间块增大（47%～90%）,透明隔缺如（50%）,侧脑室不对称性扩大,颅后窝脑池受压（100%）。④其他异常:脑脊膜膨出、脊髓空洞症、脊髓纵裂、灰质异位、小脑回（12%～29%）、大脑导水管狭窄、胼胝体缺如（12%～33%）及第四脑室囊肿等。

1987年,Wolpert根据延髓小脑下疝的程度将Arnold-Chiari畸形Ⅱ型分为三级:Ⅰ级为第四脑室和延髓没有降至枕骨大孔水平,只有小脑下蚓垂降至枕骨大孔;Ⅱ级为第四脑室降至枕骨大孔水平,位于下蚓垂的前方;Ⅲ级为延髓降至颈髓前方,形成"扭结""马刺"样重叠,"马刺"一般不伸至C_4水平以下。第四脑室下降超过枕骨大孔又可分为两个亚级:Ⅲa,第四脑室萎缩;Ⅲb,第四脑室扩大。

六、诊断与鉴别诊断

根据发病年龄、临床表现以及辅助检查,本畸形诊断一般不困难,尤其是CT或MRI的临床应用,使其诊断变得简单、准确、快速。本畸形需与小脑肿瘤、慢性颅后窝血肿、小脑脓肿等颅后窝占位性病变相鉴别。

七、治疗

(一)手术指征

(1)有梗阻性脑积水或颅内压增高者。

(2)有明显神经症状者,例如因脑干受压出现喉鸣、呼吸暂停、发绀发作、角弓反张、Horner综合征、吞咽反射消失以及小脑功能障碍等。

(二)手术目的

手术治疗是为了解除枕骨大孔和上颈椎对小脑、延髓、第四脑室及该区其他神经结构的压迫,以及在可能的范围内分离枕骨大孔和上颈髓的蛛网膜粘连,解除神经症状和脑积水。

(三)手术方式

手术方式包括枕下开颅上颈椎椎板切除减压和脑脊液分流术。有人认为成人Ⅰ型可行枕下减压术,而Ⅱ型仅作分流术即可。一般作颅后窝充分减压术,即广泛切除枕骨鳞部及第1~3颈椎椎板,切开硬膜并分离粘连,探查第四脑室正中孔。对于有梗阻性脑积水手术未能解除者,可行脑脊液分流术。

(四)手术疗效

手术治疗 Arnold-Chiari 畸形的疗效并不理想。小儿对手术耐受性差,术后并发症多,死亡率高;轻型手术疗效尚好,重型效差;有脑积水者,术后近期疗效较差,远期有一定效果。Saez(1976)报道60例 Arnold-Chiari 畸形的手术治疗结果,无手术死亡。他将手术疗效分为4组:①症状消失;②症状改善;③无变化;④症状恶化。术后随访最长达14年,60例中65%有效,20%症状消失,45%症状改善,18.3%有进行性恶化。在发作性颅内压增高或小脑功能障碍的病例中,80%以上恢复良好;在枕骨大孔受压的患者中,65%症状改善;颈髓变粗14例者,5例改善,4例无变化,5例症状恶化;脊髓塌陷者3例,其中2例改善,1例无变化;脊髓切开置入引流芯者5例,其中1例改善,2例无变化,2例恶化;2例在中央管上端放了栓塞物,术后均有改善。剩余4例仅做骨质和硬膜减压,1例无改变;3例恶化。手术疗效多在术后短期有效,不能持久,并且许多患者神经症状仍在进行。头痛多能获长期疗效,其后症状疗效改变依次为步态共济失调、膀胱功能障碍、视力模糊、吞咽困难,再次为颈和上肢疼痛,眼球震颤,感觉和运动障碍疗效最差;而脊髓中央部受损者,症状多在长时间内逐渐趋于恶化。有些学者提出早期手术可防止发生脊髓空洞症。不伴发脊髓空洞症比伴发脊髓空洞症的手术疗效要好得多。

(孙　彬)

第八节　无脑畸形

无脑畸形指脑的全部或大部缺如,是由于神经管前端闭合障碍所致,常合并严重的脊柱裂或脊髓畸形。

一、发生率

无脑畸形比较常见,一般发生率约为 0.1%。无脑畸形呈世界性分布,见于各种民族。在美国一般每 1 000 名活产婴儿中就有 1 例,英国每 1 000 名活产婴儿中有 3 例,爱尔兰每 1 000 名活产婴儿中达 5 例。此种畸形以东方民族的发生率为最低。如果已经生产过一个患有神经管缺损畸形婴儿的妇女,则以后再妊娠发生无脑畸形的可能性增加到 3%～5%。如果已经生产过两个病儿,则再有神经管闭合不全的小儿可能性增加到 10%～15%。在某一家族中同样畸形很可能重复出现。

二、病因

目前无脑畸形的病因仍不明确,很可能是多因素,既包括遗传因素又有环境因素,致病因素必须在胎龄 24 天以前就存在。遗传性无脑畸形属于多基因遗传性疾病,在早期胚胎的研究中发现,前脑泡的破裂是发生无脑畸形的先兆,在流产的胎儿中可看到胎膜粘连,前神经孔未闭合。放射线照射、氨基蝶呤等均可导致无脑畸形。

三、病理

无脑畸形外观可见头皮颅顶骨脑膜缺如,有的病例仅是颅底覆以膜样组织,含有丰富血管。缺如的程度很不一致,可能为全脑缺如,也可能仅大脑半球缺如,有的可残存有发育较差的小脑、间脑或垂体。大脑残基切面显示后脑保留最多,前脑存留最少,视神经和视交叉一般都完整,下丘脑缺如,垂体前部一般也存在,所有内分泌器官均小于正常。患儿基本上无头盖骨,在眶上嵴以上仅为一个窄的突起,颅前窝缩短,蝶鞍变平,垂体很难辨认。枕骨有时大部存在,但枕骨鳞部常完全缺如,没有枕骨大孔,椎管部分或全部开放,没有颈部。面部器官一般均已发育,但眼泡大,眼球突出,宽鼻阔嘴,状如青蛙,覆盖在颅底的组织有时为厚约几毫米到几厘米的紫红色无定形的团块状物,其间有不规则的脑组织。类似脉络丛的不规则乳头状结构很突出,表面常被覆薄层鳞状上皮。脑和脊髓的其他部分组织可与构成大脑半球的相似,或完全正常,偶尔小脑看来尚正常,小脑的部分组织疝入延髓是罕见的。显微镜下可见残余的脑组织呈蜂窝状,能找到分化程度不同的神经细胞、胶质细胞和室管膜等成分。

四、临床表现

(一)性别

无脑畸形中,女性多于男性,男女之比为 1∶4,这可能是由于男性胚胎早期自然流产的发生率较高。无脑胎儿无论是男性还是女性,死胎的发生率都很高。

(二)特殊外貌

颅骨穹隆缺如造成面部特征性外貌。头颅的缺损从顶部开始,可延伸到其与枕骨大孔之间任何部位。由于颅前窝变短变浅,眼眶变浅,使眼球向前突出,耳郭很厚,前突出于头的两侧,故无脑畸形的外貌呈非常奇特的蛙状脸。

(三)母体羊水过多

在正常新生儿羊水过多的发生率低于 1%,然而在无脑畸形儿中几乎达 50%,这可能是由于正常新生儿吞咽大量羊水,而又将羊水转回母体循环中去,从而使羊水量保持恒定。但在无脑儿中吞咽反射障碍,并且由于颅骨和脊髓的开放,形成过多的脑脊液直接进入胎儿周围的液体中,结果羊水与母体循环之间失去正常联系,造成羊水过多。

(四)其他畸形

无脑畸形可以是神经管前部闭合障碍的结果,也可以是影响整个胚胎正常发育的一部分,在后一种情况下,可伴发身体其他部位畸形。无脑儿常发生的畸形有腭裂、肾上腺过小、颈部脊柱裂、颈部畸形、胸腔狭小、胫骨和拇指缺如、上肢与下肢相比生长过度,并以近端比例失调最明显。

五、预防与预后

由于生产过神经管闭合不全患儿的妇女,再妊娠时该病再发的危险性增高,所以无脑儿和脊髓膨出的产前诊断应作为一项预防措施。出生前用 X 线或 B 超检查,如发现胎儿头颅异常,应终止妊娠。由于无脑畸形儿的蛛网膜下腔与羊水相通,脑脊液所特有的甲胎蛋白进入羊水中,如在孕期 14～16 周做羊水穿刺,用蛋白电泳进行检查,则可发现甲胎蛋白。母体血清中的甲胎蛋白含量也增高,可用放射免疫测定法进行产前过筛检查。无脑畸形为严重的畸形,多为死胎,仅25％的无脑儿为活产,但极少能存活 1 周,多数于生后数小时死亡。

（王树民）

第九节　胼胝体畸形

一、胼胝体发育不全或缺如

(一)发生学

胼胝体是大脑两半球间最主要的一大块有髓纤维的集合体,连接着两侧大脑半球,并形成侧脑室的顶。它是从原始终板发生的前脑连合之一。胚胎期 12～20 周胼胝体出现并由前向后发育,逐渐形成横贯大脑半球的胼胝体。胚胎 74 天时可在胚胎上见到最早的胼胝体纤维,至115 天胼胝体在形态上成熟。在此期间胚胎的发育过程中,早期宫内感染、缺血等原因可使大脑前部发育失常而发生胼胝体缺失,晚期病变可使胼胝体压部发育不良。但 Barkovich(1988)认为胼胝体发育不良是由于胼胝体形成的前驱阶段受损,并非发生于胼胝体形成期。胼胝体发育不良也有遗传基础。

(二)病理学

胼胝体发育不良或缺如自 1812 年 Rell 进行了尸解报告以来,Bull(1967)、Brun(1973)等也对其进行了详细描述。胼胝体发育不良可为完全或部分缺如。最常见的是胼胝体和海马连合完全性发育不良,而前连合得以保留。在胼胝体所保留的纤维束中,只有 Probst 束,这是向前后方向投射、不越过中线的纤维束。由于没有胼胝体纤维的约束力,第三脑室顶向背侧抬高,室间孔明显扩大,使第三脑室和侧脑室形成一个蝙蝠形囊腔。侧脑室后面向中间方向扩大。在胼胝体部分发育不全中,最常见的是压部缺失,但体部和嘴部的任何一部分均可受累。

胼胝体发育不全或缺失可合并其他脑发育畸形,包括异位症、大脑导水管狭窄、透明隔发育不良或缺失、穹隆缺如、蛛网膜囊肿、Chiari 畸形、Dandy-Walker 综合征、Aicardi 综合征、小脑回、脑裂畸形、脑神经缺如、脑穿通畸形、脑积水、脑膨出、独眼畸形、嗅脑缺如、前脑无裂畸形、小头畸形、脑回过多症、视-隔发育不良、半球间裂囊肿、脑萎缩以及 13、14、15、18 三体病和胼胝体脂肪瘤等。

（三）临床表现

胼胝体发育不良大多数为散发性，原因不明。但也有在姐妹兄弟中发病者，家族发病者呈X-性染色体连锁隐性发病。其临床表现与其合并的其他脑畸形有关，因为先天性胼胝体发育不全或缺如的本身一般不产生症状。在成人患者中，用复杂的心理测定检查方法，可发现两半球间的信息传递有轻微障碍；新生儿或婴幼儿可表现为球形头、眼距过宽或巨脑畸形。多在怀疑脑积水行 CT 扫描检查时，才发现有胼胝体发育不良或缺如的特征性图像。可出现智力轻度低下或轻度视觉障碍或交叉触觉定位障碍；严重者可出现精神发育迟缓和癫痫。因脑积水可发生颅内压增高，婴儿常呈痉挛状态及锥体束征。X-性连锁遗传者的特点为出生后数小时有癫痫发作，并出现严重的发育迟缓。

（四）辅助检查

1.颅骨平片

颅骨无变化或增大，前囟膨出或呈舟状颅畸形，平片不能诊断。

2.气脑或脑室造影

气脑或脑室造影可以确诊，表现为特异性两侧侧脑室明显分离，侧脑室后角扩大，第三脑室背部延长，小脑延髓池扩大，并有其他脑畸形的表现。

3.脑血管造影

脑血管造影表现为：①大脑前动脉正常曲度消失、下移，然后屈曲迂回或呈放射状分支；②大脑中动脉正常或稍有上抬；③大脑内静脉及大脑大静脉变直或向上向后移位；④丘纹静脉和大脑内静脉分别重叠；⑤两侧大脑内静脉侧移位，离开中线；⑥大脑内静脉和下矢状窦之间距离变短；⑦胼周静脉和大脑内静脉距离变短。

4.CT

CT 表现为两侧脑室分离，第三脑室扩大、上移并向前延伸。冠状扫描可清楚地显示侧脑室前角呈人字形分离和扩大、第三脑室上移。

5.MRI

MRI 是目前诊断胼胝体发育不良或缺如的首选方法，表现如下。

（1）胼胝体全部或部分缺如。

（2）海马旁回、前联合或后联合全部或部分缺如。

（3）额回小，双额角分离，伴内侧凹陷，外侧面变尖。

（4）孟氏孔外侧延长。

（5）第三脑室增大并上抬。

（6）侧脑室体部增大变圆。

（7）侧脑室内侧壁分离，形成一个向前开放的角。

（8）脑沟沿脑室内壁呈放射状排列，顶枕裂与矩状裂不会聚，内侧裂与狭窄的半球下缘垂直。

（9）异常的矢状方向走行的胼胝体带，形成侧脑室体部与额角的内侧壁。

（10）大脑皮质形成异常，包括无脑回、巨脑回、多发小脑回及灰质异位症等。

(11)海马旁回形成异常伴开放扩张形颞角。

(12)完全交通性或多发分叶状半球间裂。

(13)胼周动脉与大脑内静脉因第三脑室上抬而向两侧分离。

（五）诊断

胼胝体发育不全或缺如单靠症状和体征难以诊断,气脑造影和 CT 扫描也只能靠第三脑室和侧脑室的形态间接判断。MRI 使其诊断变得清楚而容易。诊断时应注意发现是否合并有其他脑部畸形。

（六）治疗

有症状者可行对症治疗,有脑积水者可行分流术,目前无特殊治疗方法。

二、胼胝体脂肪瘤

脂肪瘤又称血管肌肉脂肪瘤,一般认为颅内脂肪瘤是先天性缺陷疾病。严格地说,颅内脂肪瘤不是真正的肿瘤而是异位的畸形病变,为颅内间叶组织发育障碍,实际上是一种错构瘤。Willis(1948)将它描述为多余的肿瘤样结构,由不适当的组织混合组成。脂肪瘤常伴有其他的发育障碍,例如胼胝体脂肪瘤常有胼胝体发育不全;肿瘤以脂肪为主,当伴发大量血管和纤维组织的增生时,有时还有肌肉和骨性组织等其他类型的间叶组织存在;无新生物的生物学特性。

（一）历史回顾

1956 年,Rokitansky 最早报道首例胼胝体脂肪瘤的尸解报告,之后人们对颅内脂肪瘤的尸解有陆续报告;1939 年,Sosman 报道首次生前诊断的胼胝体脂肪瘤,之后他对 X 线诊断本病进行了报告;1975 年,New 和 Scott 首次描述了胼胝体脂肪瘤的 CT 表现,从此人们对本病有了进一步的认识。

（二）发生率

脂肪瘤临床上十分罕见,除胼胝体脂肪瘤外,大多数的颅内脂肪瘤通常是在尸体解剖时偶然发现。大宗尸解报告中颅内脂肪瘤的发现率为 $0.08\%\sim0.64\%$。国外文献中报道颅内脂肪瘤占脑肿瘤的 $0.09\%\sim0.37\%$,占先天性脑肿瘤的 $0.3\%\sim3\%$。国内文献报道占脑肿瘤的 $0.01\%\sim0.2\%$。综合国内外 26 组颅内肿瘤资料,计 88 421 例,先天性脑肿瘤 6 802 例,颅内脂肪瘤 34 例,占颅内肿瘤的 $0.038\ 5\%$,占先天性脑肿瘤的 0.5%。近年来 CT 检查的普及,颅内脂肪瘤的意外发现增加,Faerber 和 Wolport 报告的 6125 例 CT 扫描中,发现 5 例脂肪瘤,占 0.08%;Kazner 的 40 000 人次的 CT 扫描中,发现 14 例,占 0.035%。自 Rokitansky 于 1856 年首次报道至 1992 年,文献中记载不足 200 例。

（三）发病机制

颅内脂肪瘤的发病机制目前尚不能肯定。关于其发病机制有以下几种观点:①颅内脂肪瘤为类似于错构瘤的先天性肿瘤,系脂肪发育过程中组织异位畸形,并随着人体发育而生长形成,多数学者支持这一观点。颅内脂肪瘤常伴有神经管发育不全的畸形,支持上述观点。②并存的畸形不是颅内脂肪瘤的发生原因,二者之间存在着遗传因素,颅内脂肪瘤是与遗传有关的蛛网膜异常分化形成的。③颅内脂肪瘤是结缔组织中脂肪组织、神经胶质脂肪变性而形成的。总之,其发生机制有待于进一步研究。

（四）病理

脂肪瘤多位于软脑膜下或脑池内,界限不清,借助大量纤维和血管与神经组织交织在一起。

胼胝体脂肪瘤可为一薄层。弥漫地覆盖在胼胝体上或纵卧于胼胝体的大脑正中裂内,组织学检查以完全分化成熟的脂肪细胞为主,亦有胎性脂肪组织,细胞内可有泡沫状粉染物质,不易见到细胞核,大小不一,没有恶性征象。常伴有其他结构,例如大量纤维组织和血管。血管的大小不一,排列较紊乱,可见管壁增厚,平滑肌增大,纤维组织内可有大量胶原纤维形成束带状。血管周围的间叶细胞增大堆积。有些尚含有横纹肌、骨和骨髓组织等。

(五)临床表现

1.年龄与性别

本病可发生在任何年龄,以青少年发病最多见,50%以上发病年龄在30岁以下,文献中年龄最小者为3天,最大者为91岁,男女之比为2:1。

2.发生部位

颅内脂肪瘤好发于神经系统不同部位相连处,含有丰富蛛网膜的部位,多见于中线部位或中线旁部位。最常见的部位是胼胝体,占28%~50%,其次为基底池或灰白结节、四叠体板,脑外侧各部及大脑凸部少见;位于岛叶者极为罕见,文献中迄今仅有3例记载。Hatashita于1983年首先报道第1例岛叶脂肪瘤。Kreiner(1935)复习文献和根据自己的观察,指出颅内脂肪瘤的好发部位依次是环池、四叠体区、视交叉池及漏斗部、脚间池、外侧裂池、桥小脑角池、小脑延髓池、侧脑室和第三脑室的脉络膜、胼胝体池。

3.症状与体征

颅内脂肪瘤多数很小,多在2cm以下,并且常在尸检或CT扫描时偶然发现。本病症状进展缓慢,病程较长,可达10年以上,偶可自行缓解。当脂肪瘤位于脑非重要功能区时一般不出现神经系统症状和体征。但Kazner报道14例患者中,10例有肿瘤引起的神经性症状。颅内脂肪瘤的临床表现缺乏特异性症状及体征,10%~50%患者无症状。

(1)癫痫:这是颅内脂肪瘤最常见的症状,约占50%,可为各种类型癫痫,但以大发作为主。其癫痫发作可能与肿瘤邻近结构出现胶样变性刺激脑组织或脂肪瘤包膜中致密的纤维组织浸润到周围神经组织,形成兴奋灶有关;也可能与胼胝体发育不良或脂肪瘤本身有关。Kazner(1980)报道的3例患者均有癫痫,其中2例为大发作,1例为精神运动性发作伴头痛。孙四方(1989)报道的3例胼胝体脂肪瘤均有癫痫,其中1例为大发作,2例为小发作,以后发展成大发作,发作前常有幻觉。

(2)脑定位征:颅内脂肪瘤很少引起脑定位征,有时可压迫周围结构而出现相应的定位体征。如胼胝体脂肪瘤压迫下丘脑,出现低血钠、肥胖性生殖无能等间脑损害表现;桥小脑角脂肪瘤可出现耳鸣、听力下降、眩晕、三叉神经痛、眼球震颤、共济失调等;鞍区脂肪瘤可引起内分泌紊乱及视力、视野改变等。延髓颈髓背侧脂肪瘤可表现为肢体麻木无力,延髓麻痹,呈进行性加重,伴胸背肩颈枕一过性疼痛发作,大小便功能障碍,四肢肌张力增高,肌力下降,双侧病理征阳性;侧裂池或岛叶脂肪瘤可出现钩回发作、肢体无力等。

(3)颅内压增高症:脑室脉络丛脂肪瘤,可阻塞室间孔引起脑脊液循环受阻或四叠体区脂肪瘤压迫中脑导水管引起梗阻性脑积水而发生颅内压增高,如头痛、呕吐、视盘水肿等。

(4)其他症状:约20%的患者有不同程度的精神障碍,甚至痴呆,可能是由于肿瘤累及双侧额叶所致,表现为淡漠、反应迟钝、无欲、记忆力下降、小便失禁等。胼胝体脂肪瘤精神障碍可达20%~40%,轻瘫占17%,头痛占16%。

(5)伴发畸形:本病常伴发神经管发育不全的其他畸形,以胼胝体脂肪瘤最多见,48%~50%

的胼胝体脂肪瘤伴有胼胝体发育不全或缺如。其他常见的畸形有透明隔缺失、脊柱裂、脊膜膨出、颅骨发育不全（额、顶骨缺损）、小脑蚓部发育不全等。少见的畸形有漏斗胸、硬腭高弓、心隔缺失、唇裂、皮下脂肪瘤或纤维瘤等。

（六）辅助检查

1.颅骨平片

典型的胼胝体脂肪瘤 X 线平片可见中线结构处"酒杯状"或"贝壳状"钙化影，这一典型征象可作为诊断颅内脂肪瘤的确诊依据。桥小脑角脂肪瘤有时可有内听道扩大及岩骨嵴缺损等。其 X 线断层片能清楚地显示脂肪瘤局部 X 线透过较多的透亮区。同时颅骨平片尚可显示合并的颅脑畸形，如颅骨发育不全、骨缺损等。

2.脑血管造影

颈内动脉造影时，胼胝体脂肪瘤可呈现大脑前动脉迂曲扩张，有时两侧大脑前动脉合二为一，胼缘动脉、胼周动脉也相应扩张，供应脂肪瘤的许多小分支成平行网状，大脑前动脉、胼缘动脉常被肿瘤包裹。桥小脑角脂肪瘤，在脑血管造影上可见小脑前下动脉及其分支迂曲扩张。脑血管造影还可同时显示并存畸形，如胼胝体发育不全、脑积水及静脉引流异常等。

3.CT 检查

脂肪瘤的 CT 表现为圆形、类圆形或不规则形的低密度区，CT 值为 $-10\sim-110$ Hu。其边缘清楚，低密度灶周围可有层状钙化，强化后低密度区不增强，CT 值无明显增加。低密度区直径多在 2 cm。冠状扫描钙化层显示更清楚。钙化灶以胼胝体脂肪瘤多见，其他部位的脂肪瘤钙化少见。有时亦可发现多发性脂肪瘤，特别是在侧脑室脉络丛附近，25%的胼胝体脂肪瘤患者在脉络丛可见第二个脂肪瘤。Nabawi 报道的 5 例胼胝体脂肪瘤有 1 例合并双侧脉络丛脂肪瘤；Kriener 研究的 5 例胼胝体脂肪瘤，合并有侧脑室脉络丛小肿瘤；孙四方（1989）的 3 例胼胝体脂肪瘤亦有 1 例双侧侧脑室三角部脉络丛脂肪瘤。脂肪瘤的 CT 其他表现包括胼胝体发育不良、侧脑室分离、侧脑室脉络丛肿瘤等。

4.MRI

MRI 是目前诊断脂肪瘤最好的方法。T_1 加权像及 T_2 加权像上均呈高信号，脂肪瘤壁上的钙化有时呈无信号影。

大脑半球间裂（胼胝体）脂肪瘤的 MRI 显示：①位于中线几乎对称的脂肪肿块，占据半球间裂的局部区域，通常在胼胝体附近；②在胼胝体压部周围示不同程度的延展，经脉络裂到脉络丛，沿大脑裂分布；③37%～50%同时伴有胼胝体发育不良；④11%同时伴有皮下脂肪瘤；⑤包围半球间动脉使其形成梭状扩张；⑥脂肪瘤外周壳状钙化或其中含致密骨。

（七）诊断与鉴别诊断

由于颅内脂肪瘤临床上没有特异性表现，单靠其表现诊断十分困难。对于长期癫痫发作合并智力障碍的患者，应行神经放射学检查。根据其好发部位，CT 上脂肪样低密度区及 MRI 上 T_1 及 T_2 加权像均为高信号，诊断多能确立。

本病尚需要与皮样囊肿、表皮样囊肿、畸胎瘤、蛛网膜囊肿、慢性血肿、颅咽管瘤、胼胝体胶质瘤等相鉴别。皮样囊肿、表皮样囊肿、蛛网膜囊肿均表现为 CT 无强化的低密度区，但 MRI 上 T_1 加权像为低信号，与脂肪瘤表现不同。上皮样囊肿的 MRI 表现与脂肪瘤均为 T_1 及 T_2 加权像高信号，但前者多有岩骨嵴骨质破坏，CT 扫描可发现。畸胎瘤 CT 表现为不均匀的囊性肿物，其肿瘤直径多在 2.5 cm 以上。

（八）治疗

对于无症状的脂肪瘤一般不需要治疗。由于其生长缓慢、病程较长,多数人不主张直接手术治疗,对有头痛和癫痫者可给予对症治疗。不主张直接手术的理由有:①脂肪瘤组织中含有丰富的血管,弥散分布着致密的纤维组织,其胶质性包膜与周围脑组织粘连紧密,即使采用显微手术,也难以分离出肿瘤,不能达到全切除的目的;②颅内脂肪瘤所表现出的非特异性症状、体征,并非是脂肪瘤本身引起的,多为伴发的其他畸形引起,肿瘤切除后,不能圆满地改善症状;③颅内脂肪瘤生长缓慢,几乎不形成致命性颅内压升高。只有极少数患者有直接手术的指征,如引起梗阻性脑积水者、鞍区脂肪瘤引起视力、视野损害者、桥小脑角脂肪瘤引起耳鸣、耳聋者可考虑直接手术。合并脑积水者亦可以单行脑脊液分流术,解除颅内高压,缓解症状。胼胝体脂肪瘤完全切除十分困难,因为瘤内富含血管及致密纤维组织,后者覆盖胼周动脉及其分支上,而且大脑前动脉常常包裹在肿瘤内,囊壁与周围脑组织粘连,即使显微手术也难以保护这些血管,因此,多数情况下只能行肿瘤部分切除术。

（九）预后

文献中报告的手术疗效不能令人满意,大约半数患者术后仍有癫痫发作,甚至有人认为手术不能改善癫痫症状。Tahmouresie(1979)报道的 21 例脂肪瘤手术患者,10 例死亡,4 例无变化,1 例有严重神经功能缺失,仅 5 例术后有改善;孙四方(1989)报道 3 例经手术治疗胼胝体脂肪瘤,1 例术后癫痫无改善且遗有左侧轻偏瘫,1 例术后无变化,1 例术后癫痫不再发作并恢复原工作;Hatashita(1983)报道1 例岛叶脂肪瘤经手术部分切除,术后患者恢复良好。由于脂肪瘤多数患者不出现致命性颅内压增高及致命性占位病变效应,故多数不必手术治疗。

（王树民）

第十节 Dandy-Walker 畸形

一、命名与历史

Dandy-Walker 畸形又称 Dandy-Walker 囊肿,先天性四脑室正中,外侧孔闭锁或 Dandy-Walker 综合征。

1914 年,Dandy 首先报道 1 例尸解报告,发现颅后窝有一巨大四脑室并形成囊肿,脉络丛在囊内,正中孔和外侧孔闭锁,脑室系统扩大,小脑两半球分离。1917 年,Dandy 又报告同样的 1 例。1921 年,Dandy 指出第四脑室正中孔、外侧孔发育不良是引起本病的主要原因。1942 年,Taggart 和 Walker 报道 3 例先天性四脑室正中孔和外侧孔闭锁,支持 Dandy 阐明的发病机制。1954 年,Benda 报告 6 例,首先用本病的第一个报道者 Dandy 和其积极支持者 Walker 为本病命名。1972 年,Hart 将其正式命名为 Dandy-Walker 综合征。1982 年,French 综合各学者对本病的起因研究,归纳为四点:①胚胎时期四脑室出孔闭锁;②胚胎时期小脑蚓部融合不良;③胚胎时期神经管闭合不全,形成神经管裂;④脑脊液流体动力学的变化。

二、病因学与发生机制

关于 Dandy-Walker 畸形的病因仍有争议,一般认为是胚胎发生异常所致,即第四脑室正中孔、外侧孔发生闭锁为其主要原因。以往认为是第四脑室正中孔和外侧孔的闭锁阻断了脑脊液从第四脑室到蛛网膜下腔的循环,致使囊肿形成并长大。但是,仅部分 Dandy-Walker 畸形患儿有正中孔和外侧孔的闭锁,另一些患儿则无闭锁。而且,因宫内反应性胶质细胞增生而引起正中孔或外侧孔缩窄的病儿,并不产生典型的 Dandy-Walker 畸形的病理表现。这些病例表现为广泛性脑室扩张,而无囊肿形成或无小脑蚓部发育不全。文献中报告 300 例,仅有 6 例有家族史,故可认为本病为非遗传性疾病。关于 Dandy-Walker 畸形的发病机制,目前认为是在第四脑室正中孔形成以前起始的,推测是由于来自菱脑顶部的斜形唇不能完全分化,来自翼板的斜形唇的神经细胞不能进行正常增殖和移行,造成小脑蚓部发育不全和下橄榄核的异位。

三、病理学

Dandy-Walker 畸形的病理学改变以第四脑室和小脑发育畸形为特点,患儿均有第四脑室的囊样扩张,而其他脑室也可能有某种程度的扩张,但侧脑室的扩张程度与第四脑室囊肿的大小不成比例。仅 25% 的 Dandy-Walker 畸形患儿小脑蚓部完全不发育,但显微镜检查在囊肿壁上可发现小脑组织;其余 75% 患儿仅为后蚓部发育不全,前蚓部仍存留附在小脑幕上。第四脑室囊肿的大小与蚓部发育不全的程度不成比例。

第四脑室囊肿的壁包括由室管膜组成的内层和由软脑膜与蛛网膜组成的外层,内外两层之间往往可发现小脑组织,第四脑室正中孔大多是闭锁的。但并不是所有患儿都是如此,50% 患儿一侧或两侧的外侧孔仍然开放。50% 以上的 Dandy-Walker 畸形患儿伴有其他脑部畸形,包括脑回结构异常、脑组织异位、中线结构发育不良(胼胝体、前连合、扣带回、下橄榄、脉络丛及大脑导水管发育不良等)、半球间裂囊肿,还有中线先天性肿瘤和脂肪瘤、畸胎瘤等,其中以胼胝体发育不良最常见(7.5%～17%)。还可伴有全身其他畸形,合并骨骼畸形者占 25% 以上,包括多指、并指、颅裂、Klippel-Feil 综合征等,面部血管瘤占 10%,心脑血管异常为房室间隔缺损、动脉导管未闭、脑血管畸形、主动脉狭窄和右位心等。

四、临床表现

Dandy-Walker 畸形是脑积水的病因之一。本病很少见,占所有脑积水的 2%～4%。本病多见于婴幼儿,生后即发现头大畸形,生后 2 个月即可发病。80% 病例可在 1 岁以前得到诊断,约 17.5% 在 3 岁以后甚至成年才得到诊断,文献中最大的一例是 59 岁。本病女性稍多于男性,占 53.5%～65%。

其临床症状、体征包括:①颅内压增高,表现为患儿兴奋性增强、头痛、呕吐等;②脑积水征,头围增大、颅缝裂开、前囟扩大隆起,头颅扩大以前后径长为特点,即颅后窝扩大;③小脑症状,步态不稳、共济失调、眼球震颤;④其他,运动发育迟缓、展神经麻痹、智力低下、头部不能竖起、坐立困难、痉挛性瘫痪、癫痫发作。严重者可出现痉挛状态,双侧病理征阳性,还可压迫延髓呼吸中枢,导致呼吸衰竭而死亡。

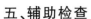

五、辅助检查

（一）颅骨透光试验

颅骨透光试验适用于 1 岁以内的患儿。透光试验阳性，并有异常表现，透光区呈三角形，其侧部相当于小脑幕的附着处，尖端向上。

（二）颅骨 X 线平片

颅骨 X 线平片具有诊断价值。侧位片上可见颅后窝扩大、颅骨变薄、骨缝分离、蝶鞍扩大、颅骨周围距离比例小于 6（即鼻根点到枕外粗隆距离与枕外粗隆到枕骨大孔后唇距离之比小于 6，正常等于 6 左右）、窦汇抬高。

（三）放射性核素扫描

静脉法造影时在后前位观可见窦汇抬高，在中心处可见模糊黑团，称为 Dandy-Walker 独眼征。上矢状窦与两侧横窦形成的窦汇角呈倒 Y 字形，平均角度为 110°，范围在 88°～117°；而正常情况下呈倒 T 字形，平均角度为 162°，范围在 135°～182°。脑室法造影扫描时，可见放射性核素充满囊肿，不充填蛛网膜下腔。

（四）脑室造影

脑室造影可见第四脑室明显呈囊状扩张，脑室系统对称性扩大，中线结构无侧移位，双侧脑室后角向上抬高，有时第四脑室极度扩张，可至枕骨内板向下突入椎管之内。

（五）CT

颅后窝大部分为脑脊液密度囊肿所占据，脑干前移，小脑半球分离，所见很小，被推向前外侧且移位，蚓部萎缩和消失，两侧侧脑室及第三脑室对称性扩大；还可发现其他合并畸形。

（六）MRI

Dandy-Walker 畸形的 MRI 表现包括：①巨脑症伴脑积水；②颅后窝扩张，伴舟状脑及岩锥压迫性侵蚀；③天幕超过人字缝，伴有天幕切迹加宽，近于垂直；④小脑下蚓部缺如；⑤小脑后部的中间隔尚存在，为变异型 Dandy-Walker 畸形；⑥小脑半球发育不良，小脑上蚓部向上向前移位，进入天幕切迹；⑦小脑后部的中间隔缺如，为真正的 Dandy-Walker 畸形；⑧气球状第四脑室突入小脑后方的囊腔内，使小脑半球向前侧方移位，并压迫岩锥。

六、诊断与鉴别诊断

（一）诊断

本病的诊断以往主要依靠脑室造影，现在 CT 或 MRI 的应用使其诊断变得简单而又准确。典型的 Dandy-Walker 畸形的诊断标准为：①第四脑室极度扩张或颅后窝巨大囊肿并与第四脑室交通；②小脑蚓部与第四脑室顶部发育不良；③合并脑积水。

变异型 Dandy-Walker 畸形为一种轻型的后脑畸形，其诊断标准为：①第四脑室上部与小脑上蚓部相对正常，可见袋状憩室从下髓帆发出，其大小及形态不一；②小脑溪加宽，下蚓部发育不全；③一般无脑积水。

（二）鉴别诊断

本病主要需与颅后窝蛛网膜囊肿相鉴别。颅后窝蛛网膜囊肿与 Dandy-Walker 畸形的区别为：①CT 扫描示颅后窝有界限明确的低密度影，囊肿不与第四脑室相通，第四脑室可因受压而变形、移位,脑积水不如 Dandy-Walker 畸形明显。②脑室造影示第四脑室不扩大,但可变形和移位。③放射性核素静脉法扫描示窦汇不抬高,上矢状窦与两侧横窦交叉后,图像为倒 T 字形;脑室法扫描通常囊肿和蛛网膜下腔均填充有放射性核素。④头颅 X 线平片示颅后窝不扩大,颅骨周围比例等于 6。⑤MRI 示窦汇与人字缝的关系正常,不发生逆转。

七、治疗与预后

主要为手术治疗,手术目的是为了控制颅内压增高,切除囊肿并在第四脑室和蛛网膜下腔之间建立交通。囊肿压迫去除后,症状立即得到缓解,但脑积水还会复发,并且 2/3 的患儿需要做脑脊液分流术。本病的手术方式概括起来有三种,即囊肿切除术、脑脊液或囊肿分流术以及囊肿切除加分流术。以往手术方法多采取侧脑室分流术或囊肿切除术,但问题并未得到很好的解决,术后容易复发,病死率达 40%～50%。

最早 Dandy 等采用颅后窝减压囊肿彻底切除术,以打通脑室与蛛网膜下腔的通道,但失败率为 75%,且有 10% 的病死率,原因为术后再度粘连及患儿对手术耐受差,且婴幼儿蛛网膜下腔未发育完全。1944 年,Walker 首次为 1 例 21 岁女性患者作颅后窝囊肿切除,8 个月后痊愈并恢复工作。1982 年,French 综合文献中 51 例行囊肿切除术者,病死率达 11%,且只适用于大儿童或成人中、轻症患者。其后,不少学者采用侧脑室或囊肿分流术,也有人对晚期脑室极度扩张者行第三脑室造瘘术。1975 年,Udvarlzelyi提出 3 岁以下者行分流术,3 岁以上者可先行囊肿切除术。1979 年,James 总结了 10 例手术治疗经验,6 例行脑室引流术,3 例行囊肿切除术,1 例行侧脑室及囊肿联合双分流术。结果 3 例颅后窝手术者,有 2 例在 1 个月内复发,需做脑室分流术;6 例做脑室分流术者,术后有多次症状复发,最后行双分流术,症状很快消失。10 例中,有 4 例术后 2 周至 2 年死亡,死亡原因为分流装置故障 1 例,感染 2 例,侧脑室分流术后导致颅后窝囊肿上疝 1 例。存活者经追踪观察,除 4 例智力迟钝外,余良好。最后 James 指出,侧脑室囊肿双分流术是可取的,此法使颅后窝囊肿与幕上侧脑室同时得到减压,避免了单独侧脑室分流术导致小脑幕上疝的危险。1981 年,Samaya 报告 23 例,死亡 7 例,12 例做过 2 次以上手术,22 例做过分流术,8 例做过囊肿切除术。死亡 7 例中有 4 例为做过囊肿切除术。1985 年,Serlow 报道 7 例,其中 6 例做脑室和囊肿分流术,即双分流术,无死亡发生。为避免发生气体栓塞,宜用脑室-腹腔分流术。

(王树民)

第十一节　脑穿通畸形

一、定义

Heschl 于 1859 年最早提出脑穿通畸形这一术语。关于这种疾病的称呼十分混乱,人们对其认识不一,最初本病是指大脑半球脑实质先天性缺损并与脑室相通。以后许多学者也曾沿用过脑穿通畸形这一概念,由于人们的认识不同,所包括范畴也就不一样。文献中本病曾用过的名称有脑穿通囊肿、先天性脑空洞症、脑积水性空洞脑、脑憩室、良性脑囊肿等。1925 年,LeCount

将之定义为"与脑室相通的囊或表面覆盖蛛网膜的并由一薄层脑组织与脑室相隔的囊肿"。脑穿通畸形又分真性脑穿通畸形及假性脑穿通畸形。前者指大脑皮质原发性发育异常的囊肿,与脑室相通;后者即所谓的"良性脑囊肿",不与脑室相通,单发或多发脑空洞,主要是继发于脑血管闭塞,并常沿大脑中动脉分布区发生。目前,脑穿通畸形多指真性脑穿通畸形而言,一般定义为大脑半球内有空洞或囊肿与脑室相通,其内充满脑脊液,有时扩延至软脑膜,但不进入蛛网膜下腔的一种疾病。其囊壁为结缔组织。

二、发生率

脑穿通畸形的发生率很低。本病可为单发,也可为多发,绝大多数为单发,占87%以上。脑穿通畸形文献中报道占颅内良性囊肿的0.3%～0.9%。在Draw等(1948)报道的30例良性脑囊肿的病例中,仅有1例脑穿通畸形;Naef(1958)报道其发生率为0.3%;Bisgaard-Frantzen(1951)则报道为0.9%。早产儿、过期儿、难产儿的脑穿通畸形发生率高。

三、病因及发生机制

（一）病因

脑穿通畸形的病因是多种多样的,大致可分为先天性及后天性两大类。

1.先天性脑穿通畸形

一般认为先天性脑穿通畸形与胚胎期的发育异常或母体的营养障碍有关,也可能与遗传因素有关,家族性脑穿通畸形已有报道。1983年,Berg报道了一组5例家族性脑穿通畸形;1986年,Zonana报道2个家族中6个成员患婴儿偏瘫,其中5例有先天性脑穿通畸形。

2.后天性脑穿通畸形

后天性脑穿通畸形是由各种原因引起脑组织破坏所致,包括产伤、颅脑外伤(尤其是颅脑火器伤)、颅内血肿、颅内炎症、窒息、脑部手术、脑梗死等各种造成脑血管循环障碍的疾病。另外,脑脊液循环障碍、脑室穿刺、脑积水、颅内良性囊肿自发破入脑室及脑变性疾病等,亦可能为其病因。产伤及新生儿脑外伤在病因学中的重要性,未成熟脑对腔隙形成具有敏感性,这一观点已被许多学者注意到。许多学者认为多数后天性脑穿通畸形是继发于血管病变,脑积水可能与脑穿通畸形有关,但解释不足,脑积水可能使在先前存在的裂隙扩大而形成囊肿。颅内蛛网膜囊肿自发破入脑室也可为本病的病因之一。

（二）发生机制

一般认为上述诸因素造成脑组织的局限性软化坏死、吸收,脑脊液渗入,脑组织搏动及脑室内压增高,使脑室"疝入"囊腔内,即形成脑穿通畸形。反复多次脑室穿刺或造影,可造成脑组织缺损,亦可形成脑穿通畸形。脑积水、脑脊液循环障碍或先天性脑室系统阻塞引起的脑室内压增高,脑室颞角或第三脑室就会疝出,形成憩室样囊肿,在先存在有脑裂隙或脑室壁坏死的情况下,由于局部阻力变小,脑积水造成脑室压力增高,使裂隙或囊肿扩大而形成脑穿通畸形。Jaffe(1929)指出产伤中,由于脑组织坏死、软化、出血而发展成脑穿通囊肿,这种倾向随年龄的变大而减小,而在整个婴儿期似乎这一倾向很重要,在脑积水的患者中这种倾向更明显。出血性囊肿的扩大其机制与硬膜下血肿相似或者直接与脑室相通。Barret(1965)指出婴儿前囟不闭合亦是易感因素之一,存在两种危险性:一是导致脑室向脑组织缺损的区域畸形发育,并在前囟区更明显,脑室内的脑脊液搏动可加速前囟区脑腔隙的形成;二是前囟门不闭合具有医源性危险,临床上常通过前囟门进行诊断性穿刺或治疗,而每次操作都是一次危险。因此前囟不闭合在脑穿通畸形的发生学上有一定意义。

四、临床表现

(一)年龄与性别

脑穿通畸形可见于任何年龄。先天性脑穿通畸形多见于婴幼儿,尤其是早产儿、难产儿、过期儿;后天性脑穿通畸形可见于任何年龄,外伤性者多见于青壮年,脑血管性者多见于老年人。朱树干报道 45 例脑穿通畸形,年龄 80 天至 58 岁,平均 14 岁。本病男性多于女性,男女之比为 3.5∶1。

(二)病程

本病病程长短不一,朱树干报道的 45 例,从发病到就诊时间为 80 天到 22 年,平均 7 年。个别病例可因外伤或囊内出血而急骤发病,酷似颅内血肿或脑血管病。

(三)症状与体征

脑穿通畸形因其病因不同,症状体征亦不同,其临床表现主要取决于囊肿的大小、部位和紧张度。由于其表现多样化,加之发病率低,因此临床上认识有一定困难。Barret(1965)认为此病的特征表现为先天性偏瘫,偏瘫的对侧颅骨部分隆起,颅骨单侧明显透光阳性,脑电图示单侧明显低电压。脑组织缺损、脑萎缩、血栓形成及脑组织坏死可造成明显偏瘫;透光征阳性和单侧脑电图低电压,是继发于皮层萎缩及脑脊液聚集;局部颅骨隆起内板变薄,可能是由于脉络丛搏动传播到囊腔所致。

本病的主要症状和体征为智力低下(80%)、癫痫发作(3.6%)、语言不清或失语(76%)、颅内高压(22.2%)、脑积水(31%)、视力减退或失明(22.2%)、脑神经麻痹(42.2%)、双侧瘫或四肢瘫(36%)、偏瘫偏身感觉障碍(8.9%)、四肢不自主扭动(4.4%)、共济失调(5.1%)、病理征阳性(20%)等。

婴幼儿以头围增大、癫痫、颅骨畸形、肢体瘫痪为主要症状体征;儿童青少年患者以智力低下、脑性瘫痪、癫痫发作和脑积水的症状和体征更为明显;外伤性脑穿通畸形以颅内压增高为主。总之,颅骨局限性隆起、颅骨变薄及单侧颅骨透光阳性、脑电图明显病侧低电压为先天性脑穿通畸形的三大临床特征。

五、辅助检查

(一)脑电图

主要显示为病变侧明显低电压。可能与脑组织缺损及局部脑萎缩和脑脊液聚集有关。

(二)颅骨平片

除有颅内压增高征象外,尚有局限性颅骨隆起、颅骨板变薄、颅脑穹窿变小等。

(三)脑血管造影

可表现为脑内无血管区占位性病变,易与脑内血肿相混淆。有时可见静脉窦扩大或动脉栓塞等表现。

(四)气脑和脑室造影

在无 CT 的情况下,脑室造影为首选检查方法。多有不同程度的脑室扩大、变形或中线结构移位及脑积水等。若造影剂进入囊腔即可确诊,表现为与脑室相通的、不规则的、不等大的脑内囊肿。

（五）CT 扫描

不仅能确诊，而且对了解囊肿的大小、部位、形态、数目及治疗方案选择、预后估计、鉴别诊断等均有重要意义。CT 扫描主要表现为脑实质内边界清楚的脑脊液性低密度区，并与脑室相通；其他表现有脑积水、脑皮层萎缩等。强化扫描不增强。

（六）MRI

脑穿通畸形在 MRI 中呈长 T_1 像和长 T_2 像，常与脑脊液一样，在 T_1 加权像上呈囊状低信号，在 T_2 加权像上呈高信号。

六、诊断与鉴别诊断

（一）诊断

脑穿通畸形在 CT 问世以前，由于人们对这一病理改变认识不足，并且多病因及囊肿部位不同导致其临床表现变化莫测，因此单凭症状和体征难以诊断，确诊有赖于放射学检查，尤其是 CT 扫描，妊娠史、生产史及外伤史有助于诊断。85% 以上患者有早产、难产或产伤史，头外伤史等。

（二）鉴别诊断

本病主要与脑裂性空洞脑及良性脑囊肿等相鉴别。

1.脑裂性空洞脑

脑裂性空洞脑是脑发生上的真正缺损，其特征是大脑皮质灰质异位、多小脑回和纤维变性，一般为双侧，对称性与脑室相通，也可与蛛网膜下腔相通，其囊壁为室管膜；而脑穿通畸形的囊壁为结缔组织，有时伴有淋巴细胞浸润。借此可将两者区别开。

2.良性脑囊肿

良性脑囊肿即所谓的假性脑穿通畸形，占颅内占位性病变的 0.4%～1%。其是一类不与脑室交通的单发性或多发性脑空洞，由透明的菲薄的膜包裹着无色清亮的液体。其病因可能为生产时脑血管损伤所致，多沿大脑中动脉分布区发生。借助 CT 可将两者鉴别出来。

七、治疗

目前脑穿通畸形尚无成熟的治疗方案。多数学者认为无颅内压增高和脑积水者可采用保守治疗，有颅内压增高症状者应考虑尽早手术治疗，早期引流可使囊腔不再扩大。尽管小儿的大囊肿的病变其最终结果可自行变小，但是，并非总是如此。脑穿通畸形作为一种良性病变，也存在着潜在性危险，因此，一般主张有症状者，一旦确诊，应早期手术。手术方式有以下几种。

（一）单纯囊肿切除术

适用于较局限的单发者。

（二）囊肿大部切除加脉络丛电灼术

此手术方式囊肿切除不完全，容易术后复发。

（三）囊肿大部切除加分流术

此法疗效较好，亦可单纯行分流术，可采用脑室-心房分流术或脑室（囊腔）-腹腔分流术及脑室-膀胱分流术。

（四）囊壁部分切除加脑皮层造瘘术

适用于脑穿通畸形较大，累及两个以上脑叶者。

（五）囊腔持续引流术

适用于局限于一个脑叶的单发病变，一般引流7～10天。无论何种手术方式，术后都应常规放置囊腔外引流管，一般引流管放置3～5天，待体温正常及脑脊液变清时即可拔除引流管。对于术后复发者可行第二次手术，近年来亦有人采用上述某一治疗方式加脑组织移植术，疗效有待于进一步观察。

八、预后

脑穿通畸形的预后尚可，患儿可随年龄的增长，囊肿自行变小，或停止发展而终生无症状，伴有智力低下、偏瘫者，预后较差，无论手术与否其智力及偏瘫均不能明显改善，只能改善症状，达到解剖治愈，对功能上的疗效有待于进一步研究。手术治疗有一定复发率。有学者报道手术治疗18例，无手术病死率，经术后随访2个月至5年，7例好转，11例治愈。

（王树民）

第十二节　灰质异位症

一、定义

在胚胎发育过程中，成神经细胞没有及时地移动到皮质表面，而聚集在非灰质部位，即称为灰质异位症。

二、发生学

成熟脑组织的所有神经元和胶质细胞都起源于胚胎脑室系统管腔周围的生发层，而且必须向外移行才能到达它们最终所在部位。神经元增殖的关键时期是胚胎第10～18周，胶质细胞增殖开始较晚，且一直要持续到出生以后。细胞移行主要按两条途径进行，即辐射方向的移行和切线方向的移行。辐射状移位是从生发层直接移行到最终所在部位，这是细胞分布到大脑皮质、基底神经节和大脑浦肯野氏细胞的主要机制。最终将定位于大脑皮质最深层的成神经细胞最先开始移行，而这些最后将组成表面皮层的成神经细胞必然要通过已定位于较深层的神经元才能到达自己的最终位置。小脑内颗粒细胞层是通过切线方向移行构成的，来自脑室周围区的成神经细胞首先移行到浅表部位，构成外颗粒层，然后再向内移行到达它们的最终位置。若神经元移行过程中发生障碍，不能通过已经定位于较深层的神经元，而在白质中异常积聚，即发生灰质异位症。

三、临床表现

本病常在青少年发病。小灶性灰质异位一般无症状，但可诱发药物难以控制的癫痫发作。大块的灰质异位常有精神异常、癫痫发作及脑血管异常。其中以癫痫发作为灰质异位症最常见的症状,往往是迟发性顽固性癫痫,药物难以控制。灰质异位症往往合并其他脑部发育畸形,包括小头畸形、透明隔缺如、巨脑回畸形、无脑回畸形、胼胝体发育不良或缺失、小脑发育异常、大脑导水管狭窄等。先天性心脏病及骨骼畸形也有发生。

四、诊断与鉴别诊断

凡有药物难以控制的顽固性癫痫发作者,均应想到本症的可能,确诊有赖于辅助检查。由于患者常有双侧半球损害,并有双侧脑电图异常,故需与原发性癫痫相鉴别。气脑造影可见脑室内悬垂状充盈缺损,异位的灰质悬在室管膜上突入脑室内,需与室管膜下瘤及结节性硬化的错构瘤相鉴别。

CT 扫描可证实其诊断,典型的灰质小岛位于脑室周围,呈结节状。可为局限性或弥漫性,也可位于脑深部或皮层下白质区,呈板层状。异位灰质的 CT 值与正常灰质相似,不强化,有时无法分辨肿瘤与异位的灰质。

MRI 检查具有高分辨和区别灰质及白质的特点,是灰质异位症的首选检查方法。异位的灰质在 MRI 图像上比 CT 更明显,表现为与灰质等信号的大块异位灰质,位于半卵圆中心,并有占位效应。异位灰质与皮层灰质的 T_1 和 T_2 像类似,在所有的脉冲序列中均为等信号。无症状的灰质异位症,CT 常误诊为脑瘤,而 MRI 可明确其诊断与鉴别诊断。

五、治疗

由于灰质异位症最主要、最常见的症状为癫痫,故对症治疗是必要的,但是抗癫痫药物常难以控制其重症的癫痫发作,故近来有人采取手术治疗癫痫。1989 年,Stearns 首次报告 1 例胼胝体切开治疗灰质异位症的难治性癫痫发作,并取得成功。他指出灰质异位症及类似的神经移位异常患者,其癫痫很难用药物控制,但可用病灶切除术,得到成功的治疗。灰质异位症导致癫痫者如能确定散在的癫痫灶,才能适合病灶切除术。如能仔细选择患者,胼胝体切断术可作为治疗临床上难治性癫痫伴多发性灰质异位症的方法。

（王树民）

第十三节 成人脑积水

成人脑积水是指由于各种原因致使脑室系统内脑脊液不断增加,同时脑组织相应减少,脑室系统扩大。根据是否伴有颅内压力的增高而分为高压力性脑积水及正常压力脑积水;根据脑脊液循环梗阻的部位不同可分为梗阻性脑积水及非梗阻性脑积水（交通性脑积水）,前者脑室与蛛网膜下腔不相通,后者脑室与蛛网膜下腔相通。此外,按临床发病的长短和症状的轻重可分为急性、亚急性和慢性脑积水,一般情况是指急性脑积水病程在 1 周以内,亚急性病程在 1 个月内,慢性病程在 1 个月以上。

一、高压力性脑积水

高压力性脑积水实质上是由于脑脊液循环通路上的脑室系统和蛛网膜下腔阻塞,引起脑室内平均压力或搏动压力增高产生脑室扩大,以至不能代偿,而出现相应的临床症状。

(一)病因

1.脑脊液循环通路的发育异常

以中脑导水管先天性狭窄、闭锁、分叉及导水管周围的神经胶质细胞增生为多见,导水管狭窄患者常因近端的脑积水将间脑向下压迫使导水管发生弯曲,从而加重狭窄和阻塞的程度。此外,Dandy-Walker综合征患者及Arnold-Chiari畸形患者均可有脑脊液循环通路的阻塞。脑脊液循环通路阻塞多为不完全性,完全性阻塞者难以成活。

2.炎症性粘连

脑脊液循环通路的炎症性粘连是引起脑积水的常见原因之一。部位多见于导水管、枕大池、脑底部及环池,也可发生于大脑半球凸面,部分患者可伴有局部的囊肿,引起相应的压迫症状。粘连可由于脑内出血、炎症及外伤引起,颅内出血可引起脑底炎症性反应,血液机化形成粘连或血液吸收阻塞蛛网膜颗粒,从而影响脑脊液的疏通循环及吸收。各种原因引起的颅内炎症,尤其是脑膜炎如化脓性脑膜炎或结核性脑膜炎,亦易引起颅内的粘连或阻塞蛛网膜颗粒而引起脑积水;颅脑手术患者亦可因术后颅内积血的吸收及炎症反应而导致脑积水;有些颅内肿瘤如颅咽管瘤、胆脂瘤内容物手术过程中外溢后的反应引起脑积水改变。

3.颅内占位性病变

凡是位于脑脊液循环通路及其邻近部位的肿瘤皆可引起脑积水,如侧脑室内的肿瘤及寄生虫性囊肿等阻塞室间孔可引起一侧或双侧侧脑室扩大;第三脑室内的肿瘤或第三脑室前后部的肿瘤如松果体肿瘤、颅咽管瘤等可压迫第三脑室,导致第三脑室以上脑室系统扩大;第四脑室及其周围区的肿瘤如第四脑室肿瘤、小脑蚓部及半球肿瘤、脑干肿瘤、脑桥小脑角肿瘤可压迫阻塞第四脑室或导水管出口,引起第四脑室以上部位的扩大;其他部位病变如半球胶质瘤、蛛网膜囊肿亦可压迫阻塞脑脊液循环通路引起脑积水。

4.脑脊液产生过多

如脑室内的脉络丛乳头状瘤或增生,可分泌过多的脑脊液而其吸收功能并未增加而发生交通性脑积水。此外,维生素A缺乏,胎生期毒素作用亦可导致脑脊液的分泌与吸收失去平衡而引起脑积水。

5.脑脊液吸收障碍

如静脉窦血栓形成。

6.其他发育异常

如无脑回畸形、扁平颅底、软骨发育不全均可引起脑积水。

以上各种原因中,以脑脊液在其循环通路中各部位的阻塞最常见,而脑脊液的产生过多或吸收障碍则少见。

(二)临床表现

成年人脑积水多数为继发性,可有明确的病因,如蛛网膜下腔出血或脑膜炎等。常发生在发病后2～3周,在原有病情好转后又出现头痛、呕吐等症状,或症状进一步加重,多数患者原因不明或继发于颅内肿瘤等疾病。

成人脑积水的临床表现以头痛、呕吐为主要临床症状,此外可有共济失调;病情严重者可出现视物不清、复视等症状。患者的头痛、呕吐等症状多为特异性,头痛多以双颞侧为最常见。当患者处于卧位时,脑脊液回流减少,因此,患者在卧位或晨起后头痛加剧,采取卧位时头痛可有所缓解。随着病情的进展,头痛可为持续性剧烈疼痛。当伴有小脑扁桃体下疝时,头痛可累及颈枕部,甚至可有强迫头位。呕吐是成人脑积水除头痛外常见的症状,常伴有剧烈头痛而与头部位置无关,呕吐后头痛症状可有所缓解。视力障碍在脑积水患者中常见,多出现于病情发展的中晚期,由于眼底水肿所致,可表现为视物不清、复视,晚期可有视力丧失,复视主要由于颅内压力增高,使颅内行程最长的展神经麻痹所致。患者可出现共济失调,以躯干性共济失调为多见,表现为站立不稳、足距宽、步幅大,极少表现为小脑性共济失调。脑积水晚期患者可有记忆力下降,尤其是近记忆力下降、智力减退、计算能力差等。成年人脑积水有时可表现出原发病变的症状,如四脑室囊肿或肿瘤可有强迫头位或头位改变后症状好转等,松果体瘤引起的脑积水患者可有眼球上视困难,瞳孔散大或不等大,可伴有性早熟或性征发育迟缓。

（三）诊断

随着 CT 及 MRI 的广泛应用,脑积水的诊断已不困难,关键在于有头痛、呕吐等症状的患者,应引起足够重视,及时行 CT 或 MRI 检查以早期诊断。CT 或 MRI 可确定脑室扩大及程度及皮层萎缩的程度,有时可同时了解引起脑积水的原因。此外,CT 或 MRI 还能了解脑积水是急性脑积水还是慢性脑积水,为临床处理措施的应用提供依据。在脑积水的诊断中,应注意与脑萎缩引起的脑室扩大相区别,后者脑室扩大的同时可明显地显示出侧裂或脑沟,甚至可有脑沟及脑裂的明显扩大。另外诊断脑积水应尽可能明确是梗阻性脑积水还是交通性脑积水。

（四）治疗

对于急性高压力性脑积水治疗应以手术治疗为主。手术方法根据可有以下三个方面:①针对病因的手术,如切除引起脑积水的颅内肿瘤等手术;②减少脑脊液产生的手术,如脉络丛切除术等,已少用;③脑脊液引流或分流术,是目前脑积水的主要治疗方法,下面重点介绍几种常用的手术方式。

1.脑室体外引流术

脑室体外引流术是治疗急性梗阻性脑积水应急措施。应用于因脑积水引起严重颅内压增高的患者,病情危重甚至发生脑疝或昏迷时,先采用脑室穿刺和引流作为紧急减压抢救措施,为进一步检查治疗创造条件。一般引流管保持 3～7 天为宜,及时拔管或行脑室-腹腔分流术彻底解除梗阻性脑积水病因或症状。

2.颅内分流术

颅内分流术适用于梗阻性脑积水,而交通性脑积水行颅内分流术无效。常用方法有第三脑室造口术和脑室-脑池分流术。前者现已较少采用,多用于引起脑积水的第三脑室周围的肿瘤切除术后,同时行此手术以期解决肿瘤时引起脑积水。脑室-脑池分流术又称 Torkildsen 手术,此种术式最适用于良性导水管狭窄或阻塞、第三脑室后部肿瘤如松果体瘤等。儿童一般不适合此种术式。

3.中脑导水管扩张术

成人脑积水中有相当部分患者是由于炎症引起中脑导水管粘连狭窄,此类患者有效的方法是重建脑脊液循环通路。Dandy 是最早开展中脑导水管扩张术的倡导者,但由于手术死亡率高而较少采用。近年来,应用此种手术的报道有所增加,效果亦较满意。

4.脑室-腹腔分流术

脑室-腹腔分流术是把一组带单向阀门的分流装置置入体内,将脑脊液从脑室分流到腹腔中吸收,简称 V-P 手术。Kausch 于 1905 年首次开展,20 世纪 50 年代开始广泛应用,本术式适用于各种类型脑积水。本手术方法虽较简单,但术后易发生并发症,应引起注意。常见并发症有以下几种。①分流管不畅:是最常见的并发症,梗阻可发生于腹腔端,亦可发生于脑室端,后者主要由于脑脊液内蛋白含量过高而阻塞分流管或脑室缩小后近端插入脑实质内等。腹腔端阻塞最常可见于大网膜包绕,分流管扭曲、脱出等,为防分流管远端阻塞,临床医师采取多种方法,但各有优缺点。②感染:由于消毒不充分可引起腹腔炎及脑内感染,后果严重,因此分流管及器械应严格消毒。此外,术中应注意无菌操作,术后应应用抗生素。③消化道症状:可于术后出现绞痛、腹胀、恶心、呕吐等消化道症状,主要是脑脊液对腹膜刺激所致,一般1周左右可消失。④脑室及脑内出血:较少见。主要由于反复穿刺所致,应争取穿刺准确。⑤腹腔脏器损伤:可由于腹腔分流管末端过硬而穿伤内脏或手术操作所致,除手术应轻柔、仔细外,尽可能选用较柔软的分流管。⑥硬膜下积液或血肿:主要原因为引流过度引起颅内压持续下降或桥静脉破裂,或脑脊液自分流管周围渗入蛛网膜下腔。为预防此并发症发生,可于术前根据患者颅内压情况选用适当压力分流管。

5.其他手术方法

除以上手术方法外,另有脑室-心房分流术、脑室-矢状窦分流术、腰蛛网膜下腔-肾脂肪囊分流术等多种方法,由于这些方法有些操作复杂,有些术后并发症多见且严重等,临床均已较少使用。

二、正常压力脑积水

正常压力脑积水亦称低压力脑积水或隐性脑积水,是一种脑室扩大而脑脊液压力正常(低于1.76 kPa(180 mmH$_2$O))的交通性脑积水综合征。在病因、症状等方面与高压力性脑积水有明显的区别。最常见的原因为颅内动脉瘤破裂所致的蛛网膜下腔出血,由于出血多聚积于脑底,阻塞蛛网膜颗粒而影响脑脊液的吸收,此外,脑外伤、脑膜炎或颅脑术后由于出血或炎症在脑底机化及纤维化粘连,影响脑脊液循环而导致脑积水。其发生机制一般认为是脑积水形成的早期,由于颅内压力的增高,致使脑室扩大。当压力升高,脑室扩大到一定程度,压力逐渐下降,扩大的脑室与颅内压力之间重新建立新的平衡而出现代偿状态,当颅内压力降至正常范围而脑室仍维持扩大状态时,形成正常压力脑积水。如不能代偿或代偿不充分,即发展为高压力脑积水。根据密闭容器原理,当脑室扩大而脑室壁面积增加时,脑脊液压力虽降至正常而施加于脑室壁的力仍与早期引起脑室扩大的力相等;如脑室缩小则压力又将增高,因而正常范围的压力仍能使脑室维持扩大时的状态不缩小,因此,症状不会减退。

正常压力脑积水见于成年人,自青年至老年皆可发生,多有蛛网膜下腔出血、脑炎、外伤等病史,主要症状为痴呆、运动迟缓障碍及尿失禁。智力障碍一般最早出现,但有时步态障碍较为明显,智力障碍多在数周至数月后逐渐进展和加重。脑外伤或颅脑术后急性期恢复不够满意者,应检查了解是否有脑积水发生的可能。

正常压力脑积水的诊断除常用CT及MRI表现出脑室扩大外,腰穿为重要的诊断方法,由于正常压力脑积水早期压力升高阶段症状不明显,就诊时已处于正常压力期,当腰穿测压或脑室穿刺测压低于1.76 kPa(180 mmH$_2$O)可明确诊断,同时放出部分脑脊液后,能使症状明显好转者,可预测分流术对患者治疗效果良好。正常压力脑积水应与脑萎缩相鉴别,二者的症状近似,但后者一般在50岁左右发病,症状发展缓慢,可达数年之久;而正常压力脑积水则多在数周至数月内症状即已明显,CT及MRI有助于区别二者。

正常压力脑积水最有效治疗方法为脑脊液分流术,但术前应慎重判断以确定手术指征,并预测术后效果。一般青年患者较老年患者效果好,放出部分脑脊液或脑室体外引流术后症状明显改善者,症状出现短于6个月者术后效果较好。最常用的手术方式为脑室-腹腔分流术,其他方法亦可应用。

(王树民)

第十四节　儿童脑积水

一、概念

脑积水是指过多的脑脊液在脑室和蛛网膜下腔内积聚。如果大量脑脊液积聚在大脑半球表面蛛网膜下腔,则称为硬膜下水囊瘤或硬膜下积液;脑室系统内过多的液体积聚称为脑室内脑积水。儿童脑积水多见于新生儿及婴儿,常伴有脑室系统扩大、颅内压增高及头围增大。

二、发生率

据世界卫生组织(WHO)在24个国家的统计结果,新生儿脑积水的发病率为0.87/1 000,在有脊髓脊膜膨出史的儿童中,脑积水的发生率为30%左右。

三、病因

脑积水可以由下列三个因素引起:脑脊液过度产生、脑脊液的通路梗阻及脑脊液的吸收障碍。先天性脑积水的发病原因目前多认为是脑脊液循环通路的梗阻,造成梗阻的原因可分为先天性发育异常与非发育性病因两大类。

(一)先天性发育异常

(1)大脑导水管狭窄、胶质增生及中隔形成:以上病变均可导致大脑导水管的梗阻,这是先天性脑积水最常见的原因,通常为散发性,性连锁遗传性导水管狭窄在所有先天性脑积水中仅占2%。

(2)Arnold-Chiari畸形:因小脑扁桃体、延髓及第四脑室疝入椎管内,使脑脊液循环受阻引起脑积水,常并发脊椎裂和脊膜膨出。

(3)Dandy-Walker畸形:由于第四脑室正中孔及外侧孔先天性闭塞而引起脑积水。

(4)扁平颅底:常合并Arnold-Chiari畸形,阻塞第四脑室出口或环池,引起脑积水。

(5)其他:无脑回畸形,软骨发育不良,脑穿通畸形,第五、六脑室囊肿等均可引起脑积水。

(二)非发育性病因

在先天性脑积水中,先天性发育异常约占2/5,而非发育性病因则占3/5。新生儿缺氧和产伤所致的颅内出血、脑膜炎继发粘连是先天性脑积水的常见原因;新生儿颅内肿瘤和囊肿,尤其是颅后窝肿瘤及脉络丛乳头状瘤也常导致脑积水。

四、分类

(一)按颅内压高低分类

按颅内压高低可分为高压力性脑积水及正常压力性脑积水。前者又称进行性脑积水,是指伴有颅内压增高的脑积水;后者又称低压力性脑积水或脑积水性痴呆,虽有脑脊液在脑室内积聚过多或脑室扩大,但颅内压正常。

(二)按脑积水发生机制分类

按脑积水发生机制分为梗阻性脑积水及交通性脑积水两类。前者又称非交通性脑积水,是脑脊液循环通路发生障碍,即脑室系统及蛛网膜下腔不通畅引起的脑积水;后者又称特发性脑积水,脑室系统与蛛网膜下腔通畅,但脑脊液的产生与吸收平衡障碍。

(三)按脑积水发生的速度分类

按脑积水发生的速度分为急性和慢性脑积水两类。急性脑积水是由突发的脑脊液吸收和回流障碍引起,急性脑积水见于脑出血、脑室内出血、感染或导水管及第三、四脑室的迅速梗阻。慢性脑积水是最常见的脑积水形式,当引起脑积水的因素为缓慢发生且逐渐加重时,均可发生慢性脑积水。在梗阻引起脑积水数周后,急性脑积水可转变为慢性脑积水。

五、临床表现

(一)高压力性脑积水

高压力性脑积水病程多缓慢,早期症状较轻,营养和发育基本正常。头围增大是最重要的表现,头围增大常于产时或产后不久就出现,有时出生时的头围即明显大于正常。头围增大多在生后数周或数月开始,并呈进行性发展,头围增大与周身发育不成比例。患儿由于颅内脑脊液增多而头重,致使患儿不能支持头的重量而头下垂。前囟门扩大,张力增高,有时后囟门亦扩大。患儿毛发稀疏,头皮静脉怒张,颅缝裂开,颅骨变薄,前额多向前突出,眶顶受压向下,眼球下推,以致巩膜外露,头颅增大使脸部相对变小,两眼球向下转,只见眼球下半部沉到下眼睑下方,呈落日征象,是脑积水的重要体征之一。

由于小儿颅缝未闭合,虽有颅内压逐渐增加,但随着颅缝的扩大,颅内压增高的症状可得到代偿,故头痛、呕吐等颅内高压表现仅在脑积水迅速发展时才出现。患儿可表现为精神不振、易激惹、抽风、眼球震颤、共济失调、四肢肌张力高或四肢轻瘫等。在重度脑积水中,视力多减退,甚至失明,眼底可见视神经继发性萎缩。晚期可见生长停滞、智力下降、锥体束征、痉挛性瘫痪、去脑强直、痴呆等。

部分患儿由于极度脑积水,大脑皮质萎缩到相当严重的程度,但其精神状态较好,呼吸、脉搏、吞咽活动等延髓功能无障碍,视力、听力及运动也良好。

少数患儿在脑积水发展到一定时期可自行停止,头颅不再继续增大,颅内压也不高,称为静止性脑积水。但自然停止的机会较少,大多数是症状逐渐加重,只不过是有急缓之差。最终往往由于营养不良、全身衰竭及合并呼吸道感染等并发症而死亡。

先天性脑积水可合并身体其他部位的畸形,如脊柱裂、脊膜膨出及颅底凹陷症等。

(二)正常压力性脑积水

正常压力性脑积水,有时亦称代偿性脑积水,在婴幼儿中少见。有时可产生一些临床症状,如反应迟钝、智力减退、步态不稳或尿失禁等。其中智力改变最早出现,多数在数周至数月之间进行性加重,最终发展为明显的痴呆。步态不稳表现为步态缓慢、步幅变宽,有时出现腱反射亢进等。一般认为痴呆、运动障碍、尿失禁为其三联症,有运动障碍者手术效果较好。尿失禁仅见于晚期。以步态障碍为主者,手术效果比以痴呆为主者要好。正常压力性脑积水无分流手术指征,儿童中发生的正常压力性脑积水有时是颅后窝手术的并发症,分流术可能有效。

六、辅助检查

(一)高压力性脑积水

1.头围测量

脑积水小儿头围可有不同程度的增大,通过定期测量头围可发现是否异常。头围测量一般测量周径、前后径(直径)及耳间径(横径)。正常新生儿头周围径为 33～35 cm,6 个月为 44 cm,1 岁为 46 cm,2 岁为 48 cm,6 岁为 50 cm。当头围明显超出其正常范围或头围生长速度过快时,应高度怀疑脑积水的可能。

2.颅骨平片

可见头颅增大,颅骨变薄,颅缝分离,前、后囟门扩大或延迟闭合等。

3.头颅超声检查

中线波多居中,常见扩大的脑室波。

4.穿刺检查

穿刺检查是诊断和鉴别诊断先天性脑积水的一种简单方法。

(1)前囟穿刺:于前囟距中线 2 cm 处垂直刺入,测定是否有硬膜下积液及慢性硬膜下血肿,如果为阴性,则缓慢刺向脑室,每进入 1～2 cm 即观察有无脑脊液流出。一旦发现有脑脊液流出,立即测定压力及脑皮层厚度。

(2)脑室、腰穿双重穿刺试验:同时作前囟及腰穿测定,将床头抬高 30° 及放低 30°,分别记录两侧的压力。若为交通性脑积水,两侧压力可迅速达到同一水平;如为完全梗阻性脑积水,可见两侧压力高低不同;部分梗阻者,两侧压力变化缓慢。

(3)脑脊液酚红试验:可鉴别脑积水是梗阻性还是交通性。做脑室、腰穿双重穿刺试验测压完成后,向脑室内注入中性酚红 1 mL。正常情况下,酚红在 12 分钟内出现在腰穿放出的脑脊液内。将腰穿放出的脑脊液滴在浸有碱性液体的纱布上,有酚红出现时颜色变红。如 30 分钟以上不出现,则提示为梗阻性脑积水。收集注入酚红后的 2～12 小时内的尿液,测定尿中酚红排出量,诊断梗阻的情况。

另一检查方法为向脑室内注入 1 mL 靛胭脂,正常情况下,4～5 分钟即自腰穿针中滴出,如不能滴出即表示为完全性梗阻,10～15 分钟滴出者为部分性梗阻。

5.脑室或气脑造影

脑室造影可了解脑室的大小、脑皮层的厚度、梗阻部位、排除肿瘤等。气脑造影可了解脑底池和脑表面蛛网膜下腔的状态。

6.颈动脉造影

颈动脉造影可发现有无颅内占位性病变,脑积水患儿颈动脉造影主要表现为大脑前动脉的膝段变圆、胼周动脉明显抬高、大脑中动脉走行略抬高、末梢血管普遍牵直等,但不能判断脑积水的类型及梗阻的部位等。对于婴儿脑积水,很少采用颈动脉造影。

7.放射性核素扫描

将放射性碘化血清清蛋白注入腰蛛网膜下腔或脑室内,若脑表面放射性碘化清蛋白不聚集,表明蛛网膜下腔被阻塞;若聚集在脑室内并时间延长,提示为梗阻性脑积水;基底池或大脑表面蛛网膜下腔有梗阻时,可见放射性核素进入脑室系统内,且可见到基底池扩大。

8.颅脑 CT

颅脑 CT 能准确地观察有无脑积水、脑积水的程度、梗阻部位、脑室周围水肿等,且可反复进行动态观察脑积水的进展情况,为判断疗效及预后提供必要的客观指标。颅脑 CT 判断有无脑积水以及脑积水的程度目前尚无统一的可靠指标。1979 年,Vassilouthis 提出采用脑室-颅比率来判断有无脑积水以及脑积水的程度,该比率为侧脑室前角后部(尾状核头部之间)的宽度与同一水平颅骨内板之间的距离之比,若脑室-颅比率小于 0.15 为正常,若脑室-颅比率在 0.15～0.23 之间为轻度脑积水,若脑室-颅比率大于 0.23 为重度脑积水。

颅脑 CT 能够明确许多后天性梗阻病因。

(1)脑室内梗阻性脑积水:一侧室间孔阻塞(室间孔闭锁)而引起单侧脑积水或不对称性脑积水时,导致该侧脑室扩张。当双侧室间孔或第三脑室孔阻塞而引起对称性脑积水时,导致双侧脑室扩张。导水管阻塞(导水管狭窄)可引起侧脑室和第三脑室扩张,而第四脑室的大小和位置一般正常。第四脑室出口处梗阻(外侧孔和正中孔闭锁)则引起全脑室系统特别是第四脑室扩张,如第四脑室囊性变、丹迪-沃克囊肿。

(2)脑室外梗阻性脑积水:脑室外梗阻常引起脑室系统和梗阻部位近端的蛛网膜下腔扩张,梗阻部位通过气脑造影易于确定。甲泛糖胺脑池造影和脑室造影有助于判断梗阻部位。

(3)缩窄性脑积水:Chiari Ⅱ型畸形合并脊髓脊膜膨出时,菱脑向下移位,可在颅-椎骨结合处和后颅窝形成狭窄而成为解剖学上的梗阻,其结果造成环绕菱脑的脑脊液循环障碍而发生脑积水。在这种情况下,四脑室向下移位,因其在正常位置上难以辨认,通常在颈椎管内被发现。

9.MRI

脑积水的 MRI 表现为脑室系统扩大,其标准与 CT 相同。在 MRI 上可根据以下表现来判断有无脑积水:①脑室扩大程度与蛛网膜下腔的大小不成比例;②脑室额或颞角膨出或呈圆形;③第三脑室呈气球状,压迫丘脑并使下丘脑下移;④胼胝体升高与上延;⑤脑脊液透入室管膜的重吸收征。Gado 提出用记分法来鉴别脑积水,若总分大于 3 分为交通性脑积水。

(二)正常压力性脑积水

(1)腰穿测压及放液试验:颅内压低于 1.73 kPa 是诊断本病的重要依据。1974 年 Wood 指出,若腰穿放出一定量的脑脊液后,脑脊液压力下降,临床症状有暂时好转,则预示分流术有望获得良好效果。

(2)颅骨平片:一般无异常发现,无慢性颅内压增高的改变。

(3)脑电图:可见对称性 θ 波与 δ 波,部分病例可见局灶性癫痫波。

(4)脑血管造影:脑血管造影可显示脑室系统扩大,动脉期可见大脑前动脉呈弓形移位,毛细血管期可见小血管与颅骨内板之间的距离正常。脑萎缩时,此距离常超过 3 mm,此点可鉴别正常压力性脑积水与脑萎缩。

(5)气脑造影:气脑造影是诊断正常压力性脑积水的最主要的方法之一。其典型改变为脑室系统(尤其是前角)扩大而大脑表面蛛网膜下腔充气不良,造影后 24 小时脑室常更加扩大,并且症状加重。气脑造影时以下迹象有助于诊断正常压力性脑积水。①在患者仰卧前后位的气脑造影上,其胼胝体夹角正常为130°～140°,而有正常压力性脑积水时此角小于120°。②在侧位相上脑室前角高度大于32 mm。③基底池以上的脑脊液通路闭塞,因而引起基底池扩大,大脑表面蛛网膜下腔充气不良。④第四脑室前髓帆向上膨隆,第四脑室前半部球形扩张。

(6)脑脊液灌注试验:1970年,Katzman以腰穿针连接一个三通管,一端接脑脊液压力连续扫描器,另一端接注射器,并以一定速度向蛛网膜下腔内注入生理盐水,同时记录其压力的变化。正常人脑脊液吸收功能良好,其压力可保持在3 kPa以下;当脑脊液吸收功能障碍时其压力可急剧上升。因此,可根据其脑脊液压力记录曲线的变化来检查其脑脊液吸收的功能是否正常。1971年,Nalson将液体注入速度规定为1.5 mL/min,压力上升不高于0.2 kPa/min。正常压力性脑积水时,压力值常超过此值。

(7)放射性核素脑池扫描:将放射性核素碘化血清清蛋白3.7 Bq用脑脊液稀释后缓慢注入椎管内,然后定期行头部扫描检查,结果可分为三种类型:①正常型,注射后30分钟放射性核素即可达到颈椎水平,1小时后可见其围绕脑干,且枕大池与基底池开始显影,2小时后进入大脑纵裂与外侧裂的脑池,并在此滞留4小时,直到24小时后达大脑半球表面,尤其是矢状窦两旁,常可见放射性示踪剂密集,而在基底池内者则已消失,在大脑半球表面的示踪剂在48小时后才完全消失。②脑室型,正常人脑室系统很少显影,而在正常压力性脑积水时,由于脑脊液吸收障碍引起动力学改变。在注药后30～60分钟内就可在脑室内发现放射性示踪剂,并在此滞留24小时以上,直到全身放射性物质全部消失为止。在幕上大脑表面无放射性核素或仅在外侧裂池有少量存在。③混合型,注药后4～6小时可见脑室显影,并持续存在24小时左右,大脑半球表面亦可见放射性核素浓集。这提示为不典型的或部分存在正常压力性脑积水或为脑萎缩。

(8)连续颅内压描记:给脑积水患者行连续48～72小时颅内压监测描记,正常压力性脑积水者可发现有两种压力变化,其一为压力基本稳定或仅有轻微波动,平均颅内压在正常范围内;其二为颅内压有阵发性升高,呈锯齿状波或高原波,这种高原波出现的时间可占测压时间的1/10以上。第一种压力改变分流术效果不佳,第二种效果好。

(9)脑血流量测定:正常压力性脑积水,脑血流量减少约40%,以大脑前动脉区减少明显。

(10)颅脑CT:正常压力性脑积水的颅脑CT表现特征为高度脑室扩大,包括第四脑室,而脑沟不受影响。

七、诊断与鉴别诊断

(一)诊断

典型的先天性脑积水,根据病史、临床表现、头颅增大快速等特点一般诊断不难,但对于早期不典型脑积水,需要借助上述各辅助检查,以确定有无脑积水及其类型和严重程度。

(二)鉴别诊断

高压力性脑积水需与以下疾病鉴别。

1.慢性硬膜下积液或血肿

常有产伤史,病变可为单侧或双侧,常有视盘水肿,落日征阴性。前囟穿刺硬膜下腔吸出血性或淡黄色液体即可明确诊断。脑血管造影、CT或MRI也可鉴别。

2.新生儿颅内肿瘤

新生儿颅内肿瘤常有头围增大或继发性脑积水,脑室造影或CT扫描及MRI可确诊。

3.佝偻病

头围可增大呈方形颅,前囟扩大,张力不高,且具有佝偻病的其他表现。

4.先天性巨颅症

无脑积水征,落日征阴性,脑室系统不扩大,无颅内压增高,CT 扫描可确诊。正常压力性脑积水主要需与先天性脑萎缩相鉴别。脑萎缩的脑血管造影毛细血管期可见小血管与颅骨内板之间距离大于 3 mm;气脑造影时脑室与大脑半球的蛛网膜下腔均扩大,脑室胼胝体角大于 140°,脑脊液灌注试验压力上升不超过 0.2 kPa;CT 扫描示脑室轻度扩大,脑沟明显增宽,而第四脑室多大小正常。

八、非手术治疗

仅适用于最轻型的脑积水或静止型脑积水。其治疗措施包括抬高头位 20°～30°,限制盐、水摄入量,中药利尿,给乙酰唑胺及针刺疗法等。上述方法仅能起到暂时缓解症状的作用。

九、手术治疗

自 1898 年 Ferguson 提出脑积水的外科治疗以来,手术治疗仍是目前治疗先天性脑积水的最主要的方法。

先天性脑积水的手术适应证目前尚无统一标准,一般认为应早期手术。患儿大脑皮质厚度不应小于 1 cm,合并其他脑与脊髓严重先天畸形者应慎手术;术前应明确脑积水的类型、梗阻部位等。脑积水的外科治疗迄今已超过一个世纪,手术方法各种各样,但仍缺少疗效可靠的方法。手术方法大致可分为以下四种类型。

(一)病因手术治疗

针对引起脑积水的病因手术,例如,大脑导水管狭窄行成形术或扩张术、Dandy-Walker 畸形行第四脑室正中孔切开术、扁平颅底和 Arnold-Chiari 畸形行后颅窝和上颈髓减压、脉络丛乳头状瘤切除术等。

(二)减少脑脊液产生的手术

主要用于交通性脑积水。

(1)脉络丛切除术:1918 年,Dandy 首先应用侧脑室脉络丛切除术治疗脑积水,因手术死亡率高而放弃。

(2)脉络丛电灼术:1922 年,Dandy 提出应用脑室内镜行脉络丛电灼术,之后 Putman、Stookey 和 Scarff 等都应用过此术式,但因效果不好,到 20 世纪 50 年代不再应用。

(三)脑脊液分流术

即将脑脊液通路改变或利用各种分流装置将脑脊液分流到颅内或颅外其他部位去。脑脊液分流术又分为颅内分流术和颅外分流术两类:颅内分流主要用于脑室系统内阻塞引起的脑积水,颅外分流术适用于阻塞性或交通性脑积水。

随着现代科技的发展,许多新技术、新产品被应用到医学领域,使脑脊液分流装置更加可靠、完善。现有的分流装置包括以下几部分。①脑室导管:脑室导管设计与应用的目的是为了减少管腔的堵塞,现代脑室管端的设计有三种型别,即盲端型,管壁有多个小孔;槽型,在管端槽壁上有数个侧孔;毛刺型或伴型。脑室管的开头有两种,一种是直型,直型引流管需通过一个接头与其他部件连接,而这种连接是在骨孔附近,常不能一次就把导管的位置放得满意;另一种为直角型,直角型引流管通过侧臂与其他部件连接,不仅操作简单,且特别适用于新生儿,因它的阀门可安放在分流系统的任何部位,如皮下组织丰厚的颈部和上胸部,而不像直形管那样易造成皮肤牵扯,甚至皮肤坏死。②阀门:20世纪50年代,美国机械师Holter最先发明了一种可向心房分流的阀门,以后几经改进成为目前常用的Holter-Spitz或Holter-Hausner阀门。现有四种结构不同的阀门,即裂隙形、僧帽形、球形和隔膜形,它们既有基本结构的差别,又有压力流量特性上的不同。阀门的性能常根据关闭的压力来分类,即高压型(0.88~1.23 kPa)、中压型(0.59~0.78 kPa)、低压型(0.29~0.39 kPa)和甚低压型(0.05~0.15 kPa)。先天性脑积水一般使用中、低压型阀门,正常压力性脑积水应选用低压型阀门。③贮液器和冲洗室:冲洗室一般用于远侧导管,属单个裂隙阀的分流装置,有单室和双室两种类型。除便于抽吸脑脊液和注入药物外,还可了解分流系统是否通畅。如果加压无阻力,表示远侧导管通畅,压瘪后很快充盈,表示近侧端导管完好,贮液器有一个小室可供注射和脑脊液贮存,但不能用于冲洗。④远侧端导管:远侧端导管根据分流手术的需要安放有心房、腹腔等多个部位。分开放型和盲端型两种,其末端均有一个裂隙瓣以防逆流。辅助装置包括开关装置、抗虹吸装置、脑脊液流动测定装置、分流过滤器等。开关装置能用作间歇分流,并可了解分流装置的功能状态,为防止直立时脑室内脑脊液过度分流,以及虹吸力造成的脑室塌陷,引起裂隙状脑室综合征,可在颅底水平线外安装抗虹吸装置,当脑室系统出现负压时可自动关闭导管。抗虹吸装置可作为儿童脑积水分流术的首选系统。Hara在分流管内置入两个微型铂电极,再加上其他部件构成脑脊液流动测定装置,可无损伤、连续监测了解分流情况。脑脊液分流过滤器适用于肿瘤引起的阻塞性或交通性脑积水,可防止脱落的细胞扩散到颅外其他部位。

1.侧脑室-枕大池分流术

主要适用于室间孔、第三脑室、大脑导水管和第四脑室及其出口等处发生阻塞的积水,1939年,Torkildson首先采用此法治疗第四脑室以上梗阻的脑积水,故又称Torkildson分流术。此术式最初主要用于成人脑积水,随后也应用到婴儿阻塞性脑积水中。

侧脑室-枕大池分流术是将一导管置入颅内,属颅内分流法。导管一端放入侧脑室中,另一端置入小脑延髓池内,使脑室内的脑脊液可通过导管流入小脑延髓池,进蛛网膜下腔吸收,此术式对于梗阻性脑积水一般手术效果较好。1962年,Scarff总结了136例采用此术式治疗的梗阻性脑积水病例,近期成功率为58%,手术死亡率为30%。近年来手术死亡率已大大降低。

2.第三脑室造瘘术

亦属颅内分流法。主要适用于成人导水管、第四脑室或枕大池有阻塞的脑积水。婴儿常因脑及蛛网膜下腔发育尚未完善不宜采用此种术式。自1908年Von Barmann报道了穿刺胼胝体将脑室内脑脊液可通过引流至蛛网膜下腔,不同的第三脑室造瘘术已有许多报道。

3.大脑导水管成形术或扩张术

此术式仅适用于导水管梗阻是由膜性隔引起者,现已很少采用此术式。

4.侧脑室环池造瘘术

此术式由Hidebrancl(1904)和Hyndman最早采用。手术方法是将侧脑室脉络丛在侧脑室三角区的附着点剥离下来,使侧脑室通过脉络裂与大脑半球内侧面后下方的环池相通。

5.侧脑室-胼胝体周围脑池分流术

此术最早由Larzorthes于1953年所创造,即用塑料导管将侧脑室和胼胝体表面的脑池连通。

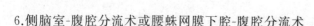

6.侧脑室-腹腔分流术或腰蛛网膜下腔-腹腔分流术

侧脑室-腹腔分流术适用于梗阻性脑积水、交通性脑积水、正常压力性脑积水等各种类型的脑积水,蛛网膜下腔-腹腔分流术仅适用于交通性脑积水。但颅内感染未控制者、腹腔内有炎症或腹水者、妊娠期妇女、头颈胸腹部皮肤有感染者、脑脊液蛋白含量高或新鲜出血者均为此类术式的禁忌证。侧脑室-腹腔分流术是目前最为常用的一种较为有效的分流术。

Ferguson 于 1898 年首次报告腰蛛网膜下腔-腹腔分流术治疗先天性脑积水,在腰椎上钻孔放置一根银丝来沟通马尾周围的蛛网膜下腔与腹腔,治疗 2 例患者,但均未存活。1905 年,Kausck 首先施行侧脑室-腹腔分流术,但未成功。1908 年,Cushing 对 12 例脑积水患者进行腰蛛网膜下腔-腹腔分流术,其中 2 例发生肠套叠而死亡。1910 年,Hartwell 首先报道 1 例侧脑室-腹腔分流术治疗脑积水获得成功。1914 年,Heile 首先报道采用静脉和橡胶管作为分流材料,但未获成功。1929 年,Davidoff 在实验中采用自体移植皮管作腰蛛网膜下腔-腹腔分流术,但未应用于临床。50 年前由于缺乏单向引流的分流装置,手术效果均不佳,直到高分子医用材料研制成功,才使侧脑室-腹腔分流术或腰蛛网膜下腔-腹腔分流术取得成功。1963 年,Scarff 总结 230 例此类手术,55%脑积水得以控制,但 58%的患者分流管阻塞,病死率为 13%。近年来侧脑室-腹腔分流术 1 年以上良好效果者达 70%以上,手术死亡率已降至 0~4.7%。随着分流管及手术技术的改进,如抗虹吸阀门的设计能防止颅内压过度下降、腹腔导管置于肝脏上以防止导管被大网膜和小肠袢阻塞、微孔过滤器的应用以防止肿瘤通过脑脊液播散等,使手术死亡率大大降低,近年来已降低至近于零。虽然侧脑室-腹腔分流术已有许多改进,但其并发症仍影响着远期疗效。

侧脑室-腹腔分流术的并发症发生率为 24%~52%,其中各种并发症如下。

(1)分流管阻塞:发生率为 14%~58%,是分流失败的最常见的原因。脑室端阻塞多为脑组织、血块及脉络丛引起,腹腔端阻塞主要因大网膜包绕、管端周围炎症及异物等。在这种情况下,多需要再次手术更换分流管。

(2)感染:发生率 12%,包括腹膜炎、分流管皮下通道感染、脑脊液漏继发感染等。1975 年,Leibrock 曾报道 1 例在分流术后,发生表现极似阑尾炎的腹膜炎。文献报道的大多数致病菌为表皮葡萄球菌和金黄色葡萄球菌。目前,对于分流感染尚未有令人满意的处理方法,大多数神经外科医师认为必须除去已经感染的分流装置。常见公认的治疗方法包括除去感染的分流装置,并立即重新插入新的分流装置或除去感染的分流装置,施行脑室引流,感染控制后随即插入新的分流装置。

(3)分流装置移位:最常见的是腹腔导管自腹部切口外脱出,其次有分流装置进入胸部、头皮下、硬膜内或脑室内。

(4)腹部并发症:侧脑室-腹腔分流术的腹部并发症较多。文献报道有导管脐孔穿出、腹水、脐孔漏、导管进入阴囊内、鞘膜积液、腹疝、大网膜囊肿扭转、腹腔假性囊肿、假性肿瘤、阴道穿孔、小肠穿孔、结肠穿孔、肠扭转、肌内囊肿、导管散落、肠套叠等。

(5)颅内血肿:Aodi(1990)报告 120 例侧脑室-腹腔分流术中,发生大块颅内血肿及脑室内出血 3 例(2.5%),慢性硬膜下血肿 2 例(1.7%)。硬膜下血肿在带阀门分流管的病例中,发生率为 5%,无阀门者更高。

(6)裂隙脑室综合征:发生率为 1.6%,多发生在没有抗虹吸装置的分流病例中。因直立时脑室内压低于大气压,导致分流过度,造成引流管周围脑室塌陷,其结果造成分流系统不可逆的梗阻,使颅内压急剧升高。裂隙状脑室没有满意的处理办法,调换中等压力的分流瓣膜为高压分流瓣膜,或颞下减压可有帮助。

(7)颅脑不称(比例失调):分流术后脑室缩小,致使膨隆的颅盖和脑的凸面之间形成无效腔,该腔常常由脑脊液填充。由颅脑不对称面构成的无效腔,随着颅缝和囟门以及脑的逐渐增长,此腔逐渐缩小。

(8)孤立性第四脑室:当脑室系统邻近的导水管萎陷,而四脑室仍保持扩张,四脑室外孤立性扩张被认为是由导水管和四脑室出口的炎性梗阻所致。脑脊液引流只来自幕上的分隔间隙,形成双分隔间隙的脑积水,可出现小脑上蚓部突然向上疝入小脑幕切迹的危险。在这种情况下,或者另外插入一个分流管进入四脑室(双分流),或者四脑室开口,用强制性的措施对孤立性四脑室减压。

(9)分流后颅缝早闭:在分流术后几个月之后,头围减少,直到脑生长充满由颅脑不称引起的无效腔。如在脑生长到最大之前行分流术,可发生颅缝早闭,特别是矢状缝的骨性联合和增厚。

蛛网膜下腔分流术的并发症发生率为 25%。最近 Aoki(1990)报道 207 例腰蛛网膜下腔-腹腔分流术患者,术后发生分流管阻塞者占 14%,神经根痛为 5%,术后感染为 1%,急性硬膜下血肿占 2%,慢性硬膜下血肿为 1%,颅内积气者 1%,术后呼吸困难及意识障碍为 1%。

7.侧脑室-输卵管分流术或腰蛛网膜下腔-输卵管分流术

此手术对已有分娩史的女性患者较为适用。1954 年,Harsh 曾报道腰蛛网膜下腔-输卵管分流术治疗交通性脑积水。

8.腰蛛网膜下腔-大网膜囊分流术

1956 年,Picaze 提出将腰蛛网膜下腔的脑脊液分流到大网膜后间隙,以避免导管被大网膜阻塞,该手术效果很好。如用腹腔镜将导管插到网膜囊,则手术较其他腹腔分流术为好。

9.侧脑室/蛛网膜下腔-右心房/上腔静脉分流术

此类手术适用于各种类型的脑积水,包括阻塞脑积水、交通性脑积水和正常压力性脑积水。其禁忌证为颅内感染未控制者、脑脊液蛋白含量显著增高或有出血者、气脑造影气体尚未吸收完全者、脑室造影后非水溶性碘油仍在脑室内者、侧脑室体外引流术后近期有严重的循环或呼吸系统疾病者。

侧脑室-右心房分流术由 Nulson(1952)和 Pudenz(1957)首先采用。1955 年,Pudenz 开展一系列动物实验以确定分流到循环系统的可能性,同年他给一位导水管狭窄患者行侧脑室-心房分流术,但患者术后 2 年因分流管阻塞而死亡。自从 Holter 阀门问世后,侧脑室-右心房分流术趋于成熟。目前此手术方式仍是治疗脑积水的常用手术之一。腰椎蛛网膜下腔-右心房分流术由 Friendman(1983)首先报道,他将此手术方式用于多次腹腔分流术失败的交通性脑积水的患者,取得一定效果。

侧脑室-右心房分流术的优点很多,有人报道其成功率达 86%,但并发症也较多。

(1)感染:发生率为 11.4%,是心房分流术失败及患者死亡的主要原因之一,临床上包括脑室炎、脑膜炎、脑膜脑炎、败血症和分流管周围脓肿等。

(2)分流管阻塞:这也是分流术失败的原因之一。分流管心脏端堵塞常见,主要原因为导管末端被结缔组织纤维包绕、血液逆流入导管内引起堵塞等;分流管脑室端堵塞的原因为组织、血块进入导管或脉络丛与导管粘连引起阻塞;脑脊液内蛋白量显著增高可引起分流管中间阻塞。轻度阻塞者,可向贮液器内注液冲洗或按压阀门中间的泵室,将堵塞排除;严重梗阻者常需要更换分流装置。

(3)分流管脱落、断裂或分流装置移位:是一种常见的并发症。其原因为导管接头处结扎太松或结扎太紧将硅胶管勒断,脱落的导管可进入心脏或肺部血管内,遇到此情况常需心肺手术及时取出。

(4)切口裂开及皮肤坏死:常发生在引流管阀门外。管道处的皮肤太薄时可发生皮肤坏死。阀门避开切口、头皮全层覆盖分流系统可减少这类并发症。

(5)阀门功能失调:阀门功能不足使脑脊液分流不畅,阀门分流过速使颅内压过低可引起硬膜下血肿,有时会发生裂隙状脑室综合征或心力衰竭。

(6)手术中并发症:将分流管向静脉及心房内插入时可发生空气栓塞;导管插入过深可引起心脏停搏;导管进入右心室、肺动脉或下腔静脉可致分流失败。

(7)硬膜下血肿:常因分流过速使颅内压过低所致。发生率为 5% 左右,小儿常易发生,且多为双侧。发生机制为颅内压过低使脑表面与硬膜之间的桥静脉拉紧,可因轻微振动而断裂,发生硬膜下血肿。

(8)上腔静脉血栓形成:是常见的并发症及残废原因。表现身体上部静脉怒张、皮肤发绀、呼吸困难及心力衰竭。感染、脑组织损伤释放凝血激酶等可能是其原因。

(9)心包积液:很少见,因心脏收缩,分流管心脏端与心脏慢性摩擦,造成心房壁穿孔,使分流管进入心包腔,脑脊液在心包腔内积聚,导致心包积液。文献报道 53 例行侧脑室-心房分流术患者,尸检中有 3 例为心房穿孔而形成心包积液。其临床表现为呼吸困难、发绀、心音减弱等。确诊后应行心包穿刺、拔除分流管、处理穿孔等。

(10)弥漫性血管内凝血:为侧脑室-心房分流术罕见的晚期并发症。

10.侧脑室-淋巴管分流术

侧脑室-淋巴管分流术最常选用胸导管分流。由于婴儿胸导管太细太脆,手术难以成功,故此术式不适用于婴幼儿。1977 年,Kempe 首先成功地将此术式应用于临床,结果 62% 的患者效果良好。其手术优点是无阀门分流管也可应用,胸导管阻塞为其手术失败的主要原因。

11.侧脑室-静脉系统分流术

1806 年,Gastner 最早将脑脊液引流到头颈部静脉内。目前临床上有时亦采用这类手术。

12.侧脑室-胸膜腔分流术

1914 年,Heile 首先做了 1 例未获成功,工藤和植木等报告 5 例,仅 1 例成功。Ransonoff 报告用该方法治疗脑积水开始时有效率达 65%,后期常因分流管阻塞而需重新作分流。鉴于上述结果,这类手术迄今未能推广。

13.侧脑室-静脉窦分流术

1907 年,Payer 首先用颞浅静脉或大隐静脉将侧脑室内脑脊液引流到矢状窦内,但患者术后 4 个月死亡。1913 年 Heynes 用橡皮管行枕大池-窦汇分流术,也未获成功。直到 1965 年,Sharkey 采用单向分流装置行侧脑室-上矢状窦分流术治疗梗阻性脑积水,取得很好效果。此类手术大大缩短了引流途径,解决了其他分流术因身体生长需要换管的难题。

14.侧脑室-帽状腱膜分流术

19 世纪末及 20 世纪初,曾有人试图将脑室内脑脊液分流到帽状腱膜下,使脑脊液在此吸收,以期解决脑积水。1977 年,Perret 和 Graf 报道 173 例由各种原因引起的脑积水患者,在进行根治术之前,先做侧脑室-帽状腱膜分流术,以暂时解除脑积水引起的颅内高压。此法为暂时性措施,可避免脑脊液体外引流引起的颅内感染。目前已很少采用这种手术。

九、预后

由于先天性脑积水的各种手术方式疗效不够满意,常用的分流术仅能在几年内保持有效,且有效率低,仅达 $50\%\sim70\%$,故预后欠佳。有人总结 202 例先天性脑积水分流术,仅 127 例(62.2%)存活,其中 34 例(26.7%)自行停止而不再依赖于分流,大多数仍不能自行停止。即使分流术效果良好,至成人期也常有智力发育障碍。

另外,脑积水的预后和手术治疗的效果取决于是否合并其他异常。单纯性脑积水(不存在其他畸形的脑积水)比伴有其他畸形的脑积水(复杂性脑积水)的预后要好。患单纯性脑积水的婴儿,如果在出生后 3 个月内进行分流手术,有可能发育为正常。

(王树民)

第五章 神经外科损伤性疾病

第一节 原发性脑损伤

一、脑震荡

脑震荡是指头颅遭受暴力作用后，大脑功能发生一过性功能障碍，出现的以短暂性意识障碍、近事遗忘为特征的临床综合征。脑震荡是脑损伤中最常见、最轻型的原发性脑损伤。

（一）损伤机制与病理

脑震荡致伤机制目前尚不明确，现有的各种学说都不能全面解释所有与脑震荡有关的问题。对脑震荡所表现的伤后短暂性意识障碍有多种不同的解释，可能与暴力所致的脑血循环障碍、脑室系统内脑脊液冲击、脑中间神经元受损及脑细胞生理代谢紊乱所致的异常放电等因素有关。近年来，认为脑干网状结构上行激活系统受损才是引起意识丧失的关键因素，其依据：①以上诸因素皆可引起脑干的直接与间接受损；②脑震荡动物实验中发现延髓有线粒体、尼氏体、染色体改变，有的伴溶酶体膜破裂；③生物化学研究中，脑震荡患者的脑脊液化验中，乙酰胆碱、钾离子浓度升高，此两种物质浓度升高使神经元突触发生传导阻滞，从而使脑干网状结构不能维持人的觉醒状态，出现意识障碍；④临床发现，轻型脑震荡患者行脑干听觉诱发电位检查，有一半病例有器质性损害；⑤近来认为脑震荡、原发性脑干损伤、弥漫性轴索损伤的致伤机制相似，只是损伤程度不同，是病理程度不同的连续体，有人将脑震荡归于弥漫性轴索损伤的最轻类型，只不过病变局限，损害更趋于功能性而易于自行修复，因此意识障碍呈一过性。

过去曾认为脑震荡仅是脑的生理功能一时性紊乱，在组织学上并无器质性改变。但近年来的临床及实验研究表明，暴力作用于头部，可以造成冲击点、对冲部位、延髓及高颈髓的组织学改变。实验观察到，伤后瞬间脑血流增加，但数分钟后脑血流量反而显著减少（约为正常的 1/2)，半小时后脑血流开始恢复正常；颅内压在着力后的瞬间立即升高，数分钟后颅内压即趋下降。脑的大体标本上看不到明显变化；光镜下仅能见到轻度变化，如毛细血管充血，神经元胞体肿大和脑水肿等变化；电镜下观察，在着力部位，脑皮质、延髓和上部颈髓见到神经元的线粒体明显肿胀，轴突肿胀，白质部位有细胞外水肿的改变，提示血-脑屏障通透性增加。这些改变在伤后半小时可出现,1 小时后最明显,并多在 24 小时内自然消失。这种病理变化可解释伤后的短暂性脑干症状。

（二）临床表现

1.短暂性脑干症状

外伤作用于头部后立即发生意识障碍,表现为神志不清或完全昏迷,持续数秒、数分钟或十几分钟,但一般不超过半小时。患者可同时伴有面色苍白、出汗、血压下降、心动徐缓、呼吸浅慢、肌张力降低、各种生理反射迟钝或消失等表现,但随意识恢复可很快趋于正常。

2.逆行性遗忘（近事遗忘）

患者清醒后不能回忆受伤当时乃至伤前一段时间内的情况,但对往事（远记忆）能够忆起,这可能与海马回受损有关。

3.其他症状

有头痛、头昏、乏力、恶心、呕吐、畏光、耳鸣、失眠、心悸、烦躁、思维和记忆力减退等,一般持续数周或数月症状多可消失,有的症状持续数月或数年,即称为脑震荡后综合征或脑外伤后综合征。

4.神经系统查体

无阳性体征发现。

（三）辅助检查

（1）颅骨 X 线检查:无骨折发现。

（2）颅脑 CT 扫描:颅骨及颅内无明显异常改变。

（3）脑电图检查:伤后数月脑电图多属正常。

（4）脑血流检查:伤后早期可有脑血流量减少。

（5）腰椎穿刺:颅内压正常,部分患者可出现颅内压降低。脑脊液无色透明,不含血,白细胞数正常。生化检查亦多在正常范围,有的可查出乙酰胆碱含量大增,胆碱酯酶活性降低,钾离子浓度升高。

（四）救治原则与措施

（1）病情观察:伤后可在急症室观察 24 小时,注意意识、瞳孔、肢体活动和生命体征的变化。对回家患者,应嘱家属在 24 小时内密切注意头痛、恶心、呕吐和意识情况,如症状加重应来院检查。

（2）对症治疗:头痛较重时,嘱其卧床休息,减少外界刺激,可给予罗通定或其他止痛剂。对于烦躁、忧虑、失眠者给予地西泮、氯氮䓬等;另可给予改善自主神经功能药物、神经营养药物及钙通道阻滞剂尼莫地平等。

（3）伤后应向患者做好病情解释,说明本病不会影响日常工作和生活,解除患者的顾虑。

二、脑挫裂伤

脑挫裂伤是指头颅受到暴力打击而致脑组织发生的器质性损伤,脑组织挫伤或结构断裂,是一种常见的原发性脑损伤。

（一）损伤机制与病理

暴力作用于头部,在冲击点和对冲部位均可引起脑挫裂伤。脑挫裂伤多发生在脑表面的皮质,呈点片状出血,如脑皮质和软脑膜仍保持完整,即为脑挫伤,如脑实质破损、断裂,软脑膜亦撕裂,即为脑挫裂伤。严重时合并脑深部结构的损伤。

脑挫裂伤灶周围常伴局限性脑水肿,包括细胞毒性水肿和血管源性水肿,前者神经元胞体增大,主要发生在灰质,伤后多立即出现,后者为血-脑屏障的破坏,血管通透性增加,细胞外液增加,主要发生在白质,伤后2~3日最明显。

在重型脑损伤,尤其合并硬膜下血肿时,常发生弥漫性脑肿胀,以小儿和青年外伤多见。一般多在伤后24小时内发生,短者伤后20~30分钟即出现。其病理形态变化可分三期:①早期,伤后数天,显微镜下以脑实质内点状出血、水肿和坏死为主要变化,脑皮质分层结构不清或消失,灰质和白质分界不清,神经细胞大片消失或缺血变性,神经轴索肿胀、断裂、崩解。星形细胞变性,少突胶质细胞肿胀,血管充血水肿,血管周围间隙扩大;②中期,大致在损伤数天至数周,损伤部位出现修复性病理改变。皮层内出现大小不等的出血,损伤区皮层结构消失,病灶逐渐出现小胶质细胞增生,形成格子细胞,吞噬崩解的髓鞘及细胞碎片,星形细胞及少突胶质细胞增生肥大,白细胞浸润,从而进入修复过程;③晚期,挫伤后数月或数年,病变为胶质瘢痕所代替,陈旧病灶区脑膜与脑实质瘢痕粘连,神经细胞消失或减少。

(二)临床表现

(1)意识障碍:脑挫裂伤患者多伤后立即昏迷,一般意识障碍的时间较长,短者半小时、数小时或数天,长者数周或数月,有的为持续性昏迷或植物生存,甚至昏迷数年至死亡。有些患者原发昏迷清醒后,因脑水肿或弥漫性脑肿胀,可再次昏迷,出现中间清醒期,容易误诊为合并颅内血肿。

(2)生命体征改变:患者伤后除立即出现意识障碍外,可先出现迷走神经兴奋症状,表现为面色苍白、冷汗、血压下降、脉搏缓慢、呼吸深慢,以后转为交感神经兴奋症状。在入院后一般生命体征无多大改变,体温波动在38℃左右,脉搏和呼吸可稍增快,血压正常或偏高。如出现血压下降或休克,应注意是否合并胸腹脏器或肢体骨盆骨折等。如脉搏徐缓有力(尤其是慢于60次/分),血压升高,且伴意识障碍加深,常表示继发性脑受压存在。

(3)患者清醒后,有头痛、头昏、恶心、呕吐、记忆力减退和定向障碍,严重时智力减退。

(4)癫痫:早期性癫痫多见于儿童,表现形式为癫痫大发作和局限性发作,发生率5%~6%。

(5)神经系统体征:体征有偏瘫、失语、偏侧感觉障碍、同向偏盲和局灶性癫痫。若伤后早期没有局灶性神经系统体征,而在观察治疗过程中出现新的定位体征时,应行进一步检查,以除外或证实脑继发性损害。昏迷患者可出现不同程度的脑干反应障碍,脑干反应障碍的平面越低,提示病情愈严重。

(6)外伤性脑蛛网膜下腔出血可引起脑膜刺激征象,可表现为头痛呕吐、闭目畏光、皮肤痛觉过敏、颈项强直、Kernig征、Brudzinski征阳性。

(三)辅助检查

1.颅骨X线平片

多数患者可发现颅骨骨折,颅内生理性钙化斑(如松果体)可出现移位。

2.CT扫描

脑挫裂伤区可见点片状高密度区,或高密度与低密度互相混杂,同时脑室可因脑水肿受压变形;弥漫性脑肿胀可见于一侧或两侧大脑半球,侧脑室受压缩小或消失,中线结构向对侧移位;并发蛛网膜下腔出血时,纵裂池呈纵行宽带状高密度影;脑挫裂伤区脑组织坏死液化后,表现为CT值近脑脊液的低密度区,可长期存在。

3.MRI

一般极少用于急性脑挫裂伤患者诊断,因为其成像较慢且急救设备不能带入机房,但 MRI 对小的出血灶、早期脑水肿、脑神经及颅后窝结构显示较清楚,有其独特优势。

4.脑血管造影

在缺乏 CT 的条件下,病情需要可行脑血管造影排除颅内血肿。

(四)诊断与鉴别诊断

根据病史和临床表现及 CT 扫描,一般病例诊断无困难。脑挫裂伤可以和脑干损伤、视丘下部损伤、脑神经损伤、颅内血肿合并存在,也可以和躯体合并损伤同时发生,因此要进行细致、全面检查,以明确诊断,及时处理。

1.脑挫裂伤与颅内血肿鉴别

颅内血肿患者多有中间清醒期,颅内压增高症状明显,神经局灶体征逐渐出现,如需进一步明确则可行 CT 扫描。

2.轻度挫裂伤与脑震荡

轻度脑挫伤早期最灵敏的诊断方法是 CT 扫描,它可显示皮层的挫裂伤及蛛网膜下腔出血;如超过 48 小时则主要依靠脑脊液光度测量判定有无外伤后蛛网膜下腔出血。

(五)救治原则与措施

1.非手术治疗

同颅脑损伤的一般处理。

(1)严密观察病情变化:伤后 72 小时以内,每 1～2 小时观察一次生命体征、意识、瞳孔改变;重症患者应送到 ICU 观察,监测包括颅内压在内的各项指标;对颅内压增高、生命体征改变者及时复查 CT,排除颅内继发性改变;轻症患者通过急性期观察后,治疗与脑震荡相同。

(2)保持呼吸道通畅:及时清理呼吸道内的分泌物。昏迷时间长,合并颌面骨折、胸部外伤、呼吸不畅者,应尽早行气管切开,必要时行辅助呼吸,防治缺氧。

(3)对症处理高热、躁动、癫痫发作、尿潴留等,防治肺部、泌尿系统感染,治疗上消化道溃疡等。

(4)防治脑水肿及降低颅内压:方法详见脑水肿、颅内压增高部分。

(5)改善微循环:严重脑挫裂伤后,患者微循环有明显变化,表现血液黏度增加,红细胞血小板易聚积,因此引起微循环淤滞、微血栓形成,导致脑缺血缺氧,加重脑损害程度。可采取血液稀释疗法,低分子右旋糖酐静脉滴注。

(6)外伤性蛛网膜下腔出血患者,伤后数天内脑膜刺激症状明显者,可反复腰椎穿刺,将有助于改善脑脊液循环,促进脑脊液吸收,减轻症状,另可应用尼莫地平防治脑血管痉挛,改善微循环,减轻脑组织缺血、缺氧程度,从而减轻继发性脑损害。

2.手术治疗

原发性脑挫裂伤多无须手术,但继发性脑损害引起颅内压增高乃至脑疝时需手术治疗。重度脑挫裂伤合并脑水肿患者当出现:①在脱水等降颅内压措施治疗过程中,患者意识障碍仍逐渐加深,保守疗法无效;②一侧瞳孔散大,有脑疝征象者;③CT 示成片的脑挫裂伤混合密度影,周围广泛脑水肿,脑室受压明显中线结构明显移位;④合并颅内血肿,骨折片插入脑内,开放性颅脑损伤者常需手术治疗。手术采取骨瓣开颅,清除失活脑组织,若脑压仍高,可行颞极和(或)额极切除的内减压手术,若局部无肿胀,可考虑缝合硬膜,但常常需敞开硬脑膜行去骨瓣减压术;广泛脑挫裂伤、脑水肿严重时可考虑两侧去骨瓣减压;脑挫裂伤后期并发脑积水者可行脑室引流、分流术;术后颅骨缺损者3个月后行颅骨修补。

3.康复治疗

可行理疗、针灸、高压氧疗法,另可给予促神经功能恢复药物如胞磷胆碱、脑生素等。

三、脑干损伤

脑干损伤是一种特殊类型的脑损伤,是对中脑、脑桥和延髓损伤而言。原发性脑干损伤占颅脑损伤的2%~5%,因造成原发性脑干损伤的暴力常较重,脑干损伤常与脑挫裂伤同时存在,其伤情也较一般脑挫裂伤严重。

(一)损伤机制

1.直接外力作用所致脑干损伤

(1)加速或减速伤时,脑干与小脑幕游离缘、斜坡和枕骨大孔缘相撞击而致伤,其中以脑干被盖部损伤多见。

(2)暴力作用时,颅内压增高,压力向椎管内传递时,形成对脑干的冲击伤。

(3)颅骨骨折的直接损伤。

2.间接外力作用所致脑干损伤

主要见于坠落伤和挥鞭样损伤。

3.继发性脑干损伤

颞叶沟回疝、脑干受挤压导致脑干缺血。

(二)病理

1.脑干震荡

临床有脑干损伤的症状和体征,光镜和电镜特点同脑震荡。

2.脑干挫裂伤

表现为脑干表面的挫裂及内部的点片状出血。继发性脑干损伤时,脑干常扭曲变形,内部有出血和软化。

(三)临床表现

1.意识障碍

原发性脑干损伤患者,伤后常立即发生昏迷,昏迷为持续性,时间多较长,很少出现中间清醒或中间好转期,如有,应想到合并颅内血肿或其他原因导致的继发性脑干损伤。

2.瞳孔和眼运动改变

瞳孔和眼运动改变与脑干损伤的平面有关。中脑损伤时,初期两侧瞳孔不等大,伤侧瞳孔散大,对光反应消失,眼球向下外倾斜;两侧损伤时,两侧瞳孔散大,眼球固定。脑桥损伤时,可出现两瞳孔极度缩小,两侧眼球内斜,同向偏斜或两侧眼球分离等征象。

3.去脑强直

去脑强直是中脑损伤的表现,头部后仰,两上肢过伸和内旋,两下肢过伸,躯体呈角弓反张状态。开始可为间断性发作,轻微刺激即可诱发,以后逐渐转为持续状态。

4.锥体束征

锥体束征是脑干损伤的重要体征之一,包括肢体瘫痪、肌张力增高,腱反射亢进和病理反射出现等。在脑干损伤早期,由于多种因素的影响,锥体束征的出现常不恒定;但基底部损伤时,体征常较恒定,如脑干一侧性损伤则表现为交叉性瘫痪。

5.生命体征变化

(1)呼吸功能紊乱:脑干损伤常在伤后立即出现呼吸功能紊乱。当中脑下端和脑桥上端的呼吸调节中枢受损时,出现呼吸节律的紊乱,如陈-施呼吸;当脑桥中下部的长吸中枢受损时,可出现抽泣样呼吸;当延髓的吸气和呼气中枢受损时,则发生呼吸停止。在脑干继发性损害的初期,如小脑幕切迹疝的形成时,先出现呼吸节律紊乱,陈-施呼吸,在脑疝的晚期颅内压继续升高,小脑扁桃体疝出现,压迫延髓,呼吸即先停止。

(2)心血管功能紊乱:当延髓损伤严重时,表现为呼吸心跳迅速停止,患者死亡。较高位的脑干损伤时出现的呼吸循环紊乱常先有一兴奋期,此时脉搏缓慢有力,血压升高,呼吸深快或呈喘息样呼吸,之后转入衰竭,脉搏频速,血压下降,呼吸呈潮式,最终心跳呼吸停止。一般呼吸停止在先,在人工呼吸和药物维持血压的条件下,心跳仍可维持数天或数月,最后往往因心力衰竭而死亡。

(3)体温变化:脑干损伤后有时可出现高热,这多由于交感神经功能受损,出汗的功能障碍,影响体热的发散所致。当脑干功能衰竭时,体温可降至正常以下。

6.内脏症状

(1)上消化道出血:为脑干损伤应激引起的急性胃黏膜病变所致。

(2)顽固性呃逆。

(3)神经源性肺水肿:是由于交感神经兴奋,引起体循环及肺循环阻力增加所致。

(四)辅助检查

1.腰椎穿刺

脑脊液压力正常或轻度增高,多呈血性。

2.颅骨 X 线平片

颅骨骨折发生率高,亦可根据骨折的部位,结合受伤机制推测脑干损伤的情况。

3.颅脑 CT、MRI 扫描

原发性脑干损伤表现为脑干肿大,有点片状密度增高区,脚间池、桥池、四叠体池及第四脑室受压或闭塞。继发性脑疝的脑干损伤除显示继发性病变的征象外,还可见脑干受压扭曲向对侧移位。MRI 可显示脑干内小出血灶与挫裂伤,由于不受骨性伪影影响,显示较 CT 清楚。

4.颅内压监测

有助于鉴别原发性或继发性脑干损伤,继发者可有颅内压明显升高,原发者升高不明显。脑干听觉诱发电位可以反映脑干损伤的平面与程度。

(五)诊断与鉴别诊断

原发性脑干损伤伤后即出现持续性昏迷状态并伴脑干损伤的其他症状、体征,而不伴有颅内压增高,可借 CT,甚至 MRI 检查以明确脑干损伤并排除脑挫裂伤、颅内血肿,以此也可与继发性脑干损伤相鉴别。脑干损伤平面的判断除依据脑干听觉诱发电位外,还可以借助各项脑干反射加以判断。随脑干损伤部位的不同,可出现相应平面生理反射的消失与病理反射的引出。

1.生理反射

(1)睫脊反射:刺激锁骨上区引起同侧瞳孔扩大。

(2)额眼轮匝肌反射:用手指牵拉患者眉梢外侧皮肤并固定之,然后用叩诊锤叩击手指,引起同侧眼轮匝肌收缩闭目。

（3）垂直性眼前庭反射或头眼垂直反射：患者头俯仰时双眼球与头的动作呈反方向上下垂直移动。

（4）瞳孔对光反射：光刺激引起瞳孔缩小。

（5）角膜反射：轻触角膜引起双眼轮匝肌收缩闭目。

（6）嚼肌反射：叩击颏部引起咬合动作。

（7）头眼水平反射或水平眼前庭反射：头左右转动时双眼球呈反方向水平移动。

（8）眼心反射：压迫眼球引起心率减慢。

2.病理反射

（1）掌颏反射：轻划手掌大鱼际肌处皮肤引起同侧颏肌收缩。

（2）角膜下颌反射：轻触角膜引起闭目，并反射性引起翼外肌收缩使下颌向对侧移动。

（六）救治原则与措施

原发性脑干损伤病情危重，死亡率高，损伤较轻的小儿及青年可以恢复良好，一般治疗措施同重型颅脑损伤。尽早气管切开，亚低温疗法，防治并发症。原发性脑干损伤一般不采用手术，继发性脑干损伤，着重于及时解除颅内血肿、脑水肿等引起急性脑受压的因素，包括手术及减轻脑水肿的综合治疗。

四、弥漫性轴索损伤

弥漫性轴索损伤（diffuse axonal injury，DAI）是在特殊的生物力学机制作用下，脑内发生以神经轴索肿胀、断裂、轴缩球形成为特征的一系列病理生理变化，临床以意识障碍为主要特点的综合征。占重型颅脑损伤的 $28\%\sim42\%$，病死率高达 50%，恢复良好者不及 25%。常见于交通事故，另见于坠落、打击等，诊断与治疗都较为困难。

（一）损伤机制与病理

DAI 的致伤机制不甚明确，通过对动物 DAI 模型的力学分析，认为瞬间旋转作用及弥漫施力所产生的脑内剪应力是形成 DAI 的关键因素。典型的动物模型有：Gennarelli 等制备的狒狒瞬间旋转负荷 DAI 模型，使狒狒头颅分别于矢状面、冠状面、水平面 $10\sim22$ 毫秒内旋转 $60°$，观察到动物大脑 DAI 病理学变化；Marmarou 与 Foda 等制备了弥漫打击负荷 DAI 动物模型，其方法是将大鼠置于海绵垫上，颅骨表面置一铁盘，于 2 m 高处放落 450 g 物体打击铁盘，从而制备了该动物模型。

DAI 好发于胼胝体脑干上端背外侧、脑白质、基底核、内囊、小脑等神经轴索集聚区。肉眼观：上述好发区域有点状出血灶，偶见脑干上端背外侧呈组织疏松或空泡状，以后可演变为棕色颗粒状结构及瘢痕形成。镜下观：光镜下可观察到 DAI 轴缩球，为 DAI 光镜下典型改变，HE 染色呈粉红色的类圆形小体，平均直径 $5\sim20~\mu m$，轴缩球是轴索断裂后近断端轴浆溢出膨大而成。电镜下：最早可发现神经纤维结构紊乱，轴索节段性肿胀，数周后，可出现轴索及髓鞘多节段断裂，常发生于郎飞结处；吞噬细胞侵入，特征性小胶质细胞群出现；数月后轴索远端 Wallerian 变性、胶质增生、瘢痕形成。

（二）临床表现

（1）意识障碍：DAI 患者多伤后立即昏迷，昏迷程度深，持续时间较长，极少有清醒期，此为 DAI 的典型临床特点。

（2）体征：部分 DAI 患者出现瞳孔征象，单侧的或双侧瞳孔扩大，广泛 DAI 患者双眼向病变对侧偏斜和强迫下视。

（3）其余临床表现似脑干损伤及重型脑挫裂伤。

（三）辅助检查

（1）CT扫描：大脑皮质与白质之间、灰质核团与白质交界区、脑室周围、胼胝体、脑干背外侧及脑内散在的小出血灶，不伴水肿，无占位效应，有时伴蛛网膜下腔出血、脑室内出血及弥漫性肿胀。

（2）MRI对脑实质内小出血灶与挫裂伤显示更为清楚。

（四）诊断与鉴别诊断

DAI的临床诊断较为困难，多发于交通事故坠落伤后，此后长时间深度昏迷（6小时以上），其诊断更依赖于影像学检查。CT、MRI示好发区域组织撕裂出血的影像学特点，另外无颅脑明确结构异常的伤后持续植物生存状态，创伤后弥漫性脑萎缩都需考虑此诊断，确诊需病理检查。

DAI需与原发性脑干损伤、广泛性脑挫裂伤相鉴别。原发性脑干损伤应属于DAI的较重的一类；广泛脑挫裂伤有时亦出现长时间昏迷、植物生存状态，但DAI的脑水肿、颅内压增高不明显，而且CT上无明显占位效应，是散在小出血灶。

（五）救治原则与措施

患者需重症监护，一般可采用过度换气、吸氧、脱水、巴比妥类药物治疗，冬眠、亚低温治疗措施亦可应用。还可应用脑细胞功能恢复药物系统治疗，但应早期应用。现临床中已开始应用尼莫地平、自由基清除剂、兴奋性氨基酸阻滞剂等，目前疗效仍难以确定。此外需加强并发症治疗，防治感染。

五、下丘脑损伤

下丘脑损伤指颅脑损伤过程中，由于颅底骨折或头颅受暴力打击，直接伤及下丘脑，而出现的特殊的临床综合征。

（一）损伤机制与病理

下丘脑深藏于颅底蝶鞍上方，因此暴力作用方向直接或间接经过下丘脑者，皆可能导致局部损伤。此外，小脑幕切迹下疝时亦可累及此区域。

下丘脑损伤时，常出现点、灶状出血，局部水肿软化以及神经细胞的坏死，亦有表现为缺血性变化，常可累及垂体柄及垂体，构成严重神经内分泌紊乱的病理基础。

（二）临床表现

1.意识及睡眠障碍

下丘脑后外侧区与中脑被盖部均属上行网状激动系统，维持人生理觉醒状态，因而急性下丘脑损伤时，患者多呈嗜睡、浅昏迷或深昏迷状态。

2.体温调节障碍

下丘脑具有体温调节功能，当下丘脑前部损害时，机体散热功能障碍，可出现中枢性高热；其后部损伤出现产热和保温作用失灵而引起体温过低；如合并结节部损伤，可出现机体代谢障碍，体温将更进一步降低，如下丘脑广泛损伤，则体温随环境温度而相应升降。

3.内分泌代谢功能紊乱

（1）下丘脑视上核、室旁核受损或垂体柄视上核垂体束受累：致抗利尿激素合成释放障碍，引起中枢性尿崩。

（2）下丘脑-垂体-靶腺轴的功能失调：可出现糖、脂肪代谢的失调，尤其是糖代谢的紊乱，表现为高血糖，常与水代谢紊乱并存，可出现高渗高糖非酮性昏迷，患者极易死亡。

4.自主神经功能紊乱

下丘脑的自主神经中枢受损，可出现血压波动，或高或低，以低血压多见；血压不升伴低体温常是预后不良征兆；呼吸功能紊乱表现为呼吸浅快或减慢；视前区损害可发生急性神经源性肺水肿；消化系统主要表现为急性胃黏膜病变，引起上消化道出血，重者可出现胃十二指肠穿孔。

5.局部神经体征

主要是鞍区附近的脑神经受累体征，包括视神经、视束、滑车神经等。

（三）辅助检查

1.颅骨 X 线平片

多伴颅底骨折，骨折线常经过蝶骨翼、筛窦、蝶鞍等部位。

2.颅脑 CT 扫描

可显示下丘脑不规则的低密度、低信号的病变区，鞍上池消失或有蛛网膜下腔出血，第三脑室前部受压消失。另外还可见颅底骨折及额颞底面脑挫裂伤征象。

（四）诊断与鉴别诊断

孤立而局限的下丘脑原发损伤极为少见，在头颅遭受外伤的过程中，常出现多个部位的损伤，因此下丘脑损伤的诊断常受到其他部位脑损伤引起的症状的干扰，在临床上只要具有一种或两种下丘脑损伤的表现，就应想到有下丘脑损伤的可能性。特别是鞍区及其附近有颅底骨折时，更应提高警惕。

（五）救治原则与措施

急性下丘脑原发性损伤是严重的脑损伤之一，治疗上按重型颅脑损伤的治疗原则进行。早期应注意采用强有力的措施控制高热和脑水肿，控制自主神经症状的发生、发展也是十分重要的，中枢性尿崩可采用替代疗法。

（毛石涛）

第二节　开放性颅脑损伤

开放性颅脑损伤是颅脑各层组织开放伤的总称，它包括头皮裂伤、开放性颅骨骨折及开放性脑损伤，而不是开放性脑损伤的同义词。硬脑膜是保护脑组织的一层坚韧纤维膜屏障，此层破裂与否，是区分脑损伤为闭合性或开放性的分界线。

开放性颅脑损伤的原因很多，大致划为两大类，即非火器伤与火器伤。

一、非火器性颅脑损伤

各种造成闭合性颅脑损伤的原因都可造成头皮、颅骨及硬脑膜的破裂，造成开放性颅脑损伤，在和平时期的颅脑损伤中，以闭合伤居多，开放性伤约占 16.8％，而后者中又以非火器颅脑损伤较多。

（一）临床表现

1.创伤的局部表现

开放性颅脑伤的伤因、暴力大小不一，产生损伤的程度与范围差别极大。创伤多位于前额、额眶部，亦可发生于其他部位，可为单发或多发，伤口整齐或参差不齐，有时沾有头发、泥沙及其他污物，有时骨折片外露，也有时致伤物如钉、锥、铁杆嵌顿于骨折处或颅内。头皮血运丰富，出血较多，当大量出血时，需考虑是否存在静脉窦破裂。

2.脑损伤症状

患者常有不同程度的意识障碍与脑损害表现，脑部症状取决于损伤的部位、范围与程度。其临床表现同闭合性颅脑损伤部分。

3.颅内压改变

开放性脑损伤时，因颅骨缺损，血液、脑脊液及破碎液化坏死的脑组织可经伤口流出，或为脑膨出，颅内压力在一定程度上可得到缓冲。如伴脑脊液大量流失，可出现低颅压状态。创口小时可与闭合性脑损伤一样，出现脑受压征象。

4.全身症状

开放性颅脑损伤时出现休克的机会较多，不仅因外出血造成失血性休克，还可由于颅腔呈开放性，脑脊液与积血外溢，使颅内压增高得到缓解，颅内压引起的代偿性血压升高效应减弱。同时伴有的脊柱、四肢及胸腹伤可有相应的症状及体征。

（二）辅助检查

1.X线平片

颅骨的X线平片检查有助于骨折的范围、骨碎片与异物在颅内的存留情况的了解。

2.颅脑CT扫描

可显示颅骨、脑组织的损伤情况，能够对碎骨片及异物定位，发现颅内或脑内血肿等继发性改变。CT较X线平片更能清楚地显示X线吸收系数低的非金属异物。

（三）诊断

开放性颅脑损伤一般易于诊断，根据病史、检查伤口内有无脑脊液或脑组织，即可确定开放性损伤的情况。X线平片及CT扫描更有利于伤情的诊断。少数情况下，硬脑膜裂口很小，可无脑脊液漏，初诊时难以确定是否为开放性脑损伤，而往往手术探查时才能明确。

（四）救治原则与措施

1.治疗措施

首先做创口止血、包扎，纠正休克，患者入院后有外出血时，应采取临时性止血措施，同时检查患者的周身情况，有无其他部位严重合并伤，是否存在休克或处于潜在休克。当患者出现休克或处于休克前期时，最重要的是先采取恢复血压的有力措施，加快输液、输血，不必顾虑因此加重脑水肿的问题，当生命体征趋于平稳时，才适于进行脑部清创。

2.手术原则

（1）早期清创：按一般创伤处理的要求，尽早在伤后6小时内进行手术。在目前有力的抗生素防治感染的条件下，可延长时限至伤后48小时。

（2）彻底清创手术的要求：早期彻底清除术，应一期缝合脑膜，将开放性脑损伤转为闭合性，经清创手术，脑水肿仍严重者，则不宜缝合硬脑膜，而需进行减压术，避免发生脑疝。

（3）并存脏器伤时，应在输血保证下，迅速处理内脏伤，第二步行脑清创术。这时如有颅内血

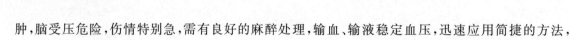

肿,脑受压危险,伤情特别急,需有良好的麻醉处理,输血、输液稳定血压,迅速应用简捷的方法,制止内出血,解除脑受压。

(4)颅骨缺损一般在伤口愈合后 3～4 个月进行修补为宜,感染伤口修补颅骨至少在愈合半年后进行。

3.手术方法

应注意的是,术中如发现硬脑膜颜色发蓝、颅内压增高,疑有硬膜下血肿,应切开硬脑膜探查处理。脑搏动正常时,表明脑内无严重伤情,无必要切开探查,以免将感染带入脑部。开放性脑损伤的清创应在直视下进行,逐层由外及里冲净伤口,去除污物、血块,摘除碎骨片与异物,仔细止血,吸去糜烂失活的脑组织,同时要珍惜脑组织,不做过多的切除。保留一切可以保留的脑血管,避免因不必要的电凝或夹闭脑的主要供血动脉及回流静脉引起或加重脑水肿、脑坏死及颅内压增高。脑挫裂伤较严重,颅内压增高,虽经脱水仍无缓解,可容许做内减压术。清创完毕,所见脑组织已趋回缩、颅内压已降低的情况下,缝合硬脑膜及头皮。

钢钎、钉、锥等较粗大锐器刺入颅内,有时伤器为颅骨骨折处所嵌顿。如伤员一般情况好,无明显颅内出血症状者,不宜立即拔出,特别是位于动脉干与静脉窦所在处和鞍区的创伤。应拍摄头颅 X 线片了解颅内伤器的大小、形态和方位,如异物靠近大血管时,应进一步行脑血管造影,查明异物与血管等邻近结构的关系,据此制定出手术方案,术前做好充分的输血准备。行开颅手术时,先切除金属异物四周的颅骨进行探查,若未伤及静脉,扩大硬脑膜破口,在直视下,徐徐将异物退出,随时观察伤道深处有无大出血,然后冲洗伤道、止血,放置引流管,缝合修补硬脑膜,闭合伤口,术后 24～36 小时拔除引流管。

颅面伤所致开放性脑损伤,常涉及颌面、鼻窦,眼部及脑组织。

清创术的要求:①做好脑部清创与脑脊液漏的修补处理;②清除可能引起的创伤感染因素;③兼顾功能与整容的目的。手术时要先扩大额部伤口或采用冠状切口,翻开额部皮瓣,完成脑部清创与硬膜修补术,然后对鼻窦作根治性处理,最后处理眼部及颌面伤。

脑挫裂伤、脑水肿及感染的综合治疗同闭合性颅脑外伤。

二、火器性颅脑损伤

火器性颅脑损伤是神经外科的一个重要课题。战争时期,火器性颅脑损伤是一种严重战伤,尤其是火器性颅脑穿通伤,处理复杂,病死率高;在和平时期也仍然是棘手的问题。创伤医学及急救医学的发展,虽使火器性颅脑损伤的病理生理过程得到进一步阐明,火器性颅脑损伤的抢救速度、诊疗条件也有了很大的提高,但是其病死率仍高。

(一)分类

目前按硬脑膜是否破裂将火器性颅脑损伤简化分为非穿通伤和穿通伤两类。

1.非穿通伤

常有局部软组织或伴颅骨损伤,但硬脑膜尚完整,创伤局部与对冲部位可能有脑挫裂伤,或形成血肿。此类多为轻、中型伤,少数可为重型。

2.穿通伤

穿通伤即开放性脑损伤。颅内多有碎骨片、弹片或枪弹存留,伤区脑组织有不同程度的破坏,并发弹道血肿的机会多,属重型伤,通常将穿通伤又分为以下几种。

(1)非贯通伤:只有入口而无出口,在颅内入口附近常有碎骨片与异物,金属异物存留在颅内,多位于伤道的最远端,局部脑挫裂伤较严重。

(2)贯通伤:有入口和出口,入口小,出口大。颅内入口及颅外皮下出口附近有碎骨片,脑挫裂伤严重,若伤及生命中枢,伤员多在短时间内死亡。

(3)切线伤:头皮、颅骨和脑呈沟槽状损伤或缺损,碎骨片多在颅内或颅外。

(4)反跳伤:弹片穿入颅内,受到入口对侧颅骨的抵抗,变换方向反弹停留在脑组织内,构成复杂伤道。

此外按投射物的种类又可分为弹片伤、枪弹伤,也可按照损伤部位来分类,以补充上述的分类法。

(二)损伤机制与病理

火器性颅脑损伤的病理改变与非火器伤有所不同,伤道脑的病理改变分为三个区域。

1.原发伤道区

原发伤道区是反映伤道的中心部位,内含毁损液化的脑组织,与出血和血块交融,杂有颅骨碎片、头发、布片、泥沙以及弹片或枪弹等。伤道的近侧可由于碎骨片造成支道,间接增加脑组织损伤范围,远侧则形成贯通伤、盲管或反跳伤。脑膜与脑的出血容易在伤道内聚积形成硬膜外、硬膜下、脑内或脑室内血肿。伤道内的血肿可位于近端、中段与远端。

2.挫裂伤区

在原发伤道的周围,脑组织呈点状出血和脑水肿,神经细胞、少枝胶质细胞及星形细胞肿胀或崩解。致伤机制是由于高速投射物穿入密闭颅腔后的瞬间,在脑内形成暂时性空腔,产生超压现象,冲击波向周围脑组织传递,使脑组织顿时承受高压及相继的负压作用而引起脑挫裂伤。

3.震荡区

位于脑挫裂区周围,是空腔作用之间接损害,伤后数小时逐渐出现血循环障碍、充血、淤血、外渗及水肿等,但尚为可逆性。

另外,脑部可能伴有冲击伤,乃因爆炸引起的高压冲击波所致,脑部可发生点状出血、脑挫裂伤和脑水肿。

脑部的病理变化可随创伤类型、伤后时间、初期外科处理以及后期治疗情况而有所不同。脑组织的血液循环与脑脊液循环障碍,颅内继发性出血与血肿形成,急性脑水肿,并发感染等,皆可使病理改变复杂化。

(三)临床表现

1.意识障碍

伤后意识水平是判断火器性颅脑损伤轻重的最重要指标,是手术指征和预后估计的主要依据。但颅脑穿通伤有时局部有较重的脑损伤,可不出现昏迷。应强调连续观察神志变化过程,如伤员在伤后出现中间清醒期或好转期,或受伤当时无昏迷随后转入昏迷,或意识障碍呈进行性加重,都反映伤员存在急性脑受压征象。在急性期,应警惕创道或创道邻近的血肿,慢性期的变化可能为脓肿。

2.生命体征的变化

重型颅脑伤员,伤后多数立即出现呼吸、脉搏、血压的变化。伤及脑干部位重要生命中枢者,可早期发生呼吸紧迫,缓慢或间歇性呼吸,脉搏转为徐缓或细远,脉律不整与血压下降等中枢性衰竭征象。呼吸深而慢,脉搏慢而有力,血压升高的进行变化是颅内压增高、脑受压和脑疝的危象,常指示颅内血肿。开放伤引起外出血,大量脑脊液流失,可引起休克和衰竭。出现休克时应注意查明有无胸、腹伤,大的骨折等严重合并伤。

3.脑损伤症状

伤员可因脑挫裂伤、血肿、脑膨出而出现相应的症状和体征。蛛网膜下腔出血可引起脑膜刺激征,下丘脑损伤可引起中枢性高热。

4.颅内压增高

火器伤急性期并发颅内血肿的机会较多,但弥漫性脑水肿更使人担忧,主要表现为头痛、恶心、呕吐及脑膨出。慢性期常是由于颅内感染、脑水肿,表现为脑突出、意识转坏和视盘水肿,到一定阶段,反映到生命体征变化,并最终出现脑疝体征。

5.颅内感染

穿通伤的初期处理不彻底或过迟,易引起颅内感染。主要表现为:高热、颈强直、脑膜刺激征。

6.颅脑创口的检查

这在颅脑火器伤是一项特别重要的检查。出入口的部位、数目、形态、出血、污染情况均很重要,出入口的连线有助于判断穿通伤是否横过重要结构。

(四)辅助检查

1.颅骨 X 线平片

对颅脑火器伤应争取在清除表面砂质等污染后常规拍摄颅片。拍片不仅可以明确是非贯通伤还是贯通伤,颅内是否留有异物,并了解确切位置,对指导清创手术有重要作用。

2.脑超声波检查

观察中线波有无移位作为参考。二维及三维超声有助于颅内血肿、脓肿,脑水肿等继发性改变的判断。

3.脑血管造影

在无 CT 设备的情况下,脑血管造影有很大价值,可以提供血肿的部位和大小的信息。脑血管造影还有助于外伤性颅内动脉瘤的诊断。

4.CT 扫描

颅脑 CT 扫描对颅骨碎片、弹片、创道、颅内积气、颅内血肿、弥漫性脑水肿和脑室扩大等情况的诊断,既正确又迅速,对内科疗效的监护也有特殊价值。

(五)诊断

作战时,因伤员多,检查要求简捷扼要,迅速明确颅脑损伤性质和有无其他部位合并伤。早期强调头颅 X 线平片检查,对明确诊断及指导手术有重要意义;晚期存在的并发症、后遗症可根据具体情况选择诊断检查方法,包括脑超声波、脑血管造影及 CT 扫描等。在和平时期,火器性颅脑损伤伤员如能及时被送往有条件的医院,早期进行包括 CT 扫描在内的各种检查,可使诊断确切,以利早期治疗。

(六)救治原则与措施

1.急救

(1)保持呼吸道通畅:简单的方法是把下颌向前推拉,侧卧,吸除呼吸道分泌物和呕吐物,也可插管过度换气。

(2)抢救休克:早期足量的输血、输液和保持呼吸道通畅是战争与和平时期枪伤治疗的两大原则。

（3）严重脑受压的急救：伤员在较短时间内出现单侧瞳孔散大或很快双瞳变化，呼吸转慢，估计不能转送至手术医院时，则应迅速扩大穿通伤入口，创道浅层血肿常可涌出而使部分伤员获救，然后再考虑转送。

（4）创伤包扎：现场抢救只做伤口简单包扎，以减少出血，有脑膨出时，用敷料绕其周围，保护脑组织以免污染和增加损伤。强调直接送专科处理，但已出现休克或已有中枢衰竭征象者，应就地急救，不宜转送。尽早开始大剂量抗生素治疗，应用破伤风抗毒素。

2.优先手术次序

大量伤员到达时，伤员手术的顺序大致如下。

（1）有颅内血肿等脑受压征象者，或伤道有活动性出血者，优先手术。

（2）颅脑穿通伤优先于非穿通伤手术，其中脑室伤有大量脑脊液漏及颅后窝伤也应尽早处理。

（3）同类型伤，先到达者，先作处理。

（4）危及生命的胸、腹伤优先处理，然后再处理颅脑伤；如同时已有脑疝征象，伤情极重，在良好的麻醉与输血保证下，两方面手术可同时进行。

3.创伤的分期处理

（1）早期处理（伤后72小时以内）：早期彻底清创应于24小时以内完成，但由于近代有效抗生素的发展，对于转送较迟、垂危或其他合并伤需要紧急处理时，脑部的清创可以推迟至72小时。一般认为伤后3～8小时最易形成创道血肿，故最好在此期或更早期清创。

（2）延期处理（伤后3～6天）：伤口如尚未感染，也可以清创，术后缝合伤口，置橡皮引流，或两端部分缝合或不缝依具体情况而定。伤口若已感染，则可扩大伤口和骨孔，使脓液引流通畅，此时不宜脑内清创，以免感染扩散，待感染局限后晚期清创。

（3）晚期处理（伤后7天以上）：未经处理的晚期伤口感染较重，应先药物控制感染，若创道浅部有碎骨片，妨碍脓液引流，也可以扩大伤口，去除异物，待后择期进一步手术。

（4）二期处理（再次清创术）：颅脑火器伤可由于碎骨片、金属异物的遗留、脑脊液漏及术后血肿等情况进行二次手术。

（七）清创术原则与方法

麻醉、术前准备、一般清创原则基本上与平时开放性颅脑损伤的处理相同，在战时，为了减轻术后观察和护理任务，宜多采用局麻或只有短暂的全身麻醉。开颅可用骨窗法和骨瓣法，彻底的颅脑清创术要求修整严重污染或已失活的头皮、肌肉及硬脑膜，摘尽碎骨片，确实止血。对过深难以达到的金属异物不强求在一期清创中摘除。清创术后，颅内压下降，脑组织下塌，脑搏动良好，冲净伤口，缝合修补硬脑膜，缝合头皮，硬脑膜外可置引流1～2天。

对于脑室伤，要求将脑室中的血块及异物彻底清创，充分止血，术毕用含抗生素的生理盐水冲净伤口，对预防感染有一定作用，同时可做脑室引流。摘出的碎骨片数目要与X线平片之数目核对，避免残留骨片形成颅内感染的隐患。新鲜伤道中深藏的磁性金属异物和弹片，可应用磁性导针伸入伤道吸出。颅脑贯通伤出口常较大，出口的皮肤血管也易于损伤，故清创常先从出口区进行；若入口处有脑膨出或血块涌出，则入口清创优先进行。

下列情况需行减压术，硬脑膜可不予缝合修补：①清创不彻底；②脑挫裂伤严重，清创后脑组织仍肿胀或膨出；③已化脓之创伤，清创后仍需伤道引流；④止血不彻底。

（八）术后处理

脑穿通伤清创术后，需定时观察生命体征、意识、瞳孔的变化，观察有无颅内继发出血、脑脊液漏等；加强抗脑水肿、抗感染、抗休克治疗；保持呼吸道通畅，吸氧；躁动、癫痫高热时，酌情使用镇静药、冬眠药和采用物理方法降温，昏迷瘫痪伤员，定时翻身，预防肺炎、压疮和泌尿系统感染。

（九）颅内异物存留

开放性颅脑损伤，特别是火器伤常有金属弹片及碎骨片、草木、泥沙、头发等异物进入颅内。当早期清创不彻底或因异物所处部位较深，难以取出时，异物则存留于颅内。异物存留有可能导致颅内感染，其中碎骨片易伴发脑脓肿，而且可促使局部脑组织退行性改变，极少数金属异物尚可有位置的变动，从而加重脑损伤，从而需手术取出异物。摘除金属异物的手术指征为：①直径大于 1 cm 的金属异物因易诱发颅内感染而需手术；②位于非功能区、易于取出且手术创伤及危险性小；③出现颅内感染征象或顽固性癫痫及其他较严重的临床症状者；④合并有外伤性动脉瘤者；⑤脑室穿通伤，异物进入脑室时，由于极易引起脑室内出血及感染，且异物在脑室内移动可以损伤脑室壁，常需手术清除异物。手术方法可分为骨窗或骨瓣开颅直接手术取除异物，及采用立体定向技术用磁性导针或异物钳取除异物。前者有造成附加脑损伤而加重症状的危险，手术宜沿原伤道口进入，避开重要功能区，可应用于表浅部位及脑室内异物取除。近年来，由于立体定向技术的发展，在 X 线颅骨正侧位片及头部 CT 扫描准确定位及监控下，颅骨钻孔后，精确地将磁导针插入脑内而吸出弹片；或利用异物钳夹出颅内存留的异物。此种方法具有手术简便，易于接受，附加损伤少等优点，但当吸出或钳夹异物有困难时，需谨慎操作，以免损伤异物附近的血管而并发出血。手术前后需应用抗生素预防感染，并需重复注射破伤风抗毒素。

（肖金红）

第三节　硬脑膜外血肿

硬脑膜外血肿（epidural hematoma,EDH）是外伤后血肿积聚于颅骨与硬脑膜间，占闭合性颅脑损伤的 2%～3%，占颅内血肿的 25%～30%，仅次于硬脑膜下血肿。急性硬脑膜外血肿通常伤后 3 天内出现脑受压症状，占 86.2%，亚急性血肿占 10.3%，慢性血肿占 3.5%；颞叶最常见，亦见于额叶、顶叶、枕叶及颅后窝等，多为单发，有时与硬膜下或脑内血肿并存。

一、病因及致伤机制

多因头部遭受外力打击，颅骨骨折或局部变形，伤及血管形成血肿，积聚于颅骨与硬脑膜间，硬脑膜与颅骨分离时撕裂小血管，使血肿增大。颅盖部硬脑膜与颅骨附着较松，易分离；颅底部附着较紧，分离困难，故硬脑膜外血肿多见于颅盖部。出血常来源于脑膜血管、静脉窦及板障静脉，脑膜中动脉最常见。出血引起颅内压增高因出血速度，原发性脑损伤而不同，成人血肿幕上 20 mL，幕下 10 mL 即可引起急性脑疝。

成人脑膜中动脉主干及分支走行于骨沟中或被骨管包围，颅骨骨折易损伤，主干或主要分支损伤出血凶猛，短时间形成巨大血肿，多在颞部；前支出血在额顶部，后支出血在颞部或颞顶部。脑膜前动脉、脑膜中静脉、上矢状窦、横窦和乙状窦亦可出血，静脉壁无平滑肌层，无收缩力，出血猛烈。颅骨骨折引起板障静脉出血,不形成巨大血肿,常为颅后窝硬脑膜外血肿来源。少数病例损伤使颅骨与硬脑膜分离,但无骨折,硬脑膜表面小血管破裂形成 EDH。

二、临床表现

(1)头部直接暴力外伤史,15～30 岁多见,婴幼儿颅内血管沟较浅,骨折不易损伤脑膜中动脉。发病急骤,临床表现取决于血肿的量、部位、形成速度、是否合并脑干伤或脑挫裂伤等。

(2)根据是否伴原发性脑损伤及损伤程度,出现三种意识改变:①伤后无昏迷,出现进行性意识障碍;②伤后短期昏迷后意识逐渐转清(中间清醒期),后来再度昏迷,是典型表现;③伤后持续性昏迷进行性加重。急性硬脑膜外血肿常见前两种意识障碍,第三种常见于硬脑膜下血肿和脑内血肿。

(3)硬脑膜外血肿压迫、脑水肿及颅内压升高,清醒患者常诉剧烈头痛,伴呕吐,昏迷患者呕吐频繁。早期出现库欣综合征,血压升高,收缩压明显升高,脉搏缓慢,呼吸变慢不规则。硬脑膜外血肿压迫脑功能区出现相应体征,如运动区可见中枢性面瘫、轻偏瘫、运动性失语等,矢状窦旁出现下肢单瘫,颅后窝出现眼震、共济失调及肌张力减低等。

(4)小脑幕上硬脑膜外血肿引起脑移位导致小脑幕切迹疝,意识障碍进行性加重、患侧瞳孔散大、光反射消失和对侧病理征等。少数出血速度快,血肿量大,可造成脑干急性移位扭曲,使对侧大脑脚嵌压在小脑幕切迹缘,引起同侧肢体瘫和对侧瞳孔散大,脑疝急剧发展,短时间可出现双瞳孔散大,病理性呼吸及去大脑强直发作等导致死亡。小脑幕切迹疝晚期或颅后窝硬脑膜外血肿使颅后窝压力增高,推移小脑扁桃体疝至枕骨大孔下椎管内,形成枕骨大孔疝,出现呼吸功能抑制、心率慢、血压下降、呼吸及心搏骤停等;颅后窝硬脑膜外血肿引起枕骨大孔疝,一旦意识障碍,瞳孔变化与呼吸骤停几乎同时发生。

(5)头颅 X 线平片,如病情允许可常规拍摄颅骨正侧位片,枕部着力加摄额枕(汤氏)位,凹陷性骨折应作切线位,注意骨折线与正常压迹、颅缝、变异缝区别。95%的患者有颅骨骨折,线性骨折居多,多在着力部位,常横过脑膜血管沟或静脉窦。CT 检查是本病诊断之首选,能清晰显示脑组织受压,中线结构移位,脑室和脑池形态、位置及血肿量等,典型为颅骨下方凸透镜样高密度影(图 5-1)。

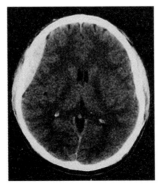

图 5-1　头颅 CT

显示急性硬脑膜外血肿,在右侧颅骨下方的凸透镜样高密度影

DSA 可显示血肿部位典型双凸形无血管区及中线移位,矢状窦旁或跨矢状窦硬膜外血肿在静脉和静脉窦期可见该段矢状窦和静脉注入段受压下移。高度怀疑颅内血肿,无条件做 CT 检

查时,颅内钻孔探查术简单有效。

三、诊断及鉴别诊断

应在脑疝形成前早期诊断,临床密切观察颇重要,清醒患者出现淡漠、嗜睡或躁动,双侧眼底视盘水肿,血压升高,脉压>4.7 kPa(35 mmHg),出现新的神经体征进行性加重,应高度怀疑颅内血肿,及时行 CT 检查明确诊断。须注意与急性硬脑膜下血肿、脑内血肿和脑水肿鉴别(表 5-1)。

表 5-1　硬膜外血肿与硬膜下血肿、脑内血肿和脑水肿的鉴别

鉴别要点	硬膜外血肿	硬膜下血肿、脑内血肿	脑水肿
意识改变	常有中间清醒期	多为进行性意识障碍	相对稳定,脱水治疗好转
原发性损伤	无或很轻	一般较重	重或脑损伤
脑受压症状	多出现于伤后 24 小时内	24~28 小时内(特急型例外)	伤后 2~3 天脑水肿高峰期
病变定位	多在着力点或骨折线附近	多在对冲部位	着力部较轻,对冲部位重
颅骨骨折	多为线性骨折,约 90%	50%有骨折	较少
脑血管造影	凸透镜样无血管区	月牙形无血管区或脑内"抱球征"	血管移位不明显
CT 检查	紧靠内板双凸透镜高密度影	硬膜下或脑内不规则高密度影	病变区呈低密度影
MRI 检查	T_2WI 可见内板下透镜状高信号影,强度变化与血肿期龄有关	T_2WI 可见急性期称低信号或等信号,亚急性及慢性为高信号	脑室、脑池变小,T_2WI 可见白灰质交界处损伤灶,伴高信号水肿区

四、治疗

(一)手术治疗

1.手术指征

(1)临床症状:体征呈进行性加重。

(2)无明显症状,但血肿厚度>1 cm。

(3)CT 检查:幕上血肿量>30 mL,颞部>20 mL,幕下>10 mL,中线移位>1 cm,有急性颅内压增高和占位效应。硬脑膜外血肿不易吸收,手术指征可适当放宽。

2.手术方法

手术方法包括骨窗开颅硬脑膜外血肿清除术,适于病情危急已出现脑疝,来不及 CT 检查,直接送手术室抢救患者,钻孔探查和扩大骨窗清除血肿,在瞳孔散大侧翼点附近钻孔可发现 60%~70%的硬脑膜外血肿,其次是骨折线附近或着力部位,额极、顶结节或枕部钻孔,骨孔直径为 3 cm,以防遗漏;若血肿清除后硬脑膜张力仍高或呈蓝色,应切开探查,以免遗漏硬脑膜下或脑内血肿;术毕硬脑膜外置胶管引流,分层缝合头皮,颅骨缺失待 2~3 个月后择期修补。

骨瓣开颅硬脑膜外血肿清除术适于血肿定位明确,根据 CT 检查成形骨瓣开颅;钻孔穿刺清除硬脑膜外血肿适于紧急抢救,锥孔或钻孔排出部分液态血肿,暂时缓解颅高压,赢得时间;小脑幕游离缘切开基底池外引流术适于硬脑膜外血肿发生脑疝的严重病例。

术后患者进入 ICU 观察意识、瞳孔、颅内压及生命体征,监测液体出入量、电解质、血糖、血气和肝肾功能等,术后 24~48 小时拔出引流;保持呼吸道通畅,昏迷患者及早气管切开,以防低氧血症;适量使用脱水利尿剂,维持水电解质及酸碱平衡;预防感染,防止肺炎、尿路感染及压疮

等;以及其他对症治疗。

（二）非手术治疗

非手术治疗的指征如下。

（1）意识清楚,无进行性意识障碍或 GCS≥14 分。

（2）无脑受压症状体征和视盘水肿。

（3）CT 检查幕上血肿量＜30 mL,幕下血肿量＜10 mL,中线移位＜0.5 cm,无明显占位效应者。

（4）非颞部或颅后窝血肿。严密观察病情变化,合理应用降颅压药,CT 监测血肿吸收情况,若病情恶化可立即手术。

脑原发性损伤较轻,无严重并发症者预后良好,病死率 10％～25％,死因为脑疝引起继发性脑干损害。

（孙　彬）

第四节　硬脑膜下血肿

硬脑膜下血肿(subdural hematoma,SDH)是外伤性血肿积聚于硬膜与蛛网膜之间。发生率占闭合性颅脑损伤的 5％～6％,占颅内血肿的 50％～60％,是最常见的颅内血肿。

根据症状出现时间分为急性、亚急性和慢性硬膜下血肿。根据伴脑挫裂伤可分为复合型、单纯型硬脑膜下血肿,前者因脑挫裂伤、脑皮质动静脉出血,血液积聚在硬脑膜与脑皮质之间,可急性或亚急性起病,预后较差;后者为桥静脉断裂,出血较慢,血液积聚在硬脑膜与蛛网膜之间,呈慢性病程,脑部原发损伤较轻,预后较好。

一、急性硬脑膜下血肿

急性硬脑膜下血肿(acute subdural hematoma,ASDH)在伤后 3 天内出现症状,占硬脑膜下血肿68.6％。多伴较重的脑挫裂伤和脑皮质小动脉出血,伤后病情急剧变化,手术处理较复杂,弥散性活动性出血较难制止,术中及术后脑肿胀、脑水肿较重,治疗困难,死亡率、致残率高。

（一）病因及致伤机制

ASDH 多发生在减速性损伤,出血来源于脑皮质挫裂伤病灶中静脉和动脉,血肿常发生在着力部位脑凸面及对冲部位,如额叶底部、颞极和颞叶底部,常与脑挫裂伤并存,较小血肿也可出现症状。另一来源是脑表面桥静脉,多见于大脑上静脉注入上矢状窦,大脑中静脉和颞极静脉注入蝶顶窦,颞后下吻合静脉(Labbe 静脉)注入横窦等处,多不伴脑挫裂伤,称单纯型血肿,较广泛。

血肿发生部位与头部着力点和着力方式密切相关。①加速性损伤所致脑挫裂伤:血肿多在同侧。②减速性损伤所致脑挫裂伤:血肿多在对侧或着力侧,如一侧枕部着地减速性损伤,血肿多在对侧颞底、额极、颞极和额底部;脑挫裂伤区血肿较大,周围血肿较小,深部可有脑内血肿;枕部着力侧可发生颅后窝硬脑膜外血肿或硬脑膜下血肿。③头侧方受击的减速性损伤:多有同侧复合型硬脑膜下血肿,对侧多为单纯型硬脑膜下血肿,有时着力侧也有硬脑膜外和脑内血肿。

④一侧前额着力减速性损伤：硬脑膜下血肿可发生在同侧额底、额极和颞极、颞底部，但同侧枕极和颅后窝几乎无血肿。⑤一侧前额部加速性损伤：多见着力部血肿。⑥枕部或前额部着力愈邻近中线，愈多发双侧硬脑膜下血肿。

（二）临床表现

1.意识障碍严重

脑挫裂伤及继发性脑水肿多同时存在，脑挫裂伤较重、血肿形成速度较快，脑挫裂伤昏迷与血肿导致脑疝昏迷重叠，意识障碍进行性加深，无中间清醒期或意识好转期。

2.颅内压增高明显

急性硬脑膜下血肿多为复合型损伤，可见头痛、喷射性呕吐、躁动，脉率慢、呼吸慢及血压升高等。病情常急剧恶化，一侧瞳孔散大后不久，对侧瞳孔也散大，出现去大脑强直和病理性呼吸，患者迅速处于濒危状态。局灶症状多见脑挫裂伤和血肿压迫可引起中枢性面瘫和偏瘫，局灶性癫痫发作，神经损害体征进行性加重等。

3.CT检查

CT是首选检查，可见脑表面新月形高密度影，内缘可不整齐，相对脑皮质内有点片状出血灶，脑水肿明显，脑室受压变形，向对侧移位（图5-2）。

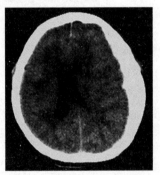

图5-2　急性硬脑膜下血肿的CT

诊断额底、颞底和两侧性血肿可减少遗漏。颅骨X线平片可见合并颅骨骨折发生率50%，较硬脑膜外血肿发生率低，故无颅骨骨折时硬脑膜下血肿可能性大，骨折线与血肿位置常不一致。DSA可见一侧硬脑膜下血肿典型表现同侧大脑前动脉向对侧移位，同侧脑表面新月形无血管区；如两侧硬脑膜下血肿可见双侧脑表面新月形无血管区，大脑前动脉仅轻微移位或无移位；额叶或颞叶底部硬脑膜下血肿DSA可无明显变化。

（三）诊断及鉴别诊断

诊断根据颅脑外伤史，伤后原发昏迷时间长或原发昏迷与继发性意识障碍重叠，昏迷不断加深，脑受压及颅内高压征象，伴局灶性体征，CT显示脑表面新月形高密度影，相对脑皮质点片状出血灶，同侧脑室受压变形，向对侧移位。急性硬脑膜下血肿应注意与急性硬脑膜外血肿鉴别（表5-2）。

（四）治疗

1.手术指征

急性硬脑膜下血肿病情发展迅速，一经诊断应尽早手术治疗。

表 5-2　急性硬脑膜外血肿与急性硬脑膜下血肿的临床特点

临床特点	急性硬脑膜外水肿	急性硬脑膜下水肿
着力点	在着力点同侧	在着力点对侧多,在着力点同侧少
脑挫裂伤	轻,在冲击部位多	重,在对冲部位多
颅骨骨折	绝大多数均有(95%)	约半数(50%)
血肿与骨折关系	大多数在同侧	约半数在同侧
原发意识障碍	多较轻	多较重
中间意识好转期	较多见,常能完全清醒	较少见,不易完全清醒
蛛网膜下腔出血	较少见,轻	范围较广泛

2.手术治疗

(1)钻孔冲洗引流术:钻孔冲洗引流术适于病情稳定,脑损伤较轻,CT 确诊大脑凸面单纯型硬脑膜下液态血肿,一般在运动前区、后区和颞部钻 2～3 个孔,切开硬膜,生理盐水反复冲洗,引出积血,低位留置引流管,持续引流 24～48 小时,分层缝合头皮。

(2)骨窗或骨瓣开颅血肿清除术:骨窗或骨瓣开颅血肿清除术适于血肿定位明确,钻孔血肿呈凝血块,难以冲洗排出,钻孔冲洗,清除血肿后脑组织迅速膨起,颅内压升高;原则是充分清除血肿及挫碎糜烂脑组织,妥善止血。

(3)颞肌下减压术或去骨瓣减压术:颞肌下减压术或去骨瓣减压术,适于急性硬脑膜下血肿伴严重挫裂伤、脑水肿和脑疝形成患者,若无其他血肿,颅内压仍高可行颞肌下或去骨瓣减压术。

3.非手术治疗指征

患者神志清楚,生命体征正常,病情稳定,逐渐减轻,无局灶性神经功能受损表现,CT 检查脑室、脑池无显著受压,血肿量 40 mL 以下,中线移位不超过 1 cm,颅内压监测压力 3.3 kPa(25 mmHg)以下。

急性硬脑膜下血肿病情危重,病死率高达 50%～90%,入院 GCS 评分和 CT 表现是判断预后的主要指标。老年人对冲性急性硬脑膜下血肿,血肿量小,病情可很重,预后极差。

二、亚急性硬脑膜下血肿

亚急性硬脑膜下血肿在伤后 3 天至 3 周出现症状,占硬脑膜下血肿 5%。致病原因及病理变化与急性硬脑膜下血肿相似,原发性脑损伤较轻,出血速度稍缓,血肿形成及脑受压较缓慢,颅内容积可代偿,常有中间清醒期,神志恢复不及硬膜外血肿明显。

亚急性硬脑膜下血肿如能及时确诊,尽早手术清除血肿,预后较好。

三、慢性硬脑膜下血肿

慢性硬脑膜下血肿(chronic subdural hematoma,CSDH)在伤后 3 周以上出现症状,占颅内血肿9.39%,占硬脑膜下血肿 15.6%,双侧发生率高达 14.8%,年发生率(1～2)/10 万,老年人约16.5/10 万。

(一)病因及致伤机制

CSDH 病因尚未完全明确,65%～75%的病例有颅脑外伤史,34%有酒精成瘾史,以及抗凝药治疗史等。目前有两种学说:外伤学说认为硬脑膜下腔桥静脉撕裂出血,主要位于矢状窦旁、颅底颞叶前端及小脑幕附近,如致伤作用方向与矢状窦平行,易撕裂桥静脉,作用方向与矢状窦垂直,因有大脑镰抵抗,不易撕裂;静脉出血速度与撕裂程度及颅压有关。炎症学说认为血肿继发于出血性硬脑膜内层炎性产物,其他原因可能为慢性酒精中毒,B族维生素、维生素 C、维生素 K 缺乏及凝血功能障碍等。CSDH 不断增大可能与患者脑萎缩、颅压低、静脉张力增高及凝血机制障碍等因素有关。小儿常见双侧慢性硬脑膜下血肿,为产伤引起,出生 6 个月内发生率最高;也见于营养不良、坏血症、颅内外炎症和出血性素质儿童,多为桥静脉破裂所致。CSDH 可引起颅腔内占位、局部压迫和供血障碍,导致脑组织萎缩与变性,癫痫发生率高达 40%。

(二)病理

CSDH 黄褐色或灰色结缔组织包膜多在发病后 5~7 天出现,2~3 周基本形成。靠近蛛网膜侧包膜较薄,血管很少,与蛛网膜轻微粘连,易剥开;靠近硬脑膜侧包膜较厚,与硬脑膜紧密粘连,剥除后可见新生毛细血管渗血。

(三)临床表现

(1)常见于老年人和 6 个月内婴儿,常有头部轻微外伤史,老年人轻度头部外伤史,本人或家人易忽略或忘记,起病隐匿,受伤至发病时间为 1~3 个月,个别报告 3~4 年。

(2)临床表现:①慢性颅内压增高症状,头痛、恶心、呕吐、复视及视盘水肿等,头痛突出。②神经功能缺失症状,如病变对侧轻偏瘫、锥体束征、失语和癫痫发作,患侧瞳孔散大等;③精神障碍。轻症病例表现注意力不集中、记忆力减退、烦躁易怒等,重者出现痴呆、寡欲,甚至木僵。婴幼儿表现前囟膨隆、头颅增大、骨缝分离、眼球下转(落日征)和头皮静脉怒张等,前囟穿刺可吸出硬脑膜下积血。

(3)CT 检查可见:血肿密度直接征象,脑室、脑沟、脑池受压变形间接征象,病程愈短,血肿密度愈高,可能与血肿内血红蛋白破坏吸收有关。等密度血肿诊断困难,可借助脑室、脑池、脑干等受压间接征象判断,增强 CT 显示血肿内侧边缘弧形线状高密度影。MRI 显示等密度慢性硬脑膜下血肿,早期血肿 T_1WI 和 T_2WI 均为高信号;后期 T_1WI 低信号高于脑脊液,T_2WI 为高信号。

(四)诊断及鉴别诊断

1.诊断

根据头部外伤史,老年人轻度头外伤史,起病缓慢,颅内压增高症状为主,可伴精神症状和局灶性神经损害症状,结合 CT 及 MRI 特征性表现。

2.鉴别诊断

(1)慢性硬脑膜下积液(硬脑膜下水瘤):多与外伤有关,颇似 CSDH,前者囊内为清水样或黄变液体,后者为积血。鉴别主要靠 CT 或 MRI(见本节硬脑膜下积液)。

(2)半球占位病变:如脑膜瘤、胶质瘤、脑脓肿及肉芽肿等,进展缓慢,无头外伤史,局灶性神经功能缺失体征明显,CT、MRI 或 DSA 等可确诊。

(五)治疗

1.手术治疗

(1)患者有症状应尽早手术治疗:①钻孔或锥孔冲洗引流术为首选方法,安全简单,无严重并发症,疗效满意,治愈率达 95%;根据血肿部位及大小选择前后两孔(一高一低)或在血肿中心钻一孔,抽出积血后留置引流或持续负压引流,引流时间根据引流量多少及颜色,一般术后 3~5 天拔除,适于血肿包膜未形成钙化的多数成人患者,术后血肿复发率为 5％～33％。②骨瓣开颅慢性硬脑膜下血肿清除术。额、颞顶部开颅术彻底清除血肿,尽量切除血肿囊,利于术后脑膨起;适用血肿晚期已机化或钙化、少数钻孔引流术失败患者。③前囟侧角硬脑膜下穿刺术适于早期血肿及囟门未闭婴儿。④脑室内镜术适于分隔型慢性硬脑膜下血肿,内镜直视下显微手术切除血肿内多囊性包膜,利于彻底冲洗引流血肿。

(2)术后并发症包括:①颅内压过低、脑膨起不全引起头晕呕吐,可静脉输注低渗溶液等。②术后血肿腔顽固性积液,多因清除血肿后脑萎缩不能复张,必要时去骨瓣缩小颅腔,消灭血肿腔。③血肿复发常见于老年脑萎缩患者。

2.非手术治疗

适于无临床症状或症状轻微,颅内压 1.96 kPa(200 mmH$_2$O)以下,CT 无中线移位、呈低密度影像者,合并凝血功能障碍及出血倾向的 CSDH 患者,如白血病、肝硬化和恶性肿瘤,病情允许可首选非手术治疗。可卧床休息、应用维生素类及止血类药,脑水肿可适当脱水。

慢性硬脑膜下血肿治疗及时,多数预后良好。

四、外伤性硬脑膜下积液

外伤性硬脑膜下积液是颅脑损伤后大量脑脊液积聚在硬脑膜下间隙,又称外伤性硬膜下水瘤(traumatic subdural hydroma,SDG)。好发于颞部,占颅脑损伤 1.16％,占外伤性颅内血肿 10％左右,占硬脑膜下血肿 15.8％。

(一)病因及致伤机制

颅脑损伤时脑组织在颅腔内强烈移动,脑表面、视交叉池及外侧裂池等处蛛网膜撕裂,裂口处蛛网膜恰似单向活瓣,脑脊液随患者挣扎屏气或咳嗽等用力动作不断流出,不能返回蛛网膜下腔,导致硬脑膜下水瘤样积液、局部脑受压及进行性颅内压增高。硬脑膜下积液一般 50～60 mL,多者可达 150 mL。急性型是伤后数小时或数天内出现压迫症状,积液多为粉红色或血性,亚急性为黄色液体,慢性多为草黄色或无色透明液体。硬脑膜下积液蛋白含量较正常脑脊液高,低于血性液体。

(二)临床表现

(1)病程多为亚急性或慢性,偶呈急性过程。急性型患者有颅内压增高症状,半数可出现偏瘫、失语或局灶性癫痫,个别出现嗜睡、意识朦胧、定向力差及精神失常等。病情严重可发生单侧瞳孔散大、脑疝、昏迷和去大脑强直等。

(2)CT 显示脑表面新月形低密度影,有别于硬脑膜下血肿。MRI 图像显示积液信号与脑脊液相近,硬脑膜下出现 T$_1$WI 低信号、T$_2$WI 高信号新月形影像。

(三)诊断及鉴别诊断

头部外伤史,渐进性颅内压增高,局灶性神经体征,以及 CT、MRI 典型表现是确诊的依据。外伤性硬脑膜下积液主要应与慢性硬脑膜下血肿鉴别,血肿 T$_1$WI、T$_2$WI 均呈高信号。

(四)治疗

硬脑膜下积液出现临床症状需手术治疗,包括以下两种。

1.钻孔引流术

钻孔引流术是多数病例的首选,在积液腔低处放置引流管,外接封闭式引流瓶,术后 48～72 小时积液腔明显缩小,脑水肿尚未消退前拔除引流管,以免复发;慢性积液为使脑组织膨起,闭合积液腔,术后不用或少用脱水剂,取平卧位或头低向患侧卧位,促进脑组织复位,必要时腰穿缓慢注入生理盐水 20～40 mL 使残腔闭合。

2.骨瓣或骨窗开颅清除积液术

骨瓣或骨窗开颅清除积液术适用少数久治不愈复发病例,广泛切开增厚囊壁,使与蛛网膜下腔交通,或置管使囊腔与脑基底部脑池相通,必要时弃去骨瓣使头皮塌陷,缩小残腔。

硬脑膜下积液原发性脑损伤一般较轻,处理及时合理,效果较好;原发性脑损伤严重和(或)伴颅内血肿者,预后较差,病死率达 9.7%～12.5%。

(闫固磊)

第五节 颅骨骨折

颅骨骨折在闭合性颅脑损伤中约占 1%,在重度颅脑损伤中约占 70%,其临床意义主要在于同时发生的脑膜、血管、脑及脑神经损伤。颅骨骨折的部位和类型有利于受伤机制及病情的判断。

一、颅骨的应用解剖

颅骨由额、枕、蝶、筛骨各 1 块和顶、颞骨各 2 块构成,具有保护脑的作用,可分为颅盖及颅底两部分,分界线为眉弓、颧弓、外耳道上缘、乳突、上项线及枕外隆凸的连线。

（一）颅盖

颅盖是由额骨鳞部、顶骨、颞骨鳞部和枕骨鳞部上半所组成,各骨块之间形成骨缝,有冠状缝、矢状缝、人字缝。颅盖骨均为扁骨,其厚度不一,枕外隆凸处最厚,可达 1 cm,枕、颞骨鳞部较薄,仅 1～2 mm,在不同部位颅骨钻孔时应注意此特点。颅盖骨一般由外板、板障、内板三层组成,在颅骨较薄的地方,板障不明显。外板较厚为 1～2 mm,内板较薄约 0.5 mm,因此,外伤时颅骨内板易发生骨折,骨折后可及深面的硬脑膜、血管、脑组织而形成颅内血肿及脑损伤。板障内含板障静脉,构成颅内外静脉的交通。

（二）颅底

颅底由额骨眶部、蝶骨体及蝶骨大小翼、筛骨筛板、颞骨岩部和鳞部、乳突部内面、枕骨下部构成,由前到后被蝶骨嵴与岩骨嵴分成颅前窝、颅中窝、颅后窝。

（三）颅前窝

主要由额骨的眶部及筛骨筛板构成。颅前窝中央最前方为盲孔,盲孔后方为突出的鸡冠,为大脑镰前部的附着点。鸡冠两侧为筛板,其上有许多筛孔,嗅丝由此通过,颅前窝两侧为不平滑的眶部。颅前窝骨板较薄易发生骨折,损伤嗅丝,可致嗅觉减退乃至丧失。由于颅底与硬脑膜附着紧密,骨折时易撕裂硬脑膜而引起脑脊液鼻漏。颅脑损伤尤其枕部着力时,额叶底部在骨嵴上摩擦而引起额极与额叶底面的脑挫裂伤和血肿。

（四）颅中窝

主要由蝶骨体、蝶骨、蝶骨大翼、颞岩部前面及部分颞鳞部构成。分为中间部的蝶鞍与对称的两侧部。蝶鞍中央为垂体窝,容纳垂体。前方为鞍结节、视交叉沟及向两侧连通的视神经管,内行视神经与眼动脉,后方为鞍背,两侧有前床突、中床突、后床突三个骨性突起,再往外为纵行颈动脉沟及海绵窦,内行颈内动脉。颅中窝骨折伤及海绵窦时可出现致命性鼻腔大出血和海绵窦综合征。蝶鞍下方为蝶窦,蝶骨体骨折伤及蝶窦时可出现脑脊液鼻漏。侧部容纳颞叶,有许多裂孔自前至后分布其上,眶上裂位于前内方,通向眶腔,动眼、滑车、展神经、三叉神经第一支及眼静脉通过眶上裂,此处骨折可出现眶上裂综合征。其后为圆孔、卵圆孔、棘孔、破裂孔,圆孔内走行上颌神经、卵圆孔内走行下颌神经及通海绵窦导血管,棘孔有脑膜中动脉及棘孔神经通过,脑膜中动脉损伤时,有时需堵塞棘孔才能止血。破裂孔上为软骨封闭,其上有颈内动脉横过,内穿行发自面神经的岩浅大神经及导血管。颞骨岩尖部有三叉神经压迹,为三叉神经半月节存在部位,其上有展神经、滑车神经经过,此处损伤可致岩尖综合征。颞骨岩部后方为鼓室盖,将鼓室与颅中窝分隔,此处骨折可出现脑脊液鼻漏及面神经麻痹、失听。颅中窝外侧有脑膜中动脉沟,此处骨折可出现硬脑膜外血肿,为硬膜外血肿好发部位。

(五)颅后窝

由颞骨岩部后面和枕骨各部组成。其中央为枕骨大孔,有延髓与脊髓相连,另有椎动脉、副神经脊髓根通过。枕骨大孔两侧有舌下神经管,舌下神经由此出颅。前上方为斜坡,承托脑桥及延髓,斜坡下为咽后壁,因此枕骨大孔骨折时,可伤及舌下神经及延髓,斜坡骨折时可出现咽后壁血肿。颅后窝两侧部上缘为岩上窦,颞岩部后面有内耳门,内有面听神经及迷路动静脉通过,内耳门后下方有颈静脉孔,内行颈内静脉,舌咽、迷走、副三对脑神经,骨折通过颈静脉孔可出现颈静脉孔综合征。颈静脉孔连于乙状窦,乙状窦向两侧连通于横窦。颅后窝后壁的中部为呈十字形的枕内粗隆。

二、颅骨的生物力学性质

颅骨共由8块骨组成,骨间有骨缝紧密相连,具有分散暴力和保护脑组织的作用。颅骨的各种力学性能中最主要的是强度和刚度两种。强度是指生物材料或非生物材料组成的构件抵抗破坏的能力,强度有高低之分。刚度是指构件抵抗变形的能力,刚度有大小之分。颅骨的内、外板均有较高的刚度与强度,能以变弯和受压的形式承受外力的静态力与冲击力。板障在头部受外力时能阻止内外板的接近并承受剪应力,还可通过自身的压缩变形吸收部分冲击能量。随年龄增长,板障增厚,到老年时期可能占到整个骨厚的一半以上,使颅盖骨强度下降,脆性增大,容易骨折。

三、颅骨损伤机制

当颅骨受到外来冲击力作用时,其内部出现薄膜力和弯曲压应力相加得到较大的压应力,内表面上两者相减得到较小的拉重力或压重力。因为颅骨承受压应力的能力很强,而承受拉重力的能力较弱,所以往往内表面受拉而破坏,如果颅骨较薄,则弯曲拉重力远大于薄膜压应力,即颅骨内部的拉重力不能被较多的抵消,此处就极易发生骨折。颅骨骨折的发生机制主要有两种形式。

(一)局部弯曲变形引起骨折

当外力打击颅骨时,先是着力点局部内陷,而作用力停止时颅骨又迅速弹回而复位,当外力较大使颅骨变形超过其弹性限度,则首先在作用点的中央发生内板断裂继而周边外板折断,最后中央部的外板及周边部的内板亦发生断裂。一般情况下全过程的时间为0.001秒至0.002秒。

颅骨破损后形状大体上呈向内的喇叭形,一般仍有局部地方相连。

（二）普遍弯曲变形引起的骨折

头颅的骨质结构及形状近似一个具有弹性的球体,颅骨被挤压在两个以上的力量之间,可引起头颅的整个变形,当颅骨的变形超过其弹性限度则发生骨折;当暴力为左右方向时,骨折线往往垂直于矢状线,常通过颞部及颅底。当暴力是前后方向时,骨折线是纵行,与矢状线平行,并往往伸延到枕骨鳞部;当暴力为上下方向时,可由脊柱之对抗力而造成颅底的环形骨折。

影响颅骨损伤严重程度的主要因素为外力的大小、作用面积大小、打击延续时间的长短、打击的动量、受击时头部运动状态、打击点的位置以及颅骨自身的几何力学特性。

四、颅骨骨折的影响因素

（一）外力大小、延续时间及作用面积的影响

因为外力和它所产生的应力大体上成正比,所以外力越大,损伤越严重。如果外力作用时间短到不足以使颅骨完成破损过程,则损伤就轻。此外,如果外力作用面积越小（通常指撞击物体很尖锐）,损伤亦越重。

（二）打击物动量（mv）的影响

m 为打击物的质量,v 为打击物与头部之间相对运动的速度。动量越大,损伤越严重;如果 m 较大而 v 较小,通常出现线形骨折,反之容易出现穿透情况。

（三）撞击时头部运动状态的影响

此运动状态有三类,一是外来物向头部袭击,此时头可看成支持在有弹性颈部上的物体,在受击过程中能够退让,使外来加于其上的一部分能量被颈部及颈部以下的部位所吸收。第二类是头部处于固定状态（如靠在墙壁或地面上）在受击时不能退让,此种情况要比上一类状态严重些。第三类是运动着的头部撞上较大的物体,在头部已撞上该物体后,颈部及其以下部位尚未与物体接触,它们继续运动并向头部冲撞,这类状态的损伤比上二类要严重。有时颅骨会在受力点出现凹陷变形,而在受力点相对的另一侧出现外凸变形,称为对冲性颅骨骨折。

（四）外力打击方向与骨折的关系

外力垂直作用于颅盖部多产生凹陷骨折或粉碎骨折;暴力斜行或切线作用于颅盖部多引起线形骨折,骨折线多与外力方向相平行,有时向颅底伸延。

（五）外力作用于头的部位与骨折的关系

由于颅骨几何形态很复杂,各部分结构形式、厚度及材料性质均不相同,所以外力作用在不同点处对颅骨损伤的程度及骨折线的走向均有影响,根据临床统计,大体有如下规律。

（1）当额部前方受撞击时,多产生额骨垂直部和颅前窝前后纵向骨折,其次是前后的斜行骨折。如作用点在前额的外侧,亦可产生左右横行的线形骨折,并可越过中线达对侧颅前窝底。

（2）当顶骨前方或额骨后部受冲撞时,骨折常向颞前区伸延,在冲击力较大的情况下,也可能同时向各个方向扩展。在顶骨上方撞击时,骨折多发生在颅盖的一侧,亦可发生横过中线的双侧性骨折,经过颅顶中线的骨折可损伤上矢状窦。有时骨折延伸到颅中窝底,经蝶骨向颅底发展,也可经过颞骨岩部向颅中窝的内侧和颅后窝发展。偶见由于脊柱的对抗作用产生枕骨大孔周围的环形骨折。

（3）暴力作用于颞部,以左右方向的横行骨折为多见,骨折线可经颞骨鳞部延伸到颅中窝底,

亦可经过蝶骨到达对侧颅中窝底,其次为左右走行的斜行骨折亦较多,而前后纵行骨折则少见。

(4)在枕骨范围内受撞击时,如着力点在一侧枕部多见前后方向的纵行骨折或斜行骨折。骨折线由着力点向颅后窝底延伸,也可经颞骨岩部,伸延到颅中窝,有时可见枕乳缝或人字缝下部的颅缝分离。

(5)当来自下方的撞击由脊柱传到枕骨大孔时,骨折从枕骨大孔向前或向侧方扩展。

(6)暴力冲击点愈接近颅底水平,颅盖和颅底联合骨折的发生率愈高。

五、颅骨骨折的分类

(一)按骨折的形状分类

1.线形骨折

骨折呈线条形,大多是单一的骨折线,分支状、放射状和多发线形骨折少见。骨折线宽度多为1~3 mm,个别宽者可达1 cm以上,线形骨线占颅盖骨折的2/3以上,颅底骨折几乎都是线形骨折。外伤性颅缝分离,亦属于线形骨折范畴,以人字缝分离多见,矢状缝和冠状缝分离少见。颅骨生长性骨折是线形骨折不断扩大所致,当婴幼儿颅盖部线形骨的骨折线中间有骨膜或蛛网膜等间隔时,不仅阻止骨折愈合,而且骨折的缝隙不断受到蛛网膜下腔、膨出的脑组织或形成的囊肿的冲击,骨折缘逐渐地被侵蚀和吸收,一般多在数月出现搏动性膨出的肿块,而且肿块不断增大,称颅骨生长性骨折。

2.凹陷骨折

凹陷骨折为致伤物直接冲击颅盖所致,间接暴力沿脊柱上传造成枕骨大孔区环形凹陷骨折仅偶见,婴幼儿多为乒乓球样凹陷骨折。凹陷骨折约占颅盖骨折的1/3,多发生于颞部,其次为额部和顶部,枕部很少见。凹陷骨折片常刺破硬脑膜和损伤脑实质,造成局部脑挫裂伤,常合并各种类型颅内血肿,尤其是脑内血肿。

3.粉碎骨折

粉碎骨折为暴力直接作用于颅盖所致。一般暴力较大,与头部接触面积广,形成多条骨折线,分隔成若干骨碎块,有些骨片互相重叠,有些轻度陷入。局部脑膜撕裂和脑组织常有广泛的挫裂伤,可合并各种类型的颅内血肿。

(二)按颅骨骨折部位分类

1.颅盖骨折

颅盖骨折为暴力直接冲击颅盖部所致,骨折多位于颅盖范围内,也常延伸到颅底。颅盖骨折发生率较颅底骨折多1倍。骨折的形态依次为线形骨折、凹陷骨折和粉碎骨折。

2.颅底骨折

多为内开放性线形骨折,大多数颅底骨折系颅盖骨折向颅底伸延之联合骨折,单纯发生在颅底的骨折少见。骨折线有横行、纵行及环形三种。骨折线可累及一个或两个颅窝,累及三个颅窝者很少。由于硬脑膜与颅底粘连紧密,该部位不易形成硬脑膜外血肿,而易合并硬脑膜撕裂造成内开放,产生脑脊液漏。进出颅腔的大血管和脑神经都经颅底,故颅底骨折常造成脑神经损伤和颈内动脉—海绵窦瘘等并发症。颅后窝骨折可伴有原发性脑干损伤。

(三)按创伤的性质分闭合性和开放性骨折

(1)闭合性骨折指骨折部位的头皮非全层裂伤,骨膜未裂开,因而颅骨与外界不相通。

(2)开放性骨折指骨折部位头皮全层裂开,颅骨与外界连通。

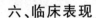
六、临床表现

(一)颅盖骨折

颅盖骨折有多种形式,除开放性及某些凹陷形颅盖骨折,在临床上可能显示骨折的直接征象外,闭合性骨折往往只显示骨折的间接征象,其确诊常有赖于 X 线或 CT 检查。

1.闭合性颅盖骨折的临床表现

骨折处头皮肿胀,自觉疼痛,并有压痛。线形骨折的表面,常出现头皮挫伤和头皮血肿。颞肌范围的明显肿胀、张力增高和压痛,常是颞骨线形骨折合并颞肌下淤血的征象。外伤性颅缝裂开在小儿比较常见,早期可出现沿颅缝走行的条状头皮血肿。骨膜下血肿或迅速形成巨大的帽状腱膜下血肿常暗示深面有颅盖骨折。凹陷骨折多发生于额部及顶部,受伤部位多伴有头皮挫伤和血肿,触诊时常可摸及骨质下陷,可出现骨片浮动感或骨擦音,但切忌反复,粗暴操作,不应为获得此项体征而增加硬脑组织损伤甚至出血的危险。在单纯头皮血肿触诊时,常有中央凹入感,易误诊为凹陷骨折,此时需拍颅骨切线位片加以鉴别。有人认为颅骨凹陷深度小于 1 cm 时多无硬脑膜裂伤,而凹入的碎骨片深度超过 2 cm 时,应高度怀疑有硬脑膜裂伤之存在。

凹陷骨折在皮质功能区可出现相应的刺激或损害症状;凹陷骨折在静脉窦上可引起致命性大出血,或压迫静脉窦引起颅内压增高。广泛的凹陷骨折由于减少了颅腔的容积亦可引起颅内压增高。

2.开放性颅盖骨折

多发生于锐器直接损伤,少数为火器伤。受伤局部之头皮呈全层裂开,其下可有各种类型的颅骨骨折,伤口内可有各种异物如头发、碎骨片、泥土及布屑等。此种骨折硬脑膜如完整称为开放性颅骨骨折;当硬脑膜也有破裂时则称为开放性颅脑损伤。累及大静脉窦的粉碎骨折,可引起致命性大出血。

(二)颅底骨折

颅底骨折以线形骨折为主,因骨折线常通向鼻窦或岩骨乳突气房,由此分别与鼻腔或外耳道连通,亦称为内开放性骨折。其临床表现虽然都是骨折的间接征象,却是临床确诊的重要依据。

颅底骨折依其发生部位不同,分为颅前窝骨折、颅中窝骨折和颅后窝骨折,临床表现各有特征,兹分述如下。

1.颅前窝骨折的临床征象

前额部皮肤有挫伤和肿胀,伤后常有不同程度的口鼻出血,有时因血液吞入胃中,而呕吐出黑红色或咖啡色液体。如颅前窝底部骨折撕裂颅底部脑膜及鼻腔黏膜时,即出现脑脊液鼻漏,脑脊液常与血液相混,而呈淡红色,滴在吸水纸上有浸渍圈,因含糖可用尿糖试纸测试。脑脊液漏可因呛咳、挣扎等因素而加剧。偶尔气体由鼻窦经骨折线进入颅腔内,气体分布于蛛网膜下腔、脑内或脑室内,称为外伤性颅内积气。脑脊液鼻漏一般于伤后数天常能自停。

伤后逐渐出现眼睑的迟发性皮下瘀斑,俗称"熊猫眼"征。出血因受眶筋膜限制,而较少扩展至眶缘以外,且常为双侧性,应与眼眶部直接软组织挫伤鉴别。眶顶骨折后,眶内出血,还可使眼球突出,如出血在球结膜之下由后向前延伸,血斑常呈扇形分布,其基底位于内外眦,后界不明,而尖端指向角膜及瞳孔,亦常为双侧性,检查时,瘀斑不随之移动。这一特征可与直接眼部挫伤所致球结合膜触动球结合膜内片状出血相区别。

骨折线累及筛板,撕裂嗅神经导致嗅觉丧失,当骨折线经过视神经孔时,可因损伤或压迫视神经而导致视力减退或丧失。

颅前窝骨折也常伴有额极及额叶底面的脑挫裂伤以及各种类型的颅内血肿。

2.颅中窝骨折的临床征象

临床上常见到颞部软组织肿胀,骨折线多限于一侧颅中窝底,亦有时经蝶骨体达到对侧颅中窝底。当骨折线累及颞骨岩部时,往往损伤面神经和听神经,出现周围性面瘫、听力丧失、眩晕或平衡障碍等。如骨折线经过中耳和伴有鼓膜破裂时,多产生耳出血和脑脊液耳漏,偶尔骨折线宽大,外耳道可见有液化脑组织溢出。临床上应仔细检查,以除外外耳道壁裂伤出血或因面颌部出血流入外耳道所造成的假象。如岩部骨折鼓膜尚保持完整时,耳部检查可发现鼓膜呈蓝紫色,血液或脑脊液可经耳咽管流向鼻腔或口腔,需注意与筛窦或蝶窦骨折伴发的脑脊液漏相鉴别。

骨折线经过蝶骨,可损伤颈内动脉产生颈内动脉海绵窦瘘,表现为头部或眶部连续性杂音、搏动性眼球突出,眼球运动受限和视力进行性减退等,颈内动脉损伤亦可形成海绵窦段颈内动脉瘤,动脉瘤破裂后又形成颈内动脉海绵窦瘘。有时颈内动脉损伤或外伤性颈内动脉瘤突然破裂,大量出血经骨折缝隙和蝶窦涌向鼻腔,发生致死性鼻腔大出血,如不能果断、迅速地控制和结扎颈总动脉,患者将死于出血性休克。当眶上裂骨折时,可损伤眼、滑车、展神经,以及三叉神经第一支,出现眼球运动障碍和前额部感觉障碍,即为眶上裂综合征。

3.颅后窝骨折的临床征象

常有枕部直接承受暴力的外伤史,除着力点的头皮伤外,数小时后可在枕下或乳突部出现皮下淤血(Battle 征),骨折线经过枕骨鳞部和基底部,亦可经过颞骨岩部向前达颅中窝。骨折线累及斜坡时,可于咽后壁见到黏膜下淤血,如骨折经过颈内静脉孔或舌下神经孔,可分别出现吞咽困难、声音嘶哑或舌肌瘫痪。骨折累及枕骨大孔,可出现延髓损伤的症状,严重时,伤后立即出现深昏迷,四肢弛缓,呼吸困难,甚至死亡。

七、辅助检查

(一)X 线平片

颅骨 X 线检查可以确定有无骨折和其类型,亦可根据骨折线的走行判断颅内结构的损伤情况,以及合并颅内血肿的可能性,便于进一步检查和治疗。

颅骨摄片时,一般应摄常规的前后位和侧位片,有凹陷骨折时,为了解其凹陷的深度应摄以骨折部位为中心的切线位。当怀疑枕骨骨折和人字缝分离时,需摄额枕半轴位或汤氏位;如前额部着力,伤后一侧视力障碍时,应摄视神经孔位;眼眶部骨折拍柯氏位,疑诊颅底骨折时,如病情许可,应摄颏顶位。

颅盖骨折经颅骨 X 线检查确诊率为 $95\%\sim100\%$,阅片时应注意骨折线的部位和分支不规则,边缘比较锐利,借此可与颅骨的血管沟纹鉴别。当骨折线经过脑膜中动脉主干及其分支、横窦沟或矢状中线时,应警惕合并硬膜外血肿。线形骨折也要与颅缝区别,颅缝有特定部位,呈锯齿状,内板缝的投影亦不如骨折线清晰锐利。颅缝分离较骨折少见,常见于儿童及青少年,多发生于人字缝、矢状窦和冠状缝,表现为颅缝明显增宽,或有颅缝错位或重叠,两侧颅缝宽度相差 1 mm 以上或宽度超过 1.5 mm 即可诊颅缝分离。颅盖部凹陷骨折可为全层或仅为内板向颅内凹陷,呈环形或星形,借切线位片了解其深度,结合临床症状分析伴发的脑损伤。

颅底骨折经 X 线检查确诊率仅为 50% 左右,诊断时必须结合临床表现。即使颅骨平片未发现骨折线,如临床表现符合,亦应确定为颅底骨折。当骨折线经过额窦、筛窦、蝶窦和岩骨时,应注意是否伴发脑脊液漏,并警惕这类内开放性颅骨骨折有并发颅内感染的可能。另外阅片时还要注意颅底骨折的间接征象,如颅底骨折脑脊液漏可出现鼻窦和(或)乳突积液表现,窦腔混浊,密度增高。鼻窦或乳突损伤,可于颅骨周围或颅内出现气体。颅内积气如果不是穿入骨折,则属内开放骨折。

(二)颅脑CT扫描

CT扫描采用观察软组织和骨质的两种窗位,有利于发现颅骨平片所不能发现的骨折,尤其是颅底骨折。CT扫描可显示骨折缝隙的大小、走行方向,同时可显示与骨折有关的血肿,受累肿胀的肌肉。粉碎性骨折进入脑内的骨片也可通过CT扫描三维定位而利于手术治疗。CT扫描还是目前唯一能显示出脑脊液漏出部位的方法。Bruce报道平扫定位率达50%,如采用碘剂脑池造影CT扫描则可达69%。扫描时应注意不同部位采用不同方法,额窦最好应用轴位,筛窦、蝶窦及中耳鼓室盖部的骨折观察一般采用冠状扫描。应注意的是如果有损伤脊髓的情况存在,不宜采用冠状扫描。

八、诊断

一般情况下,根据头外伤史,临床查体及X线检查(包括X线平片和CT扫描)不难做出诊断。对于颅骨骨折,因其有典型的临床征象,在没有特殊检查的情况下,可依临床征象做出诊断。

九、治疗原则与措施

(一)颅盖部线形骨折

闭合性颅盖部单纯线形骨折,如无颅内血肿等情况,不需手术治疗,但应注意观察颅内迟发性血肿的发生。开放性线形骨折,如骨折线宽且有异物者可钻孔后清除污物咬除污染的颅骨以防术后感染,如有颅内血肿按血肿处理。

(二)凹陷骨折

凹陷骨折的手术指征:①骨折片下陷压迫脑中央区附近或其他重要功能区,或有相应的神经功能障碍者;②骨折片下陷超过1 cm(小儿0.5 cm)或因大块骨片下陷引起颅内压增高者;③骨折片尖锐刺入脑内或有颅内血肿者;④开放性凹陷粉碎骨折,不论是否伴有硬脑膜与脑的损伤均应早期手术。位于静脉窦区凹陷骨折应视为手术禁忌证,以防复位手术引起大量出血。

1.闭合性凹陷性骨折

可根据骨折的部位、大小、颅内有无血肿选用不同的方法,对范围较少且远离静脉窦的凹陷骨折,选用直切口或弧形切口,显露骨折区域,在骨折凹陷裂纹旁钻一孔,用骨撬将陷入的骨片掀起,对凹陷范围较大骨折片尚未游离整复困难者或伴颅内血肿,可采用取骨瓣法,用加压或锤击法整复。对于小儿的颅骨骨折,为避免影响脑的发育,应积极采用手术复位。对新生儿的颅骨骨折应尽可能采用非手术复位方法,最简单适用的方法是应用胎头吸引器复位。当胎头吸引器复位失败或有颅内血肿或头皮下有脑脊液潴留时,采用手术复位。

2.开放性凹陷骨折

必须彻底清创,用生理盐水反复冲洗伤口,清除血块与异物,切除无生活能力的头皮、骨片、脑膜与脑组织等,必要时可延长切口,用牵开器拉开以显露骨折处,在摘除碎骨片时,手法应轻柔,对难以取出的骨片,切不可暴力扭转拉出,与骨膜相连的骨片应尽量保留。骨折片陷入超过2 cm者,多有硬脑膜破裂,此时可根据颅内有无血肿及脑组织挫裂伤的程度决定是否扩大骨窗,清除血肿及破碎的脑组织,最后缝合修补硬脑膜。硬脑膜未破裂者,除有硬膜下出血外,一般不可轻易切开,以免导致颅内感染。

(三)颅底骨折

原则上采用非手术对症治疗,颅骨骨折本身无特殊处理,为防治感染,需应用抗生素。伴有脑脊液耳鼻漏者,应保持局部清洁,头高位卧床休息,禁止堵塞鼻孔、外耳道,禁行腰穿及用力擤鼻,并应用大剂量抗生素预防感染,大多数瘘口在伤后 1~2 周内愈合,1 个月以上不愈者,开颅修补硬脑膜裂孔。伴有脑神经损伤者,可注射维生素 B_1、B_6 及 B_{12} 和激素、血管扩张剂,也可行理疗针灸。视神经受骨片或血肿压迫者,应及时行视神经减压术,但对外伤后即刻失明的患者多无效果。对伤后出现致命性大量鼻出血患者,需立即气管插管,排除气道内积血,使呼吸通畅,随即填塞鼻腔,压迫伤侧颈总动脉并迅速输液、输血必要时手术以抢救患者生命,颅后窝骨折伴延髓有受压损伤患者,应尽早气管切开,呼吸机辅助呼吸,颅骨牵引,必要时进行枕肌下减压术。

（闫固磊）

第六节　脊　髓　损　伤

脊髓损伤(spinal cord injury,SCI)为脊柱骨折脱位的严重并发症,通常导致严重的神经功能障碍和残疾。据报道,其年发病率为(12.1~57.8)/100 万。脊髓损伤最常见的受损水平是中低颈髓,这是脊椎活动最多的部位;其次是活动较多的胸腰段脊髓。

脊髓损伤造成的脊髓组织结构损害可分为原发性损害和继发性损害。细胞原发性死亡在损伤当时即已发生,由于机械暴力,如撕、扯、拉和挤压,直接作用于脊髓,使神经元细胞、神经胶质细胞和血管组织结构遭受即时不可逆的死亡。在原发性损伤发生后数分钟内,序贯激发级联反应,包括水肿、炎症、局部缺血、谷氨酸递质过度释放、细胞内游离钙离子超载和脂质过氧化作用等,导致可持续数天至数周的继发性细胞死亡,继而造成许多在原发性损伤后存活的神经元和神经胶质细胞死亡。

对于原发性损伤唯有预防,一旦发生便无有效的治疗方法。而由于继发性损伤是一种细胞分子水平的主动调节过程,其造成的脊髓损伤具有可逆性,应对其进行积极的治疗,它是有效地保存在原发性损伤后残存或不完全损伤的神经细胞的关键。

一、脊柱和脊髓损伤的急救程序

(一)病情评估

有严重车祸、高空坠落、重物压砸、撞击及火器伤等可致脊柱、脊髓损伤的受伤史。伤情判断如下。

(1)脊柱骨折或脱位:受伤脊柱部位疼痛、肿胀、畸形,出现不能站立、翻身困难等功能障碍。

(2)脊髓损伤:脊髓损伤平面以下的运动和感觉减退或消失,排尿、排便功能障碍,高位截瘫,呼吸困难,甚至窒息,呼吸停止。

(二)急救处理

(1)如果存在气道损伤,应托起下颌而不是颈部过伸来使气道通畅(表 5-3),否则,适用于线性牵引和气管插管。如患者存在自主呼吸,经鼻较经口气管内插管更容易。如果可能,避免行环甲膜切开,切开将来会影响脊柱前方的稳定性。中段颈髓损伤引起呼吸衰竭并不常见,但后期易引起呼吸肌疲劳,如合并头面部损伤则很可能引起急性呼吸衰竭。总之,通气必须确保血液氧合充分。

表 5-3　脊髓损伤患者的气道管理指南

首要原则是确保快速控制气道,使神经功能损伤的风险降到最低
气道管理要考虑患者的受伤的特点和操作者的技能和经验
需要紧急进行气道插管的患者,不能配合操作的,在进行喉镜检查和气管插管前应给与镇静处理
当患者较配合,并不需要紧急插管的患者,可在清醒状态纤维镜引导下进行经鼻或口气道内插管
镇静处理时应避免使血压降得过低,必要时可给予血管升压药物和补液处理
如脊髓损伤超过 24 小时,禁用琥珀酰胆碱类药物

(2)治疗休克。低血容量或心源性低血压,主要由于外周交感神经抑制、心脏前负荷降低和迷走神经紧张所致。

(3)凡怀疑脊柱、脊髓损伤者,尤其怀疑颈椎损伤者,均必须常规用颈托固定颈部。急性脊髓损伤,必须采用铲式担架或其他硬板担架搬运,并对患者采用全身固定措施。

(4)呼吸困难者,应及时行环甲膜穿刺或切开,亦可气管切开,用便携式呼吸机或简易呼吸器维持呼吸功能。必要时吸痰,防止窒息。注意气管内插管可能加重颈髓损伤,可行经鼻气管插管以避免颈椎的移动,但患者须有自主呼吸(表 5-4)。

(5)尽早(<8 小时)进行大剂量甲强龙冲击和亚低温等治疗。

表 5-4　脊髓损伤患者气管插管的指征

气道损伤因素	$PaO_2 < 8.0$ kPa(60 mmHg)或吸氧状态下
水肿	PaO_2 明显下降
昏迷	$PaCO_2 > 8.0$ kPa(60 mmHg)
咽后壁血肿	合并脑外伤
增加误吸风险的因素	GCS<8 分
呼吸衰竭	颅内压增高
最大肺活量<15 mL/kg	脑疝
呼吸做功增加	

(三)转送注意事项

(1)必须采用正确的搬运方法:在头部两侧放置沙袋,保持颈部中立位,用颈托固定,并将患者全身固定在硬质担架上。

(2)确保呼吸道通畅,必要时吸痰,防止窒息。

(3)保持静脉通道通畅。

(4)心电、血氧监护。

(5)途中严密监控患者的意识、呼吸、心率、血压及体位等变化。

(6)迅速就近转运至有条件救治的大型综合医院。

二、脊髓损伤的诊断要点

(1)脊髓损伤多数由于外界的暴力直接或间接作用于脊柱引起椎体骨折、脱位、关节突骨折或脱位、附件骨折、椎间盘脱出、黄韧带皱褶或外力(如交通事故、高处坠落、建筑物倒塌、坑道塌方和体育运动)作用于身体其他部位再传导至脊柱,使之超过正常限度地屈伸、伸展、旋转、侧屈、垂直压缩或牵拉致脊髓受压和损伤。

(2)伤后立即出现损伤平面以下的运动、感觉和括约肌功能障碍,也可表现为伤后数分钟到数小时后神经症状加重,此为继发性脊髓损伤(如脊髓水肿、血管破裂、血管痉挛和血栓形成等引起脊髓缺血)。

(3)脊髓震荡为完全神经功能障碍,经数分钟和数小时后恢复正常。

(4)脊髓休克:损伤水平以下感觉完全消失,肢体弛缓性瘫痪、尿潴留、大便失禁、生理反射消失、病理反射阴性。度过休克期,症状逐渐好转需 2~4 周。

(5)脊髓完全损伤:脊髓损伤水平呈下运动神经元损伤表现,损伤水平以下为上运动神经元损伤表现。

(6)脊柱、脊髓损伤的 X 线平片检查应摄正侧位和双斜位片,注意观察脊柱的对线、顺列、椎体、附件和椎间隙的变化情况。

(7)CT 扫描于轴位观察椎管形态,有无骨折片突入,间盘以及脊髓的情况,MRI 对了解脊髓有无受压、肿胀或出血更为有利。

(8)躯体感觉诱发电位对了解脊髓功能有利,不同时间检查可以了解脊髓损伤的程度和恢复状况。

三、脊髓损伤的临床分类

(一)根据损伤程度分类

1.完全性脊髓损伤

损伤平面以下深、浅感觉完全丧失,肌肉完全瘫痪,浅反射消失,大、小便潴留。以上体征持续到脊髓休克期已过,出现由弛缓性瘫痪变为肌张力增高、腱反射亢进、病理反射阳性的痉挛性瘫痪,同时损伤平面脊髓节段所支配的区域仍表现弛缓性瘫痪。

2.不完全性脊髓损伤

损伤平面以下尚保留部分功能,又可分为以下几类。

(1)中央型脊髓损伤综合征:该综合征只发生在颈髓损伤,感觉及运动均为不完全性损害,骶部感觉未受损,运动瘫痪上肢重于下肢,手部最重,多伴有括约肌障碍。亦可见仅累及双上肢或单上肢的急性颈髓中央损伤,又称挥鞭样损伤。此型损伤的机制是因颈椎过伸性损伤导致脊髓中央灰质和内侧白质出血坏死,或根动脉及脊髓前动脉供血障碍,使之支配的灰质前柱、侧柱及皮质脊髓束、脊髓丘脑束等组织缺血、缺氧。中老年颈椎病变及椎管狭窄者更易发生。其恢复顺序是下肢运动功能-膀胱功能-上肢运动功能,本综合征一般预后较好。

(2)脊髓半切损伤综合征:系一侧脊髓损伤。表现为同侧运动丧失,出现痉挛性瘫痪,深反射亢进,有病理反射,同侧本体感觉、振动觉及触觉丧失,感觉过敏;损伤对侧痛、温觉消失,但触觉不受影响。若脊髓损伤平面在 T_1、T_2,同侧头面部可出现血管运动障碍,也可以出现 Horner 综合征。腰骶髓一侧损伤不产生本综合征,因为在此处脊髓各节段紧密连接,感觉传导束纤维很少能在病变以下达到对侧,故病变在同侧。

(3)前脊髓综合征:脊髓前侧受损,包括全部灰质及中部以前的白质,损伤平面以下运动丧失为主,浅感觉如痛、温觉减退或丧失;后索白质保存,即深感觉、本体感觉存在。多见于爆裂骨折,亦可见于后伸损伤,可由椎间盘突出压迫脊髓前动脉导致脊髓前部缺血受损引起。

(4)后脊髓综合征:表现损伤平面以下的深感觉、振动觉、位置觉丧失,而痛、温觉和运动功能完全正常。多见于椎板骨折,少数患者出现锥体束征。

(5)脊髓圆锥综合征:系骶髓段相当于 S_1 椎体节段损伤,此处圆锥与骶神经根均受损时截瘫平面在 S_1 损伤平面以下运动功能丧失,呈弛缓性瘫痪,痛温觉功能丧失,触觉存在。当仅损伤圆锥时,则支配下肢感觉及运动的神经均可存在,跟腱反射可消失,仅会阴、骶区感觉障碍与运动包括尿道括约肌、肛管括约肌、膀胱逼尿肌等瘫痪。

(6)马尾综合征:脊髓在 S_1 以下缩小呈圆锥形,形成脊髓圆锥,以下主要为马尾神经。严重的骨折错位才能引起马尾神经挫伤或断裂,损伤后其瘫痪症状多不完全。轻度损伤时可以完全恢复,如完全断裂则其分布区出现肌肉的弛缓性瘫痪,腱反射消失。马尾神经损伤后,膀胱括约肌障碍不易恢复。

3.暂时性神经功能抑制

如脊髓震荡伤,是由于脊髓神经细胞受强烈刺激而发生超限抑制,脊髓功能暂时处于生理停滞状态。大体标本上看不到明显的器质性改变或仅有轻度水肿。光镜下无明显解剖结构改变。伤后早期表现为损伤平面以下完全性弛缓性瘫痪,3～6 周完全恢复,不留任何神经系统后遗症。

(二)根据解剖学分类

1.颈髓损伤

(1)上颈髓损伤($C_{1\sim4}$):上颈髓为延髓的延续。损伤后因波及呼吸中枢或膈肌麻痹而致呼吸麻痹、呼吸困难,可迅速致命;存活者损伤平面以下四肢呈痉挛性瘫痪;伴有延髓受损者表现血管运动和其他内脏功能严重紊乱。

(2)中颈髓损伤($C_{5\sim7}$):为颈膨大部。表现为四肢瘫痪,上肢弛缓性瘫痪,肩胛抬高上臂外展,前臂内收,下肢呈痉挛性瘫痪。

(3)下颈髓损伤($C_8\sim T_1$):为颈髓和胸髓的连续部分,属颈膨大的下端,主要表现为下肢瘫痪及手的小肌肉变化。

2.胸腰髓损伤($T_2\sim L_2$)

大部分由胸椎骨折、脱位造成,损伤平面以下的运动、感觉、膀胱和直肠功能障碍,早期下肢呈弛缓性瘫痪,反射消失或减弱,后期呈痉挛性瘫痪。

3.腰骶段(圆锥)及马尾损伤

本节段损伤包括 L_3 以下腰椎骨折、骶骨骨折、脱位致圆锥和马尾损伤,马尾神经损伤大多为不完全性瘫痪。此节段损伤常出现圆锥综合征和马尾综合征。

四、Frankel 功能评估分级

1967 年最初由 Frankel 提出,1992 年经美国损伤学会(ASIA)修订,目前是对 SCI 的伤情和预后的经典评定标准。

(1)完全性:无任何运动和感觉功能,无肛门反射。

（2）不完全性：仅保留损伤水平以下的感觉功能，但无运动功能，可有肛门反射。

（3）不完全性：损伤水平以下保留部分运动功能，但其关键肌的肌力小于3级。

（4）不完全性：损伤水平以下保留部分运动功能，但其关键肌的肌力不小于3级。

（5）运动和感觉功能：正常，可有病理反射。

五、脊髓损伤的鉴别诊断

（一）完全性脊髓损伤和脊髓休克的鉴别

脊髓休克为脊髓功能上短时间的可逆性损害，临床表现与完全性脊髓损伤相似，但两者处理方法迥然不同，两者应从以下几点鉴别。

（1）一般脊髓休克在伤后24小时后逐渐出现，最长持续3~6周。

（2）脊髓休克时，肛门反射可保留。脊髓休克结束后，反射活动最早恢复的是足趾反射或球海绵体反射。一般规律为：反射活动恢复是从骶段向头部方向发展。因此，跟腱反射恢复多早于腱反射恢复。脊髓损伤平面以下脊髓反射活动的恢复是脊髓休克结束的标志。

（二）脊髓完全性横贯与不完全横贯损伤的鉴别

见表5-5。

表 5-5　脊髓完全性横贯与不完全横贯损伤的鉴别

损伤情况	下肢畸形	下肢位置	巴宾斯基征	全部反射	肌张力	感觉改变
完全横贯	屈曲、恢复胚胎原始状态	稍屈曲	常为各趾跖屈	下肢任何部位均可引出	大部增高，少部减少	完全消失
不完全横贯	伸直，如防御反射	伸直	各趾背伸、巴宾斯基征阳性	膝上不能引出	增高	部分消失

（三）上、下运动神经元瘫痪的鉴别

见表5-6。

表 5-6　上、下运动神经元瘫痪的鉴别

瘫痪类型	瘫痪范围	肌张力	肌萎缩	病理反射	皮肤营养障碍	腱反射	锥体束征	肌电图
上运动神经元	以整个肢体瘫痪为主	增高	轻微	有	多无	亢进	阳性	神经传导正常，无失神经电位
下运动神经元	以肌肉或肌群瘫痪为主	降低	明显，早期即出现	无	多有	减退或消失	阴性	神经传导异常，有失神经电位

六、脊髓损伤的外科治疗

尽管实验研究不断取得进展，干细胞治疗的研究是当前的热点课题，但目前临床上仍没有能确实有效的促进脊髓再生的可行方法。

临床上，脊髓损伤的治疗原则是：争分夺秒，尽早治疗；维持脊柱稳定，整复脊柱骨折脱位；综合治疗；防治并发症；功能重建与康复。

（一）脊髓损伤椎管减压的手术治疗

1.前路减压术

适用于脊髓损伤伴有椎间盘突出或碎骨块突入椎管压迫脊髓前方者。前路减压术越早越好，应尽可能在发现压迫的 8 小时内手术，伤后 5～8 天因脊髓水肿手术效果不佳，伤后 2 周若脊髓压迫持续存在，亦可行前路减压，其恢复率约为 20%。

2.侧方减压术

适用于胸椎或胸腰椎损伤从椎管前方压迫脊髓者。因胸椎管相对狭小，手术中操作应更轻柔、耐心，以免加重脊髓损伤。

3.后路减压术

适应证有：①椎板骨折下陷或脱位前移，压迫脊髓后方者。②原有颈椎病且呈多节段、椎管狭窄、脊髓受压症状迅速恶化。③下腰椎骨折脱位或有马尾损伤。④有硬膜外出血，需行血肿清除。⑤不完全性损伤在观察过程中进行性加重。⑥闭合牵引复位后症状无好转，经检查椎管内仍有来自后方的骨折片和软组织压迫。⑦在开放复位时发现椎板、棘突损伤严重，碎骨块进入椎管或有进入椎管的危险时，应同时做椎板切除减压。⑧钝器或火器伤，疑有椎管内致压物者。

椎板切除范围应以损伤节段为中心，减少不必要的结构丧失和暴露，以免加重脊柱不稳定性甚至导致畸形，必要时可减压同时行椎管成形术。

（二）脊髓损伤的药物治疗

急性脊髓损伤主张使用大剂量甲泼尼龙治疗。伤后 8 小时内开始使用，首剂 30 mg/kg，继之5.4 mg/(kg · h)，维持伤后给药 24～48 小时。另外可应用甘露醇、呋塞米减轻脊髓水肿。

七、脊髓损伤急重并发症的处理

（一）排尿障碍

排尿中枢位于圆锥和 $S_{2\sim4}$ 神经根，通常位于第一腰椎水平。排尿中枢以上的脊髓损害由于截断了大脑和排尿中枢的联系，相当于反射性膀胱，表现为可以排尿，但不受意识控制，排尿不完全，可以有残余尿，当下肢某一部位受到一定刺激，可以引起排尿。排尿中枢的损伤引起的排尿障碍为下运动神经元损伤，相当于自律性膀胱，表现为尿道外括约肌松弛，腹肌用力或挤压下腹部可排出尿液，排尿后往往膀胱内仍有较多残余尿，易引起尿路感染。

治疗主要是针对尿液的引流和感染的防治。脊髓损伤早期以留置导尿为好，既可防止膀胱过度膨胀，又便于观察尿量。康复期对于完全不能排尿、排空，残余尿大于 100 mL 尿失禁的患者可采用间歇导尿，有利于训练排尿功能和预防泌尿系统感染，每 4～6 小时导尿一次，不留置尿管。

（二）呼吸障碍

颈髓损伤后，位于脑干、延髓网状结构的呼吸中枢下行传导束丧失功能，呼吸的自主节律和深度因不能自主而出现呼吸障碍。$C_{3\sim5}$（主要 C_4）组成支配膈肌的膈神经丧失功能，使膈肌的运动受限。自主神经系统紊乱，副交感神经功能活跃可导致气管、支气管内壁分泌物增多，如患者体位不妥，分泌物难以排除，亦可加重呼吸障碍。

治疗以改善呼吸道通畅，排出分泌物和防止肺内误吸为主要目的。在 $C_{3\sim5}$ 水平以上的损伤，如早期无法判断完全或不完全瘫痪，患者肺活量低于 500 mL 者，应行气管切开术。如经对症处置后血气结果和临床症状仍不能改善者，应及时使用机械通气，以防止急性呼吸衰竭和心搏骤停。

（三）脊髓损伤后疼痛综合征

脊髓损伤后疼痛指损伤平面的神经根和脊髓本身的病理改变，导致临床表现剧烈疼痛，其疼痛性质可为钝痛、针刺样痛、抽搐痛、灼性痛和幻觉痛。

对于轻度疼痛可服用止痛药对症治疗。如出现顽固性剧烈疼痛，频繁发作，应行手术治疗。如发现神经根受到破裂的椎间盘或骨折碎片压迫，行椎板切除减压或椎间盘摘除椎体融合术，多能解决问题，亦可行选择性切除引起疼痛的神经后根和神经根的粘连松解。

（四）脊髓损伤其他常见并发症

如压疮、肠道功能障碍、体温调节障碍、异位骨化、自主神经过反射、深静脉血栓形成和性生活障碍等均应引起足够的重视，并做相应处置。

（孙　彬）

第七节　臂丛神经损伤

一、解剖概要

臂丛神经是支配上肢的重要神经，由第 5～8 颈神经及第 1 胸神经组成（$C_{5\sim8}$ 及 T_1），有时第 4 颈神经、第 2 胸神经（C_4、T_2）也参加组成臂丛神经。这些神经根出椎间孔后，在前斜角肌与中斜角肌之间穿出，组成臂丛神经干。C_5、C_6 合成上干，C_7 伸延成中干，C_8、T_1 合成下干。三个干向外下移行到锁骨中 1/3 后方，各自分成前后两股。三个后股又合成后束，上、中干的前股合成外侧束，下干的前股单独形成内侧束。这三个束分别伸延到腋动脉的后、外和内方，并以此而命名。从各束发出上肢各条神经，自后束发出腋神经和桡神经，外侧束发出肌皮神经和正中神经外侧头，内侧束发出正中神经内侧头、尺神经、臂内侧皮神经和前臂内侧皮神经。正中神经的外侧头和内侧头合成正中神经。

二、损伤机制

成人臂丛损伤大多数发生于摩托车或汽车车祸中的牵拉性损伤，如从摩托车摔下，头部或肩部撞击障碍物或地面，使头肩部呈分离姿势，臂丛受到牵拉过度性损伤，轻者神经震荡、暂时性功能障碍；重者神经轴突断裂、神经根干部断裂；最重者可引起 5 个神经根自脊髓发生处断裂，似"拔萝卜"样撕脱，完全丧失功能。重物压砸于肩部，上肢不慎被机器、运输带卷入也可造成臂丛损伤。新生儿臂丛损伤则见于母亲难产时（婴儿体重一般超过 4 kg），头先露出，使用头胎吸引器或使用产钳，致婴儿头与肩部分离，过度牵拉而损伤臂丛，多为不完全损伤。

三、临床表现与诊断

臂丛损伤后，其相应神经分支所支配的肌瘫痪、皮肤感觉区麻木。如 C_5 根损伤主要出现肩外展障碍、三角肌萎缩、肩关节半脱位等；C_6 根损伤则表现屈肘障碍、肱二头肌萎缩；单独 C_7 根损伤仅出现拇、示指指腹麻木、肱三头肌肌力减弱；C_8 根损伤出现屈指肌萎缩与功能障碍；T_1 根损伤出现手内肌萎缩与功能障碍。臂丛损伤的临床诊断,主要依据外伤史、特有症状与体征等,一般分为上臂丛损伤($C_{5\sim7}$)、下臂丛损伤(C_8、T_1)和全臂丛损伤。若为全臂丛损伤,整个上肢肌肉瘫痪、肌张力低,除上臂内侧以外的上肢感觉丧失,腱反射消失外,还可出现 Horner 综合征,晚期肌萎缩明显。辅助检查包括电生理学和影像学检查(CTM、MRI)等。

四、治疗

臂丛损伤的治疗目的在于减少永久性残疾,恢复或改进上肢功能。由于臂丛损伤的病理程度不同,要求定期复查、准确记录神经肌的功能状态与恢复情况。一般神经震荡伤者多在 3 周内恢复功能;轴突断裂伤者多在 3 个月内开始恢复功能且不断进步,可继续观察。相反若 3 个月内未见功能恢复,考虑为神经断裂伤,或影像学诊断为根性撕脱伤,宜早期进行臂丛手术探查。对臂丛神经连续性存在的损伤,可行神经内、外松解术,神经断裂者行神经缝合或神经移植术;对臂丛根性撕脱伤,应施行神经移位术,以修复重建重要的肩外展、屈肘、手指屈伸等运动功能以及手部的感觉功能。移位神经包括膈神经、副神经、颈丛神经支、肋间神经及健侧 C_7 神经,可恢复一定的神经功能。近年来,选择性神经束移位术、双重游离肌移植重建术等提高了臂丛损伤的治疗效果;对于晚期臂丛损伤或早期手术治疗失败者,可酌情按残存的肌情况行肌移位或关节融合术,以改善功能。

臂丛神经损伤后,应按上肢各肌瘫痪及感觉障碍情况,分析其损伤部位及范围,做好记录,定期复查,观察神经恢复情况。一般 3 个月内肌力仍不断恢复,可继续观察。若在此期间毫无恢复,可以考虑手术探查。尤其是肩胛背神经和胸长神经仍有功能,即损伤部位在根部的远侧方时,宜早期手术探查,进行神经吻合、松解或神经移植术。近年来,对从颈髓抽出的臂丛根部近端损伤者,亦有采用膈神经、副神经、肋间神经、颈丛神经及健侧 C_7 神经移位缝接到神经根断裂的远端上的方法进行修复,可获不同程度的效果。晚期或根部的臂丛神经损伤无法进行手术修复时,可按残存的肌情况作肌腱移位或关节融合术,以改善其功能。

(闫固磊)

第八节　神经干损伤和嵌压

一、正中神经

(一)解剖概要

正中神经由臂丛外侧束的正中神经外侧头与内侧束的正中神经内侧头合成,位于腋动脉的浅面;下行于上臂内侧逐渐转向肱动脉的内侧,在上臂并无分支;在肘部通过肱二头肌腱膜下穿过旋前圆肌的肱骨头与尺骨头之间进入前臂,至前臂中部位于指浅屈肌与指深屈肌之间下行;在前臂下部逐渐走向浅面,位于桡侧腕屈肌与掌长肌之间,通过腕横韧带深面的腕管进入手掌;在肘部分出肌支支配旋前圆肌;在前臂上部有很多肌支,支配除尺侧腕屈肌及环指、小指指深屈肌以外的所有前臂屈肌;在手掌部支配拇短展肌、拇对掌肌、拇短屈肌的浅头以及第 1、第 2 蚓状肌;在感觉方面支配手掌桡侧 3 个半手指。

（二）临床表现

肱骨髁上骨折偶可引起正中神经挤压性损伤，骨折复位后往往能自行恢复。在前臂下部和腕部正中神经比较浅表，易被锐器损伤。临床上在前臂上部受伤后，受该神经支配的肌活动功能和皮肤感觉除旋前圆肌外全部消失，包括拇、示、中指不能屈曲，拇指不能外展和对掌。若在腕部受伤，前臂肌功能良好，只有拇指外展和对掌功能障碍。

（三）治疗

正中神经损伤后可作短期观察。若无恢复宜早期手术探查，确定损伤性质进行必要的修复手术，一般可行神经外膜缝合术。对于前臂下 1/3 段远侧方的断裂，因其运动与感觉神经部分已集中成束，可考虑作束膜缝合术。

二、桡神经

（一）解剖概要

桡神经发自臂丛后束，在腋动脉后方，经过肩胛下肌、大圆肌和背阔肌的浅面斜向上肢后方，绕过肱骨后面的桡神经沟到肱骨中部外侧，于肱骨中下 1/3 交界处穿过外侧肌间隔。此处桡神经紧贴肱骨，骨折时最容易受损。支配肱三头肌三个头的肌支，主要是从肱骨中 1/3 以上的桡神经分出，其中肱三头肌长头的肌支是从腋部的桡神经分出，故肱骨干骨折合并桡神经损伤时，肱三头肌的功能可保存。桡神经在肱三头肌外侧头的外缘，穿过外侧肌间隔于肱肌与肱桡肌之间转向肘前方，又分成深、浅两支。深支通过旋后肌并绕过桡骨进入前臂的背侧；浅支沿肱桡肌下行，最后到达腕部背侧。桡神经在上臂支配肱三头肌、肘肌、肱桡肌、桡侧腕长伸肌和肱肌。深支在前臂支配除桡侧腕长伸肌以外的前臂所有伸肌；浅支支配腕、手背部桡侧及桡侧 2 个半或 3 个半手指皮肤的背侧感觉。

（二）临床表现

桡神经损伤多数是肱骨干骨折所引起。临床上产生垂腕、垂指、前臂旋前畸形，手背侧尤以虎口部皮肤有麻木区。桡骨头脱位可引起桡神经深支损伤，但由于桡侧腕长伸肌的功能尚存在，故无垂腕畸形，亦无虎口背侧皮肤感觉丧失。

（三）治疗

桡神经损伤多属挤压伤，但亦有断裂者。一般可先将骨折、脱位闭合复位，观察 2～3 个月，若肱桡肌功能自行恢复可继续观察；若无恢复宜早期手术探查，行神经修复手术。术中桡神经受压而神经未断裂者可行神经松解术；如神经中断，可切除神经瘤行神经外膜缝合术；若断裂水平位于上臂下 1/3 段及其远侧方，因其深、浅支已形成，运动与感觉束已分开，故最适宜行束膜缝合术；若神经无法修复或修复后无恢复或恢复不良者，可考虑将腕屈肌腱和旋前圆肌等移位到背侧、缝接到腕伸、指伸及拇伸肌腹上，恢复伸腕、伸指及伸拇功能。

三、尺神经

（一）解剖概要

尺神经来自臂丛神经的内侧束，在上臂内侧沿肱动脉内侧下行至上臂中部渐渐转向背侧；经肱骨内上髁后方的尺神经沟，再穿过尺侧腕屈肌肱骨头与尺骨头之间进入前臂背侧；在前臂上部位于尺侧腕屈肌之深面及指屈深肌的浅面逐渐转入前臂掌侧，至前臂中部与尺动脉伴行；到前臂下部沿尺侧腕屈肌腱桡侧而下，至腕部绕过豌豆骨桡侧在腕横韧带浅面入手掌。

尺神经在上臂无分支,在肘关节附近分出两个肌支,支配尺侧腕屈肌及第4、5指的指深屈肌。在手部支配小鱼际肌群、全部骨间肌、第3、4蚓状肌、拇收肌和拇短屈肌的深头。皮肤感觉支支配手背部尺侧2个半或1个半手指。

(二)临床表现

尺神经受伤后,除手部尺侧皮肤感觉消失外,另有环、小指掌指关节过伸,指间关节屈曲呈爪形、拇指不能内收、其他四指不能外展及内收。

(三)治疗

尺神经修复的效果比较差,高位损伤疗效更差。因尺神经支配的肌大部分为细小的手的内在肌,易萎缩变性,不易恢复功能。自从采用显微外科技术修复神经术后其疗效有所提高,尤其是前臂下1/3段远侧方的断裂,其运动与感觉神经已集中成束,采用束膜缝合术对早期病例效果明显提高,亦可恢复小肌的功能。

四、股神经

股神经起自腰丛,由$L_{2\sim4}$神经纤维组成,支配股四头肌。伤后可以由于臀大肌、腓肠肌、阔筋膜张肌、股薄肌的作用,伤者仍能伸直膝关节并保持关节稳定,因而容易漏诊。

股神经损伤时,应详细检查股四头肌的功能情况,应根据受伤性质、伤口部位、膝关节伸直情况(强度、有无抗阻力)作出诊断。一旦确诊应尽早进行手术探查,神经断离时应予一期修复。运动功能恢复不佳时可采用股二头肌(或与半腱肌一起)转位替代股四头肌进行重建。

五、坐骨神经、胫神经与腓总神经

坐骨神经起自骶丛,由L_4、L_5和$S_{1\sim3}$脊神经纤维组成,在坐骨切迹处出盆腔进入臀部,行至大腿后侧的大转子与坐骨结节之间,然后沿股骨后侧、股二头肌和半腱肌、半膜肌之间下行至大腿下1/3处分为胫神经和腓总神经。在腘部胫神经与腘动、静脉伴行,然后沿胫后动、静脉下行至内踝后下方转入足底。腓总神经在腘窝外侧沿股二头肌腱内侧向下绕过腓骨颈进入小腿前外侧下行至足背。

坐骨神经损伤多为骨盆骨折、髋关节后脱位时挫伤或注射性损伤(机械损伤或药物损伤),较少为开放性损伤。坐骨神经若在骨盆出口处损伤,则膝关节的屈肌、小腿和足部全部肌均瘫痪,大腿后侧、小腿后侧、外侧及足部全部感觉消失,足部出现神经营养缺乏性改变。

股骨髁上骨折及膝关节脱位时易损伤胫神经,引起小腿腓肠肌、比目鱼肌、屈趾肌及足底部肌瘫痪和足部感觉消失。

腓骨小头或腓骨颈骨折可损伤腓总神经,引起小腿伸肌及腓骨长、短肌瘫痪及小腿前外侧和足背部的感觉丧失,临床出现足下垂。

下肢神经因其行程较长,所支配的肌往往在神经再生到达该肌之前已发生纤维化,故其高位损伤(坐骨神经)时预后较差。如神经无法修复或修复后功能恢复不良,可考虑作肌腱移位或关节固定术以矫正畸形,改善功能。对于胫神经和腓总神经低位损伤的修复手术,效果较好。

(闫固磊)

第六章　神经外科感染性疾病

第一节　脑　脓　肿

脑脓肿是指各种病原菌侵入颅内引起感染,并形成脓腔,是颅内一种严重的破坏性疾患。脑脓肿由于其有不同性质的感染、又生长于不同部位,故临床上表现复杂,患者可能是婴幼儿或老年,有时有危重的基础疾病,有时又有复杂的感染状态。因此,对脑脓肿的判断,采用什么方式治疗,以何种药物干扰菌群等,许多问题值得探讨。

一、流行病学趋向

在 21 世纪开始之初,有人将波士顿儿童医院的神经外科资料,对比了 20 年前脑脓肿的发病、诊断和疗效等一些问题,研究其倾向性的变化。他们把 1981—2000 年的 54 例脑脓肿病例和 1945—1980 年的病例特点进行了比较,发现婴儿病例从 7% 增加到 22%,并证实新出现以前没有的枸橼酸杆菌和真菌性脑脓肿,前者现在见于新生儿,后者则是免疫抑制患者脑脓肿的突出菌种。过去的鼻窦或耳源性脑脓肿从 26% 下降到现在的 11%,总的病死率则呈平稳下降,从 27% 降至 24%。

过去罕见的诺卡菌脑脓肿、曲霉菌脑脓肿发病率也有增加,而艾滋病(AIDS)患者的神经系统弓形虫病则报道更多,其中少数也形成脑脓肿,甚至多发性脑脓肿,这表明一些原属于机会性或条件性致病菌(病原微生物)现在变得更为活跃。另一方面,在广谱抗生素和激素的广泛使用中,耐药人群普遍增加,同时,由于大量消耗病、恶性病患者的免疫功能受损,吸毒人群增加等,脑脓肿的凶险因素在增加,脑脓肿菌群变化的概率也在上升。

二、病原学

(一)脑脓肿病菌的变化

脑脓肿的病原生物虽有细菌、真菌和原虫,但主要病原是细菌。在过去 50 年中,脑脓肿的致病菌有较大的变化,抗生素应用以前,金黄色葡萄球菌占 25%～30%,链球菌占 30%,大肠埃希菌占 12%。20 世纪 70 年代,葡萄球菌感染下降,革兰氏阴性杆菌上升,细菌培养阴性率达 50%

以上,认为此结果与广泛应用抗生素控制较严重的葡萄球菌感染有关。国内的这方面变化也类似,天津科研人员调查,1980－2000年的细菌培养阳性率依次为链球菌32％,葡萄球菌29％,变形杆菌28％,与1952－1979年的顺序正好相反,这主要与耳源性脑脓肿减少有关。

其次,20世纪80年代以来厌氧菌培养技术提高,改变了过去50％培养阴性的结果。北京研究人员曾统计脑脓肿16例,其中厌氧菌培养阳性9例,未行厌氧菌培养7例,一般细菌培养都阴性。厌氧菌培养需及时送检,注意检验方法。目前,实际培养阳性率仍在48％～81％。

(二)原发灶与脑脓肿菌种的关系

原发灶的病菌是脑脓肿病菌的根源。脑脓肿的菌种繁多,南非最近一组121例脓液培养出细菌33种,50％混合型。但各种原发灶的病菌有常见的范围,耳鼻源性脑脓肿以链球菌和松脆拟杆菌多见;心源性则以草绿色链球菌、厌氧菌、微需氧链球菌较多;肺源性多见的是牙周梭杆菌、诺卡菌和拟杆菌;外伤和开颅术后常是金黄色葡萄球菌、表皮葡萄球菌及链球菌(详见表6-1)。事实上,混合感染和厌氧感染各占30％～60％。

表6-1　原发灶、病原体、入颅途径及脑脓肿定位

原发灶、感染途径	主要病菌	脑脓肿主要定位
1.邻近接触为主		
(1)中耳炎、乳突炎;邻近接触;血栓静脉炎逆行感染	需氧或厌氧链球菌、松脆拟杆菌(厌氧)、肠内菌群	颞叶(多)、小脑(小)(表浅、单发多);远隔脑叶或对侧
(2)筛窦炎、额窦炎(蝶窦炎)	链球菌、松脆拟杆菌(厌氧)、肠内菌群、金黄色葡萄球菌、嗜血杆菌	额底、额板(垂体、脑干、颞叶)
(3)头面部感染(牙、咽等)	牙周梭杆菌、松脆拟杆菌(厌氧)、链球菌	额叶多(多位)
2.远途血行感染		
(1)先天性心脏病(心内膜炎)	草绿链球菌、厌氧菌、微需氧链球菌(金黄色葡萄球菌、溶血性链球菌)	大脑中动脉分布区(可见各种部位)深部,多发,囊壁薄
(2)肺源性感染(支气管扩张、脓胸等)	牙周梭杆菌、放线菌拟杆菌、星形诺卡菌	同上部位
(3)其他盆腔、腹腔脓肿	肠内菌群、变形杆菌混合	同上部位
3.脑膜开放性感染		
(1)外伤性脑脓肿	金黄色葡萄球菌、表皮葡萄球菌	依异物、创道定位
(2)手术后脑脓肿	链球菌、肠内菌群、梭状芽孢杆菌	脑脊液瘘附近
4.免疫源性脑脓肿		
(1)艾滋病、恶性病免疫抑制治疗等	诺卡菌、真菌、弓形虫、肠内菌群	似先心病
(2)新生儿	枸橼酸菌、变形杆菌	单或双额(大)
5.隐源性脑脓肿	链球菌、葡萄球菌、初油酸菌	大脑、鞍区、小脑

(三)病原体入颅途径和脑脓肿定位规律

1.邻近结构接触感染

(1)耳源性脑脓肿:中耳炎经鼓室盖、鼓窦、乳突内侧硬膜板入颅,易形成颞叶中后部、小脑侧叶前上部脓肿最为多见。以色列一组报道中提到,15年28例中耳炎的颅内并发症有8种,依次是脑膜炎、脑脓肿、硬膜外脓肿、乙状窦血栓形成、硬膜下脓肿、静脉窦周脓肿、横窦和海绵窦血栓形成。表明少数可通过逆行性血栓性静脉炎,至顶叶、小脑蚓部或对侧深部白质形成脓肿。

（2）鼻窦性脑脓肿：额窦或筛窦炎易引起硬膜下或硬膜外脓肿，或额极、额底脑脓肿。某医院1例小儿筛窦炎引起双眶骨膜下脓肿，后来在 MRI 检查发现脑脓肿，这是局部扩散和逆行性血栓性静脉炎的多途径入颅的实例。蝶窦炎偶尔可引起垂体、脑干、颞叶脓肿。

（3）头面部感染引起：颅骨骨髓炎、先天性皮窦、筛窦骨瘤、鼻咽癌等可直接伴发脑脓肿；牙周脓肿、颌面部蜂窝织炎、腮腺脓肿等可以通过面部静脉与颅内的吻合支；板障静脉或导血管的逆行感染入颅。斯洛伐尼亚1例患者换乳牙时自行拔除，导致了脑脓肿。

2.远途血行感染

（1）细菌性心内膜炎，由菌栓循动脉扩散入颅。

（2）先天性心脏病，感染栓子随静脉血不经肺过滤而直接入左心转入脑。

（3）发绀型心脏病，易有红细胞增多症，血黏度大，感染栓子入脑易于繁殖。此类脓肿半数以上为多发、多房，少数呈痈性，常在深部或大脑各叶，脓肿相对壁薄，预后较差。

（4）肺胸性感染，如肺炎、肺脓肿、支气管扩张、脓胸等，其感染栓子扩散至肺部毛细血管网，可随血流入颅。

（5）盆腔脓肿，可经脊柱周围的无瓣静脉丛，逆行扩散到椎管内静脉丛再转入颅内。最近，柏林1例肛周脓肿患者，术后1周出现多发性脑脓肿，探讨了这一感染途径。

3.脑膜开放性感染

外伤性脑脓肿和开颅术后脑脓肿属于这一类。外伤后遗留异物或脑脊液时，偶尔会并发脑脓肿，常位于异物处、脑脊液瘘附近或在创道的沿线。

4.免疫源性脑脓肿

自从1981年发现艾滋病的病原体以来，其普遍流行的程度不断扩大，影响全球。一些艾滋病患者继发的机会性感染，特别是细菌、真菌、放线菌及弓形虫感染造成的单发或多发性脑脓肿日渐增多，已见前述。这不仅限于艾滋病，许多恶性病和慢性消耗病如各种白血病、中晚期恶性肿瘤、重型糖尿病、顽固性结核病等，其机体的免疫力低下，尤其是在城市患者的耐药菌种不断增加，炎症早期未能控制，导致脑脓肿形成的观察上升。

5.隐源性脑脓肿

临床上找不到原发灶。此型有增加趋势。天津一组长期对照研究，本型已从过去10％上升到42％，认为与抗生素广泛应用和标本送检中采取、保存有误有关。一般考虑还是血源性感染，只是表现隐匿。另外，最近欧美、亚洲都有一些颅内肿瘤伴发脑脓肿的报道，似属隐源性脑脓肿。

鞍内、鞍旁肿瘤合伴脓肿，认为属窦源性；矢状窦旁脑肿瘤，暗示与窦有关；1例颞极脑膜瘤的瘤内、瘤周白质伴发脓肿，术后培养出 B 型链球菌和冻链球菌，与其最近牙槽问题有关，可能仍为血行播散；小脑转移癌伴发脓肿，曾有2例分别培养出初油酸菌、凝固酶阴性型葡萄球菌，其中1例，尸检证实为肺癌。

三、病理学基础

脑脓肿的形成因细菌毒力不同有很大差异。斯坦福大学的 Britt、Enrmann 等分别以需氧菌（α-溶血性链球菌）和厌氧混合菌群（松脆拟杆菌和能在厌氧条件下生长的表皮葡萄球菌）做两种实验研究，并以人的脑脓肿结合 CT 检查和临床进行系统研究。认为脑肿瘤的分期系自然形成，各期紧密相连而重点有别，但影响因素众多，及早而有效的药物可改变其进程。

(一)需氧菌脑脓肿 4 期的形成和发展

1.脑炎早期(1～3 天)

化脓性细菌接种后,出现局限性化脓性脑炎,血管出现脓性栓塞,局部炎性浸润,中心坏死,周围水肿,周围有新生血管,第 3 天 CT 强化可见部分性坏死。临床以急性炎症突出,卧床不起。

2.脑炎晚期(4～9 天)

坏死中心继续扩大,炎性浸润以吞噬细胞,第 5 天出现成纤维细胞,并逐渐成网包绕坏死中心。第 7 天,周围新生血管增生很快,围绕着发展中的脓肿。第 5 天 CT 扫描可见强化环,延迟 CT,10～15 分钟显强化结节。临床有缓解。

3.包囊早期(10～13 天)

10 天形成薄囊,脑炎减慢,新生血管达最大程度,周围水肿减轻,反应性星形细胞增生,脓肿孤立。延迟 CT 的强化环向中心弥散减少。

4.包囊晚期(14 天以后)

包囊增厚,囊外胶质增生显著,脓肿分 5 层:①脓腔;②成纤维细胞包绕中心;③胶原蛋白囊;④周围炎性浸润及新生血管;⑤星形细胞增生,脑水肿。延迟强化 CT 增强剂不弥散入脓腔,临床突显占位病变。

(二)厌氧性脑脓肿的三期

从厌氧培养的专门技术发现,脑脓肿的脓液中厌氧菌的数量大大超过需氧菌。松脆拟杆菌是最常见的责任性厌氧菌,是一个很容易在人体内形成脓肿和造成组织破坏的细菌。过去从鼻窦、肺胸炎症、腹部炎症所造成的脑脓肿中分离出此细菌,但最多是从耳源性脑脓肿中分离出来的,其毒力很大,显然不同于上述需氧性链球菌。

1.脑炎早期(1～3 天)

这一厌氧混合菌组接种实验动物后,16 只犬出现致命感染,是一种暴发性软脑膜炎,甚至到晚期都很重。其中 25% 是广泛性化脓性脑炎,其邻近坏死中心的血管充血及血管周围出血,或血栓形成,周围积存富含蛋白的浆液及脑炎早期的脑坏死和广泛脑水肿。

2.脑炎晚期(4～9 天)

接着是坏死,很快,脑脓肿破入脑室占 25%(4～8 天),病死率达 56%(9/16),这在过去链球菌性脑脓肿的模型中未曾见到,表明其危害性和严重性。

3.包囊形成(10 天以后)

虽然在第 5 天也出现成纤维细胞,但包囊形成明显延迟,3 周仍是不完全性包囊,CT 扫描证实,故研究人员在包囊形成阶段不分早晚期,研究的关键是失控性感染。另外,松脆拟杆菌属内的几个种,能产生 β-内酰胺酶,可以抗青霉素,应引起临床医师的重视。

四、临床表现

脑脓肿的症状和体征差别很大,与原发病的病情,脑脓肿的病期,脑脓肿的部位、数目,病菌的毒力,宿主的免疫状态均有关。

(一)原发病的变化

脑脓肿都是在常见原发病的基础上产生的,故在耳咽鼻喉、头面部、心、肺及其他部位的感染,或脓肿后出现脑膜刺激症状,就应提高警惕,特别应该引起重视的如原来流脓的中耳炎突然停止流脓,应注意发生有脓入颅内的可能性。

（二）急性脑膜脑炎症状

任何脑脓肿都是从脑膜脑炎开始，最早可表现为头痛伴发高热，甚至寒战等全身不适和颈部活动受限。突出的头痛可占 70%～95%，常为病侧更痛，局部叩诊时有定位价值，更多的是全头痛，药物难以控制。半数患者可伴颅内压增高，表现尚有恶心、呕吐，常有嗜睡和卧床不起。

（三）脑脓肿的局灶征

在脑脓肿取代脑膜脑炎的过程中，体温下降，精神好转，不过数天，因脓肿的扩大，又再次卧床不起。一方面头痛加重、视盘水肿、烦躁或反应迟钝；另一方面局灶性神经体征突出，50%～80% 出现偏瘫、语言障碍、视野缺损、锥体束征或共济失调的小脑病变特征。依脓肿所在部位突出相应额、顶、枕、颞的局灶征，少部分患者出现癫痫，极少数脑干脓肿可表现在本侧脑神经麻痹、对侧锥体束征，发生率依次为脑桥、中脑、延脑。近年增多的不典型"瘤型"脑脓肿可达 14%，过去潜伏 2 周的病期，可延缓至数月，大部分被误诊为胶质瘤，值得注意。

（四）脑脓肿的危象

1.脑疝综合征

脑疝是脑脓肿危险阶段的临界信号，都是脑脓肿增大到一定体积时脑组织横形或纵形移位，脑干受压使患者突然昏迷或突然呼吸停止而致命。关键是及早处理脑脓肿，识别先兆症状和体征，避免使颅内压增高的动作，避免不适当的操作，特别要严密和善于观察意识状态。必要时应积极锥颅穿刺脓肿或脑室，迅速减压。

2.脑脓肿破裂

脑脓肿的脑室面脓肿壁常较薄，在不适当的穿刺或穿透对侧脓壁时，可自发性破裂，破入脑室或破入蛛网膜下腔。出现反应时，伴有头痛、高热、昏迷、角弓反张等急性室管膜炎或脑膜炎症状，应及时脑室外引流，积极抢救，以求逆转症状。

五、特殊检查

（一）CT 和 MRI 扫描

1.脑炎早晚期（不足 9 天）

CT 平扫，1～3 天，就出现低密度区，但可误为正常；重复 CT 见低密度区扩大；CT 增强，3 天后即见部分性强化环。MRI 扫描长 T_2 的高信号较长 T_1 的低信号水肿更醒目。4～9 天，CT 见显著强化环；延迟 CT 扫描（30～60 秒）强化剂向中心弥散，小的脓肿显示强化结节。

2.包囊晚期（超过 10 天）

CT 平扫，低密度区边缘可见略高密度的囊壁，囊外为水肿带。MRI T_1 见等信号囊壁，囊壁内外为不同程度的长 T_1；T_2 的低信号囊壁介于囊壁内外的长 T_2 之间，比 CT 清晰。CT 增强，见强化囊壁包绕脓腔；延迟 CT（30～60 秒），强化环向中央弥散减少，14 天以后不向中央弥散。T_1 用 Gd-DTPA 增强时，强化囊壁包囊绕脓腔比 CT 反差更明显。

3.人类脑脓肿的 CT 模式

早年 8 例不同微生物所致人类脑脓肿的 CT 模式可供参考。①不同微生物：细菌性脑脓肿（A，D，E，G，H）；真菌性脑脓肿（C，F）；原虫性脑脓肿（B）。②不同时期：脑炎早期（A、B、C）；脑炎晚期（D）；包囊早期（E、F）；包囊晚期（G、H）。③不同数量：单发脑脓肿（D～G）；多发脑脓肿（A～C，H）。④各种脑脓肿：星形诺卡菌脑脓肿（A）；弓形虫性脑脓肿（B）；曲霉菌脑脓肿（C）；肺炎球菌脑脓肿（D）；微需氧链球菌脑脓肿（E）；红花尖镰孢霉菌脑脓肿（F）；牙周梭杆菌脑脓肿

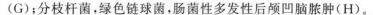

（G）；分枝杆菌，绿色链球菌，肠菌性多发性后颅凹脑脓肿（H）。

（二）弥散加权成像及磁共振波谱成像检查

1.弥散加权成像

脑脓肿的诊断有时与囊性脑瘤混淆。近年来，有多篇报道用弥散加权成像（driving while intoxicated，DWI）来区别。土耳其一组研究人员收集脑脓肿病例19例，其中4例DWI是强化后高信号，由于水分子在脓液和囊液的表现弥散系数（ADC）明显不同，脓液的ADC是低值，4例平均为（0.76±0.12）mm/s；8例囊性胶质瘤和7例转移瘤的DWI是低信号，ADC是高值，分别为（5.51±2.08）mm/s和（4.58±2.19）mm/s，（$P=0.003$）。当脓液被引流后ADC值升高，脓肿复发时ADC值又降低。

2.磁共振波谱成像

磁共振波谱成像（magnetic resonance spectroscopy，MRS）这是利用磁共振原理测定组织代谢产物的技术。脑脓肿和囊肿都可以检出乳酸，许多氨基酸是脓液中粒细胞释放蛋白水解酶，使蛋白水解成的终产物；而胆碱又是神经脂类的分解产物，因此，MRS检出后两种即标志着脓肿和肿瘤的不同成分。印度一组研究显示，42例脑部环状病变，用DWI、ADC和质子MRS（PMRS）检查其性质。29例脑脓肿的ADC低值（0.9±1.3）mm/s，PMRS出现乳酸峰和其他氨基酸峰（琥珀酸盐、醋酸盐、丙氨酸等）；另23例囊性肿瘤的ADC高值（1.7±3.8）mm/s，PMRS出现乳酸峰及胆碱峰。结果表明脓肿和非脓肿显然不同。

（三）其他辅助检查

（1）周围血常规：白细胞计数、血沉、C反应蛋白升高，属于炎症。

（2）脑脊液：白细胞计数轻度升高，蛋白升高显著是一特点。有细胞-蛋白分离趋势。

（3）X线CR片：查原发灶。过去应用的脑血管造影、颅脑超声波、同位素扫描等现已基本不用。

六、诊断及特殊类型脑脓肿

典型的脑脓肿诊断不难，一个感染的病史，近期有脑膜脑炎的过程，发展到颅内压增高征象和局灶性神经体征，加上强化头颅CT和延时CT常可确诊；必要时可做颅脑MRI及Gd-DTPA强化。对"瘤型"脑脓肿，在条件好的单位可追加DWI、MRS进一步区别囊型脑瘤；条件不够又病情危重则有赖于直接穿刺或摘除，以达诊治双重目标。脑结核瘤，都有脑外结核等病史，可以区别；耳源性脑积水、脓性迷路炎都有耳部症状，无脑病征，CT无脑病灶；疱疹性局限性脑炎，有时突然单瘫，CT可有低密度区，但范围较脓肿大，脑脊液以淋巴增高为主，无中耳炎等病灶，必要时活检区别。

鉴于病原体的毒力、形成脑脓肿的快慢、患者的抵抗力等有很大差异，特别是近年一些流行病学的新动向，简单介绍几种特殊类型的脑脓肿，便于加深对某些特殊情况的考虑和鉴别。

（一）硬脑膜下脓肿

脑膜瘤是脑瘤的一种，硬脑膜下脓肿也应该是脑脓肿的一种，但毕竟脓肿是在硬膜下腔，由于这一解剖特点，脓液可在腔内自由发展，其速度更快，常是暴发性临床表现，很快恶化，在1949年前本病患者悉数死亡，是脑外科的一种严重急症。

硬膜下脓肿2/3由鼻窦炎引起，多见于儿童。最近，澳洲一组报道显示10年内颅内脓肿46例，儿童硬膜下脓肿20例（43%），内含同时伴脑脓肿者4例。

典型症状是鼻窦炎、发热、神经体征的三联征。鼻窦炎所致者眶周肿胀（$P=0.005$）和畏光（$P=0.02$）。意识变化于 24～48 小时占一半，头痛、恶心、呕吐常见，偏瘫、失语、局限性癫痫突出，易发展到癫痫持续状态，应迅速抗痫，否则患者病情很快恶化。诊断基于医师的警觉，CT 扫描可能漏诊，MRI 冠状位、矢状位能见颅底和突面的新月形 T_2 高信号灶更为醒目。英国 66 例的经验主张开颅清除，基于：①开颅存活率高，文中开颅组 91% 存活，钻颅组 52% 存活。②钻颅残留脓多，他们在 13 例尸检中 6 例属于鼻窦性，其中双侧 3 例，在纵裂、枕下、突面、基底池周围 4 个部位残留脓各 1 例。另 1 例耳源性者脓留于颅底、小脑脑桥角和多种部位。③开颅便于彻底冲洗，他们提出，硬膜下脓液易凝固，超 50% 是厌氧菌和微需氧链球菌混合感染，用含氯霉素 1 g/50 mL 的生理盐水冲洗效果较好。另外，有医师认为症状出现后 72 小时内手术者，终残只有 10%；而 72 小时以后手术者，70% 非残即死。有一种亚急性术后硬膜下脓肿，常在硬膜下血肿术后伴发感染，相当少见。

（二）儿童脑脓肿

儿童由于其抵抗力弱，一旦发生脑脓肿较成人更危险，一般 15 岁以下的小儿占脑脓肿总数的 1/3 或小半。据卡拉其、Atig 等的报道，儿童脑脓肿的均龄在（$5.6±4.4$）岁。北京一组病例显示平均为 6.68 岁，小于 10 岁的可占 4/5，两组结果类似，以上两组均以链球菌为主。

儿童脑脓肿的表现为发热、呕吐、头痛和癫痫的四联征。北京组查见视盘水肿占 85%，显示儿童的颅内压增高突出，这与小儿病程短（平均约 1 个月）、脓肿发展快、脓肿体积大有关（3～5 cm 占 50%，5～7 cm 占 32%，大于 7 cm 占 18%）。另外，小儿脑脓肿多见的是由发绀型先天性心脏病等血行感染引起，可占 37%。加上儿童头面部吻合静脉逆行感染及肺部感染，或败血症在 Atig 组就占 23%，故总的血源性脑脓肿超过 50%，因而多发性脑脓肿多达 30%～42%，这就比较复杂。总之，由于小儿脑脓肿的自限能力差、脓肿体积大、颅内压高、抵抗力又弱等特点，应强调早诊早治，方法以简单和小儿能承受的为主。手术切除在卡拉其的 30 例中占 6 例，但 5 例死亡，故决定处理方式应根据经验、技术条件、患者情况等全面考虑。

（三）新生儿脑脓肿

新生儿脑脓肿在 100 年前已有报道，但在 CT 启用后发现率大增。巴黎研究人员一次报道新生儿脑脓肿 30 例，90% 为变形杆菌和枸橼酸菌引起。有人认为此种新生儿脑脓肿是上述两菌所致的白质坏死性血管炎，脑坏死是其特殊表现。另外，此种新生儿脑脓肿 67%（20/30）伴广泛性脑膜炎，43%（13/30）伴败血症。由于脑膜炎影响广泛，所以较一般新生儿脑脓肿（链球菌、肠内菌引起）更为严重。

新生儿脑脓肿在生后 7 天发病占 67%（20/30），平均 9 天（1～30 天）。癫痫为首发症状占 43%，感染为首发症状占 37%，而急性期癫痫增多达 70%（21/30），其中呈持续状态占 19%（4/21），说明其严重性。脑积水达 70%（14/20），主要是脑膜炎性交通性脑积水。CT 扫描 28 例中多发性脑脓肿 17 例（61%），额叶 22 例（79%），其中单侧 12 例，双侧 10 例，大多为巨大型，有 2 例贴着脑室，伸向整个大脑半球。

处理：单纯用药物治疗 5 例，经前囟穿吸注药 25 例（83%）。经前囟穿吸注药 1 次治疗 56%，平均 2 次（1～6 次）。其中脑内穿刺 15 例（60%），仅 20% 合并脑积水；脑后穿刺 10 例，70% 合并脑积水。单纯用药 5 例（不穿刺），其中 4 例发展成脑积水。上述巴黎的 30 例中，17 例超过 2 年的随访，只有 4 例智力正常，不伴发抽风。CT 扫描显示其他患者遗留多种多样的脑出血、梗死和坏死，均属于非穿刺组。从功能上看，早穿刺注药者预后好，不穿刺则差。关于用药，新型头孢菌素＋氨基糖苷的治疗方案是重要改进,他们先用庆大霉素＋头孢氨噻,后来用丁胺卡那＋头孢曲松,均有高效。新德里最近用亚胺培南/西司他汀(泰能)对 1 例多发性脑脓肿的新生儿治疗,多次穿刺及药物治疗,4 周改变了预后。

(四)诺卡菌脑脓肿

诺卡菌脑脓肿原来报道很少,但近 20 年来,此种机会性致病菌所致的脑脓肿的报道增加很快。诺卡菌可见于正常人的口腔,革兰氏阳性,在厌氧或微需氧条件下生长。属于放线菌的一种,有较长的菌丝,发展缓慢而容易形成顽固的厚壁脓肿,极似脑瘤,过去的病死率高达 75％,或 3 倍于其他细菌性脑脓肿。但由于抗生素的发展,病死率已迅速降低。

诺卡菌有百余种,引起人类疾病的主要有 6 种,但以星形诺卡菌最为多见,常由呼吸道开始,半数经血播散至全身器官,但对脑和皮下有特别的偏爱。20 世纪 50 年代有人综合 68 例中肺占 64.7％,皮下 32.3％,脑 31.8％,互有并发,心、肾、肝等则很少。威斯康星 1 例 13 岁女孩,诊为风湿热,脑血管造影定位,整块切除,脓液见许多枝片状菌丝,术后经青霉素治愈。

时至今日,CT、MRI 的强化环可精确定位。墨西哥 1 例 DWI 的高信号,PMRS 检出乳酸峰、氨基酸峰,可定位与定性,用磺胺药(TMP/SMZ)可治愈。欧美有些报道从分子医学定性,通过 16S rDNA PCR 扩增法,及 hsp 65 序列分析,属诺卡菌基因。

处理:TMP/SMZ 可透入脑脊液,丁胺卡那、亚胺培南/西司他汀(泰能)、头孢曲松、头孢噻肟均有效。由于为慢性肉芽肿性脑脓肿,切除更为安全。

(五)曲霉菌脑脓肿

曲霉菌是一种广泛存在于蔬菜、水果、粮食中的真菌,其孢子可引起肺部感染,是一种条件致病菌,当机体抵抗力低下时,可经血循环播散至颅内,造成多发或多房脑脓肿,最多见的有烟曲霉菌和黄曲霉菌,可发生于脑的任何部位。广州于近 3 年报道了 2 例肺和脑的多发性烟曲霉菌脑脓肿。纽约报道 1 例眶尖和脑的多发性烟曲霉菌并诺卡菌脑脓肿。此 2 例患者都先有其他疾病,说明抵抗力降低在先。广州的病例先有胆管炎、肺炎、伴胸腔积液,后来发现脑部有 11 个脑脓肿(2～3 cm 居多);纽约的病例先有脊髓发育不良性综合征、贫血和血小板缺乏症,以后眶尖和脑部出现许多强化环(脑脓肿),先后活检,发现不同的致病菌。病程相当复杂,均出现偏瘫,前者曾意识不清,多处自发性出血;后者有失控性眼后痛,发展成海绵窦炎,表现出第Ⅳ～Ⅵ对脑神经麻痹,中途还因坏死性胆管炎手术 1 次。处理结果尚好,两者都用两性霉素,前者静脉和鞘内并用,脓肿和脑室引流,后者加用米诺环素和亚胺培南/西司他汀(泰能),分别于 4 个半月和半年病灶全消,但后者于 2 年后死于肺炎。

曲霉菌脑脓肿的 CT、MRI 检查与其他脑脓肿类似。麻省总医院曾研究 6 例,其 DWI 为高信号,但 ADC 均值较一般脑脓肿为低,(0.33±0.6)mm/s,此脓液反映为高蛋白液。

处理:主张持积极态度。过去在免疫缺陷患者发生曲霉菌脑脓肿的病死率近乎 100％。加州大学对 4 例白血病伴发本病患者,在无框架立体定向下切除多发脑脓肿及抗真菌治疗,逆转了病情,除 1 例死于白血病外,3 例有完全的神经病学恢复。最近,英国 1 例急性髓性白血病伴发本病,用两性霉素,伊曲康唑几乎无效,新的伏立康唑由于其血-脑屏障的穿透力好,易达到制真菌浓度而治疗成功。

(六)垂体脓肿

垂体脓肿自首例报道至 1995 年已经约有 100 例的记载。最近 10 年,仅北京两单位报道就有 12 例。

从发病机制来看,有两种意见,一类是真性脓肿,有人称原发性垂体脓肿,通过邻近结构炎症播散,或远途血行感染,或头面部吻合血管逆行感染,使正常垂体感染形成脓肿,或垂体瘤伴发脓肿;另一类是类脓肿,即继发性垂体脓肿,是指垂体瘤、鞍内颅咽管瘤等情况下,局部血循环紊乱,瘤组织坏死、液化,也形成脓样物质,向上顶起鞍隔,压迫视路,似垂体脓肿,但不发热,培养也无细菌生长,实际有所不同。

垂体脓肿常先有感染症状,同时有鞍内脓肿膨胀的表现,剧烈头痛和视力骤降是两大特点。Jain 等指出视力、视野变化可占 75%～100%。最近,印度 1 例 12 岁女孩,急性额部头痛,双视力严重丧失,强化 MRI 诊断,单用抗生素治疗。但垂体脓肿大多发展缓慢,1 年以上的占多数,突出表现是垂体功能衰减,尤其是较早出现垂体后叶受损的尿崩症多见。协和医院 7 例垂体脓肿患者中 5 例有尿崩,天坛医院 2 例垂体脓肿患者在 3 个月以内就出现尿崩,其中 1 例脓液培养有大肠埃希菌。日本有 1 例 56 岁男性,垂体脓肿,同时有无痛性甲状腺炎、垂体功能减退和尿崩症,Matsuno 等认为是漏斗神经垂体炎或淋巴细胞性腺垂体炎,但在术前和组织病理检查前鉴别诊断是困难的,这是慢性的真性垂体脓肿。由于垂体瘤的尿崩症只占 10%,故常以此区别两病。另外,垂体脓肿的垂体功能普遍减退是第 3 个特点,协和医院一组的性腺、甲状腺、肾上腺等多项内分泌功能检查低值,更为客观,并需用皮质醇来改善症状。

重庆今年报道 1 例月经紊乱、泌乳 3 个月,泌乳素(PRL)457.44 ng/mL,术中抽出黏稠脓液,镜检有大量脓细胞,病理见垂体瘤伴慢性炎症,最后诊断是继发于垂体瘤的垂体脓肿。

鉴别垂体瘤囊变或其他囊性肿瘤,MRI 的 DWI 和 ADC 能显示其优越性。处于早期阶段,甲硝唑和第 3 代头孢菌素就可以对付链球菌、拟杆菌或变形杆菌,若已成大脓肿顶起视路,则经蝶手术向外放脓,电灼囊壁使其皱缩最为合理。

七、处理原则

(一)单纯药物治疗

理想的治疗是化脓性脑膜脑炎阶段消炎,防止脑脓肿的形成,最早是 1971 年有报道单纯药物治疗成功。1980 年加州大学的研究,找出成功的因素是用药早、脓肿小、药效好、CT 观察好。该组 8 例的病程平均 4.7 周,成功的 6 例直径平均 1.7 cm(0.8～2.5 cm),失败的则为 4.2 cm(2～6 cm)($P<0.001$),故主张单纯药物治疗要小于 3 cm。该组细菌以金黄色葡萄球菌、链球菌和变形杆菌为主,大剂量(青霉素、氯霉素、新青霉素)三联治疗[青霉素 1 000 万 U,静脉注射,每天 1 次,小儿 30 万 U/(kg·d);氯霉素 3～4 g,静脉注射,每天 1 次,小儿 50～100 mg/(kg·d);半合成新青Ⅰ、新青Ⅲ大于 12 g,静脉注射,每天 1 次,4～8 周,对耐青者],效果好。CT 观察 1 个月内缩小,异常强化 3 个半月内消退,25 个月未见复发。

他们归纳指征:①高危患者;②多发脑脓肿,特别是脓肿间距大者;③位于深部或重要功能区;④合并室管膜炎或脑膜炎者;⑤合并脑积水需要脑脊液分流者。方法和原则同上述成功的因素。

(二)穿刺吸脓治疗

鉴于上述单纯药物治疗的脑脓肿直径都小于 2.5 cm,导致推荐直径大于 3 cm 的脑脓肿就需要穿刺引流。理论是根据当时哈佛大学有学者研究,发现穿透血-脑屏障和脓壁的抗生素,尽管其最小抑菌浓度已经超过,但细菌仍能存活,此系抗生素在脓腔内酸性环境下失效。故主张用药的同时,所有脓液应予吸除,特别在当今立体定向技术下,既符合微创原则,又可直接减压。另外,还可以诊断(包括取材培养),且能治疗(包括吸脓、冲洗、注药或置管引流)。近年报道经1～2次穿吸,治愈率达80％～90％。也有人认为几乎所有脑脓肿均可穿刺引流和有效的抗生素治疗。钻颅的简化法——床旁锥颅,解除脑疝最快,更受欢迎。

(三)脑脓肿摘除术

开颅摘除脑脓肿是一种根治术,但代价较大,风险负担更重。指征是:①厚壁脓肿;②表浅脓肿;③小脑脓肿;④异物脓肿;⑤多房或多发性脓肿(靠近);⑥诺卡菌或真菌脓肿;⑦穿刺失败的脑脓肿;⑧破溃脓肿;⑨暴发性脑脓肿;⑩脑疝形成的脓肿。开颅后可先于穿刺减压,摘除脓肿后可依情况内、外减压;创腔用过氧化氢(双氧水)及含抗生素溶液冲洗,应避免脓肿破裂,若有脓液污染更应反复冲洗;术后抗生素均应4～6周;定期CT复查。

(四)抗生素的联用

脓肿的微生物性质是脑脓肿治疗的基础,脓液外排和有效抗生素的应用是取得疗效的关键,由于近年来大量广谱抗生素的问世,对脑脓肿的治疗确实卓有成效,病死率大为降低。同时,因为脑脓肿的混合感染居多,目前采用的三联、四联用药,疗效尤其突出。

早年的抗生素(青霉素、氯霉素、新青霉素),对革兰氏阴性、革兰氏阳性、需氧、厌氧菌十分敏感,对从心、肺来的转移性脑脓肿疗效肯定;对耳、鼻、牙源性脑脓肿同样有效。现在常用的抗生素(青霉素、甲硝唑、头孢),由于甲硝唑对拟杆菌是专性药,对细菌的穿透力强,不易耐药,价廉,毒副作用少,在强调厌氧菌脑脓肿的今天,此三联用药已成为首选,加上第三代头孢菌素对需氧菌混合感染也是高效。上两组中偶有抗甲氧西林金黄色葡萄球菌(MRSA),可将青霉素换上万古霉素,这是抗革兰氏阳性球菌中最强者,对外伤术后的脑脓肿高效。用甲硝唑、头孢治疗儿童脑脓肿也有高效。伏立康唑治真菌性脑脓肿,磺胺(TMP/SMZ)治疗诺卡菌脑脓肿,都是专性药。头孢曲松及丁胺卡那治枸橼酸菌新生儿脑脓肿也具有特效,已见前述。亚胺培南/西司他汀(泰能)对老年人、幼儿、免疫力低下者,对绝大多数厌氧、需氧、革兰氏阴性、革兰氏阳性菌和多重耐药菌均具强力杀菌作用,是目前最广谱的抗生素,可用于危重患者。脑脓肿破裂或伴有明显脑膜炎时,鞘内注药也是一种方法,其剂量:丁胺卡那每次10 mg,庆大霉素每次2万U,头孢曲松(罗氏芬)每次25～50 mg,万古霉素每次20 mg,半合成青霉素苯唑西林每次10 mg,氯唑西林每次10 mg,小儿减半,生理盐水稀释。

(孟自力)

第二节　脑蛛网膜炎

脑蛛网膜炎是一种继发于颅内非化脓性感染的组织反应性改变,以蛛网膜增厚、粘连和囊肿形成为主要特征。脑蛛网膜因浆液性炎症发生增厚、粘连和囊肿,引起对脑和脑神经的压迫和供血障碍,好发于中青年。其主要病理改变是局限性或弥漫性蛛网膜与软脑膜的慢性反应性炎症,蛛网膜增厚、粘连,部分脑组织、脑血管、室管膜和脉络丛也可有不同程度的炎症改变。因此,以往文献中又称浆液性脑膜炎、局限性粘连性蛛网膜炎、假性脑瘤和良性颅内压增高症。

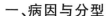

一、病因与分型

（一）病因

1.感染

（1）颅内感染细菌、真菌、病毒和各种寄生虫病等引起的各种类型脑膜炎、脑脊髓膜炎脓肿等，均可引起蛛网膜炎，其中最常见为结核性感染。

（2）颅脑邻近病灶感染蝶窦、额窦等的感染灶易引起视交叉部位的蛛网膜炎，中耳炎与乳突炎易引起颅后窝蛛网膜炎，尚有扁桃体炎、上呼吸道感染等，亦可引起蛛网膜炎。

（3）全身感染可由感冒、风湿热、盆腔炎、败血症等引起。

2.外伤

颅脑损伤、颅脑手术后等。

3.颅内原发病灶并发症

如脱髓鞘疾病、脑血管硬化等血管病变及脑表浅肿瘤。

4.医源性因素

鞘内注射某些药物，如抗生素、抗肿瘤药物、造影剂、麻醉剂等均可引起蛛网膜炎。

（二）分型

1.根据不同病程中组织形态学改变分为三型

（1）炎症型：主要在急性期，表现为炎性细胞浸润，有轻度纤维增殖。

（2）纤维型：多见于亚急性期，主要以网状层纤维增殖为主要表现。

（3）增殖型：主要为内皮细胞增殖，多见于慢性期，此型多见。

2.根据手术所见分为三型

（1）斑点型：蛛网膜上散在白色斑点或花纹。

（2）粘连型：蛛网膜呈不规则增厚，并与软脑膜、脑表面及血管、神经呈片状或条索样粘连。

（3）囊肿型：在蛛网膜粘连的基础上形成囊肿，内含无色透明脑脊液，或黄绿色囊液，囊内可有间隔，囊肿增大可出现占位效应。

上述三型可同时存在，或以某一型为主要表现。

二、临床表现

（一）起病方式

可呈急性、亚急性和慢性起病。

（二）炎症表现

急性、亚急性的患者可有不同程度的发热、全身不适及脑膜刺激征等症状，慢性起病者炎症表现不明显。

（三）脑部受损表现

脑蛛网膜炎的部位不同，临床表现也不同。

1.视交叉区蛛网膜炎

这是颅底蛛网膜炎最常见的受累部位，表现为额部及眶后疼痛，视力、视野障碍，视盘呈炎性改变、水肿，原发性或继发性萎缩，累及丘脑下部时可有垂体机能异常，如嗜睡、轻度尿崩、性机能减退等，多数颅内压正常。

2.颅后窝蛛网膜炎

约占脑蛛网膜炎的 1/3,又分为三亚型。

(1)中线型:最常见,侵犯枕大池区,粘连阻塞中孔、侧孔或枕大孔,引起梗阻性脑积水导致颅内压增高症,病程发展快,一般病情较重。累及延髓时可发生真性延髓性麻痹。

(2)小脑凸面型:病程可达 1～3 年,表现为慢性颅内压增高征及小脑体征。

(3)桥小脑角型:出现桥小脑角综合征,如眩晕、眼震、病侧耳鸣及耳聋、周围性面瘫、颜面疼痛及感觉减退、共济失调等。如累及颈静脉孔区,可出现病变侧颈静脉孔综合征,即同侧舌咽、迷走及副神经受累。颅内压增高较少,病程较缓慢,可长达数年。

3.大脑半球凸面蛛网膜炎

病变发展慢,可反复发作,可长达数月或数年,主要累及大脑半球凸面及外侧裂,表现为头痛、精神症状及癫痫发作,无或轻度偏瘫、偏侧感觉障碍及失语等。

4.混合型

以上各型蛛网膜炎可混合存在,如大脑凸面、颅底和环池等广泛粘连,引起交通性脑积水,主要表现颅内压增高征,局灶性体征不明显。

(四)脊髓受损表现

脑蛛网膜炎可并发脊髓蛛网膜炎,出现相应的脊髓症状。

三、辅助检查

(一)腰椎穿刺

早期可压力正常,多数患者脑脊液压力有轻度升高,有脑积水者压力多显著增高。急性期脑脊液白细胞计数多稍有增加(50×10^6/L 以下),以淋巴细胞为主,慢性期可正常。蛋白定量可稍增高。

(二)CT 扫描

可显示局部囊性低密度改变,脑室系统缩小、正常或一致性扩大。通过扫描可排除其他颅内占位性病变。

(三)MRI 扫描

对颅底、颅后窝显示比 CT 扫描更清晰,排除颅内占位性病变,有助于本病的诊断。

四、诊断

单独依靠临床表现诊断不易,须结合辅助检查、综合分析才能明确诊断。在诊断时,应了解患者是否有引起蛛网膜炎的原发病因如颅内外感染、颅脑损伤及手术、蛛网膜下腔出血等病史。症状常有自发缓解或在感冒、受凉和劳累时加重或复发,局灶体征轻微或呈多灶性,症状多变等特点。

五、鉴别诊断

(一)颅后窝中线区肿瘤

颅后窝中线型蛛网膜炎须与该区肿瘤相鉴别,包括小脑蚓部肿瘤、第四脑室肿瘤。该区肿瘤儿童多见,且常为恶性髓母细胞瘤,症状发展快、病情严重,可出现脑干受压征、小脑体征、脑积水及双侧锥体束征。

（二）桥小脑角区肿瘤

桥小脑角型蛛网膜炎应与该区肿瘤相鉴别，该区肿瘤多为听神经瘤、脑膜瘤及表皮样囊肿。听神经瘤及脑膜瘤，可早期出现听神经损害症状，随后出现面神经、三叉神经及小脑损害症状；表皮样囊肿早期多出现三叉神经痛症状。颅骨 X 线片，听神经瘤可出现内听道口破坏与扩大，脑膜瘤可有岩骨破坏及钙化。CT 或 MRI 扫描可确定诊断。

（三）鞍区肿瘤

视交叉部位的蛛网膜炎须与该区肿瘤相鉴别，该区最常见肿瘤为垂体腺瘤、颅咽管瘤及脑膜瘤。垂体腺瘤绝大多数早期出现内分泌障碍，眼底及视野改变比较典型；颅咽管瘤多见于儿童，X 线平片鞍上可有钙化；鞍结节脑膜瘤，表现为视神经慢性受压的视力减退和视野障碍，后期出现原发性视神经萎缩。这些病变经 CT 和 MRI 扫描，各有病变特点，鉴别不难。

（四）大脑半球凸面肿瘤

大脑半球凸面蛛网膜炎与大脑半球表浅胶质瘤、血管瘤、转移瘤及结核球等病变相鉴别，这些病变绝大多数可通过 CT 或 MRI 扫描，做出明确诊断。

六、治疗

（一）非手术治疗

1.抗感染治疗

可根据感染灶的部位和感染性质，选择恰当的抗生素治疗。对于结核引起的蛛网膜炎应常规给予抗结核药物治疗；激素也有明显的抗炎作用，并且对预防和治疗蛛网膜粘连均有较好的疗效，尤其是在蛛网膜炎的早期，在应用抗生素的同时，应给予激素治疗，包括适量鞘内应用地塞米松。

2.降低颅内压力

根据颅内压增高的程度，选择口服或静脉应用脱水剂。重复腰椎穿刺，每次缓慢放液 10～20 mL，也有降低颅内压与减轻蛛网膜粘连的作用。

3.其他药物

适当选择改善脑组织营养及血运的药物，如 ATP、辅酶 A、维生素 B_6、维生素 C、烟酸、地巴唑、山莨菪碱（654-2）、曲克芦丁（维脑路通）等。

（二）手术治疗

1.开颅蛛网膜粘连松解切除术

对颅后窝中线型蛛网膜炎有第四脑室正中孔和小脑延髓池粘连者，可手术分离、松解、切除，疏通正中孔，必要时可切开下蚓部，保证正中孔通畅。对脑桥小脑角和小脑半球的蛛网膜粘连和囊肿，可行剥离松解、切除。对于视交叉部位的蛛网膜炎，经非手术治疗效果不佳或病情恶化者，可开颅行粘连及囊肿分离，切除绞窄性纤维带和压迫神经的囊肿，有效率为 30％～40％，故术后仍应继续各种综合治疗。

2.脑脊液分流术

对于枕大池广泛粘连，无法剥离，可试行第四脑室-枕大池分流术，或先行枕肌下减压术，最后再作脑室-腹腔分流术。弥漫性蛛网膜炎导致梗阻性或交通性脑积水明显者，可行脑室-腹腔分流术。

3.单纯蛛网膜囊肿切除术

此适用于蛛网膜囊肿引起癫痫、颅内压增高或其他神经功能障碍者。

4.腰椎穿刺

术后应反复腰椎穿刺释放脑脊液,并应用激素,每次 10～20 mL,亦可同时注入滤过氧或空气10～20 mL。

七、预后

各种治疗方法均有一定疗效,但病灶完全消退者少见,可自行缓解或治疗后好转又复发。因此,患者可能长期存在一些症状,时轻时重,一般不会影响生命。

(孟自力)

第三节 脑真菌性肉芽肿

脑真菌性肉芽肿是一种深部真菌感染,虽不是新生物,但属于颅内占位性病变,所以也引起颅内压增高及局限性脑定位征。真菌感染比细菌感染少见得多,但随着广谱抗生素、肾上腺皮质激素和免疫抑制剂的广泛、长期应用,真菌感染的发生率已有所提高。

一、病因

脑真菌性肉芽肿由引起深部组织感染的真菌侵入脑内而形成。真菌侵入脑的方式,常先从呼吸道吸入,形成肺部病灶,再由肺经血行播散于全身器官和入颅。少数真菌(如曲霉菌、放线菌和芽生菌)可经口腔、鼻腔、鼻窦、眼眶、脊椎骨等处的病灶直接侵入中枢神经系统,个别病例可经腰穿、手术植入而发生脑部真菌感染。患有单核吞噬细胞系统恶性肿瘤、糖尿病等患者较易发生本病。

引起脑真菌性肉芽肿的真菌较多,如放线菌、念珠菌、隐球菌、新型隐球菌、粗球孢子菌、星形诺卡菌、荚膜组织孢浆菌及曲霉菌等,以新型隐球菌及曲霉菌等较多见。其感染主要有 3 种形式:脑膜炎、脑膜脑炎和肉芽肿。脑膜炎主要影响脑基底部,炎症侵入血管周围间隙即构成脑膜脑炎。当真菌侵入脑内时即形成肉芽肿,常为多发,肉芽肿周围可有包膜。

二、临床表现

(一)年龄、性别

本病可发生于任何年龄,但 2/3 病例发生在 30～50 岁,男性多于女性。

(二)病程

本病多慢性或亚急性发展,病程数周至半年,偶有超过 1 年者,少数病例可有缓解和复发;未经治疗者多死亡。

(三)症状、体征

大多数患者在原发病变症状尚不明显时,即出现神经系统症状。临床表现酷似颅内肿瘤,有颅内压增高和局灶性神经体征。患者一般有低热,首发症状多为头痛,伴恶心、呕吐,有颈项强直等脑膜刺激征,严重者可出现意识障碍,常伴因颅底蛛网膜粘连引起的交通性脑积水。

三、辅助检查

(一)腰椎穿刺和脑脊液检查

大多数压力增高,脑脊液可呈无色透明或黄色混浊状,白细胞计数增多,以淋巴细胞为主,一般在300×10^6/L以下,蛋白增高,糖和氯化物皆降低。脑脊液涂片,墨汁染色可找到隐球菌;补体结合试验和乳胶凝集试验,可测定患者脑脊液或血清中抗原和抗体,如脑脊液中含抗原而无抗体,提示病变仍属活动期。

(二)CT 扫描

隐球菌脑膜炎可表现脑基底池模糊变形,不对称,强化明显;脑实质内肉芽肿呈等密度或高密度影。强化扫描显示大小不一、多发、边界清晰的中等强化结节,或呈不均匀性强化或环形强化,周围脑水肿不明显,有时伴有钙化。

(三)MRI 扫描

表现为脑基底池 T_1 和 T_2 弛豫时间略缩短,而脑池的信号增强,强化扫描表现为基底池明显强化,与低信号的脑组织形成明显对比,此为隐球菌性脑膜炎的特点。

四、诊断

本病的重要诊断依据是脑脊液涂片染色、培养和接种或脑组织和肉芽组织标本的病理检查发现病原菌。真菌皮肤试验阳性反应,其他器官、组织发现真菌感染等有辅助诊断价值。根据临床表现,起病缓慢,病程较长,伴有脑膜刺激征、颅内压增高症等改变,结合其他辅助检查,可做出诊断,若脑脊液涂片找到真菌即可确诊。

五、鉴别诊断

本病的临床表现和脑脊液检查与结核性脑膜炎相似,故应反复做脑脊液检查和涂片,如查到真菌有助于鉴别诊断。

六、治疗

(一)手术治疗

真菌感染一旦形成肉芽肿,则药物治疗难以消除,手术切除为主要手段,但手术前后都需要用抗真菌药物治疗,并对原发感染灶进行系统治疗。

(二)药物治疗

目前治疗真菌的药物有两性霉素 B、氟康唑、氟胞嘧啶等。

对不同的真菌需用不同的药物,可以合并用药,如两性霉素 B 对隐球菌、球孢子菌、念珠菌等效果较好,制霉菌素对隐球菌、念珠菌等效果较好,克霉唑对念珠菌、球孢子菌等有效,两性霉素 B 和氟康唑合用治疗隐球菌致病疗效更佳,大剂量青霉素、林可霉素、氯霉素对放线菌感染有效。

两性霉素 B 仍是目前治疗中枢神经系统隐球菌感染的首选药物,首次剂量 1 mg/d,静脉滴入,注意本药禁溶于生理盐水中。以后根据患者的耐受性每天增加 2~5 mg,直至 1 mg/(kg·d),但浓度不能超过0.1 mg/mL,每次静脉滴入的时间至少 6 小时,并避光。新型隐球菌合成荚膜时

需要维生素 B_1,故应用两性霉素 B 治疗过程中避免使用维生素 B_1,并注意低维生素 B_1 饮食 3 个月以上。由于本药不易透过血-脑屏障,故常同时鞘内给药。

咪康唑为广谱抗真菌药,毒性低,较安全,可鞘内注射,1 次用量为 20 mg,3～7 天 1 次。

5-氟尿嘧啶由于能通过血-脑屏障,可与两性霉素 B 合用。两性霉素 B 的剂量为 0.3 mg/(kg·d),不但可减少两性霉素 B 的毒性,还可减少耐药性。全疗程 6 周。此药的不良反应是抑制骨髓,一旦出现,则只能停用。

上述药物应用的期限要根据脑脊液常规、生化、涂片检查和培养结果决定是否停药。

(孟自力)

第四节　椎管内寄生虫病

椎管内寄生虫病变极为少见,常为脑部寄生虫病变的综合征,但远比脑寄生虫病变为少。常见寄生虫为猪囊虫、狗棘球蚴、血吸虫及肺吸虫等。寄生虫侵入椎管内途径有两种,囊虫、棘球蚴和血吸虫经血液循环(动脉或静脉)而进入椎管内;肺吸虫直接在组织间移行,经椎间孔侵入椎管内。病变早期由于免疫反应的缘故,可引起脊髓及周围组织的急性炎症反应;病变晚期可形成寄生虫肉芽肿或脓肿,从而引起脊髓压迫。

一、脊髓囊虫病

本病是由猪绦虫的蚴虫寄生于脊髓所致,流行于我国北方大部分地区。感染途径主要是经粪-口传播,即人吃了被蚴虫卵污染的食物后,虫卵在胃肠道内被消化成蚴虫,穿过胃肠道黏膜经血液循环而遍布全身,经过 2～4 个月发育为成虫。本病常并发于脑囊虫病,占神经系统囊虫病的 2%～5%。囊虫可造成对脊髓的化学性刺激和机械性压迫,引起脊髓炎、脊膜炎、动脉炎、局部囊肿、局部肉芽肿或脓肿等病理改变。本病多为脑内囊虫向脊髓内播放,故患者除有脑部症状外,还出现脊髓症状。虫体可在脊髓、蛛网膜下腔的任何水平定居,从而引起相应部位以下的运动、感觉和括约肌功能障碍表现。病灶为多发性,术中可见神经根被增厚的蛛网膜和退化的囊肿所包绕。

患者血液或脑脊液的非直接抗囊虫抗原的血球凝集试验和补体结合试验阳性,还可用凝胶沉淀、免疫电泳、计数电泳或免疫荧光等试验检测血和脑脊液的反应;脊髓造影可显示椎管内梗阻;CT 及 MRI 扫描更有助于诊断。

对本病的治疗应采用药物治疗为主,手术治疗为辅的方法。一般患者对驱虫剂的反应良好,多数可经药物治疗而达痊愈。部分患者在服用药物一段时间后可出现不良反应,此主要是因死亡的囊虫引起的感染反应所致,加服类固醇类药物可防治这种不良反应,目前比较有效的药物为吡喹酮。一般经过药物治疗 3 个月后病情无好转或出现脊髓受压的情况时,应做手术将囊虫摘除。

二、脊椎棘球蚴病

本病是由狗绦虫的幼虫(六钩蚴虫)侵入脊椎骨内所致。感染途径主要为人吃了被狗绦虫卵污染的食物,虫卵在十二指肠孵化为六钩蚴虫后穿过肠壁进入门静脉系统,随血液循环散步全身。约 2% 的棘球蚴病发生在骨,而骨棘球蚴病中的 50% 发生在脊椎,脊椎棘球蚴病约占中枢神经系统棘球蚴病的 18%。此病在我国西北的牧区流行,胸椎和腰骶椎是最常见受累部位。虫体在骨小梁间生长并破坏骨质,一旦虫体的破坏突破骨皮质和骨膜,则进入硬脊膜外腔和脊髓周围组织,脊髓将受压迫。一般虫体只在骨膜或韧带下繁殖,故椎间盘很少受累。病灶由大小不等的囊腔组成,囊液内富含棘球蚴的头节。当病变限于骨质内时,病程很长且患者可无任何症状。当病变突破骨皮质而侵犯神经根和脊髓时,可出现疼痛和瘫痪。脊柱 X 线平片检查可见椎体内多处小腔隙样骨质破坏,很少有骨质增生,椎间隙正常;CT 扫描病灶低密度改变,当病变侵入椎管内时,脊髓有低密度区且硬脊膜外间隙增宽;脊髓造影可有蛛网膜炎表现;血和脑脊液补体结合试验阳性。

　　手术是唯一有效的治疗方法。当病灶局限于骨内时,手术切除效果好。当发生椎管内突破后,不仅要做骨的刮除,也要用高渗盐水作椎管内冲洗、浸泡,目的是用渗透压的改变杀死棘球蚴头节。当脊椎骨缺损较大时,可用身体其他骨做骨移植。手术中囊肿破坏后,囊液中的头节外溢,是造成术后复发的主要原因。

三、脊髓血吸虫病

　　当人被血吸虫感染后,虫卵可随血液循环到达全身各部位而寄生,虫卵沉积在脊柱静脉丛和脊髓内时,引起本病的发生。病灶多位于腰骶节段,绝大多数病灶内只有虫卵,极少见有成虫。国外报道孟氏血吸虫更易在脊髓内寄生,我国流行的主要是日本血吸虫,尚未见脊髓血吸虫报告。虫卵引起的主要病理改变为急性脊髓炎、脊髓血管炎性反应和寄生虫肉芽肿形成,机体对感染的反应程度与免疫系统功能状态有关,特别是由细胞介导的免疫反应。在急性期,患者可表现有急性发作的共济失调、下肢轻瘫、感觉异常或感觉丧失及括约肌功能障碍。当为慢性病程时(2 个月至 6 年),主要为髓内或脊膜肉芽肿引起的占位效应。患者血液检查可有嗜酸细胞增多,脑脊液细胞数和蛋白含量增高,脊髓造影常显示腰段有梗阻,CT 及 MRI 扫描可有脊髓肿胀或病灶。

　　对急性脊髓炎型病例,可用抗血吸虫药物治疗。当患者有急性截瘫或全身情况恶化时,应紧急做椎板切除术,对因慢性肉芽肿而有脊髓压迫时,可做椎板切除减压术;对肉芽肿的处理一定要慎重,可做活检而不应切除,以免引起虫卵扩散。

四、椎管内肺吸虫病

　　本病是肺吸虫成虫穿过膈肌以下的各椎间孔直接进入椎管内所致。当人生食含有肺吸虫囊蚴的蟹或蛄后,囊蚴的外壁被胃液消化,幼虫穿过肠壁进入腹腔,靠其蠕动力穿过软组织而进入椎管内。病灶多位于硬脊膜外腔,也可位于硬脊膜下或脊髓内。本病约占中枢神经系统肺吸虫病的 10%。

　　由于成虫在椎管内的移行,其代谢产物和虫卵的沉积所引起的炎症反应,其病理改变多样,主要有多隧道的肉芽肿或多房性脓肿形成,脊髓的炎症反应,最终导致占位压迫和脊髓萎缩。病变早期的临床表现呈多样性且不典型,主要为腰背部疼痛和感觉异常;晚期由于脊髓受压、萎缩,可出现肢体瘫痪、感觉障碍和括约肌功能障碍。

临床诊断主要依靠患者有食石蟹和(或)蝲蛄史,或有肺部肺吸虫表现,出现进行性脊髓受压的症状和体征,血液嗜酸细胞增高,应考虑有椎管内肺吸虫的可能。血液和脑脊液补体结合试验阳性对诊断有帮助,MRI 和 CT 扫描可显示椎管多囊或脓肿腔改变。药物对椎管内肺吸虫病无显著治疗效果。

对有脊髓受压者,应积极做手术治疗,对肉芽肿和脓肿应予切除和引流;术中应仔细寻找成虫并予以去除;当病灶与脊髓有粘连时,以不损伤脊髓为原则。

(孟自力)

第七章 神经外科功能性疾病

第一节 帕金森病

一、概述

帕金森病(Parkinson disease,PD)或称震颤麻痹,是一种多发于中老年期的中枢神经系统变性疾病。首先由英国医师帕金森于1817年报道,1960年,科学家在实验动物中偶然发现利血平可引起类似帕金森病的一系列症状,受这一事实的启发,他们对震颤麻痹死亡之病例的脑组织进行了单胺类物质的测定,才了解到这种患者纹状体内多巴胺含量较正常人为低。从此,该病的研究大大加速。目前,已知黑质和纹状体中多巴胺能神经元变性是本病的主要病理变化,震颤、肌强直和运动障碍为其主要特征。

本病在欧美国家60岁以上人群患病率为1‰,在我国为81/10万,目前我国有帕金森患者120万,患病率随年龄增长而增高。患者寿命明显缩短,起病后10年内约有2/3患者严重残废或死亡,主要死亡原因是支气管肺炎和尿路感染。

二、病因与分类

目前虽然已查明本病的主要病变是黑质变性,但引起黑质变性的原因至今不明,临床上常称此类帕金森病为原发性帕金森病;将那些因为感染、中毒、创伤、肿瘤、药物以及其他因素所致的帕金森病称为继发性帕金森病;而遗传变性和多系统变性等亦可产生与帕金森病类似的症状和病理改变,将此统称为帕金森综合征或震颤麻痹综合征。

三、病理

主要病理改变在黑质、苍白球、纹状体和蓝斑。黑质和蓝斑脱色是其肉眼变化特点;显微镜下最明显的变化是神经细胞变性和减少,黑色素细胞中的黑色素消失,胞体变性,黑质和纹状体中多巴胺含量显著减少,其减少与黑质变性的程度成正比,同时伴有不同程度神经胶质细胞增生。据报道,纹状体多巴胺含量下降到50%以上时才出现症状。残留的神经细胞胞内有路易小体形成,所有这些改变以黑质最明显,且黑质的致密带改变比网状带重。另一病理变化是进行性弥漫性脑萎缩,有脑萎缩者占 90% 以上,并且脑萎缩程度与年龄的大小、疾病的严重程度、类型和病程的长短有明显关系。

免疫细胞化学也揭示黑质多巴胺能神经元减少。帕金森病不仅多巴胺含量减少,而且基底核中多巴胺代谢产物高香草酸、多巴胺合成的限速酶(酪氨酸羟化酶)和多巴胺脱羧酶也明显减少。脑内多巴胺能神经元大量丧失,多巴胺含量下降,使多巴胺绝对和相对不足而乙酰胆碱的兴奋作用相对增强,引起震颤麻痹。

四、临床表现

(一)震颤

为静止性、姿势性震颤,多从一侧上肢的远端开始,后渐扩展到同侧下肢及对侧上、下肢。早期随意运动时震颤减轻,情绪激动时加重,睡眠时消失,手部可形成搓丸样动作。

(二)肌强直

因患肢肌张力增高,关节被动运动时,可感到均匀的阻力,称为"铅管样强直";若合并有震颤则似齿轮样转动,称为"齿轮样强直"。躯干、颈面部肌肉均可受累,患者出现特殊姿势,头部前倾,躯干俯屈,上肢之肘关节屈曲,腕关节伸直,前臂内收,下肢之髋及膝关节均略为弯曲。手足姿势特殊,指间关节伸直,手指内收,拇指对掌。

(三)运动障碍

平衡反射、姿势反射和翻正反射等障碍以及肌强直导致的一系列运动障碍。运动缓慢和减少,不能完成精细动作,出现"写字过小征"。步态障碍甚为突出,首先下肢拖拽,然后步伐变慢变小,起步困难,一旦迈步则向前冲,且越走越快,出现慌张步态。

(四)其他

自主神经系统症状可表现为大量出汗和皮脂腺分泌增加,且出汗仅限于震颤一侧;食管、胃以及小肠的运动障碍导致吞咽困难和食管反流,患者可有顽固性便秘;精神异常可表现为忧郁、多疑、智能低下及痴呆等;有时患者也有语言障碍;少数患者可有动眼危象。

五、诊断

(一)诊断要点

原发性帕金森病的诊断主要根据以下几点:①至少具备四个典型症状和体征(静止性震颤、少动、强直和位置性反射障碍)中的两个。②是否存在不支持诊断原发性帕金森病的不典型症状和体征,例如锥体束征、失用性步态障碍、小脑症状、意向性震颤、凝视麻痹、严重的自主物神经功能障碍、明显的痴呆伴有轻度锥体外系症状等。③脑脊液中多巴胺的代谢产物高香草酸减少。

(二)诊断分级

目前分级的方法有多种,如 Hoehn-Yahr 修订分级、Schwab 和 England 日常活动修订分级、联合帕金森病评分分级和 Webster 评分。临床常用以评价病情程度和治疗效果较客观全面的是 Webster 评分法,其详细内容如下。

1.手部动作和书写

0分,无异常。1分,患者自述在拧毛巾、系衣扣、写字时感到困难,检查时手内转外转动作缓慢。2分,明显或中等程度手的轮替动作缓慢,一侧或双侧肢体有中等程度的功能障碍,书写明显困难。3分,严重的轮替动作困难,不能书写,不能系衣扣,应用食具明显困难。

2.僵硬

0分,未出现。1分,可出现颈肩部僵硬,反复运动后僵硬增加,一侧或双侧上肢有轻度休止状态下的僵硬。2分,颈肩关节中等度僵硬,患者在不服用药物情况下有休止性全身性僵硬。3分,颈肩严重僵硬,全身的休止性僵硬用药后也不能控制。

3.震颤

0分,未出现。1分,休止状态下手、头部震颤,振幅<1英寸。2分,振幅<4英寸,但患者能采取某种姿势控制震颤。3分,振幅>4英寸,持续不能控制(小脑性意向性震颤除外),不能自己进食。

4.面部

0分,正常,无惊恐、嘴紧闭、忧郁、焦虑等表情。1分,面部表情障碍,嘴紧闭、忧虑、焦虑。2分,中等程度的面肌运动障碍,情绪变化引起面部表情变化迟钝,中等程度的焦虑、忧郁,有时出现张口流涎的表情。3分,面具脸,张口程度仅能张开1/4英寸。

5.姿势

0分,正常,头部前倾,离开中线不超过4英寸。1分,驼背,头部前倾,离开中线超过5英寸。2分,开始上肢屈曲,头前屈明显,超过6英寸,一侧或双侧上肢曲线形,但腕关节的水平位置低于肘关节的水平位置。3分,猿猴样步态,手呈屈曲样,指间关节伸直,掌指关节屈曲,膝关节屈曲。

6.上肢摆动

0分,双上肢摆动正常。1分,一侧上肢摆动不如对侧(行走时)。2分,一侧上肢在行走时无摆动,另一侧摆动变弱。3分,行走时双上肢无摆动。

7.步态

0分,步幅18~30英寸,转身不费力。1分,步幅12~18英寸,转身缓慢,时间延长,走路有时脚跟碰脚跟。2分,步幅6~12英寸,两脚跟拖地。3分,拖拽步态,步幅<3英寸,有时走路常停步,转弯时非常慢。

8.皮脂腺分泌

0分,正常。1分,面部出汗多,无黏性分泌物。2分,面部油光样,为黏性分泌物。3分,头面部皮脂腺分泌明显增多,整个头面部为黏性分泌物。

9.语言

0分,声音清楚、响亮,别人可以理解。1分,声音开始嘶哑,音量、音调、语调变小,但能理解。2分,中等度嘶哑,声音弱,音量小,语调单调,音调变化迟缓,别人理解困难。3分,明显声音嘶哑,无力。

10.生活自理能力

0分,正常。1分,能自己单独生活,甚至从事原来的工作,但缓慢。2分,生活自理能力减退(尚能缓慢地完成大多数天常工作),在软床上翻身困难,从矮椅上站起困难等。3分,生活不能自理。

以上各项分为正常(0分)、轻度障碍(1分)、中度障碍(2分)及严重障碍(3分)。临床病情轻重程度按总分值可分为:轻度(1~10分)、中度(11~20分)、重度(21~30分)。

六、治疗

帕金森病治疗的原则是使脑内多巴胺-乙酰胆碱系统重获平衡,或是补充脑内多巴胺的不足,或是抑制乙酰胆碱的作用而相对提升多巴胺的效应,或二者兼用,以达到缓解症状的目的。临床医师根据这一原则采用药物治疗和手术治疗。

(一)药物治疗

1.多巴胺替代疗法

此类药主要是补充多巴胺的不足,使乙酰胆碱-多巴胺系统重新获得平衡,而改善症状。多巴胺本身不能通过血-脑屏障,故选用其能够通过血-脑屏障的前体——左旋多巴,或者应用多巴胺脱羧酶抑制剂。

左旋多巴可透过血-脑屏障,经多巴胺脱羧酶脱羧转化为多巴胺而发挥作用。开始应用时,每次 125 mg,每天 3 次,在一周内渐增至每次 250 mg,每天 4 次,以后每天递增 125 mg,直至治疗量达 3～6 g/d。不良反应有食欲差、恶心、呕吐、低血压及心律不齐。服药期间禁止与单胺氧化酶抑制剂和麻黄碱同时应用,与维生素 B_6 或氯丙嗪合用将降低疗效。

卡比多巴(α-甲基多巴肼)是外周多巴胺脱羧酶抑制剂,本身不透过血-脑屏障,从而使低剂量的左旋多巴即可产生有效的多巴胺脑内浓度,并降低外周多巴胺的不良反应。主要与左旋多巴合用(信尼麦,卡比多巴∶左旋多巴＝1∶4 或者 1∶10)治疗帕金森病。有 10/100、25/250 和 25/100 三种片剂,分别含左旋多巴 100 mg、250 mg 和 100 mg,以及卡比多巴 10 mg、25 mg 和 25 mg。开始时用信尼麦 10/100 半片,每天 3 次,以后每隔数天增加一片,直至最适剂量为止。苄丝肼也是多巴胺脱羧酶抑制剂,与左旋多巴合用(美多巴,苄丝肼∶左旋多巴＝1∶4)治疗帕金森病,美多巴的用法与信尼麦类似,强直、呕吐、恶心、厌食、失眠、肌痉挛、异常动作为其不良反应。妊娠期间避免使用卡比多巴和左旋多巴。

长期服用左旋多巴可产生开关现象等不良反应,"开"是指多动,"关"是指本病三主征中的不动,出现开关现象的患者可于原来不动状态中突然变为多动,或于多动中突然变为不动。产生该现象的原因尚不清楚,但多巴胺受体状况的改变是值得注意的。因为多巴胺受体一方面神经超敏,另一方面又失敏。超敏很可能是突触后多巴胺受体(D2)亚型增多,失敏可能是突触前多巴胺受体(D3)亚型丧失,失去反馈调控功能,不能调节多巴胺的适度释放。目前对这类患者的有效药物是多巴胺受体激动剂麦角碱类衍生物,其中溴隐亭较常用,其作用机制不同于左旋多巴。溴隐亭作用时程较长,减少开关现象出现机会;它能有效地直接兴奋突触后多巴胺受体,而不涉及突触前多巴胺受体功能;溴隐亭是伴有部分阻滞作用的混合型激动剂,有多巴胺受体激动剂与阻滞剂的双重特性,这种混合型作用可能有助于阻滞多巴胺受体出现低敏反应。

2.抗胆碱能药物

此类药物抑制乙酰胆碱的作用,相应提升多巴胺的效应。常用的有:苯海索 2 mg,每天 3 次,可酌情适量增加;丙环定 5～10 mg,每天 3 次;东莨菪碱0.2 mg,每天 3～4 次;甲磺酸苯扎托品 2～4 mg,每天 1～3 次。甲磺酸苯扎托品通过阻滞纹状体突触对多巴胺的重摄取而起作用,治疗强直的疗效比震颤好,运动不能的疗效最差。此类药有头昏、眩晕、视力模糊、瞳孔散大、口干、恶心和精神症状等不良反应,老年人偶有尿潴留。青光眼和重症肌无力患者忌用。

3.溴隐亭

激动纹状体的多巴胺受体,其疗效比左旋多巴差,但可用于对左旋多巴失效者。现多与左旋多巴或复方多巴合用,作为它们的加强剂。与左旋多巴合用时可产生幻觉。开始时每天0.625 mg,缓慢增加,但每天量不超过 30 mg。不良反应有恶心、头痛、眩晕、疲倦,肝功能障碍时慎用,禁用于麦角碱过敏者。

各种药物治疗虽然能使患者的症状在一定时间内获得一定程度好转,皆不能阻止本病的自然进展,长期服用药物均存在疗效减退或出现严重不良反应的问题,另外约 15% 患者药物治疗无效。

（二）外科治疗

对于药物治疗无效的患者,常采用外科治疗。学者们曾进行脊髓外侧束切断术、大脑脚切断术、大脑皮质区域切除术、脉络膜前动脉结扎术、开颅破坏豆状祥和豆状束等手术,终因手术风险大、疗效差而废弃。立体定向手术治疗帕金森病始于 20 世纪 40 年代,丘脑腹外侧核毁损术和苍白球毁损术曾是治疗帕金森病的热门手段,但疗效不能够长期维持,且双侧损毁术并发永久性构音障碍和认知功能障碍的概率较高,逐渐被脑深部电刺激术取代。脑深部电刺激术是 20 世纪 70 年代发展起来的,它最早用于疼痛的治疗,具有可逆性、可调节性、非破坏性、不良反应小和并发症少等优点,可以通过参数调整达到对症状的最佳控制,长期有效,不存在复发问题,并保留新的治疗方法的机会,现已成为帕金森病外科治疗的首选方法。该技术于 1998 年在国内开展并逐渐推广,取得了良好的临床效果。

1.丘脑毁损术

（1）手术原理:毁损丘脑腹外侧核可阻断与帕金森病发病相关的两个神经通路。一个是苍白球导出系即从苍白球内侧部,经豆状祥、豆状束、丘脑腹外侧核前下部到达大脑皮质(6 区),阻断此通路,对解除肌强直有效。另一个来自对侧小脑,经结合臂核丘脑腹外侧核后部,到达大脑皮质(4 区),阻断此通路,对解除震颤有效。根据帕金森病的发病机制,肌强直系因 γ 运动系统受抑制所致,震颤系因 α 运动系统亢进所致,阻断此两通路可恢复 α 和 γ 运动系统的平衡,达到治疗效果。这两个系统均经丘脑下方 Forel 区,然后向上和稍向外,进入丘脑腹外侧核的下部,此区为毁损灶所在。

（2）手术适应证:①诊断明确的帕金森病,以震颤为主,严重影响生活和工作能力。②躯体一侧或双侧具有临床症状。③一侧曾行 Vim 损毁手术的,另一侧可行电刺激手术。④年龄在75 岁以下,无重要器官严重功能障碍。⑤无手术禁忌证。

（3）手术禁忌证:①严重精神智能障碍、自主神经功能障碍及有假性延髓性麻痹者。②严重动脉硬化、心肾疾病、严重高血压、糖尿病、血液系统疾病及全身情况很差者。③主要表现为僵直、中线症状以及单纯的运动减少或运动不能者。④症状轻微,生活及工作无明显影响者。

（4）术前准备和评价:手术前应注意进行全面的体格检查。在手术过程中需要患者的完全配合,因此,对于言语表达能力困难的患者,术前应进行必要的训练,以便在手术过程医师和患者之间能顺利交流。由于手术在局麻下进行,可不给予术前用药,以保证整个手术过程中观察患者症状。一般在术前 1 天停药,对用药剂量大、对药物有依赖性的患者,可逐渐停药或不完全停药,只要在术中观察到症状即可;如果即使在"开"状态下患者症状仍然非常明显,则没有必要停药。术中应进行监护,保持生命体征平稳。术前应进行 PD 的震颤评分。

（5）手术步骤如下。

靶点选择:丘脑腹外侧核包括腹嘴前核(Voa)、腹嘴后核(Vop)和腹内侧中间核(Vim),一般认为毁损 Voa 及 Vop 对僵直有效,毁损 Vop 及 Vim 对震颤有效,靠近内侧对上肢效果好,外侧对下肢效果好。靶点选择一般在 AC-PC 平面，后连合前 5~8 mm，中线旁开11~15 mm。

靶点定位：①安装立体定向头架，患者取坐位将立体定向头架固定于颅骨上，安装时要使头架不要左右倾斜，用耳锥进行平衡；前后方向与 AC-PC 线平行。②MRI 扫描，安装好定位框后，将患者头部放入 MRI 扫描圈内，调整适配器，使扫描线与头架保持平行。进行轴位 T_1 和 T_2 加权像扫描，扫描平面平行于 AC-PC 平面。扫描层厚为 2 mm，无间隔，将数据输入磁带或直接传输到计算机工作站。③靶点坐标计算，各种立体定向仪的靶点计算方法不尽相同，可以用 MRI 或 CT 片直接计算，但较繁琐，可采用先进的手术计划系统，这套系统具有准确、直观和快速的特点。④微电极记录和电刺激，微电极技术可以直接记录单个细胞的电活动，可以根据神经元的放电类型，提供良好的丘脑核团生理学分析基础。

一般认为，丘脑内治疗震颤有效的部位是：①聚集着自发放电频率与震颤频率一致的神经元（震颤细胞）；②电极通过时，机械的损伤或小的电流刺激能够抑制震颤。试验性的靶点位置位于生理学资料确定的 Vim 核。由于 Vim 核被认为是运动觉的中继核，Vim 核高频刺激引起对侧肢体的感觉异常。刺激 Vim 核还可引起对侧肢体的运动幻觉，如果电极针位置太低，也可引起其他特殊感觉，如眩晕、晕厥或恐惧等。判断电极针是否位于正确的另一参数是震颤的反应，在 Vim 核内低频刺激（2 Hz）方可引起震颤加重，而高频刺激则可使震颤减轻，如果高频刺激在 1~4 V 电压范围内使震颤减轻，则表明电极针位置良好。在 Vim 核内存在由内到外的体表部位代表区，Vim 的最靠内侧为口面部代表区，最外侧即靠近内囊部位是下肢代表区，中部为上肢代表区。靶点位置应与震颤最明显的肢体部位代表区相对应，因此上肢震颤时位置应稍偏内，下肢震颤时偏外，靠近内囊。

麻醉、体位和手术入路：患者仰卧位于手术床上，头部的高低以患者舒适为准，固定头架，常规消毒头部皮肤，铺无菌单，头皮切口位于冠状缝前中线旁开 2.5~3 cm，直切口长约 3 cm，局部 1% 利多卡因浸润麻醉，切开头皮，乳突牵开器牵开。颅骨钻孔、电灼硬脑膜表面后，"十"字剪开，电灼脑表面，形成约 2 mm 软膜缺损，用脑穿针试穿，确定无阻力，以使电极探针能顺利通过，将立体定向头架坐标调整至靶点坐标后，安装导向装置。

靶点毁损：核对靶点位置后，先对靶点进行可逆性的毁损，射频针直径为 1.1 mm 或 1.8 mm，长度为 2 mm，加热至 45 ℃，持续 60 秒，此时要密切观察对侧肢体震颤是否减轻，有无意识、运动、感觉及言语障碍。若患者症状明显改善，而又未出现神经功能障碍，则进行永久性毁损，一般温度为 60~85 ℃，时间60~80 秒，超过上述温度和时间，毁损灶也不会增大。毁损从最下方开始，逐渐退针，根据丘脑的大小，可毁损 4~6 个点，毁损期间仍要密切注意患者肢体活动、感觉及言语情况，一旦出现损害症状，立即终止加热。毁损完毕后，缓慢拔除射频针，冲洗净术野，分层缝合皮肤。

(6) 术后处理：手术结束后，在手术室内观察约 30 分钟，若无异常情况，将患者直接送回病房。最初24~72 小时内，继续进行心电监护及血压监测，并观察患者瞳孔、神志及肢体活动情况，直至病情稳定为止；应将血压控制在正常范围，以防颅内出血；患者可取侧卧位或仰卧位，无呕吐反应者可取头高位；手术当日即可进食，有呕吐者暂禁食；切口 5~7 天拆线，患者一般术后 7~10 天出院。

术后是否服药应根据具体情况，若手术效果满意，患者本人认为不用服药已经可达到满意效果，即使另一侧仍有轻微症状，也可不服药或小剂量服用非多巴胺类制剂。当然，如果另一侧症状仍很明显，严重影响患者生活，则需继续服用抗帕金森病药物，其服药原则是以最小剂量达到最佳效果。

（7）手术疗效：丘脑毁损术能改善对侧肢体震颤，在一定程度上改善肌强直，而对运动迟缓、姿势平衡障碍、同侧肢体震颤无改善作用。各家报道震颤消失的发生率在 45.8%～92.0%，41.0%～92.0%患者的肌强直得以改善。

（8）手术并发症：①运动障碍，运动障碍多为暂时性，但少数可长期存在。偏瘫发生率约4%，平衡障碍约13%，异动症发生率1%～3%。多因定位误差、血管损伤、血栓和水肿等累及邻近结构所致。②言语障碍，术后发生率为8%～13%。言语障碍表现为音量减小、构音障碍和失语症三种形式，多见于双侧手术与主侧半球单侧手术患者。言语功能障碍的发生与否，与术前言语功能无关，它们多为暂时性，常于数周后自行改善或消失。不过不少患者长期遗留有命名困难、持续言语症、言语错乱等。③精神障碍，发生率为7%～8%。④脑内出血可因穿刺时直接损伤血管或损毁灶局部出血，CT 检查可及时确诊得到相应处理。

2.苍白球毁损术

（1）手术原理：在 PD 患者，由于黑质致密部多巴胺能神经元变性，多巴胺缺乏使壳核神经元所受到的正常抑制减弱，引起壳核投射于外侧苍白球的抑制性冲动过度增强，从而使外侧苍白球（Gpe）对丘脑底核（STN）的抑制减弱，引起 STN 及其纤维投射靶点内侧苍白球（Gpi）的过度兴奋。STN 和 Gpi 的过度兴奋被认为是 PD 的重要生理学特征。这已被 MPTP 所致猴 PD 模型上的微电极记录和 2-脱氧葡萄糖摄取等代谢研究所证实。在 PD 患者也发现了类似的生理学和代谢改变。Gpi 过度兴奋的结果是通过其投射纤维使腹外侧丘脑受到过度抑制，从而减弱丘脑大脑皮质通路的活动，引起 PD 症状。一般认为 Gpi 电刺激术同苍白球毁损术的作用原理一样，也是通过减弱内侧苍白球的过度兴奋或阻断到达腹外侧丘脑的抑制性冲动而实现抗 PD 作用的。

（2）手术适应证：①原发性帕金森病至少患有下列四个主要症状中的两个，静止性震颤、运动迟缓、齿轮样肌张力增高和姿势平衡障碍（其中之一必须是静止性震颤或运动迟缓）。没有小脑和锥体系损害体征，并排除继发性帕金森综合征。②患者经过全面和完整的药物治疗，对左旋多巴治疗有明确疗效，但目前疗效明显减退，并出现症状波动（剂末和开关现象）和（或）运动障碍等不良反应。③患者生活独立能力明显减退，病情为中或重度。④无明显痴呆和精神症状，CT 和MRI 检查没有明显脑萎缩。⑤以运动迟缓和肌强直为主要症状。

（3）手术禁忌证：①非典型的帕金森病或帕金森综合征。②有明显的精神和（或）智能障碍。③有明显的直立性低血压或不能控制的高血压。④CT 或 MRI 发现有严重脑萎缩，特别是豆状核萎缩，脑积水或局部性脑病变者。⑤近半年内用过多巴胺受体阻滞剂。⑥伴有帕金森病叠加症状如进行性核上性麻痹及多系统萎缩。⑦进展型帕金森病迅速恶化者。⑧药物能很好控制症状者。

（4）术前准备和评价：患者要进行全面的术前检查，所有患者术前应进行帕金森氏症评定量表评分、Schwab 和 England 评分、Hoehn-Yahr 分级，还应对患者进行心理学测试、眼科学检查，术前常规进行 MRI 检查，以排除其他异常。术前 12 小时停用抗帕金森病药物，以便使患者的症状能在手术中表现出来，至少术前 2 周停用阿司匹林及非激素类抗炎药物。全身体检注意有无心血管疾病，常规行血常规、尿常规、心电图、胸透等检查，长期卧床及行动困难的患者，应扶助下床活动，进行力所能及的训练，以增强心功能；高血压患者应用降压药物使血压降至正常范围。如果患者精神紧张，手术前晚应用适量镇静药物。

（5）手术步骤如下。

靶点选择和定位：MRI检查的方法基本上与丘脑电刺激术相同。由于Gpi位于视盘后缘水平、视束外侧的上方，为了精确的计算靶点，MRI检查要清楚地显示视束。为使MRI能够很好地显示基底核的结构，可将Gpe和Gpi分别开来。在轴位像上，Gpi通常占据一个矩形的前外侧的三角部分，这个矩形的范围是中线旁开10～20 mm，在前后位像上Gpi从前连合一直延伸到前连合后10 mm。Gpi的靶点坐标是AC-PC中点前方2～3 mm，AC-PC线下方4～6 mm，第三脑室正中线旁开17～23 mm。

微电极记录和微刺激：微电极记录和微刺激对于基底核的功能定位是一种重要手段。利用微电极单细胞记录的方法先后在猴和人证实，Gpe、Gpi的放电特征不同，并发现PD患者通常在苍白球腹内侧核放电活动明显增加。因此，通过记录和分析单细胞放电特征、主被动关节运动和光刺激对细胞放电影响以及电刺激诱发的肢体运动和感觉反应，可以确定电极与苍白球各结构及与其相邻的视束和内囊的关系及其准确部位。微电极记录通常在预定靶点Gpi上方20～25 mm就开始，根据神经元的不同放电形式和频率，可以确定不同的神经核团和结构（如Gpe、Gpi）。根据由外周刺激和自主运动所引起的电活动，可以确定Gpi感觉运动区的分布，而且微电极记录可以确定靶点所在区域神经元活动最异常的部位。微电极还可以被用于微刺激以确定视束和内囊的位置。应用微电极和微刺激在不同部位（Gpe、Gpi，视束，内囊）可记录到特征性电活动，通过微刺激所诱发的视觉反应（如闪光、各种色彩的亮点）和所记录到的闪光刺激诱发的电活动，可以确定视束的位置。微刺激所引起的强直性收缩、感觉异常等表现则可用于内囊的定位。

体位、麻醉与入路：基本同丘脑毁损术，头皮切口应为中线旁开3～3.5 cm。

靶点毁损：基本同丘脑毁损术。

（6）术后处理：术后处理同丘脑电刺激术。

（7）手术疗效：苍白球毁损术对帕金森病的主要症状都有明显改善作用，尤其对运动迟缓效果好，它一般对药物无效或"关"期的症状效果明显，它对药物引起的症状波动和运动障碍也有很好的效果，对步态障碍也有作用。苍白球毁损术能够改善帕金森病患者个人生活质量，提高其生命活力和社会功能，而又不引起明显的认知和精神障碍。

（8）手术并发症：最近的许多研究表明，苍白球毁损术是一种病死率和致残率较低的相对比较安全的手术。苍白球毁损术有可能损伤视束及内囊，因为这些结构就在苍白球最佳毁损位点附近，发生率为3%～6%。苍白球毁损术急性并发症包括出血、癫痫、视觉障碍、术后语言困难或构音障碍、意识模糊、感觉丧失、偏瘫、认知障碍等；远期并发症很难预测，需定期随访和仔细询问。

3.脑深部电刺激术（deep brains timulation，DBS）

（1）手术原理：①丘脑腹中间内侧核（Vim）电刺激术，由于DBS核毁损术作用于Vim都能减轻震颤，因而有人认为DBS可能是通过使受刺激部位失活发挥作用，而这种失活可能是通过一种去极化阻滞的机制而发生的。此外，DBS可能是激活神经元，但这种激活可能通过抑制或改善节律性神经元活动来阻滞震颤性活动。②Gpi电刺激术治疗帕金森病的机制可能与丘脑电刺激术类似。Gpi电刺激术引起的帕金森病运动症状的改善，很可能是因Gpi输出减少引起的。而Gpi输出的减少是通过去极化阻滞直接抑制（或阻滞）神经元活动，或者是激活对Gpi神经元有抑制作用的其他环路（即逆行激活）而产生的。③丘脑底核（STN）电刺激术，与Gpi电刺激术类似。

STN 电刺激术对帕金森病的治疗作用也有几种可能的机制,包括:①电刺激直接使 STN 失活。②改变 Gpi 的神经元活动来激活 STN,这种改变可能是降低,也可能是阻滞其传导或使其活动模式趋于正常化。③逆行激动 Gpe,从而抑制 STN 及(或)丘脑的网状神经元,并最终导致丘脑神经元活动的正常化。

(2)电刺激装置与手术方法。①脑深部电刺激装置的组成:脉冲发生器(IPG),它是刺激治疗的电源。刺激电极由 4 根绝缘导线统成一股线圈,有 4 个铝合金的电极点,每个电极长1.2 mm,间隔 0.5 mm。延伸导线连接刺激电极和脉冲发生器,程控仪和刺激开关(磁铁)。②手术方法:局麻下安装头架,CT 或 MRI 扫描确定把点坐标,颅骨钻孔,安装导向装置,微电极进行电生理记录及试验刺激,进行靶点功能定位,植入刺激电极并测试,然后固定电极,影像学核实电极位置,锁骨下方植入脉冲发生器并连接刺激电极。③刺激参数的设置:DBS 的刺激参数包括电极的选择,电压幅度、频率及宽度,常用的刺激参数如下,幅度为 1~3 V,频率为135~185 Hz,脉宽为 60~90 μsec。患者可以根据需要自行调节,以获得最佳治疗效果而无不良反应或不良反应可耐受。可以 24 小时连续刺激,也可以夜间关机。

(3)脑深部电刺激术的优点:①高频刺激只引起刺激电极周围和较小范围(2~3 mm)内神经结构的失活,创伤性更小。②可以进行双侧手术,而少有严重及永久性并发症。③通过参数调整可以达到最佳治疗效果,并长期有效,即使有不良反应,也可通过调整刺激参数使之最小化。④DBS手术具有可逆性、非破坏性。⑤为患者保留新的治疗方法的机会。

(4)脑深部电刺激术的并发症:①设备并发症,发生率为 12%,其中较轻微的并发症占了一半以上。感染的发生率仅 1%,而且仅在手术早期出现。设备完好率为 99.8%。②手术本身的并发症,与毁损手术并发症类似,但发生率低于毁损手术。③治疗的不良反应包括感觉异常、头晕等,多较轻微且能为患者接受。

(5)脑深部电刺激术的应用。Vim 电刺激术,患者选择:以震颤为主的帕金森患者是 Vim 慢性电刺激术较好的适应证,双侧或单侧 DBS 手术都有良好的效果,Vim 慢性电刺激术对帕金森综合征患者的运动不能、僵直、姿势和步态障碍等症状是无效的。对一侧行毁损手术的患者,需要进行第二次另一侧手术以控制震颤,也是慢性电刺激术一个较好的适应证。术前准备:同丘脑毁损术。手术步骤:丘脑 Vim 慢性电刺激术的靶点选择和定位程序与丘脑毁损术是完全一致的,只是在手术的最后阶段,当靶点已经确定并进行合理验证之后,采用了另外两种不同的技术。丘脑 Vim 慢性电刺激术的手术程序可以分为四个步骤:①影像学解剖定位;②微电极记录和刺激;③电极植入并固定;④脉冲发生器的植入。

靶点选择:同丘脑毁损术一样,进行丘脑刺激术时其刺激电极置于丘脑 Vim,其最初解剖靶点位置为 AC-PC 平面、AC-PC 线中点后方 4~5 mm,中线旁开 11~15 mm。由于丘脑的解剖位置中存在个体差异,手术过程中还需对靶点进行生理学定位。

靶点定位:同丘脑毁损术。DBS 电极植入,将一个经过特殊设计的 C 形塑料环嵌入骨孔,这个 C 形环上有一个槽,可以卡住 DBS 电极,并可用一个塑料帽将电极固定在原位;将一个带针芯的套管插入到靶点上 10 mm 处,套管的内径略大于 DBS 电极针;拔出针芯,将电极针通过套管内插入,经过丘脑的脑实质推进剩余的靶点上 10 mm 到达靶点;用一个电极固定装置,用于当拔出套管时将 DBS 电极固定在原位,保证 DBS 电极不移位;去除套管后,电极嵌入骨孔环上的槽内,用塑料帽将电极固定在原位。在这一阶段,电极针通过一个延伸导线连接在一个手持式的脉冲发生器上,并进行刺激,以测试治疗效果和不良反应。在许多情况下,由于植入电极时对靶点的微小的机械性损伤,有时出现微毁损效应,即患者的症状减轻或消失,这说明靶点定位准确。如果在一个很低的阈值出现不良反应,应该将电极重新调整到一个更加适当的位置。当保证电极位于满意的位置时,将 DBS 电极连接在一个经皮导线上,待术后调试,也可直接进行脉冲发生器的植入。

脉冲发生器的植入:常用的脉冲发生器是埋入式的,可程控的,配有锂电池,可以发送信号维持几年。其植入的程序类似于脑室腹腔分流,患者全麻,消毒头皮、颈部及上胸部皮肤,术前给予静脉应用抗生素,患者取仰卧位,头偏向对侧,在锁骨下 3 cm 处作一长 6 cm 的水平切口。在锁骨下切口与头皮之间做一皮下隧道,将电极线从锁骨下切口经皮下隧道送到皮下切口。电极线用 4 个螺钉与脉冲发生器相连并固定,在头皮切口处将 DBS 电极与电极线相连,缝合切口。

手术并发症:DBS 治疗震颤的并发症主要有三类。①与手术过程有关的并发症;②与 DBS 装置有关的并发症;③与 DBS 刺激有关的并发症。

立体定向手术导致的颅内出血发生率仅为 1%～2%。与 DBS 装置有关的并发症是机器失灵、电极断裂、皮肤溃烂及感染,这些并发症并不常见,发生率为 1%～2%。

与 Vim 刺激有关的并发症有感觉异常、头痛、平衡失调、对侧肢体轻瘫、步态障碍、构音不良、音调过低、局部疼痛等。应该注意的是,这些并发症是可逆的,而且症状不重。如果刺激强度能良好地控制震颤,这些并发症也是可以接受的。实际上,Vim 慢性电刺激术的不良反应本质上与丘脑毁损术的并发症相似,二者最大的区别是由 DBS 引起的不良反应是可逆的,而丘脑毁损术的不良反应是不可逆的。

手术效果:与丘脑毁损术相比,DBS 的优点是其作用是可逆性的。治疗震颤所用电刺激引起的任何作用,可以通过减少、改变或停止刺激来控制。DBS 另一个重要特征是可调整性,完全可以通过调整刺激参数使之与患者的症状和体征相适应。因此,DBS 技术的应用为药物难以控制震颤的手术治疗提供了新的手段。

Vim 刺激的效果已得到充分的证实,对帕金森病患者,控制震颤是 Vim 刺激唯一能够明显得到缓解的症状。治疗震颤最佳的刺激频率是 100 Hz 以上,抑制震颤的刺激强度为 1～3 V,在 Grenoble(1996)报道的一大宗病例中,Vim 刺激使 86% 的帕金森病患者震颤在术后 3 个月消失或偶尔出现轻微的震颤;6 个月时帕金森病患者震颤控制为 83%。Benabid 对 80 例 PD 患者行 118 例(侧)电极植入,随访 6 个月至 8 年,震颤的完全和近完全缓解率为 88%。

Gpi 电刺激术:靶点选择和定位同苍白球毁损术。Gpi 位于 AC-PC 中点前 2～3 mm,AC-PC 平面下方 5～6 mm,中线旁开 17～21 mm 处。研究发现,STN 活动的增强及其导致的 Gpi 活动增强在帕金森病中起重要的作用。应用苍白球腹后部切开术(PVP)对运动不能及僵直进行的有效治疗中得到证实,一组 117 例患者综合分析显示,帕金森氏症评定量表运动评分改善率为 29%～50%。Laitinen(1992)统计苍白球切开术的并发症发生率为 14%,主要有偏瘫、失用、构音困难、偏盲等。双侧苍白球切开术更易致严重不良反应及并发症,而应用微电极记录及刺激术只能使这些并发症的发生率略有下降。尽管如此,用双侧 Gpi 刺激术治疗左旋多巴引起的运动障碍或开关运动症状波动时,所有患者的运动障碍都有改善。因此,Gpi 刺激术为双侧苍白球切开术的一种替代治疗,但 Gpi 刺激术后患者抗帕金森药物用量无明显减少。

STN 电刺激术:STN 电刺激术的靶点参数为 AC-PC 中点下方 2～7 mm,中线旁开 12～13 mm,但因为 STN 为豆状,体积小(直径约为 8 mm),而且周围没有标志性结构,故难以将刺激电极准确植入 STN。

Benabid 及其同事对有严重僵直及运动迟缓的患者进行 STN 刺激术证实,包括步态紊乱的所有 PD 特征性症状均有明显效果。一组 58 例病例综合分析,在双侧刺激下,帕金森氏症评定量表运动评分改善率为 42%～62%,单侧者为 37%～44%。双侧 STN 刺激还可缓解 PD 患者书写功能障碍,一般认为 STN 是治疗 PD 的首选靶点。

STN 电刺激术较少有严重的不良反应。年老及晚期的帕金森病患者术后可能有一段意识模糊期,偶尔也伴有幻觉,时间为 3 个周到 2 个月。近年来,STN 刺激术已被用于临床,与丘脑电刺激术及苍白球电刺激术相比,STN 刺激术似乎能对帕金森病的所有症状都起作用,还可以显著减少抗帕金森病药物的用量,并且其治疗效果比 Gpi 电刺激术更理想,STN 电刺激术主要适应证是开关现象,也能完全控制震颤。

总之,应用 DBS 治疗帕金森病,应根据需治疗的症状选择靶点。DBS 仅仅是在功能上阻滞了某些产生特殊帕金森病症状中发挥重要作用的靶点,但由于它具有疗效好、可逆、永久性创伤轻微、适于个人需要、能改变用药等优点,DBS 正成为立体定向毁损手术的替代治疗方法。

(夏福垒)

第二节 癫 痫

一、癫痫外科治疗的基本原理

癫痫的基本原因是脑皮质内出现高幅的爆发性的放电区域,称"产痫灶"。在未发作时,产痫灶好像是一簇火种,不断地发出单位放电,在脑皮质上或头皮上可以记录到尖波或棘波。在合适的条件下产痫灶的活动突然活跃起来,向周围扩展,引起邻近神经元的同样放电,并沿着一定的神经通路传向远处,于是引起一次癫痫发作。因此对于产痫灶的深入了解,特别是关于它的生物学特性、确切的位置及界线、放电时的能量来源、放电活动的扩散及传播途径的规律等,将对手术控制癫痫发作具有重大实际意义。

(一)间歇期的活动

在头皮上或暴露的脑皮质上做脑电波描记可以见到棘波活动,一般认为是鉴定癫痫的一个标志。这种棘波电位来自神经元的突触后活动,与神经元体部、轴突的动作电位关系不大,胶质细胞不参与这种电位的形成。因此,用脑电图中棘波活动来确定脑皮质中病灶的定位及手术中确定癫痫灶的位置是有一定价值的。但是在任何神经元的集结点上,对同步的突触输入都可用放发棘波的形式来反应,因此单凭这点还有不足,还可出现误解。例如,在脑皮质上的某一小范围内用士的宁处理,可使该区诱发棘波,表面上看它与痫性棘波十分相似。如果记录是在远离发放点的脑皮质上进行,那么就很难区别这是士的宁诱发的皮层放电,还是由远处产痫灶经单突触投射扩散而来的棘波。因此,除了棘波发放以外,还需要增加其他的鉴定标准,这就要求对"产痫灶"内各神经元群(神经核)或各个别神经元进行检查。采用微电极技术在猴的实验性癫痫中已经取得很多线索,可以见到在产痫灶的神经元中有多种过度活动形式,其中最常见的是间隙期单位放电。这是一种有规则的、反复的动作电位爆发,其频率高达 200 次/秒以上,甚至可达 900 次/秒,在一次爆发过程中频率往往只有增高而不减少,爆发常于 1 秒内重复 5～15 次,比较刻板;在每一阵爆发中很少再有棘波发放。爆发还有一个特征就是每一阵的第一个放电后面都随有一较长的间歇;另外,其随后的放电波都具有一波切迹。见到这些特征即可以肯定地认为这是棘波灶的发源地或称起步点。产生这爆发波的神经元称起步神经元。在治疗癫痫的手术过程中,对产痫灶中的神经元,也进行了同样的检查,证实人的癫痫与猴的实验性癫痫中所见的情况完全相似,高频率的爆发性放电与在猴的实验性癫痫中所见的完全一样,而且第一个波后有一较长的间歇。由于正常脑内神经元不会出现这样的高频爆发,可以预料这种放电信号将对邻近的神经元引起超出寻常的影响。以正常脊髓运动神经元为例,如果它的许多突触终端中有 2% 受到不同步的传入信号影响,就能使它从静止状态下变为能产生慢节律的放电细胞,或使它原有的放电频率大大增加。据估计,运动神经元的输入中只要有 8% 达到20 次/秒频率,就可使该神经元变为有较高放电频率的细胞。癫痫神经元的放电频率远远超过20 次/秒,常常可达到200~900 次/秒。若将癫痫发作时的频率按 200 次/秒计算,那么只需要它投射到另一神经元的 80 个突触点上,就可使该神经元发生突触后高频放电。每一个脑皮质神经元约有6 万个突触点,这样只要有不到 0.2% 的突触点受到癫痫放电的兴奋就可以成为另一个放电细胞。由此可见,癫痫爆发放电的传布比正常脑皮质神经元的放电形式其效率要高得多。在产痫灶内可以有一群这样的原发癫痫爆发神经元,它们与四周正常神经元的突触联系相当广泛,使正常神经元不断地参与到癫痫灶内从而扩大了产痫灶的范围。这就造成即使在细胞水平,仍不容易区别出哪一个神经元是癫痫的起始者,哪一个是跟随者。

产痫灶在形态上也有其特征。灶内神经元的数目减少,保留的神经元体积变小,为增生的星形细胞所隔开。在高尔基染色中可见树突的数量大为减少,树突的外形也变得异常,这种变化越离产痫灶远越不明显。这与电生理记录到的情况是完全一致的,在产痫灶区内可以记录到最大的过度单位活动,离开该区数毫米处活动就渐趋正常了。从癫痫神经元的形态改变及它不能被通常所用的方法所激发,提示这种神经元是失去部分神经突触的神经元。正如肌肉失去了神经支配很容易发生过度收缩一样,去神经的神经元极易产生过度活动。在癫痫患者中常可见脑部有因外伤、肿瘤、血管病变、缺氧性改变所引起的瘢痕,这引起神经元群失去部分树突。有证据表明,癫痫的起步活动是始于这有病变的树突。正常神经元的突触活动使局部突触后膜去极化,而起于病变树突的缓慢突触电位降低了细胞体膜电位,使低阈的轴丘膜被激化而触发了一动作电位。在癫痫神经元中,去神经的病损突触处发生"漏电"并形成一定电位。另外,机械的变形也可引起局部去极化而形成电位,这些电位合在一起可触发轴突近端或始端的反复放电。另一种可能是动作电位可发生于癫痫神经元膜以外的其他不正常部位,其中最可能的是树突,当余下的突触冲动输入到这神经元时可以触发一阵放电。树突的异常包括膜的变化,有钾的漏出,如组织间液钾的浓度超出了阈值,即可触发一重复的放电过程。病灶处的瘢痕改变或星形细胞的代谢活动都可使细胞外钾离子浓度维持于高水平,故都趋向于加重这一过程。此外,参与反复活动的细胞轴突终端兴奋性也有改变,单独一个棘波发放就可使轴突发生一连串反复的动作电位,有人认为这可能是由于能形成电位的钠泵被激活的结果。这种反复的轴突发放也使肌肉及脊髓内单突触反射发生反复放电,钾离子的增加加剧了这一过度极化过程,已经证实在癫痫灶内确有大量钾离子的渗入。目前公认的抗痫药苯妥英钠的药理作用就在于抑制脊髓内的强直后放电及强直后电位。以上机制提供了见于癫痫灶内的一些放电类型,并解释了癫痫爆发的第 1 个棘波后面有一较长的间歇的特征。

癫痫神经元是处于连续不断地活动着并间歇地爆发放电,其动作电位经轴突传递到下一个神经元。在间歇期可记录到的异常脑电活动只是在偶然的条件下才发展成临床上的抽搐。抽搐时所产生的信号足以阻断邻近正常神经组织的功能,这便是为什么切除了产痫灶后常反而可使运动功能改善的原因。间歇期的连续活动对正常脑活动的影响具有一定临床意义。当药物控制了癫痫发作,在脑电图上仍能记录到间歇期的脑电活动特征,伴同的行为变态亦可继续存在。再增加药量使脑电活动进一步好转,则行为变态亦将明显好转,由此可见间歇期的癫痫波活动并非毫无作用的。在动物实验性癫痫中已经查明这种间歇期癫痫放电活动需要较多的能源,因此它可引起神经元结构上的改变,甚至促使它早些死亡,在实验性癫痫中还见到在癫痫发作过程中有些癫痫灶邻近的神经元可以死亡。由此可以了解积极寻求癫痫发作的有效治疗是十分迫切的。

（二）发作期的活动

上述间歇期活动不定期的变得强烈起来,终于发展成一次癫痫抽搐,这时的活动称发作期的活动,发生这种活动的机制尚不很清楚。精神紧张、代谢紊乱,均可能具有作用;女患者的经期中亦较易引起发作;饮酒常为促使发作的诱因。很多发作出现于睡眠的某些周期,可能与脑皮质的兴奋性在这些周期中有增高之故。通过癫痫神经元单细胞电活动记录,可以发现原来间歇期爆发放电的频率不断增加,直至达到1 000次/秒,于是就引起该癫痫神经元的强直性放电,癫痫发作即告开始。

癫痫灶内的爆发放电循两个途径传布:快速地将癫痫放电通过皮层的投射径路传向远处组织,这一传布方式称弥漫性或全身性传布;较缓慢地在局部传布至邻近大脑皮质,称局部传布。

局部传布最显见的实例为Jackson的扩散型癫痫。在脑皮质上局部放电范围扩散的速度约为5 mm/min,因此,它引起邻近皮层的放电常需数分钟。这种扩散的机制很可能与癫痫神经元于过度活动时释放出大量钾离子入组织间液,引起邻近神经元的去极化,使癫痫阈值降低有关,但亦不排除局部神经元之间的突触间传布的可能性。

全身性传布是通过癫痫神经元的轴突将发作初期的信号广泛地扩散到脑的各部,包括所有与该轴突有直接联系的结构,如皮层下核群、基底核、丘脑、中脑的网状结构等。远离病灶区的神经元在受到高频的传入冲动后,出现膜的过度去极化及发放强直性动作电位的反应,通过它们的轴突投射又激发了另一批神经元,这样使发作过程变为全身性。临床的表现形式将取决于最初发放的神经元。做癫痫神经元细胞内电记录可发现有强直与阵挛两种过程,随着出现一较持续的过度极化现象,在这以后有一特征性的发作后电静止现象。产生这种抑制现象的机制尚不很清楚,但有学者提出这可能是丘脑内侧或中脑网状结构抑制环路积极活动的结果,也是癫痫发作所以能突然自行停止的机制。

（三）其他改变

当癫痫发作不久,受到影响的皮层区域血流量明显地增加,同时脑部能量的消耗大于它的补充,因此脑内能量储备显著减少。尽管此时葡萄糖的摄取增加并迅速转化为乳酸等代谢产物,但距需要仍有不足,因此当发作停止后,脑内出现反应性充血。过去曾一度认为代谢的不足是癫痫后发生抑制的原因,在近年的研究中未能得到令人信服的证据。同样,能量代谢的改变是癫痫发作的基础一说亦存在很多疑问。从形态上及生理上看许多迹象都表明膜的异常可能与产痫灶内神经元的特性改变有关。神经元内外单价阳离子在分布上的差别主要是依据镁的成分及钠、钾三磷酸腺苷酶系统。细胞的呼吸代谢对维持这一系统起着重大的作用,因有30％～50％的细胞能量是由阳离子转移速度来控制的。在产痫灶内神经元膜的稳定性具有一些缺陷,相信不久在这方面可能会引出新的结论来。

（四）遗传因素

癫痫具有遗传因素已为一般所公认，特别是失神性小发作及颞叶癫痫，往往是由不规则的常染色体显性基因传递。曾有人调查脑电图中显示有棘慢波癫痫患者的后代，发现同胞中在脑电图中出现有棘慢波改变者高达 37％，而正常对照组患者的后代同胞中只有 5％有这现象。另外，调查局灶性癫痫而手术的患者的家族及其子代同胞，发现在脑电图上出现异常的比例要比对照组显著增高。此外，癫痫患者尚有家族性低"惊厥阈值"，任何皮层损害都较容易触发癫痫发作。

二、癫痫的分类

长期以来，出于人们对于各种癫痫发作的确切机制不够清楚，脑部涉及的解剖部位不够明确，引起发作的原因又各不相同，致使癫痫发作的统一分类难以决定。临床医师往往根据各自的需要制定了按年龄、发作表现、脑电图改变、解剖部位、病因、药物治疗的反应等各种分类方法，这些方法至今尚有较大实用意义。自 1964 年以来，在国际抗癫痫协会的努力下曾集合部分专家意见制定了一套癫痫统一分类的国际方案，1969 年又做了修订。这套分类虽被认为是国际上通用的标准分类，但仍有许多方面未能被普遍接受。1979 年 10 月我国的部分神经病学工作者与脑电图专业人员在青岛举行了癫痫座谈会，对癫痫的分类做了讨论，最后在国际统一分类的基础上，提出了我国的分类意见，这些分类将于下面逐一介绍。作为神经外科医师在开展癫痫的手术治疗时，必须对它有所了解，但在外科实践中以起病年龄及病因的分类仍有较大用处，亦予一并介绍。

（一）根据癫痫起病年龄的分类

起病年龄的不同癫痫的病因亦有不同，因此可根据患者起病的年龄大致推测病因，有助于做出临床诊断（见表 7-1）。

表 7-1　根据癫痫起病年龄分类

起病年龄（岁）	癫痫名称	常见病因（按次序排列）
0～2	新生儿癫痫	围生期损伤、代谢紊乱、先天畸形
3～10	儿童期癫痫	围生期损伤、发热惊厥、脑损伤、特发性癫痫
11～20	青少年癫痫	特发性癫痫、脑损伤、围生期损伤
21～35	成人期癫痫	颅脑损伤、脑肿瘤、围生期损伤
36～55	中年期癫痫	脑肿瘤、颅脑损伤、动脉粥样硬化
56～70	衰老期癫痫	动脉粥样硬化、颅内新生物

（二）根据癫痫发作的病因分类

1.有大脑病变者

（1）扩张性病变：新生物、脑脓肿、脑寄生虫病。

（2）脑瘢痕形成：脑损伤、脑部感染后。

（3）脑局部萎缩：脑受压、脑缺血、脑部感染后。

（4）脑内囊变：脑血管栓塞后、脑出血后。

（5）弥漫性脑病变：脑变性病、脑感染后、脑硬化。

（6）脑血管病：脑动脉粥样硬化、脑动静脉血管畸形、脑梅毒。

（7）其他：脑先天畸形。

2.未能查见脑部病变者

(1)脑中央性癫痫(特发性癫痫):脑皮质下功能紊乱。

(2)中毒及发热性癫痫:脑外原因。

(3)低血糖性癫痫:脑外原因。

(4)其他:血管神经及循环中断等。

(三)根据癫痫灶部位分类

局灶性大脑癫痫(症状性癫痫)放电部位主要为大脑半球灰质、大脑皮质;脑中央性癫痫放电部位为脑干上部、脑中央系统;非局限的大脑性癫痫放电部位弥漫分散,或脑外原因。

(四)根据发作时的表现及脑电图特征分类

大发作脑电图中脑波节律较快,精神运动发作脑电图中脑波节律缓慢,小发作快活动与慢活动交替出现(每秒3次波),变异性小发作不典型的快波与慢波结合。

(五)国际统一分类

1.部分性发作或开始于局部的发作

(1)部分性发作表现为简单的症状:①运动性症状(包括Jackson扩展型、阵挛型、强直型、逆转型及姿势性发作)。②感觉性症状(包括躯体感觉、特殊感觉如视、听、旋转、味、嗅等)。③自主神经性症状(如胃肠、血管、呼吸、泌尿生殖系统症状)。④综合性症状(以上各种症状的综合)。

(2)部分性发作表现为复杂的症状:①有意识障碍。②精神运动性,包括自动症、复杂行为等。③精神感觉性,包括幻觉、错觉、妄想等。④自主神经性,如自主神经功能紊乱、性功能改变等。⑤思维性,如意识紊乱、记忆减退、识别障碍、强迫思维、朦胧状态等。⑥情绪性,如恐惧、欣快、抑郁、攻击性反应、儿童行为问题等。

(3)部分性发作有继发的全身性扩展:多数为强直阵挛性。

2.全身性发作起病时就有两侧对称性发作

(1)失神简单的及复杂的。

(2)强直阵挛性发作即大发作。

(3)婴儿痉挛发作(又称过度节律紊乱)。

(4)阵挛性发作。

(5)强直性发作。

(6)强直阵挛性发作。

(7)无张力性发作(又称垂头发作)。

(8)不动性发作。

3.单侧或以单侧为主的发作

见于新生儿或婴幼儿,临床及脑电图表现与上述婴儿痉挛相同,但放电活动主要限于一侧。

4.不能分类的发作

由于资料或记录不全的发作都包括在内。

(六)我国1979年制定的癫痫分类方案

1.部分性(局灶性)发作

(1)具有简单症状的部分性发作:单纯运动性、单纯感觉性、特殊感觉性、扩延性(Jackson型发作)、局限发作继发全身性发展,其他如转侧性、躯体抑制性、失语性等。

(2)具有复杂症状的部分性发作:复杂部分性发作(颞叶癫痫发作)包括单纯意识障碍、精神运动性发作(行为自动症、口咽自动症)、精神感觉性发作、情感障碍及以上各类的综合。

2.全身性发作

(1)全身性惊厥发作:强直阵挛性发作(大发作),强直性发作(儿童多见),阵挛性发作(儿童多见),肌阵挛发作,婴儿痉挛,变异性小发作(Lennox-Gastaut 综合征)。

(2)全身性非惊厥性发作:典型失神小发作、失张力性发作、自主神经性发作、混合性发作、其他如癫痫持续状态、反射性癫痫及以上不能分类的发作。

注意不要将失神小发作与大发作的不完全发作相混淆。

三、癫痫的临床表现

神经外科医师在选择病例进行手术治疗之前,必须对各种不同类型的癫痫有一概要的认识。在临床上许多局灶性发作尽管在脑电图记录中可见到不正常放电灶,但通过仔细的检查却找不到病因;反之在全身性发作中尽管脑电图中没有明确的局灶性放电灶,但有的却病因明确。为此这里将把较常见的癫痫类型的表现做一简要介绍。

(一)婴儿期癫痫

在此期内婴儿大脑发育尚未成熟,脑神经元的兴奋阈值比较低,发生惊厥的机会极为普遍。如在此期内发作频繁,可使脑的发育受阻,脑内正常神经元的数目减少,脑重量不足,引起患儿的智力发展迟缓,癫痫的机会增多。在这期内发病率最高的是 4 个月之前,此后则发病率渐次减少。发作的表现常为眼、口角、脸部或肢体的分散抽搐,很少为全身性抽搐,如出现全身性抽搐则常同时伴有呼吸抑制。这种抽搐发作的预后较差,约 1/4 的患儿最终将导致死亡,另有半数则发作反复出现。因此对这类癫痫发作应力求找出原因并加以纠正,尽快地控制发作,每多发 1 次都可给婴儿造成不可逆的损害而导致痴呆。这时期癫痫发作的常见病因如下。

1.代谢紊乱或中毒

代谢紊乱或中毒见于血钙过低、低血糖、低血镁、血钠过低或过高、血胆红素过高、碱中毒、B 族维生素缺乏症、窒息、血氨过高症等。

2.遗传因素

遗传因素常见于精胺酸尿症、苯丙酮尿症、酪胺酸尿症、多发性神经纤维瘤病、结节硬化症、家族性脾性贫血(Gau-Cher 病)、家族性黑矇性白痴(Tay-Sachs 病)、类脂质细胞增多症(Niemann-Pick 病)、先天性大脑发育畸形及第 13/16 染色体三倍畸形等。

3.损伤性病变

损伤性病变如分娩时的颅内出血、窒息等。

4.脑血管性病变

脑血管性病变如非损伤性颅内出血、维生素 K 缺乏、血小板缺乏性紫癜、脑动静脉血管畸形、先天性颅内动脉瘤、主动脉弓先天狭窄、特发性蛛网膜下腔出血等。

5.感染性病

感染性病如脑脊髓膜炎、脑炎、败血症、脑脓肿、弓形体脑瘤等。

(二)婴儿性痉挛

常发生于 6 个月以后的婴儿。主要表现为发作时患儿头颈部及躯体突然前屈,伴有两臂外展,亦可相反,头及躯体向后伸;如发作较晚,患儿已能坐起时,则常引起向前跌倒。发作一般历时短暂,但较频繁,甚至可数秒即发作 1 次。发作对脑损害很大,可导致患儿的智力发育迟缓,甚至退步。在脑电图上可见高度的节律紊乱,常有较多的棘波或连续多个棘波发放,甚至阵发的棘波或棘慢复合波,中间夹杂较正常的波形。本发作常于 3～4 岁时自动停发而代之以其他类型的癫痫。临床上这种发作可分为隐源性及症状性两类。后者的主要病因有:①围生期的脑损伤;②预防接种如百日咳疫苗接种后;③其他如先天畸形、代谢障碍、中枢神经感染、结节硬化等。预后取决于发病年龄的早晚。发病晚者患儿已有相当智力,如诊断及处理及时,则预后常较良好,反之则预后不良。后遗症中常见者为痉挛性双侧瘫或四肢瘫,或脑发育不全。治疗用大剂量促肾上腺皮质激素(AGTH)常有较好效果,安定类药物[如硝西泮(硝基安定)、氯硝西泮(氯硝基安定)]亦能控制发作,不需手术治疗。

（三）Lennox-Gastaut 综合征

Lennox-Gastaut 又称变异性小发作,多发生于 1 岁后的幼儿,婴儿痉挛如迁延不愈,到这时常不易与本综合征相鉴别。主要表现为患儿突然做点头的发作伴有堕跌及不典型的失神,有各种自动症如喃喃自语、吞咽动作或手的短暂摆动等。睡眠中出现发作者较多,并常有短暂的阵挛或抽搐;脑电图上可见每秒 1.5～2 次的棘慢复合波,但有时亦可与婴儿痉挛的脑电图很相似。患儿的智力发育可受障碍,甚至退步。安定类药物效果良好,皮质类固醇类药物及 ACTH 亦有良效,但治愈后仍可复发。

（四）肌阵挛性发作

多见于 3 岁以上的儿童,其主要表现为全身或部分的肌阵挛性抽搐伴有跌倒,头部或躯干常突然倾倒。本病的发生机制可能是由于神经系统内抑制作用损害后引起的释放现象,常为大脑弥漫性病变后的结果;但如病变只局限于一侧大脑半球则表现只出现于单侧。脑电图改变很像典型的小发作,可见反复发生的不典型棘慢波或多个棘慢复合波,频率 1.5～2 次/秒。气脑检查时约有半数不到的患儿有脑室系统的扩大,脑皮质活检常可证实有亚急性硬化性全脑炎、慢性非特异性脑炎或脑脂质沉积症等。肌阵挛发作一般可分为 3 类。

1.意向性肌阵挛

意向性肌阵挛由运动或动作所诱发,少数亦可由光、声音或感觉刺激所诱发。肌肉的抽搐很短暂,好像腱反射中的肌肉跳动一样。

2.反复性肌阵挛

反复性肌阵挛没有任何诱因,肌肉的抽搐时发时止,没有规律性。

3.大群肌阵挛

阵挛主要影响躯干的大群肌肉,使身体突然前屈如鞠躬状,有些像婴儿痉挛中的"Salaam"发作。

（五）典型小发作

典型小发作属全身性癫痫的一种,主要见于儿童,常发生于 3 岁以上的儿童,至 15 岁以后则又渐趋少见。本病具有较明显的遗传倾向,由常染色体显性基因遗传。主要表现为短时间的意识丧失伴有轻微运动症状;发作突然,常无先兆;终止亦很突然,不留有任何后遗症状。发作时脸部及眼睑有节律性跳动,可能有尿失禁,历时短暂,一般为 5～30 秒。患者都能维持当时姿势,很少倒地,瞬即恢复意识,患者自觉如入梦境。发作一般每天 1～2 次,但频繁时可多达百余次,甚至有连续发作者,称之为小发作持续状态。脑电图中可见典型的弥漫性 3 次/秒棘慢复合波,过度换气时更易出现。本症预后较好,至青春期发作常自行停止。如发病起于 5 岁以前的小儿,其智力常低于正常儿童,发现于 5～10 岁者,智力常无影响。发病在 10 岁以后者则发作可持续较久,50%患者可转变为大发作。典型小发作需与颞叶癫痫中的失神发作相鉴别,后者发作不规则常伴有自主神经紊乱症状、嗅及味幻觉,舔舌、咀嚼、吞咽等动作。脑电图中有不规则棘波发放起源于颞叶,向他处扩散。治疗以乙琥胺或三甲双酮为主,两者均有效,但以前者毒性较小,故应首先选用。

（六）特异性大发作

特异性大发作又名强直阵挛性发作,是最多见的全身性癫痫发作,多见于5岁以后的儿童及青少年。发作没有先兆,抽搐从一开始就起源于全身。其特征为先有一阵全身肌肉的突然强直性收缩,伴有喉头尖声鸣叫,随即意识丧失,倒地;接着肌肉逐步松弛,5~10秒后出现肢体伸屈性阵挛,同时并有自主神经功能紊乱如血压升高、瞳孔散大、面部潮红、呼吸暂停、发绀、流涎出汗、立毛肌收缩、喉头分泌增多等;随着喉头肌肉的抽动,口中涌出白沫或血性泡沫。在肌肉短暂松弛期中膀胱括约肌亦放松,在以后的阵挛抽搐中小便即自动流出。在整个发作期中意识是昏迷的,发作停止以后意识仍不会马上恢复,这一意识昏迷阶段称发作后期,可持续数分钟至数十分钟不等。

（七）发作停止期

阵挛抽搐突然停止,全身肌肉放松,甚至完全松弛。心跳变慢、瞳孔恢复至正常状况并出现光反应。全身肌肉又慢慢恢复张力,并出现反射。皮肤反射亦再度出现,双侧出现Babinski征。患者意识渐渐恢复,如发作历时短暂,可于数分钟内清醒,如发作历时较长则常有较长时间的深睡眠状态,需数小时甚至十余小时才能完全清醒。清醒后患者常感疲惫乏力、头痛,甚至精神错乱或行为失常,称癫痫后精神症,一般于休息后均较快恢复。功能恢复以感觉、运动及语言功能恢复较快;记忆功能恢复较慢,过去记忆恢复在先,近期记忆恢复在后。

大发作时左右两侧一般应是对称性的,但有时两侧可不一致,这种不同步的发作可认为是两种发作凑合在一起,是癫痫大发作中的一种变异。

引起大发作的诱因常见的有强光刺激、突然中断巴比妥类药物治疗、戒酒、各种代谢障碍、外毒素等。不像部分性癫痫,这种发作发生于深度睡眠中者较少,即有发生多数是在慢睡眠中,而不是在快速张动期中。

脑电图表现是比较典型的。在发作前常先出现多次弥漫的多棘慢波发放,接着有一短暂的低活动期历时1~3秒。发作时在整个头皮上都可记录到分布弥漫、波幅对称的并不断递增10次/秒波,以后其频率可减慢至8次/秒以下。由于此时患者全身肌肉抽搐,大量的肌电活动干扰着真正的脑电活动。当发作停止,脑电活动出现一休止期,波幅变为平坦,可历时数十秒钟以上,以后逐渐又恢复到发作前或间歇期活动。

大发作的治疗一般用苯妥英钠、苯巴比妥、卡马西平等,一般不做外科治疗。

（八）成年期的癫痫发作

成年期的癫痫发作又称晚发性癫痫,一般指首次发作在20岁以上的成人癫痫,占癫痫总数的17%~33%。患者脑部多数可有局部结构上的病变或受到某些生化、生理、病理上的影响,常被称是症状性癫痫,但在各项详尽的检查下仍可有27%~36%不能明确其病因。在已查明的病因中有肿瘤、损伤、产伤,血管性疾病包括脑动静脉血管畸形、动脉粥样硬化、急性脑缺血,感染、炎症(梅毒或结核)、寄生虫病、变性疾病、慢性酒精中毒等。癫痫的发作类型以各种局灶性感觉与运动性癫痫及精神运动性癫痫为多。根据统计,由于肿瘤及脑血管病变引起者50%~60%为局灶性发作,由损伤引起者约40%为局灶性发作。

（九）局灶性发作

常先有某一局部的主观感受如针刺、发麻或疼挛感等称之为先兆，它的性质及出现部位有助于推测病灶的所在位置。此时患者常无意识障碍，但实际上这已是痫性发作的起始。逐步这种感受扩散，其传布途径常沿着中枢神经的功能分布进行，并出现运动性或肌肉阵挛性抽搐，扩散多限于一侧半球，产生偏身的进展性抽搐，又称 Jackson 发作，一般历时半至数分钟即行停发。发作肢体有暂时性瘫痪，称 Todd 瘫痪。有时发作亦可扩散至全脑，引起全身抽搐，这时一如上述大发作患者意识丧失，全身抽动，称局限性发作有继发性全身扩散。在脑电图中可在局部记录到局灶性发放灶，以棘波或尖波形式出现，没有3次/秒的棘慢波发放。神经系统检查包括神经放射学检查及 CT 扫描，常可明确局部病变，但也有只能见到脑室的扩大或局部脑皮质萎缩，有1/4～1/3 的病例仍可完全无病变发现。对于这后一类病例常需继续追踪观察，定期复查，以免遗漏微小而一时发现不到的病变。局灶性发作的临床类型很多，常根据首发症状的表现来命名，可分为感觉性发作、感觉运动性发作、运动性发作、旋转性发作、姿势性发作、语言抑制性发作、内脏性发作及精神运动性发作等。

（十）内脏性发作

内脏性发作是局灶性发作中的一种特殊类型，病灶主要涉及脑岛及其邻近的颞叶组织。发作以出现内脏紊乱为主要表现，有腹部不适、心悸、多汗、胃纳不佳、恶心、呕吐、呼吸急促或迟缓甚至暂停、小便失禁及瞳孔变化等。

（十一）精神运动性发作

精神运动性发作是局灶性癫痫中较常见的形式，占癫痫总数的 20％～30％，病变多数位于颞叶的内侧部故又称颞叶癫痫。近年来，由于开展了大量颞区的电刺激研究，对颞叶的生理作用有了新的认识，促进了对颞叶癫痫的理解。为便于对颞叶癫痫的描述，有必要先介绍颞叶的功能。

1.颞叶的解剖生理

颞叶外侧及内侧的皮层具有译义及听觉的功能，在优势侧的颞叶外侧皮层尚有语言功能。颞叶内侧部的海马结构、杏仁核均属于边缘系统并与自主神经功能及行为的调节有关。颞叶皮质与杏仁核及海马结构有纤维相互联系，海马结构与杏仁核之间也有纤维相互联系。在与颞叶以外的结构联系中，颞叶皮质与颞叶内侧结构有较大差异。颞叶皮质与丘脑的背部联系，其通路经内囊。颞叶内侧结构则与膈区、视前区、下丘脑及中脑盖部联系，其通路有两个：①背侧终纹从背侧绕过内囊及基底核背侧；②腹侧束，经内囊及基底核腹侧达无名质，使杏仁核与丘脑内侧发生联系。另外，额叶眶区皮质有纤维进入杏仁核，并从杏仁核与丘脑的背内侧核相连接。左侧丘脑受损时，这一通路将对记忆的缺损具有重大作用。海马结构包括齿状回、Ammon 角及穹隆柱，与膈区、下丘脑前部及乳头体有相互纤维联系，并通过上升与下降通路与下丘脑的其他区域及中脑盖的正中部相连。这样，海马与杏仁核都与脑干的网状结构、下丘脑相连，并以下丘脑成为这一系统的交接点。感觉冲动传到海马的路径是很不明确的，多数是经脑干的网状结构，且为非特异性的。从以上描述可见颞叶的外侧皮质与杏仁、海马结构在功能上是有很大区别的。

2.临床表现

颞叶癫痫的产痫灶可位于不同部位，放电区域不仅可涉及颞叶外侧皮层并可涉及岛叶皮质、杏仁核、海马结构及与这些结构相联系的中线及脑干内核群，甚至还可涉及对侧的同名区域，因此其临床表现复杂多样。一般可分为下列 4 种类型。

（1）自动症及精神运动性发作：表现为意识障碍及精神错乱，但对环境尚能保持接触，开始时可有简单的症状如幻嗅、幻味、幻听、眩晕，及自主神经功能紊乱如血压波动、出汗、面红、流泪、瞳孔改变等。接着患者有记忆障碍，常有"熟悉感"或"陌生感"，或出现强迫性意念或梦境状态，然后出现自动症，患者在无意识状态下做各种似有目的的动作如游走、登高、驾车、饮食或其他习惯活动。发作大多持续数分钟至数十分钟，也有持续达数小时或数天者，可反复发作，但很少有出现持续状态者。发作后常有历时较长的精神错乱或嗜睡状态，醒后患者常完全不能回忆发作时的情况，或仅凭经验知道自己已经发过病。

（2）错觉或幻觉性发作：其表现与上述自动症开始前的先兆相似，但发作仅止于此而不再扩展为自动症；幻错觉常为刻板性并可反复发作；熟悉感或梦境状态较为突出，常伴有视物缩小或视物放大；听觉或视觉的灵敏度亦有改变。

（3）内脏及自主神经性发作：常伴随自动症发作，包括内脏感觉异常如胃气上升、腹痛、胸闷、心悸、头痛、头胀、血压升高、心动过速、肠鸣增多、皮肤变色、瞳孔改变等。

（4）情绪及情感障碍：主要表现为恐惧、莫名的忧虑或欢乐、暴躁发怒、忧郁或悲伤，可伴有上述自主神经的功能失调。

3.发病机制

引起颞叶癫痫的主要病变为颞叶内侧部的瘢痕形成，称切迹硬化。其致病原因是幼年时曾患有缺氧缺血或临产期曾发生颅脑损伤而有过脑切迹疝的结果。小儿多次反复的发热惊厥，可导致痫阈很低的颞叶内部结构的缺氧或缺血而形成切迹硬化。在后天的病变中最常见的是缓慢生长的肿瘤、脑动静脉血管畸形及各种局部退行性病变。除海马及杏仁核可经常发现病变外，有时还可在小脑、丘脑的背内核及颞叶以外的脑皮质中也见到病变。

脑电图表现主要为局灶性的 4～6 次/秒的棘波、尖波或棘慢波，位于一侧颞叶或额颞部及侧裂的前部，有时亦可见于双侧，特别是慢性长期病例。如有局灶性慢波活动则一般均指示有局部病理改变存在，但往往有许多病例在间歇期头皮上记录不到脑电异常活动，这时有必要做特殊电极描记。如蝶骨电极，将针形电极插入蝶骨的底面来描记脑电活动；咽喉电极，将电极置于鼻咽部内做描记或脑深电极描记，将针形多股电极插入脑内做描记，常能取得有助于诊断的记录。声、光及过度换气可以诱发，但采用致痫剂诱发则不属常规，仅于迫不得已时采用之。确诊颞叶癫痫并找出其产病灶常需做反复多次的脑电描记，只有在多次记录中取得了同样的结果，并结合临床才能做出较正确的结论。除此以外，为了明确是否有颞部病灶存在尚应做各种神经放射学检查，包括脑血管造影及 CT 扫描等。

（十二）外伤性癫痫

外伤性癫痫是头部外伤后最严重的并发症之一，它可出现于伤后早期即伤后数天之内，也可出现于伤后晚期即几个月甚至几年以后。由于它的频繁发作及难以控制，加上本症对患者所带来的身心痛苦及严重的心理影响，常驱使患者迫切求医，强烈要求治疗。本病的发生率各家统计数字不等，据估计，约有 30% 的头部损伤将发生此并发症。火器性损伤较闭合性损伤更为常见，前者约 42.1% 发生癫痫，而后者约 14.3%。损伤的部位、范围及昏迷时间的短长为发生癫痫的重要因素，脑膜破损者特别是额叶及顶叶者机会更多。由于近代战伤外科的进展，头部火器伤的一次清创彻底性较前提高很多，对减少头部火器伤的病死率起了相当大的作用，但对于外伤性癫痫的发生率则并未显示有大幅度的下降，可能是由于术后的存活率增多，使癫痫病例也有相应的增多之故。

非火器性头部损伤发生癫痫多见于较严重的病例,患者在伤前都无癫痫史,伤后可出现大发作、小发作或精神运动性发作,也有只表现为短暂的意识丧失。早期出现的癫痫多出现于伤后的1周以内,最早甚至可在伤后1小时之内。儿童较成年人为多见,有颅骨骨折、局灶性神经功能障碍者及颅内血肿者,早期发生癫痫者较多。晚发的外伤性癫痫其发生率约为5%,但在有急性颅内血肿的病例其发生率可达31%。另外,约有1/4的早发癫痫将有晚发癫痫,有颅骨凹陷骨折者15%将有晚发癫痫。此外,硬脑膜破裂及有局灶性神经功能障碍的病例均有较高的发生率。晚发癫痫多数发生于伤后1年以内,但有25%可发生于伤后4年以后。发作类型以局限性发作为多,约占40%;颞叶癫痫次之,约占25%。

早发癫痫脑电图改变常以广泛的慢活动较常见,正常频率受抑制并有高幅的慢活动,后者被认为是外伤性癫痫的特征。在晚发癫痫中则可见有局灶性棘波,但并非每1例都如此,约有1/4的患者在脑电图中从不出现异常波形,另有约20%的患者头3个月内没有脑电图异常,因此脑电图检查只有在反复多次的检查中才能提供诊断上的帮助。外伤性癫痫的预防应重于治疗,对开放性颅脑损伤应争取尽早进行彻底清创,将血肿、异物及失去生机的脑组织碎块、碎骨片统统清除;塌陷的骨片应予整复或切除;硬脑膜破损应予修补并严密缝合使之不漏液,这样可使脑皮质减少瘢痕形成。清创术虽从统计上未能明确使癫痫的发生率下降,但它至少使伤后的其他颅内并发症减少从而从理论上有预防癫痫的作用。预防性应用抗癫痫药物如苯妥英钠的单独使用或与苯巴比妥合并使用,或加用地西泮(安定)、扑米酮(麦苏林)等,目前尚有争论,不能作为常规方法。对绝大多数外伤性癫痫,药物治疗仍然是首选方法。只有在发作频繁、药物失效及病灶定位明确的情况下可行产痫灶切除及局部皮层切除术。

(十三)反射性癫痫

在对癫痫发作过程的详细了解时,常可发现发作可由种种不同的诱因所激发,其中颇多为不寻常的因素,于是就有人给以各种命名,如动作诱发性癫痫、声音诱发性癫痫、弈棋性癫痫、闭眼诱发性癫痫、接触性癫痫、阅读性癫痫等等,但总的这类癫痫发作都是由于患者脑部某些神经元的痫阈较低,遇到较特殊的稍强大的刺激时,可循一定的通路传至这些敏感易发的神经元引起一次痫性放电,因此可概称反射性癫痫。

1.光敏性癫痫

光敏性癫痫多见于儿童,强光如日光,或突然从暗处到达亮处,如从电影院出来最易引起发作;但也有在观看电视时为电视屏的光所诱发。闪动的光源较之普通静止的光更具刺激性。发作形式常见的是失神性小发作或肌阵挛性发作,但也可为不典型的大发作。服用相应的抗癫痫药可以阻止其发作。

2.阅读性癫痫

阅读性癫痫发生于阅读书报以后,可在阅读开始数分钟或阅读了相当时间后发生。一般都先有下颌关节出现摩擦声或感到下颌颤动,阅读即受干扰,随着颤动越来越剧烈,终于扩散及全身,引起全身性大发作。并非每次阅读都能诱发,当疲劳、情绪不佳时则发作机会增多;阅读时过分集中注意或精神紧张亦易引起发作,但一般对刊物的内容无甚关系。阅读时出现下颌颤动或出现脑电图改变者对诊断最有帮助。本发作的基本原理认为,是与阅读过程中眼球运动所引起的反复的本体感觉冲动激发了脑干网状结构的不正常活动及三叉神经运动核的兴奋放电,产生下颌肌的肌阵挛样活动,这种刺激冲动的叠加导致了一次大发作。大声朗读更容易引起发作,因这时本体感觉冲动的兴奋性更为强烈,持续集中注意也具有同样的强化作用。这种患者多数为

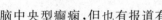

脑中央型癫痫,但也有报道有后枕部局灶病变的继发性癫痫可出现这种发作。

3.运动或动作诱发性癫痫

运动或动作诱发性癫痫多数发生于儿童,发作常是在一次突然的动作后发生,且大多发生在休息阶段,发作以下肢开始为多,先有一阵强直性痉挛,可影响全身,然后局限于动作的肢体。在站立的情况下突然开步,或在步行时突然加快步伐如从步行进入跑步时都较易引起发作。发作时患肢强直痉挛,呈半屈曲状,痉挛很快向同侧上肢扩展引起跌倒。患者意识不丧失,也没有阵挛发生。产生这种癫痫的原理是由肌腱及肌纤维来的本体感觉冲动循上升束传至丘脑的腹后核,这里的神经元处于过度兴奋状态,很易受传入冲动而放电,这又使皮层下结构如基底核等发生不正常放电,从而引起发作。在间歇期的脑电图中可见到慢波与棘波,给予抗痫药可使发作停止或频率及程度减少。本病常有遗传倾向,呈显性遗传。

4.听觉诱发性癫痫

突然的声响引起各种癫痫发作,惊吓虽也起着作用,但发作常对声响的频率具有高度的选择性,例如有的患者只听到教室内的钟声才发病,有的只听到音乐而发病,后者又称音乐诱发型癫痫。大多数这类患者在脑皮质上,特别是颞叶区有不正常的产痫灶。有时患者听到声响后有情感上的反应。

5.其他

有报道当患者看到特殊物品如别针等即可引起发作;也有单纯触觉可引起发作,如擦一侧脸部,甚至只要谈及擦脸就可引起发作。其他曾报道过的反射性癫痫的诱发因素有闭眼、啼哭、笑、弈棋、咳嗽等。

四、癫痫的手术治疗

(一)脑皮质切除术

手术的目的在切除脑皮质中的产痫灶,手术的疗效与产痫灶切除得是否完全关系密切。根据产痫灶所在的部位不同做不同的切口,除要求能暴露产痫灶的部位外,尚需将大脑半球的中央区(中央前回及后回),及大脑的外侧裂也暴露,便于在手术中做脑皮质电刺激及脑皮质电波描记,因此切口都偏向于大些。脑皮质电刺激的目的是在确定脑皮质的不同功能部位,特别是运动中枢及语言中枢的位置,以便手术中避免损伤它。脑皮质电波描记的目的在于确定产痫灶的位置,只有将产痫灶的位置详加标明以后才能做到恰如其分地完全切除,从而取得最佳的手术效果。本手术适用于各种局灶性难治性癫痫,其中最常见者为损伤后的癫痫。

1.手术步骤

(1)术前准备:术前3天适当减少抗痫药的用量,使脑电图中的改变容易显示,但剂量亦不宜减得过多以致引起癫痫的发作而妨碍手术的进行。在手术当天早上不再服抗痫药,但小量苯巴比妥作为术前的镇静剂仍可照服。术前24小时开始口服地塞米松或可的松,术中及术后均用静脉滴注维持药量,直至患者能恢复口服为止。

(2)麻醉:除儿童病例及极少数不能合作的病例需用静脉麻醉外,其他15岁以上的患者都可采用局部麻醉或针刺麻醉。在手术前晚应使患者睡眠良好;入手术室时给皮下注射阿托品0.4 mg。如做静脉麻醉,用氟哌啶醇及芬太尼滴注,使之入睡;在做电刺激及脑皮质电图描记时,需叫醒患者并不断与其讲话,以保持清醒并取得合作。

(3)切口:做头皮切口前先用0.25%普鲁卡因溶液做头皮浸润,切口应根据术前脑电图所示的产痫灶位置来设计。如产痫灶位于额叶,可用"C"字形切口,其内侧可暴露中线,外侧到达侧裂,后面要暴露出中央前回。如产痫灶位于脑中央区,可做"Ω"形切口,以暴露中央前回及后回为主,但还需暴露出外侧裂,以便对岛盖部皮层进行电刺激及电描记。如产痫灶在大脑半球的后半部,则可用"C"字形切口,但前面仍要暴露出脑中央区。一般皮肌瓣是作为一层掀开的,颅骨瓣则做成游离的,以后用金属丝固定。

(4)脑皮质电刺激:在暴露的脑皮质上先用矩形脉冲波行单极或双极刺激。刺激的参数为波宽 2 毫秒,频率 60 次/秒,强度以能引起患者最明确的反应为度,不能太大以免诱发出抽搐。可先从 1 V 开始(或 0.5 mA 开始),然后以 0.5 V 的幅度递增,直至出现明确的运动反应(表现肌肉的抽动或跳动)或感觉反应(表现为局部的针刺或跳动异样感)为止。在每一刺激点上贴上数码小纸片作为标记并记录其相应的部位,刺激完毕后摄像记录。在优势侧半球需标记出语言中枢的位,为此在刺激过程中让患者不断诉数或重复讲一句话。发现语言中断时即表明该点为语言有关区,用数字小纸片标记。电刺激后即随以脑皮质电图描记,在每一刺激点附近都可记录到神经元的后放电现象,如放电幅度特高、持续时间特长者或有棘波放电者均表明为与癫痫发作可能有关的产痫区。但这时的电刺激的强度应回复到低值,再逐渐递增,如能诱发出患者惯常所感觉的先兆时,则该区即为发作的产痫灶。但能取得这样明确的定位是不多的,多数只是在皮层电图上出现棘波发放。在这些发放区贴上醮以 γ-羟基-β-氨基丁酸(GABOB)溶液的棉片,棘波发放立即消失则更明确表明它与产痫灶有关。如用 GABOB 后不能消除棘波发放表明该处的异常电波可能来自深部,需要进行深部电极描记。

(5)皮层切除:根据脑皮质电图及脑深部电图中棘波灶的部位确定需手术切除的范围。原则是既要尽可能地完全切除产痫灶,又必须保全脑的重要功能区。因此在切除时应先从小范围开始,逐步补充扩大。先用白丝线将计划切除的部位圈出,摄像记录,尽量将切除的边界限于脑沟,将不拟切除的部位用塑料薄膜癫痫保护。用双极电凝将切除区脑表面的软脑膜电灼切开,切口向周围延伸直达切除圈的边缘,环绕此边缘将软脑膜都切开。再切开脑皮质直达脑白质,用细吸引管将皮层切口顺切除圈伸延,在灰白质交界面将整块皮层切除,亦可用吸引器逐步将该区内的皮层灰质吸除。遇较大的供应动脉可用银夹止血,一般均用双极电凝止血。

(6)切除后脑皮质电图记录:将电极放于切除区周围的脑皮质上,重复脑皮质电图记录如上述。如仍有较多尖棘波存在,表明产痫灶切除不够,应再扩大切除范围。手术常需多次反复,逐步扩大切除范围,每次切除后都应重复脑皮质记录,一直到消除产痫灶为止。但如切除范围已牵涉到脑功能区时,则应采取保守态度,以免术后造成严重残缺。切除完成后应再摄影记录。

(7)缝合:缝合前止血应十分彻底。脑皮质切面的碎块组织均需清理干净,并将软脑膜边缘覆盖脑皮质的切面。硬脑膜要严密缝合,硬脑膜外用橡皮软管或橡皮条引流 24 小时。

(8)术后护理:抗痫药应继续应用,术后头 3~4 天可经静脉或肌内注射给药,以后仍恢复口服,剂量应根据药物血浓度测定来调节。补液量在术后初期每天限制于 1 500 mL,除有较剧烈的呕吐外,一般可于术后第 2 天进流质饮食。术后继续静脉给地塞米松或氢化可的松,头 3~4 天可给大量,以后逐渐递减,7~10 天后完全停用。

2.晚期处理

抗痫药应继续维持,可常规应用苯妥英钠 300 mg/d 及苯巴比妥 120 mg/d,至少 2 年,或按药物血浓度调节到有效剂量后维持 2 年,每 3~6 个月复查脑电图一次。如术后没有癫痫发作,脑电图中亦未再见棘波灶,则第 3 年开始可将苯妥英钠减至 200 mg/d,苯巴比妥 60 mg/d,如仍然未发作,则于第 3 年末完全停药。如减药期中癫痫复发,则立即恢复原有剂量。

3.手术并发症

本手术安全性高,手术死亡率低。

(二)颞前叶切除术

本手术适用于颞叶癫痫。在术前检查中已证明患者的产痫灶位于一侧颞叶,但术前至少应有 3 次以上的检查记录符合这一结论。为了使诊断更为明确,常需加做颅底电极及蝶骨电极记录并采用过度换气、声光刺激及睡眠记录,有时尚需用戊四氮诱发试验。

手术前准备、麻醉、术前及麻醉前用药与脑皮质切除术时相同。

1.手术步骤

切口用大"C"形皮瓣状,暴露范围后达中央前回,内侧到达正中线旁 2～3 cm 处,前达颞叶尖及额极,下至颧弓。暴露脑皮质后,先用电刺激鉴定出中央前回,如手术是在大脑的优势半球,还需鉴定出额叶的岛盖部语言区,方法与皮层切除术中所介绍者同。分别将各部位用数字或字母小纸片标记,然后用电刺激及脑皮质电图记录寻找产痫灶。因颞叶癫痫的产痫灶多数位于外侧裂深部岛盖皮层或杏仁核周围的灰质内,故常需用深电极才能将它揭示出来。在确定此产痫灶时必须多次重复,只有每次反应都能重现时,才可肯定下来。电刺激及脑皮质电图中的产痫灶都应正确地记录于消毒的脑解剖图上,以便留作日后分析与评价手术疗效之用。同时这种脑图对于疗效不满意的病例是否需再次手术也是一种重大的参考性资料。在这种脑图上应记录手术区的范围、各功能区的位置、切除的范围等,切除颞前叶的方法与上述脑皮质切除术基本相同,但切除的组织要比脑皮质切除多很多。为了使切除的标本较为完整,以便研究其病理改变,可按以下程序进行:先将大脑外侧裂的蛛网膜切开,顺外侧裂将大脑额叶与颞叶分开;将进入颞叶前部的小动脉及静脉分支——电凝切断,注意搜索大脑中动脉并妥加保护,不使受到影响。从大脑外侧裂的静脉中鉴定出 Labbe 静脉,这是一支较大的交通静脉,越过颞叶外侧面皮层,导入横窦;在这静脉的前方切开颞叶外侧面上的软脑膜,用细吸引管将颞叶皮层行冠状切开,逐渐深入,直达侧脑室的下角,此切口需切经颞叶的上中下三回,并将此三回均切断,在侧脑室下角内可见到脉络丛。从侧脑室下角的内侧壁切入,另一方面从大脑外侧裂的底部向外切开,两个切口终于沟通,这时颞前叶部与岛叶之间连接部已被切断;向外侧牵开已部分断离的颞前叶外侧部皮层,可暴露出颞叶内侧部的钩回、海马及杏仁核等结构,与更内侧的视束及中脑的外侧膝状体仅有薄层蛛网膜及脉络膜沟相隔开;在脉络膜沟内可见到大脑后交通动脉、脉络膜前动脉及基底静脉,再向后可见到大脑脚的外侧部;这些结构均需小心保护,勿使受伤;仔细看清此时颞前叶与大脑半球基底部相连的颞叶干的下半部,自前向后将它断离,即可取下整块颞前叶,包括它内侧的杏仁、海马结构。经这样切除的病例不仅能看到切除标本内的主要病变,而且产痫灶亦切得比较完全,术后疗效亦较理想。重复脑皮质及脑深部结构的电波描记,证实产痫灶确已消除后即可摄像记录,并缝合切口。

2.术后疗效的评定

评定颞前叶切除术的手术疗效有两种方法,各有其优缺点,可以相互补充,以臻完善。

(1)脑电图记分法:脑电图记分法是比较患者术后与术前脑电图的阳性率所得到的比值。在每次脑电图检查中根据是否有癫痫异常波将脑电图分为阳性与阴性。阳性脑电图占所有脑电图检查总数的比率,即为脑电图的阳性率。手术后的脑电图阳性率与手术前的阳性率之比即为评价疗效的客观指标,如这比值为 0,则表示所有术后记录均为阴性,疗效优异;一般这数值介于

0~1表示术后有进步；如此值为1表示不变，如数值大于1表示恶化。在第1类有进步的病例中又可根据数值的大小分为优、良、可、微等级。<0.1者为优，0.1~0.25为良，0.26~0.5为可，0.5以上者为微效。

（2）临床记分法：临床记分法是根据对患者术后定期随访所得的结果判定的。如术后患者完全停发，记1分；如发作次数显著减少，记2分，发作不变，记3分，发作增多或加剧，记4分。将患者历年随访检查所得的记分总和除以随访的年数即可得一指数，按数的大小可分为5级，代表5种不同疗效。指数为1，表示术后从未发作过，属优；指数为1.01~1.39，表示发作很少或仅偶有发作，属良；指数为1.40~1.79，表示发作显著减少，属可；指数为1.80~1.99，表示发作中度减少，属微效；指数>2，表示发作依然或甚至增多，属无效。

3.手术合并及并发症

本手术较安全，手术总死亡率约1.4%。多数患者术后恢复顺利，但亦有少数出现并发症，其中以无菌性脑膜炎、硬脑膜下血肿、短暂语言障碍、轻偏瘫、同向性偏盲或象限盲、记忆力减退及精神症状等较常见。多数可自行逐渐恢复，亦有一部分成为终身遗患。

4.手术疗效

对癫痫发作的控制取决于产痫灶的切除是否完全。产痫灶全切除的病例术后约有33%癫痫发作完全停止，只有20%左右手术失败。而产痫灶切除不全的病例癫痫发作完全停发者只占5%，手术失败约占50%。对患者的社交及经济问题的改善情况由于患者术前伴有精神或人格失常，术后约30%这种症状保持不变，33%症状消失，另37%仍有症状但改变形式。另外术前原来没有精神症状或人格改变的病例，约有23%可出现这类症状，由此可见术后有精神障碍的总人数将没有大的改变。对脑电图改变的效果，与临床效果大致一致，在术后癫痫发作停止的患者中约半数病例术后脑电图中的异常减少，另有42.5%患者的脑电图异常完全消失。在术后无效的患者中，只有5%患者的脑电图完全正常，而67%的脑电图保持不变或有加重。

（三）选择性杏仁核海马切除术

由于颞前叶切除术的效果与颞叶内侧部结构切除得是否完全有很大关系，且在颞前叶切除的标本中发现病变多数限于颞叶内侧面，而颞叶外侧面的脑皮质大多都属正常且具有一定的功能，使人们提出能否单纯只做颞叶内侧部结构即杏仁海马的切除，而保留颞叶外侧的皮层。近年来，显微神经外科的发展，解决了这一问题。在显微外科的特殊暴露及良好照明下，杏仁核海马结构可以得到清晰的暴露，使切除更为彻底，疗效更为理想。

1.手术步骤

手术准备、麻醉及术前用药同前。头部需用特制头架固定，在患侧翼部作一小切口，下端到达颞弓前端，将颞肌与颅骨分离，紧靠颞部颅底做一游离骨瓣。硬脑膜做半圆形切口，用缝线将硬膜牵开，即可暴露出外侧裂的前端。分裂外侧裂的蛛网膜，吸去脑脊液，使脑组织逐渐下缩，增加颅内空间。找到颈内动脉、大脑中动脉、大脑前动脉及大脑中动脉的分支颞极动脉、颞前动脉，并注意识别大脑后交通动脉及脉络膜前动脉。在颞上回的内侧面上相当于颞极动脉与颞前动脉之间做一长1.5~2.0 cm的切口，用脑针穿刺侧脑室下角，穿到后沿针切入侧脑室下角，并将切口向后深入2 cm。在脑室内确定脉络丛、海马结构、脉络丛沟及血管等结构，用微组织钳将杏仁核的上、前、外及内侧基底部组织做小块活检，标本送病理及生化检验。在软脑膜下先将沟回切除，此时透过透明的软脑膜及蛛网膜可以看到大脑脚的外侧部、动眼神经、视束、后交通动脉、脉络膜前动脉及基底静脉。小心切开脉络丛沟，防止损及脉络膜前动脉及其供应视束的分支。将视束小心地与海马结构分开,在脑室颞角底上自前方沿海马脚做一弧形的切口,向后切到三角汇合区。将来自颞后动脉的供应海马及海马旁回的血供——电凝切断。最后在接近外侧膝状体平面处将海马旁回横断,整块取出杏仁核海马结构,局部用罂粟碱溶液敷贴以防止动脉痉挛。切除的组织约长 4 cm、宽 1.5 cm、厚 2 cm,去除颞叶前方的牵开器后,颞叶即自动复位,覆盖切除部位。从颞叶的外表面看,一点也看不到颞叶内侧面的手术痕迹。在 CT 图像上,相当于颞叶内侧面可见有一条状低密度区。术后处理与脑皮质切除术同,抗痫药应继续服用,如术后 2 年不再发作,第 3 年起可改用单味药再观察 1 年,如仍保持不发可逐渐停药。

2.手术疗效

有学者曾报道此手术 27 例,均为长期应用抗痫药(平均 13 年)治疗而失效者,患者发作频繁而丧失社交与劳动能力。术后随访了 6~73 个月,平均随访期 21 个月。有 22 例癫痫完全停发,2 例发作明显减少,另 3 例保持不变,没有 1 例加重者。术后脑电图及神经心理学检查证实神经功能良好,半数以上患者智力进步,没有明显的神经功能障碍。

(四)大脑半球切除术及大脑半球次全切除术

这是 1950 年 Krynauw 首先创用的治疗婴儿性脑性瘫痪的手术方法。对于脑部有多发的产痫灶或产痫灶活动广泛,累及整个半球的病例亦可用此法治疗。对于婴儿性脑性瘫痪的病例,常有较明显的偏瘫、完全性同向偏盲、智力发育迟缓,并有反复发作的顽固性癫痫。通过检查如发现一侧大脑半球尚完好,即可考虑行病侧半球切除术来治疗。手术对癫痫的效果最好,但对偏瘫及偏盲不会有明显的改善,暴躁的性格可以变得温顺,智力在消除癫痫发作的长期影响、停服抗痫药及加强术后的教育与训练下亦可较术前容易取得好转或进步的效果。本手术亦适用于除婴儿性脑性瘫痪以外的其他大脑半球弥漫性病变,有人亦用于治疗广泛的面脑血管瘤病。

术前为了确定患儿一侧大脑半球比较正常,应进行一系列检查及记录,包括出生时的窒息情况、发病情况、治疗经过、抗痫药的种类及剂量、神经系统检查、反复多次的脑电图记录、气脑造影、脑血管造影、神经心理学检查及 CT 扫描等。常可发现患侧大脑半球有脑回萎缩、脑室扩大、脑室巨大穿通畸形、蛛网膜囊及在脑动脉造影中有时出现大脑中动脉闭塞等情况。一旦诊断确定,手术宜早做,可以减少病变大脑对正常脑的抑制作用。如患者有智能不断退步、性情暴躁、行为不正等情况时宜更抓紧早日手术。

1.手术步骤

全身麻醉,采用广大皮骨瓣切口,但不需跨越中线。切除主要为大脑半球的皮层,要保留基底核及丘脑。进入颅腔后,先分开外侧裂,找出大脑中动脉,在此动脉分叉的近侧用银夹阻断,保留纹丘动脉。自前向后将脑表面的大脑上静脉——电凝切断,牵开大脑半球,阻断并切断大脑前动脉,暴露胼胝体,并予以切断,在大脑半球后半部的内侧面上,顺大脑后动脉的主要分支追踪到大脑后动脉,在它从天幕裂孔边缘跨入幕上处,予以夹闭切断。分离进入横窦及乙状窦的各静脉分支。在切断的胼胝体下面进入侧脑室,确认尾状核沟,在此沟内切入,绕过豆状核切经内囊,最终与脉络丛沟相连。整块取出大脑半球,保留尾状核、丘脑及豆状核,将其表面之脉络丛用电灼烧去。缝合前颅内应仔细彻底止血,硬脑膜严密缝合以防术后脑脊液漏。术后处理同颞前叶切除术。术后常见的并发症为创口感染、颅内出血及急性脑干移位等。抗痫药应继续应用 2 年,如 2 年后癫痫已不发作,可逐渐减量,最后达到停药。术后 1~2 年可开始矫治因偏瘫或神经功能障碍所造成的缺陷或畸形。晚期的并发症中最常见的是大脑表面慢性含铁血黄素的沉积。

2.手术效果

根据文献报道的 116 例完全性半球切除的结果,93 例癫痫停发或显著减少,性格脾气及智力障碍亦均有不同程度的好转。5 例术后早期死亡,另有 5 例术后 1 年内因进行性脑功能障碍加重而死亡,手术死亡率4.3%。在做次全切除的 48 例中,28 例癫痫停发或显著好转,另12 例癫痫发作次数减少约 50%,1 例术后早期死亡,手术死亡率 2.1%。

(五)大脑联合切断术

连接左右两大脑半球的白质纤维称联合纤维,包括胼胝体、海马联合、前联合、穹隆及丘脑的中间块等,切断这些联合纤维称大脑联合切断术,曾被用以治疗难治性癫痫,在少量临床试治中发现具有令人可喜的疗效。由于脑的联合纤维特别是胼胝体是癫痫放电从一侧半球扩散到另一侧的主要通路,如切断此通路将使产痫灶发放的高幅棘波局限于病侧半球而不再传播到对侧,从而使全身性抽搐转变为部分性抽搐。另外,由于沿途的神经元未被产痫灶的"火种"所"点燃",放电神经元的总数减少,使全身性或部分性抽搐的阈值提高,因而抗痫药的需要量相应减少,原来属于难治性的癫痫,转变为易于控制,这就是大脑联合切断术的理论依据。将大脑的联合纤维包括胼胝体、海马联合、前联合、穹隆等都切断称完全性联合切断术,如只切断上述神经束的一部分称部分性联合切断术。在早期认为切断越完全疗效越佳,但这样做都需将脑室切开,术后患者常发生无菌性脑室炎,患者有长时期发热反应。现根据患者发作的情况不同,可以行选择性的联合切断术,同时改用显微神经外科技术进行手术,可以避免切开脑室的室管膜,减少了无菌性脑炎的机会,使手术的疗效得到了改善。

1.手术适应证

(1)患有顽固性癫痫多年经正规药物治疗未能得到满意控制,患者每月至少仍有 4 次以上白天发病,使其不能正常生活者。

(2)患者对本手术的后果有充分的理解,并愿做此手术者。

(3)术后有恢复工作能力的可能者。

2.手术方法

术前准备同其他癫痫手术。为了能进一步弄清此手术是否能引起神经心理功能紊乱,术前应有较深入的全面检查,以便对术后的"裂脑"情况做对照。

手术在气管内麻醉下进行,体位用仰卧或半坐位均可;头部略向前屈,用头架固定头位;静脉内快速滴入 20% 甘露醇。

(1)切口:在顶后部右侧中线旁做一长 9 cm 头皮切口,用牵开器撑开创口。在暴露的颅骨上用一直径 5 cm 的环锯做锯孔,孔的内缘应跨越矢状窦,其前缘应位于鼻点与枕骨粗隆连线的中点之后约 2 cm,瓣状切开硬脑膜。将大脑顶叶向外侧牵开,分离大脑纵裂内两大脑半球间的粘连及胼胝体表面的蛛网膜,放入自动牵开器。然后在放大 16 倍的显微镜下用细吸引管切割胼胝体的纤维束,自压部开始向前方伸展,深达侧脑室顶部的室管膜,但慎勿切开此膜。向后应完全切开胼胝体压部,并见到大脑大静脉。向前应切得越远越好,然后放入一块棉片作为标记,再做此手术第 2 部分。将头微仰,在鼻点后 9 cm 处为中心另做一切口。用同样大小的环锯在暴露的颅骨上做锯孔,孔的后缘要位于冠状缝之前。切开硬脑膜后,用同上的方法将胼胝体膝部、喙部纤维切断,向下将前连合亦切断,然后向后切,一直切到与胼胝体后部的切口相连,取出放置于该处的棉片标记。冲洗、止血后分别缝合前后两切口。如患者的产痫灶位于大脑半球的前部,则只需做额联合切断术,上述手术的第一部分可以免去,位于其他部位的产痫灶则均需做联合完全切断术。术中静脉连续滴入地塞米松 10 mg,术后继续用此药,每 6 小时 4 mg,3 天后改为口服,并逐渐减量,第 7 天停药。术后继续用抗痫药,苯妥英钠每天 300 mg,苯巴比妥每天 90 mg 或仍按血药浓度来调整抗痫药的剂量。

(2)术后情况:本手术损伤小,术后恢复迅速,很少出现并发症,人格行为方面亦不致有重大改变。做特殊"裂脑"的神经心理学检查时,可发现或推测胼胝体切割是否完全。在神经病学的临床检查中常不能发觉患者对认识、记忆、行为、思维等方面有明显的改变。

(3)疗效:本手术能改善癫痫发作的量和质,但不能使癫痫完全停发,因此它只是一种辅助性治疗,不能完全代替抗痫药。经联合切断术后癫痫发放的传播通路受阻,但仍可通过脑干内的联合纤维传达到对侧。

(六)癫痫的立体定向性手术

用脑立体定向手术治疗癫痫的原理主要为:①确定脑内产痫灶的部位,然后用立体定向手术加以破坏,以控制癫痫的发作;②破坏皮层下某些传导癫痫的通路,以阻止癫痫的放电向远处传播。目前对这种手术治疗癫痫的认识还很不统一;损毁的目标结构,各有所好;制造损毁的手段,各不相同,加上人脑的解剖学上的差异,目标结构的空间坐标又很不统一,立体定向仪的本身误差等因素,使立体定向手术中所制造的损毁实际部位与假想中的部位存在着差距,这些因素都给手术疗效的评价造成困难。故有关这方面的工作尚有待继续研究发展,这里就不再赘述。

(七)小脑电刺激术

Cook 等在实验中发现刺激大脑皮质所引起的后放电可用刺激小脑皮质、小脑顶核、下橄榄核、脑桥脚或小脑脚等部位加以阻断。反之,切除或破坏小脑的这些部位则可使原来存在的慢性癫痫增加发作,这表明小脑具有对癫痫发作的抑制机制。用小脑电刺激来控制癫痫发作是利用机体内存在的自身抑制机制。近年来研究苯妥英钠的药理作用,发现在静脉注射苯妥英钠后,小脑内浦肯野细胞的放电速度及幅度均有增加,注药 90 分钟后到达高峰,并可持续达数小时之久。在长期喂饲苯妥英钠的动物中也可看到浦肯野细胞的高幅放电。因此认为苯妥英钠的抗痫作用很可能是由于它增强了小脑对癫痫发放的抑制作用。如切除动物的小脑,苯妥英钠的抗痫作用就显得减弱了。由此可以推测,如果采用电刺激方法来增强小脑的输出,将有利于对癫痫发作的控制。

(八)脑冷冻技术

Moseley 等发现产痫灶内的癫痫神经元对低温较为敏感,这一特点主要是癫痫神经元的细胞膜上的异常所导致的。实验证明降低脑的局部温度可使正在放电的神经元停止放电,于是癫痫发作亦停止了,复温以后癫痫也不复发。这一发现充分解释了 Tokuoka 等的报道,在 3 例有全身性癫痫及精神运动性癫痫发作的病孩,用 5~10 ℃的冷水灌洗脑室 1 小时,使癫痫完全停发。冷水灌洗可限于硬脑膜下或同时与脑室一起灌洗,水温 5~15 ℃,时间 1 小时。癫痫停发后复温,也不会使癫痫复发。如以后癫痫复发,可再继续用药物控制。

(夏福垒)

第三节 舌咽神经痛

舌咽神经痛是一种出现于舌咽神经分布区的阵发性剧烈疼痛。疼痛的性质与三叉神经痛相似,Harris(1921)提出舌咽神经痛是另一种独立的神经痛之前,它和三叉神经痛常被混为一谈。本病远较三叉神经痛少见,为三叉神经痛的 1/70~1/85。男女发病率无差异,多于 40 岁以上发病。

一、病因与病理

原发性舌咽神经痛的病因,迄今不明,多无明确的病理损害,可能为舌咽及迷走神经的脱髓鞘性病变引起舌咽神经的传入冲动与迷走神经之间发生短路的结果。以致轻微的触觉刺激即可通过短路传入中枢,中枢传出的冲动也可通过短路再传入中枢,这些冲动达到一定总和时,即可激发上神经节及岩神经节、神经根而产生剧烈疼痛。近年来神经血管减压术的开展,发现舌咽神经痛患者椎动脉或小脑后下动脉压迫于舌咽及迷走神经上,解除压迫后症状缓解,这些患者的舌咽神经痛可能与血管压迫有关。舌咽神经根在进出脑桥处,即中枢与周围神经的移行区,有一段神经缺乏施万细胞的包裹,平均长度为 2 mm,简称脱髓鞘区,该部位血管搏动性压迫、刺激即可出现舌咽神经分布区阵发性疼痛。造成舌咽神经根部受压的原因可能有多种情况,除血管因素外,还与脑桥小脑角周围的慢性炎症刺激有关,后者致蛛网膜炎性改变逐渐增厚,使血管与神经根相互紧靠,促成神经受压的过程。因为神经根部受增厚蛛网膜的粘连,动脉血管也受其粘连发生异位而固定于神经根部敏感区,致使神经受压和冲击而缺乏缓冲余地。舌咽神经根部与附近血管紧贴现象是本病的解剖学基础,而颈内静脉孔区蛛网膜增厚粘连造成舌咽神经根部的无法缓冲,受其动脉搏动性的压迫是病理学基础。继发性原因可能是脑桥小脑角或咽喉部肿瘤、颈部外伤、茎突过长、茎突舌骨韧带骨化等压迫刺激舌咽神经而诱发。

二、临床表现

舌咽神经痛的部位一般分为两型:①痛区始于咽壁、扁桃体窝、软腭及舌后 1/3,而后放射到耳部,此型最多见;②痛区始于外耳、耳道深部及腮腺区,或介于下颌角与乳突之间,很少放射到咽侧,此型少见。偶尔疼痛仅局限在外耳道深部,这是只影响到舌咽神经的鼓支之故。可因吞咽、讲话、咳嗽、打呵欠、打喷嚏、压迫耳屏、转动头部或舌运动等刺激诱发疼痛。疼痛多骤然发生,呈阵发性电击、刀割、针刺、烧灼、撕裂样剧烈疼痛。发作短暂,一般持续数秒至数分钟,每天发作从几次到几十次不等,尤在急躁紧张时发作频繁。总的趋势是越发越频,持续时间越来越长,常有历时不等的间歇期,在此期内患者如一常人。有时在疼痛发作时尚伴有大量唾液分泌或连续不止的咳嗽,发作时患者低头不语,可伴有面红、出汗、耳鸣、耳聋、流泪、血压升高、喉部痉挛、眩晕,偶伴有心律失常如心动过速、过缓,甚或短暂停搏,以及低血压性昏厥、癫痫发作等症状。在外耳、舌根、咽后及扁桃体窝等处可有扳机点,刺激时即可发病,故患者不敢吞咽、咀嚼、说话和做头颈部转动等,疼痛亦可放射至颈或肩部。双侧舌咽神经痛者却极为罕见。神经系统检查常无异常发现,是此病的一个特征。

三、诊断

据疼痛发作的性质和特点，不难做出本病的临床诊断。有时为了进一步明确诊断，可刺激扁桃体窝的扳机点，观察能否诱发疼痛，或用 1‰丁卡因喷雾咽后壁、扁桃体窝等处，如能遏止发作，则足以证实诊断无误。如果经喷雾上述药物后，舌咽处的疼痛虽然消失，但耳痛却仍然如前，则可封闭颈静脉孔，若能收效，说明不仅为舌咽神经痛而尚有迷走神经的耳后支参与。呈持续性疼痛或有阳性神经体征的患者，应当考虑为继发性舌咽神经痛，应做进一步检查明确病因。

四、鉴别诊断

临床上应与三叉神经痛、喉上神经痛、膝状神经痛、蝶腭神经痛、颈肌炎病和颅底、鼻咽部及脑桥小脑角肿瘤等病变引起者相鉴别。

（一）三叉神经痛

两者的疼痛性质与发作情况完全相似，部位亦与其毗邻，第 3 支痛时易和舌咽神经痛相混淆。二者的鉴别点为：三叉神经痛位于三叉神经分布区，疼痛较浅表，扳机点在睑、唇或鼻翼，说话、洗脸、刮须可诱发疼痛发作；舌咽神经痛位于舌咽神经分布区，疼痛较深在，扳机点多在咽后、扁桃体窝、舌根，咀嚼、吞咽常诱发疼痛发作。

（二）喉上神经痛

喉深部、舌根及喉上区间隙性疼痛，可放射到耳区和牙龈，说话和吞咽可以诱发，在舌骨大角间有压痛点，用 1‰丁卡因卷棉片涂抹梨状窝区及舌骨大角处，或用 2‰普鲁卡因神经封闭，均能完全制止疼痛可相鉴别。

（三）膝状神经节痛

耳和乳突区深部痛常伴有同侧面瘫、耳鸣、耳聋和眩晕，发作后耳屏前、乳突区及咽前柱等处可出现疱疹，疼痛呈持续性。膝状神经节痛者，在咀嚼、说话及吞咽时不诱发咽部疼痛，但在叩击面神经时可诱起疼痛发作，无扳机点。

（四）蝶腭神经节痛

此病的临床表现主要是在鼻根、眶周、牙齿、颜面下部及颞部阵发性剧烈疼痛，其性质似刀割、烧灼及针刺样，并向颌、枕及耳部等放射。每天发作数次至数十次，每次持续数分钟至数小时不等。疼痛发作时多伴有流泪、流涕、畏光、眩晕和鼻塞等，有时舌前 1/3 味觉减退，上肢运动无力。疼痛发作无明显诱因，也无扳机点。用 1‰丁卡因棉片麻醉中鼻甲后上蝶腭神经节处，5～10 分钟后疼痛即可消失。

（五）颈肌部炎性疼痛

发病前有感冒发烧史，单个或多块颈肌发炎，引起颈部或咽部痛，运动受限，局部有压痛，有时可放射到外耳，用丁卡因喷雾咽部黏膜不能止痛。

（六）继发性舌咽神经痛

颅底、鼻咽部及脑桥小脑角肿物或炎症等病变均可引起舌咽神经痛，但多呈持续性痛伴有其他脑神经障碍或其他的神经系局限体征。X 线颅底拍片、头颅 CT 扫描及 MRI 等检查有助于病因诊断。

五、治疗

(一)药物治疗

凡治疗原发性三叉神经痛的药物均可应用于本病,可使疼痛发作次数减少或减轻,有的可消失。如卡马西平 100 mg,每天 3 次,以后每天增加 100 mg,直至疼痛停止。

最大量不应超过 1 000 mg/d,以后逐渐减少,找到最小有效量,维持服用。不良反应有眩晕、思虑、恶心,部分有皮疹、白细胞减少等。苯妥英钠 100 mg,每天 3 次,最大量每天不超过 600 mg。七叶莲片 3～4 片,每天 3 次,其他镇静镇痛剂亦有疗效。

(二)局部注射疗法

经药物治疗效果不理想或症状严重者,可进行药物神经注射治疗。药物可应用无水乙醇 0.5～1 mL、654-2 溶液 10～40 mg,维生素 B_{12} 每次 1 000～4 000 μg。注射方法有以下两种。

1.咽部入路

咽部喷以 1％～2％丁卡因,取长针头,用标志定出 2 cm 长针尖,经扁桃体上极外及钩状突下方进针,如注射右侧,则空针应位于左上双尖齿下方,先进针 1 cm,后再缓慢刺入 1 cm,刺中后患者即感剧烈耳痛,然后注入 2％普鲁卡因 1～2 mL,10 分钟后检查局部疼痛消失,而又无其他脑神经麻痹时,再注入药物。

2.乳突尖端入路

患侧朝上侧卧位,常规消毒,于同侧下颌角与乳突连线的中点。以 2％普鲁卡因 2～5 mL 垂直注射于皮下 1.0～1.5 cm 深处后,用 9 号腰穿针垂直或稍向前方刺入,深度 4～5 cm,穿刺时患者可感同侧口角、舌、下唇、下颌或咽及颞部稍有麻木感。用空针抽吸无血液后,注入少量 2％普鲁卡因,5～10 分钟后可出现同侧咽壁不同程度瘫痪及感觉障碍,吞咽困难,声嘶,出现同侧 Horner 征或出现同侧抬肩及胸锁乳突肌无力等,再缓慢注入药物。注 654-2 及维生素 B_{12} 时每周治疗 2～3 次,10 次为一疗程。

(三)射频电凝术

Isamat 等(1981)与 Salar 等(1983)报告穿刺颈静脉孔用射频电凝舌咽神经,治疗舌咽神经痛。具体方法是:患者仰卧于放射摄片台上,术中在血压及心电监护下施行,当出现血压下降和心率下降时,表明发生了必须予以避免的迷走神经受累。电极作用面积 7 mm²,穿刺的进针点在口角外侧 35 mm,下方0.5 mm。术者将定标放在患者口腔控制电极穿刺方向,当遇到骨组织时,摄侧位片和沿电极方向的斜位片。根据摄片中颈静脉孔的位置,在电视下纠正穿刺方向,使电极尖到达颈静脉孔神经部。先用 0.1～0.3 V低电压刺激,若出现半侧咽、扁桃体和外耳道感觉异常,且无副神经反应和血压与心电图改变,表明穿刺部位正确。于是缓缓持续增温,若无迷走神经反应出现,升温至 65～70 ℃,电凝 60 秒即可造成孤立的舌咽毁损灶。若在升温过程中出现迷走神经反应,应立即停止电凝,并给阿托品 0.5～1 mL,数分钟内可恢复,复发后可重复电凝。

(四)手术治疗

舌咽神经痛严重,而保守治疗无效者应考虑手术治疗。

1.延髓束切断术

20 世纪 60 年代初,有人应用延髓束切断术来治疗舌咽神经痛,当时疗效满意。因为这些神经纤维下降的水平不确定,如在近四脑室下段切断,可产生共济失调步态,靠下则可能得不到需要的麻木范围,故未被普遍采用。

2.舌咽神经根切断术

局麻或全麻下耳后切口,乙状窦下缘入路开颅。打开硬脑膜,放出脑脊液减压,抬起小脑,暴露出颈静脉孔,辨认汇集在该孔的舌咽、迷走及副神经。舌咽神经位于最前方,单根较粗,与迷走神经之间有明显的狭窄间隙,迷走神经由数根细小纤维束所组成。局麻时分离迷走神经时可引起呕吐,用神经钩将舌咽神经钩起,这时将引起剧烈疼痛,如疼痛部位与临床相符,可用钩刀或微型剪刀将神经切断。如疼痛部位涉及外耳深部,为迷走神经耳支影响所致,应同时切断迷走神经前方1~2根根丝。切断舌咽神经时少数可有血压上升,切断迷走神经时有时可心脏发生期外收缩、血压下降、心脏停搏等不良反应,手术时应密切观察。神经切断后疼痛不再发作,同侧舌后1/3味觉丧失,软腭、扁桃体区及舌根部麻木,咽部干燥不适,轻度软腭下垂及短暂性吞咽困难。自神经血管减压术应用临床后,不仅解除了疼痛,又保留了神经的完整,优点较多。但有的患者术中未发现压迫的血管,手术仍有一定的复发率,故神经切断术仍然是本病治疗的有效方法之一。

3.神经血管减压术

麻醉、切口、骨窗形成和硬脑膜切开均与面肌痉挛微血管减压术相同。显露颈静脉孔和舌咽、迷走、副神经,将小脑半球向内上方牵开,刺破蛛网膜,放出脑脊液,待脑压降低后,将小脑半球向后内和上方牵开,找出颈静脉孔和舌咽、迷走、副神经。舌咽和迷走两神经自脑干发出后,向前、向内走行至颈静脉孔、副神经根与脑桥小脑角处向前行走。舌咽神经仅一根,且较迷走神经粗大,单独自蛛网膜包裹,独自穿过一个硬脑膜孔,很容易与迷走神经的根区别。显露压迫神经的血管袢,多在舌咽、迷走神经出脑干处,可见椎动脉或小脑后下动脉压迫神经。在显微镜下细心游离压迫神经的动脉,并在神经与血管间填入适当大小的涤纶片或特氟隆棉。对与舌咽神经粘连的增厚蛛网膜和小脑亦应进行松解,然后使患者试咽口水或饮少许液体,如疼痛消失,手术即告成功。

六、预后

舌咽神经痛如不给予治疗,一般不会自然好转,疼痛发作逐渐频繁,持续时间越来越长,严重影响患者的生活及工作。

(张宇强)

第四节　偏侧面肌痉挛

偏侧面肌痉挛指仅限于一侧面部的阵发、不自主的阵挛性抽搐,通常无神经系统其他阳性体征。偏侧面肌痉挛也可以是特发性面神经麻痹的暂时性或永久性后遗症。

一、病因及病理

病因尚不明确。可能与面神经的异位兴奋点传导所致有关。部分患者是由于面神经进入脑干处被异常微血管袢、动脉硬化斑块压迫所致,减压手术可收到明显的疗效。少数患者可由椎-基底动脉系统的动脉瘤或脑桥小脑角肿瘤压迫所致。

二、临床表现

起病隐袭，中年以后多见，女性多于男性，大多数为单侧受累。早期多从眼轮匝肌开始，表现为间歇性轻度抽搐，逐渐缓慢地扩散到一侧面肌，口角肌肉最易受累，口角抽搐也最易引起注意，严重者可累及同侧的颈阔肌。抽搐的程度轻重不等，精神紧张、情绪激动、劳累和自主运动均可使抽搐加重，入睡后抽搐消失。神经系统检查无其他阳性体征。

三、诊断和鉴别诊断

根据本病发作的特点、面肌痉挛的表现和神经系统检查无其他阳性体征即可确诊。但需与以下疾病鉴别。

（一）继发性面肌痉挛

各种原因所致的脑干病变、脑桥小脑角肿瘤、延髓空洞症和颅脑外伤等均可出现面肌抽搐。局限性面肌抽搐也可是部分性运动性癫痫的表现。详细的神经系统检查、头颅 CT 和 MRI 及脑电图检查有助于鉴别。

（二）Meige 综合征

也称眼睑痉挛-口下颌肌张力障碍综合征。好发于老年女性，通常伴有双侧眼睑痉挛、口舌和喉肌张力障碍。

（三）功能性眼睑痉挛

好发于老年女性，通常累及双侧眼睑，而颜面下部不受累。

（四）习惯性面肌抽搐

常见于儿童和青壮年，与精神因素有关，通常表现为双侧短暂的面部肌肉收缩。

（五）药物所致的面肌运动障碍

奋乃静、三氟拉嗪及胃复安等可导致面肌不自主运动，服药史是确诊的依据。

四、治疗

（一）药物治疗

（1）氯硝西泮，口服 0.5 mg，每天 2～3 次，逐渐增加剂量至发作控制或出现不良反应，国外成人最大剂量可达 20 mg。

（2）卡马西平，口服 0.1 g，每天 3 次，剂量逐渐增加至 0.8～1.2 g/d，2/3 患者有效。

（3）苯妥英钠，口服 0.1～0.2 g，每天 3 次。

（4）巴氯芬，小剂量开始服用，可逐渐加至 30～40 mg/d。

（二）A 型肉毒毒素（type A botulinum toxin，BTX）局部注射

目前是治疗肌张力障碍最安全、有效和常用的方法，疗效平均可维持 3～6 个月。常见的并发症是暂时性眼睑下垂。

（三）乙醇注射疗法

以上治疗无效者，可试用 50%乙醇 1 mL 皮下面神经分支阻滞，或茎乳孔处面神经干注射 0.3～0.4 mL 阻滞。

（四）手术治疗

（1）面神经主干或分支切断术，其目的是破坏面神经的传导功能，使其瘫痪，有肯定的疗效，

但也有复发。

(2)微血管减压手术,治愈率可达60%。

(张宇强)

第五节 交感神经疾病

交感神经是自主神经系统的一部分,受脑内交感中枢调控,同时有其自主性活动。丘脑下部的后部与延髓内的蓝斑是交感神经的中枢,丘脑下部的前部是副交感的中枢。交感神经支配内脏、心血管与腺体的功能。交感神经的初级中枢位于 $T_1\sim T_2$ 和腰髓的灰质外侧角内,周围部分包括椎旁节和由其分支组成的交感干、椎前丛和骶前节,以及位于内脏器官内的终节与分支。

临床上一些疾病的病因与交感神经功能失调有关,常见的有灼性神经痛、红斑性肢痛症、闭塞性脉管炎、多汗症等。此类疾病发病机制不明,但采用交感神经切除术治疗效果良好。

一、手掌多汗症

(一)概述

手掌多汗症简称手汗症,是东方人的常见病,女性(57.2%)多于男性(42.7%),发病年龄15~44岁,平均24.5岁,家族遗传发生率13%。患者除手掌多汗外,身体其他部位均健康。多汗现象常与情绪有关,精神紧张、恐惧、焦虑时加重,患者可伴发手足发凉、发绀现象。

(二)诊断

手汗症的诊断多无困难,患者常同时出现足底多汗、腋窝多汗,多数患者左右手症状对称,部分不对称。患者掌指皮肤可出现浸渍、角化过度,足部可发生恶臭,并发真菌感染。

(三)治疗

1.药物治疗

常用抗乙酰胆碱类药物,能抑制汗液分泌,减轻症状,不良反应为口干、视力模糊,严重者可并发青光眼、惊厥和毒性红斑。如溴丙胺太林,7.5 mg,3次/天;格隆溴铵,1 mg,3次/天。但药物治疗效果多不理想,且不能持久。

2.A型肉毒素注射

将A型肉毒素注射到汗腺,作用于周围胆碱能末梢,阻断乙酰胆碱释放,暂时中断汗腺的分泌,从而达到治疗目的,病情复发时需重复注射。在应用肉毒素有效治疗掌部多汗症后,并不引起未治疗部位皮肤出现代偿性多汗。

3.电视内镜胸交感神经节切除术

手术切除 T_2 交感神经节治疗手汗症疗效肯定,同时对头部多汗症和腋部臭汗症也有一定的疗效。随着现代内镜技术的发展,电视辅助内镜 T_2 神经节切除已成为一项安全、有效的微创手术,该术式精确度高、损伤小、污染机会小。胸交感神经节或交感神经干切除是目前治疗手汗症唯一有效而持久的方法。

T_2 神经节的主体位置比较恒定,位于第2肋间,紧邻第3肋骨上缘、第2肋间神经的下方。手术切除 T_2 神经节及其交通支后,80%患者手温会升高2℃以上。若切除 T_2 神经节后手温升高未达到预期值,或企图同时治疗腋下多汗症或臭汗症,则需同时加切第 3 节段或第 1 节段下端。

代偿性多汗是胸腔镜交感神经切除术后的最常见的并发症,其发生率为 20%～98.5%。其他并发症有 Horner 综合征及术后血、气胸,应予以积极防治。

二、雷诺病

(一)定义

雷诺病是肢端小动脉间歇性痉挛或功能闭塞引起皮肤苍白、发绀和潮红局部缺血现象,1862 年法国学者 Raynaud 首先报道本病,命名为雷诺病。本病病因不明,可能是由于支配血管的交感神经功能紊乱,引起肢端血管痉挛,局部缺血。

(二)诊断

1.检查

根据寒冷或情绪紧张后程序性的出现肢端皮肤苍白、发绀、潮红伴感觉异常,可初步诊断雷诺病,常用下列检查。

(1)局部血流测定:应用激光多普勒血流测定法和应变计体积描记法测定手指正常时和冷刺激后血流变化。

(2)冷激发试验:将患指(趾)浸入 4 ℃凉水 4～5 分钟,3/4 患者可诱发发作。

(3)动脉造影:可发现患肢动脉管腔变窄,内膜欠光滑,严重的可闭塞,动脉内注射盐酸妥拉唑啉后再次造影可见血管痉挛解除。

2.临床表现

雷诺病多见于青年妇女,四肢肢端均可发作,而以双侧手指对称性发作多见。寒冷刺激、情绪激动可诱发肢端小动脉痉挛,引起缺血,每次发作均程序性的经历三个阶段。

(1)缺血期:由于肢端动脉痉挛血流减少或停止,出现手指或足趾、鼻端、耳轮等处突然苍白、发僵、出冷汗、刺痛、麻木,桡动脉或足背动脉搏动正常或减弱,持续数分钟至数小时。

(2)缺氧期:局部持续缺血,肢端缺氧、发绀,皮温下降,伴感觉异常、疼痛,症状持续数小时至数天。

(3)充血期:痉挛解除后指(趾)动脉舒张,管腔完全再开放,皮肤转为潮红,脉搏有力。病情反复发作或严重晚期患者,可出现指(趾)端对称性坏疽,慢性患者可伴肢端硬化征、硬指征,并出现轻度肌肉、骨质萎缩。

(三)治疗

雷诺病的治疗包括药物治疗、手术治疗、血浆置换、肢体负压治疗等。此外,加强锻炼,增强体质,提高机体耐寒能力,减少肢体在寒冷环境中暴露的机会,注意保暖,避免精神紧张,戒烟等也是十分必要的治疗手段。

1.药物治疗

(1)钙通道阻滞剂:常用的有硝苯地平、地尔硫䓬、尹拉地平、氨氯地平等。硝苯地平,10～20 mg,3 次/天;地尔硫䓬,30～120 mg,3 次/天。

(2)血管扩张剂:常用的有盐酸妥拉唑啉,25～50 mg,3 次/天;利血平,0.25 mg,3 次/天;草酸萘呋胺,0.2 g,3 次/天。

(3)前列腺素类:依前列醇(PGI2)与前列地尔(PGE1)具有较强的血管扩张和抗血小板聚集作用,对难治患者疗效较好。

2.手术治疗

(1)电视内镜胸交感神经切除术:手术在电视胸腔镜下切除第2、3、4胸交感神经。

(2)指掌侧动脉末梢交感神经切除:在每一手指两侧靠近掌指关节的第一指节掌侧 1/3 处切开皮肤1.5 cm,找到指掌侧固有神经,镜下找出掌侧固有动脉,拨出进入动脉壁的神经纤维及其外膜约 1 cm。术后手指皮温升高,冷激发试验转为阴性。

三、红斑性肢痛

（一）定义

红斑性肢痛症(EMA)是一种少见的微血管疾病,常在双侧足趾或足部对称部位产生烧灼痛,肢端小动脉扩张、充血,皮肤潮红,皮温升高,上述症状常呈发作性。红斑性肢痛症病因不明,可能是自主神经功能紊乱引起的末梢血管舒张功能失调,引起肢端小动脉扩张,局部充血。EMA 的病因在于血小板的升高,血小板介导了血管的炎症及血栓。

（二）诊断

(1)根据反复发作的病史及典型的症状体征即可诊断。实验室检查可见血小板升高,局部皮肤活检可见小血管或小动脉的肌纤维增生及血栓性闭塞,且无既往曾患血管病的表现。

(2)临床表现青年患者多见,亦可见于老年人,男性患者多于女性。发作时由于皮内小动脉和毛细血管极度扩张,四肢远端充血,温度升高引起剧痛,下肢为重,皮肤潮红、发热、肿胀,双侧对称,足趾与足底烧灼、针刺样感觉。红、肿、热、痛四大症状可随环境因素、局部因素、精神状态而改变。每次发作持续数分钟至数天不等,反复发作,病程数年,甚至持续终生。查体可见局部皮肤潮红,压之褪色,皮温升高,超过31 ℃时就易发作。足背动脉脉搏宏大,皮肤湿润多汗。慢性患者可见皮肤萎缩、溃疡,趾甲变形。

（三）治疗

(1)药物治疗:阿司匹林,每天 100 mg 以下,部分青少年治疗无效者可改用硝普钠。血管收缩类药物可收缩肢端扩张的血管以缓解症状,如甲基麦角丁醇酰胺、麻黄碱、肾上腺素等。糖皮质激素的冲击治疗可减轻症状。联合应用利血平与氯丙嗪可缓解发作。

(2)局部神经阻滞疗法:于踝上做环状封闭,或行骶管硬脊膜外封闭,也可做两侧腰交感神经节阻滞,在 10 mL 的 2％利多卡因溶液内加入 0.25％丁哌卡因溶液 5 mL 和醋酸泼尼松龙 2 mL。

(3)手术治疗:对于交感神经普鲁卡因组织有效的患者,如无手术禁忌,可做胸或腹交感神经切除术,具体方法参见本节第一部分,手术可在腔镜下进行。其他手术方式还有脊髓后根入口区切开术、脊髓后柱电刺激术和丘脑立体定向手术。

四、灼性神经痛

（一）定义

灼性神经痛是神经创伤后的一种特殊性疼痛,多见于战伤,多为周围神经不完全损伤引起。可能是由于周围神经创伤早期,束内压力高,或慢性瘢痕压迫,使交感神经纤维和感觉纤维过度兴奋,向上传导激惹丘脑和大脑皮质感觉区,产生局部剧烈的灼烧样疼痛。

（二）诊断

1.患者有明确的周围神经损伤史

伤后出现损伤区域内剧烈的灼烧样痛,有典型的症状、体征即可诊断。此外,借助相关的特殊检查有助于治疗方案的制订。

（1）交感神经阻滞:上肢灼性神经痛做颈胸神经节阻滞,下肢做腰交感神经节阻滞,比较阻滞前后疼痛程度、性质的变化以及皮温变化,根据阻滞的结果制订治疗方案。

（2）酚妥拉明试验:静脉注射酚妥拉明后,每5分钟观察患者自发性疼痛的变化,或用刺激诱发疼痛发作,酚妥拉明试验可替代交感神经阻滞试验。试验后如果患者疼痛减轻50%,表明交感神经在疼痛中占主要成分。

2.临床表现

半数患者于伤后24小时内发病,其余患者多在伤后1个月内起病。患者出现受损神经所支配区域末梢的持续性灼烧性疼痛,也可是刺痛或刀割样痛,部分患者疼痛可超越该神经支配区,波及整个肢体。伤肢出现痛觉过敏,声音或光亮刺激也可加重疼痛,疼痛剧烈时患者坐卧不安、大汗、瞳孔散大。慢性患者常发生心理变态,患肢关节强直、肌肉失用性萎缩或纤维化。患肢皮肤潮红温度升高,部分表现为皮肤湿冷、多汗、青紫、营养障碍、毛发脱落等。

（三）治疗

患者病情不同,治疗方案则不同。如交感神经阻滞与酚妥拉明试验证实疼痛是由于交感神经引起,可作交感神经阻滞、药物治疗和肢体功能锻炼;若疼痛为炎症引起,可行交感神经阻滞与类固醇激素区域静脉内阻滞复合治疗;对于交感神经阻滞无效者,可行药物治疗与物理治疗,无效者可考虑手术治疗。

1.药物治疗

主要用于治疗灼性神经痛的多发疼痛、水肿、血流障碍、骨萎缩、抑郁、失眠等。对于疼痛症状可用卡马西平;可用三环、四环抗抑郁药及精神兴奋药治疗抑郁、失眠。此外,钙通道阻滞剂也可用于灼性神经痛的治疗。

2.神经阻滞

上肢灼性神经痛做颈胸神经节阻滞,颈段作硬脊膜外阻滞,下肢做腰段硬膜外阻滞。此外,还可做区域静脉内交感神经阻滞。对于交感神经阻滞无效的患者应考虑手术治疗。

3.手术治疗

对于药物及神经阻滞治疗无效的患者应进行手术治疗,手术方式有交感神经切断术、交感神经节切除术及丘脑立体定向手术。手术修复受损神经,进行束间松解减压,用生物膜包裹损伤段神经。

在进行交感神经节切除时,病变位于上肢的可在电视内镜胸下切除 T_2、T_3、T_4 交感神经节及颈胸神经节,下肢病变可经腹手术切除 $L_{1\sim4}$ 和 T_{12} 交感神经节。

（张宇强）

第六节　痉挛性斜颈

一、概述

痉挛性斜颈是肌张力障碍在颈部的表现，又称颈部肌张力障碍。患者的颈肌受到中枢神经的异常冲动造成不可控制的痉挛或阵挛，患者十分痛苦，严重患者几乎陷于残疾状态，生活不能自理。这种异常冲动起源于锥体外系或者起源于某处经过锥体外系传递到周围神经。

痉挛性斜颈是锥体外系一种独立性疾病，属于局限性肌张力障碍范畴，其发病率为15/30万。

二、简史

16世纪，Rabelais首先研究此病，描述这是一种比死都难受的疾病，命名为"斜颈"。18世纪，Wepfer（1992）撰文报道本病，称其为一种"特殊性抽搐"。20世纪，初法国学者Cruchet认为斜颈是一种精神源性疾病。20世纪40年代，在Wilson所著神经病学中依旧认为"精神变态是本病最重要的病因"。

1929年，Foerster提出斜颈由纹状体病变引起。1941年，Hyslop提出一种折中意见：斜颈的病因究竟属精神性抑或器质性，可能各占天秤的一端。

1959年，Folz用脑定向术在猴脑干被盖中红核旁作一毁损灶，立即能造成猴持久性痉挛性斜颈后，于是人们一致承认本病是一种器质性病变，结束了两种不同观点的长时间争论。

1929年，Foerster、Dandy创立颈硬脊膜下双侧第1～3或4颈神经前根及副神经根切断术来解除颈肌痉挛。尽管手术疗效差，并发症多，半个世纪来几乎在各国的神经外科著作中都视为一种传统的"标准手术"。

20世纪50年代，随着脑定向术的兴起，各国学者企图采用定向术来改变斜颈的疗效，先后在苍白球、丘脑探索治疗靶点，但结果令人失望。1999年，有学者率先提出斜颈由一组特定的颈肌痉挛引起，不需要作双侧神经根麻痹术，介绍一种手术方法，即头夹肌切断及副神经切断术，1991年，他提出斜颈的四种临床类型和四种相应手术方法（选择性颈肌切除及神经切断术），手术优良率为83.3%，降低了并发症，还保留了头的正常运动。1982年，加拿大蒙特利尔大学Bertrand也赞同上述观点，提出另一种手术方法即选择性周围神经切断术，并取得较满意的疗效。

20世纪80年代，Hornykiewicz和Jankovic等根据少数肌张力障碍患者的尸解脑基底核的生化分析，提出本病的病理生理与神经介质有关，进行了药物治疗研究，选用的药物有抗胆碱能药、多巴胺能药、抗多巴胺能药等，但成效甚微。令人振奋的是几乎在同一年代，甲型肉毒毒素用于临床，改变了药物治疗局限性肌张力障碍的局面，只要对颈部主要痉挛肌肉作局部注射便能暂时缓解斜颈症状，被认为是治疗局限性肌张力障碍一项重要进展。

20世纪90年代，陈介绍三联术（一侧头夹肌或肩胛提肌切断，$C_{1\sim6}$神经后支切断和对侧副神经切断）治疗严重旋转型和侧屈型斜颈。到1998年手术病例累积达362例，是迄今国际上治疗这种疾病最大的病组。

三、病因及病理

痉挛性斜颈在临床可分为原发性和继发性两种。原发性的病因至今尚不明。

斜颈虽然至今尚无明确的病理基础,但斜颈患者的临床表现几乎与一些病理已明确的锥体外系器质性疾病相同。例如异常运动可在入睡后消失,情绪紧张时加重,用手指抵触下颌或头部其他位置时,肌痉挛便会松弛下来,头位迅即转正,症状随之消失(本体感受反射)。

原发性斜颈当前多认为是一种基底核病变,究竟是器质性还是功能性,至今仍未查明。然而多数倾向于基底核内神经介质活动障碍,引起脑干内中间神经元网状组织失控。

四、临床表现

在381例斜颈病例中,男女之比为1.41∶1.51,患者多在30～49岁起病,平均发病年龄是39岁,多数患者(75.3%)隐匿起病(原发性),其中一部分患者在发病前1～2个月有精神创伤、焦虑、忧伤等病史。少数患者有明确的诱因(继发性),如严重颅脑外伤(2.6%)、高热(1.7%)、CO中毒(0.3%)和服抗精神病药物(2.6%)。

多数患者缓慢起病,在出现斜颈前有颈部发僵、胀痛、"落枕"等先兆症状,1～2周后逐渐出现头向一侧偏斜,或由旁人指出后才发现,少数患者可急性起病。

斜颈患者的临床症状一般是晨起轻,午后重,活动或情绪波动时加剧,这种症状起伏规律与其他锥体外系统疾病类似。根据有学者381例分析,斜颈的临床表现可分成五种类型:

(一)旋转型(75.6%)

旋转型是斜颈中最常见的一种类型,表现为头绕身体长轴向一侧作强直性或阵挛性旋转。依据头与长轴有无倾斜可细分为三种亚型。

(1)水平旋转:单纯的旋转,头与长轴无倾斜,颈前和颈后旋转肌力均等。

(2)前屈旋转:头的姿势由旋转和后仰两种成分组成,颈的后伸旋转肌的肌力大于前屈旋转肌。

(3)后仰旋转:头的姿势由旋转和前屈两种成分组成,颈的前屈旋转肌的肌力大于后伸旋转肌。

三种亚型中以水平型多见,后仰型次之,前屈型少见。这三种型别与肌肉的痉挛强度、分布多寡有关。

(二)头双侧后仰型(7.5%)

头双侧后仰型又称后仰痉挛,患者表现为间歇性头向背侧中线作强直性后伸,颜面仰天,行走时尤为困难,因视线不能扫及地面必须用双手扶枕对抗痉挛肌群,一松手头便如弹簧般迅速向后过伸。患者为了腾出双手常常将后枕部使劲顶在墙上,待不支时头又向后拉了过去,如此这般周而复始,坐卧不宁,度日如年,机体几乎完全陷于残废之中。

(三)侧屈型(12.8%)

头的长轴向一侧侧屈,耳向肩峰靠近,很多患者伴随同侧肩部向上抬举,加近了两者的距离,鼻基本上不离身体长轴。依据头有无向前或向后倾斜可细分为三种亚型。

1.单纯侧屈型

头向肩峰正向侧屈,无向前或向后倾斜,颈前和颈后侧屈肌肌力均等。

2.前屈侧屈型

头的姿势由侧屈和前屈两种成分组成,颈的前屈侧屈肌(斜肩肌、胸锁乳突肌等)肌力大于后伸侧屈肌(肩胛提肌、夹肌等)。

3.后仰侧屈型

头的姿势由侧屈和后伸两种成分组成,颈的后伸侧屈肌肌力大于前倾侧屈肌。

(四)头双侧前屈型(1.3%)

头持续向前屈曲,颏紧贴胸前。重者除头前屈外尚有向前移伸现象,且伴随双肩上举,构成一种特殊姿态;阵挛型者表现为一种持续不断的"点头"状态。

(五)混合型(2.8%)

混合型是一种以两种型别相间出现的斜颈,常见的是旋转和后仰,患者间而旋转、间又后仰。

在临床症状学中根据肌肉收缩的频率又可划分为强直型和阵挛型两种。强直型者头持久地偏向一侧,阵挛型者头有节律的反复抽动。少数患者在强直或阵挛的基础上还混有震颤,个别表现为急促的、猛的一抽,有的在强直基础上加杂有阵挛。

成人起病的斜颈一般都比较稳定,肌痉挛始终局限在颈部,属于局限性肌张力障碍范畴。然而,少数患者的肌痉挛可向颈的邻近部位扩散,称为节段性肌张力障碍,向上向脸部肌肉扩散者称为颈-颅型,向下向肩及上肢肌肉扩散称为颈-臂型,累及胸背部肌肉者称为颈-体轴型。个别患者在严重颅脑损伤后可出现颈、躯干同向一侧侧屈(偏身侧屈症)。

此外,成人起病的斜颈绝大多数表现为一种慢性病程,一般经过一段时间的演变,临床症状就停留在某个水平上,处于一种静止状态,如有所改善也是暂时的。有一部分患者的病程中可出现症状自动消失(8.4%),缓解期往往长短不一,可自数月至数年,最后不免复发。在结束缓解期后多数患者仍保持起病初期时的型别,少数则改变为另一种型别(6.3%),或更换类别(1.5%),或加型(0.3%)。有一部分患者手术后告别了原来的型别,令人烦恼的是经过一定时日,对侧又出现和原来相同的病型,或表现为另一种病型,如旋转型改为双侧后仰型。

五、诊断

痉挛性斜颈患者由于颈无休止的不随意运动,颈、肩部肌肉特别肥厚,望诊时便能得到颈部特别粗壮、肌肉发达的初步印象。

颈部触诊是确定一些比较浅表痉挛肌肉最可靠的方法,如胸锁乳突肌、夹肌、肩胛提肌、斜方肌和头半棘肌等,可以根据各肌的走向和体表投影位置用手指扪触、捏夹。例如旋转型斜颈,尤其是消瘦的患者,一侧胸锁乳突肌多有肥厚增粗,触之张力高、失弹性,犹如拉紧了的弦。随头位转正,肌肉转为松软,恢复弹性,待痉挛再起,又复出现上述现象。在对侧乳突内下方可触及隆起的夹肌,也表现为粗厚、张力高,失弹性,触之如同软骨。早期或轻型患者,此肌一旦被捏紧时可出现头位自动复正现象(捏夹试验阳性)。颈部肌电图描记可以帮助医师了解哪些肌肉参与痉挛,检查时分别了解松弛时和随意收缩时的肌电活动,双侧同名肌同时描记可以更清楚地显示左右活动情况,可以发现一些拮抗肌组完全处于废用后抑制状态,特别是胸锁乳突肌,可以提醒医师术后要对这些肌肉进行体疗,发挥其原有的旋头功能。肌电图检查还可以帮助医师发现一些不曾被怀疑的肌肉,如侧屈型中的斜方肌,前屈旋转型中的同侧胸锁乳突肌等,必要时可对这些肌肉用1%利多卡因溶液(不加肾上腺素或甲型肉毒毒素)作暂时性麻痹,了解它们在头的异常运动中所起的作用。有时对一些复杂的混合型斜颈患者,如侧屈-后仰型可以试对颈后肌群作局部封闭，可以了解对侧伸肌群在头后仰中的作用，以便医师设计手术方案，调整手术内容。又如侧屈型斜颈，如怀疑同侧斜方肌也参与痉挛，可以在肌电图监视下进行封闭，以了解此肌在举肩、固定肩胛活动中的作用。

斜颈患者的神经系统检查，不论是脑神经、锥体系统、锥外系统、共济运动及周身感觉系统均在正常范围之内。脑电图及脑脊液检查都在正常范围之内。

病情分级法：不论是何种型别的斜颈都是两组（痉挛肌群和拮抗肌群）肌力强度差异的结果。参与痉挛的肌肉越多，分布范围越广，时日越长，或者拮抗侧肌力越弱，废用的时间越久，头的偏斜越甚，病情越重，纠正的能力便越差，最后造成脊柱、关节失去正常弧度，半脱位或前庭功能障碍，致使恢复困难。

六、鉴别诊断

（一）继发性肌张力障碍

继发性肌张力障碍的临床特征是异常运动常在静止时显现，运动时反见好转。引起肌张力障碍的常见的疾病有脑炎、颅脑外伤、进行性豆状核变性（威尔逊病）、围生期脑损伤（窒息）、核黄疸、脑瘤、舞蹈病、基底核梗死或出血、多发硬化、帕金森病、中毒（锰、一氧化碳、甲醇中毒等）等。

（二）药物引起的斜颈

也可归类在继发性肌张力障碍范畴内，是一种医源性运动性疾病，可分为急性和迟发性两种。急性运动障碍患者多因摄入过量治疗神经系统疾病的药物或大剂量止吐药后，常到服药后数小时至数天出现间歇性或持久性肌痉挛，临床除了表现有斜颈外，眼睑、脸部及咽喉也可出现症状，如舌连续重复运动，外伸、卷曲、扭转，双唇作噘嘴、吸引、咂嘴、咀嚼和做鬼相，其他如躯干、肢体不随意运动较少见，以儿童和年轻成人较多，轻微患者常被忽视。治疗可用抗胆碱能药物作静脉滴注或肌内注射可迅速控制，轻型患者口服苯海拉明和地西泮一样有效，待症状消失后再维持 1～2 天。

另一种为迟发性运动障碍，是长期（3～6 个月）用大剂量抗精神病药阻滞了基底核多巴胺受体引起，常见的药物如下：吩噻嗪类（氯丙嗪、三氟拉嗪、奋乃静）、丁酰苯类（氟哌啶醇、氟哌利多）、硫杂蒽类（氯普噻吨、氟哌噻吨）和舒托必利等，临床症状往往在停药或减量后出现。如肌痉挛局限在颈部则与原发性斜颈毫无区别，症状持久不消。肌痉挛也可在周身、颜面和四周出现。

（三）急性感染性斜颈

自 1959 年以来，国内发现一种以感染和斜颈为特征的发作性疾病，截至 1985 年底文献报告共312 例。本病以春、秋发病较高，女性略多于男性。前驱期一般为上呼吸道感染症状和消化道症状，持续1～4 天。临床最重要的症状是发作性痉挛性斜颈，包括头后仰痉挛、旋转痉挛，每次发作数分钟至半个小时，重者可持续 1 天。身体其他部位也可出现肌痉挛，常伴随自主神经系统功能紊乱及精神症状，病程一般为 3～10 天，痉挛后不留后遗症，一般认为该病与肠道病毒感染有关，主要侵犯锥体外系及下丘脑，阻抑多巴胺受体，胆碱能系统功能增强，多巴胺与乙酰胆碱平衡失调所致。

（四）癔症性斜颈

本病多与精神创伤连在一起，其特征是骤然发病，头的位置或异常运动变化多端，不论是临床或肌电图检查确也存在肌痉挛现象，即使临床表现是一种固定的型别，但常夹杂一些额外的、相矛盾的、不协调、不合乎生理解剖的动作，而且症状在某一些背景下易变。癔症性斜颈常常在无人注意时、思想涣散或高度集中场合(打牌、骑车)时症状缓解,头位自然复正。斜颈症状也可被一些暗示所抑制,患者对某种新的治疗常抱着极大的希望和信心,例如一种"特殊的静脉输液"暗示和心理治疗可能会收到戏剧性疗效。相反,情绪波动、紧张和焦虑会使症状扩张、升级。癔症性斜颈有时很难与原发性斜颈鉴别,病程可延绵很久,必须做系统的观察。

5.假性斜颈

假性斜颈泛指非由颈肌痉挛引起的斜颈,可因脊柱骨骼畸形、眼外肌麻痹、颈肌挛缩等造成。常见的疾病有:先天性短颈、先天性寰椎-枕骨融合症、颈椎楔形畸形、自发性寰枢椎半脱位、先天性肌性斜颈、先天性眼性斜颈和代偿性斜颈等,可均表现为斜颈。

七、治疗

痉挛性斜颈目前有三种治疗方法:药物、甲型肉毒毒素注射及外科手术。

(一)药物治疗

药物治疗的目的是重建平衡,由于肌张力障碍的神经生化、神经药理尚不明了,当前药物治疗尚处于摸索阶段。

1.抗胆碱能药物

抗胆碱能药物是一种抗副交感神经药物,可对抗纹状体内乙酰胆碱系统的兴奋功能,阻断中枢毒蕈碱型乙酰胆碱受体,相应提高多巴胺的效应,缓解肌张力障碍。

(1)盐酸苯海索:对成人局限性肌张力障碍的疗效不明显。Burke 对儿童期起病的患者用大剂量苯海索,平均 40 mg/d(5～120 mg),有 62%患者获改善。

(2)甲磺酸苯扎托品:Lal 对 13 例斜颈用甲磺酸苯扎托品 2 mg 静脉注射作急性治疗试验,结果 6 例进步,其中 5 例在以后继续作口服治疗中取得进步。

(3)比哌立登:Povlsen 用本品 2～2.5 mg 静脉注射治疗成人肌张力障碍,50%患者取得客观进步。成人肌张力障碍经过急性治疗试验后改用抗胆碱能药治疗时必须用大剂量才能取得一些疗效(9%～40%),不论是儿童或成人服药后只要不出现不良反应,坚持治疗便能从抗胆碱能药物中获得最大效果,剂量宜逐渐增加,急速加量会引起昏睡、意识模糊等。抗胆碱能药物品种繁多,剂量各家差异很大,没有统一准则,如苯海索的量,儿童为 5～120 mg/d,又如爱普杷嗪成人剂量为 50～800 mg/d,平均为 283 mg/d。抗胆碱能药物周围不良反应如瞳孔散大、视力模糊、便秘、口干、面红、出汗及尿潴留,大剂量可引起青光眼发作。治疗可用吡斯的明或毛果芸香碱眼药水。中枢不良反应包括近记忆力障碍、神志模糊及精神症状,使剂量受到限制,有的患者可出现烦躁不安、舞蹈动作,使原抽搐加重,抗胆碱能药的疗效儿童优于成人,可能儿童承受大剂量的能力较好,症状性肌张力障碍(迟发性和产伤后)如果患者能承受大剂量也能取得一定疗效。

2.多巴胺能药物

应用多巴胺能药物治疗肌张力障碍,在部分患者中有效。常用药物有左旋多巴(500～900 mg/d)、脱羧酶抑制剂(平均 250 mg/d)、溴隐亭(80 mg/d)、金刚烷胺(200 mg/d)和麦角乙脲(1～3 mg/d)等。Lang 广泛收集世界文献综述了有关多巴胺能药治疗肌张力障碍的疗效:全身肌张力障碍的治疗结果,进步 35%,很少取得显著进步,恶化 19%;局限性肌张力障碍(斜颈、Meige 综合征)的治疗结果为进步 11%,恶化 9%。Lang 的结论认为,肌张力障碍可试用多巴胺能药物,可能有效,可能无效,可是儿童起病的Segawa 变异性肌张力障碍用左旋多巴治疗效果确切,用量宜逐步增大直到出现疗效或不良反应时,多数患者能耐受多巴胺能药物,少数患者可发生恶心、直立性低血压、神志模糊,幻觉及多巴源性运动障碍。

3.抗多巴胺能药物

当体内多巴胺过剩、乙酰胆碱功能减退时临床可出现肌张力障碍,用抗多巴胺能药物使之恢复平衡,抗多巴胺能药可分两类:一种是阻滞多巴胺受体的药物,常用的如丁酰苯类中的氟哌啶醇及吩噻嗪类中的氯丙嗪、奋乃静及哌米清;第二种是阻止中枢储藏多巴胺的药物,如利血平及丁苯喹嗪。

(1)氟哌啶醇:氟哌啶醇回顾性疗效为46%(Green),超过其他多巴胺拮抗药(20%)或丁苯喹嗪(11%)(Lang)。但不少患者因不能承受药物反应中止治疗。

(2)哌米青:治疗斜颈的量为4~6 mg/d,结果进步为44%(4/9);另一组用6 mg/d,双盲评分,结果只有1例进步,2例恶化,余都无效(Girotti)。

(3)丁苯喹嗪(多巴胺耗竭剂):各家报道的疗效不一,收集文献中随访超过一年的病例,用量为25~300 mg/d,结果如下。全身性患者进步为53%(10/19例),颅面部为26%(16/62例),局限性为24%(6/25例),Lang用量为25~2 000 mg/d,显效仅为11%(4/35例),Asher的量为175 mg/d,显效2例,进步11例,恶化1例。

(4)联合疗法:Marsden报告用三种药物组合在一起治疗严重肌张力障碍,剂量如下。哌米清6~25 mg/d,丁苯喹嗪15~150 mg/d,苯海索6~20 mg/d。结果成人的显效为75%(9/12例),儿童显效1例,都持续超过2年。一般认为症状性肌张力障碍用抗多巴胺能药物较有利,而迟发肌张力障碍以多巴胺耗竭剂如利血平、丁苯喹嗪较好。经验证明抗多巴胺能药物较多巴胺能药物有效(Segawa变异性肌张力障碍除外),不过,一切抗多巴胺能药物(丁苯喹嗪例外)都会阻断基底核的D2受体引起锥体外系症状,如帕金森病,表现为静坐不能、急性肌张力反应、抑郁症、淡漠嗜睡、直立性低血压,迫使治疗中断,不幸的是服药后肌张力障碍未见好转,却反增加了药物性帕金森病,临床症状较原来更坏,在原有的肌张力障碍基础上又增添了迟发性肌张力障碍,不过要鉴别是疾病本身进展的结果抑或药物引起,小剂量也许是一种姑息的预防措施。一旦发生,可在减量的基础上适量加用抗胆碱药,如金刚烷胺或左旋多巴等。丁苯喹嗪至今尚未见有发生迟发性综合征的报道,利血平的效果与丁苯喹嗪一样有效,但直立性低血压是常见的不良反应,近发现氯氮平对迟发性肌张力障碍效果很好,并发迟发性综合征和帕金森综合征的机会很小。

4.苯二氮䓬类

常用的是地西泮(100 mg/d)和氯硝(4~6 mg/d)。氯硝西泮对成人和儿童肌张力障碍疗效为14%,地西泮及其他苯二氮䓬类为16%。

5.巴氯芬

巴氯芬是GAGB的衍生物,可以降低脊髓内中间神经元及运动神经元的兴奋性。Fahn用巴氯芬治疗成人肌张力障碍(面肌痉挛及Meige综合征),剂量78.5 mg/d,结果47%获得进步,随访中有17例(21%)因疗效欠佳或不良反应停药中止治疗,只剩下18%(11/60例)患者因继续用巴氯芬治疗,平均剂量为105 mg/d。经过平均30.6个月的治疗,11例中有9例需要增加其他药物。其他学者的治疗结果与上相仿。

6.卡马西平

卡马西平在治疗癫痫过程中偶会出现肌张力障碍,令人费解的是它确能改善Segawa变异性肌张力障碍,但不能达到左旋多巴那种疗效水平,个别患者对左旋多巴无效,却对卡马西平有效,剂量是300~1 200 mg/d,发作性运动源性肌张力障碍用卡马西平、苯妥英钠或其他抗惊厥药效果十分明显。

7.其他药物

文献中曾试用过如下药物:三环抗忧郁药,丹曲林(肌松药),普萘洛尔,苯妥英钠,可乐定,单胺氧化酶(MAO)抑制药物,巴比妥类,苯丙胺,GABA能药物,抗组胺药物,赛庚啶,5-羟色胺及锂等。

(二)A型肉毒毒素治疗

19世纪80年代初,A型肉毒毒素(BTX-A)在治疗斜视及其他眼外肌痉挛取得成功后,适应证逐渐延伸至神经系统疾病,如局限性肌张力障碍、偏侧面肌痉挛及痉挛性斜颈,也用治疗锥体外系疾病的肌张力障碍及锥体束病损引起的肌痉挛,如脑瘫引起的肢体肌强直、括约肌功能障碍、肌痛以及药物引起的迟发性肌张力障碍,注射后可暂时缓解症状。BTX-A被认为是近年来治疗局限性肌张力障碍的重要进展。

1.作用机制

A型肉毒毒素由一条单一的多肽链组成,经过蛋白水解而激活裂解为重链(分子量10 000 Da)和轻链(分子量5 000 Da)。重链羟基端先与胆碱能神经末梢的突触前膜受体结合,其氨基端为通道形成区域,随着轻链进入细胞内,借助酶效应抑制乙酰胆碱囊泡的量子性释放使肌肉收缩力减弱,在有痉挛的肌腹内直接注射微量BTX-A便能使症状得到暂时缓解。但BTX-A对乙酰胆碱的阻滞作用是短暂的、可逆的,突触性乙酰胆碱传递通过关键的突触前蛋白的逆转或轴突末端芽生与同一肌纤维发生新的突触联系得以恢复,一般约数月。

2.注射肌肉的选择

BTX-A为冻干水融性结晶,每支100 U,置于低温冰箱保存,使用时用生理盐水稀释至25 U/mL浓度。

(1)旋转型:参与旋转型斜颈的痉挛肌肉是由头旋向侧颈后肌($C_{1\sim6}$)及对侧胸锁乳头肌(副神经)组成,其中以一侧头夹肌、头半棘肌和对侧胸锁乳突肌为主要旋头肌,是BTX-A重点注射对象,在EMG导引下每条肌用BTX-A注射2~3个点。

(2)后仰型:参与头双侧后仰型斜颈的痉挛肌肉是由左、右颈后伸肌群组成,其中以双侧头夹肌及头半棘肌为主要仰头肌,是BTX-A重点治疗对象。如果效果不理想,可在一周后在向颈半棘肌追补注射一次。

(3)侧屈型:参与侧屈型斜颈的痉挛肌肉是由一侧头侧屈肌群组成,其中以肩胛提肌、夹肌或胸锁乳突肌为主要侧屈肌,是BTX-A重点注射对象,肩胛提肌位置较深,可在EMG仪导引下注射。

(4)前屈型:参与前屈型斜颈的痉挛肌肉可由双侧胸锁乳突肌,舌骨上、下肌、斜角肌,头及颈最长肌,其中以双侧胸锁乳突肌为BTX-A重点注射对象,深层肌内注射极易并发咽下困难,一般不推荐。

(5)混合型:混合型斜颈临床两种表现。其一,患者的临床症状是两种型别相间出现,如旋转和后仰,可先对严重一型的痉挛肌肉进行注射,而后再治疗残余痉挛肌肉,参与这种混合型的痉挛肌肉中往往有一部分是公共的,兼加两种不同型别的运动,例如在旋转运动时由头夹肌与对侧胸锁乳突肌联合收缩可引起头的旋转,夹肌与对侧同名肌的联合收缩则又引起头后伸。其二,临床症状由两种型别融合在一起出现如旋转前屈型,它的临床表现兼有旋转和前屈两种成分,又如旋转后仰型,侧屈后仰型和侧屈前倾型,往往是参与痉挛肌肉的前、后组合中肌痉挛程度不等或肌肉分布多寡所造成。

3.剂量和疗效

BTX-A治疗痉挛性斜颈是一种简单、安全、有效的方法,虽然疗效是在暂时的,但它确能缓解患者痛苦。注射剂量应参照痉挛肌肉的大小、数量、痉挛强度及治疗的反应决定,一般每条肌肉的剂量不多于100 U,每次总量不超过38 U,多数患者在注射后1周内起效,症状逐步改善,2～4周达疗效平台期,少数可延迟至4周后,疗效平均持续约23周,绝大多数患者需要重复注射,间隔时间须3个月以上,注射频率约1年2次,个别患者注射后的缓解期特长,超越药物效用的期限,估计是痉挛肌肉暂获得静息后,原来的病理神经冲动的反射弧弱化,特别是感觉整合机制参与的结果。

4.疗效评估

下面介绍各型斜颈疗效评估的方法。

(1)旋转型:中立位时头的前后矢状线投影在颈椎左右水平线上构成一直角关系,旋转型斜颈患者头扭向一侧,矢状正中线与颈椎水平线间形成一病理角,病理角的大小随头的异常运动范围决定,病理角越大,病情越重。BTX-A或手术治疗后病情缓解,头的异常运动范围改善,病理角随之缩小,治疗前、后的角度差可作为评价疗效的依据。

(2)侧屈型:中立位时颅-颈长轴投影在颈椎水平线(左-右)上构成一直角关系,侧屈型斜颈患者头向一侧侧屈,颅-颈长轴与颈椎水平线间形成一病理角,病理角的大小随头的异常侧屈范围决定,角度越大,病情越重。治疗后头的异常侧屈改善,病理角也随之缩小,前后的角度差可作为评价疗效的依据。

(3)前屈型:评估方法同后仰型,改后伸为前屈。

以上评分可自患者静态(端坐、站立)和动态(行走)情况下取得,但主要以动态评估中取得的评分为准。疗效评定的时间:BTX-A注射后第14周,手术后为第26周。

5.不良反应

斜颈患者用BTX-A注射治疗后的主要并发症是暂时性咽下困难或语言困难,可持续数周,发生的原因估计与注射在胸锁乳突肌内的量有关。如果剂量限制在100 U或更少,可减少并发症的发生。11%斜颈患者在做BTX-A注射前已存在吞咽困难症状;22%患者吞钡X线检查时已有食管蠕动异常;注射后有33%患者出现新的咽下困难,50%患者X线下表现有蠕动异常。此外,少数患者除并发严重咽下困难外还伴发对侧声带麻痹。

其他并发症为局部疼痛和颈肌乏力,一般程度不重,疼痛均在数天内消失,颈肌乏力约在数周内自行缓解,个别患者在注射后数天内出现皮疹。

(三)手术治疗

痉挛性斜颈当其症状进展到一定程度时,一切保守疗法很少见效,药物的不良反应常迫使治疗中断,肌肉松弛剂只能起到暂时缓解作用。斜颈的手术治疗尚处于发展阶段,成功的关键是建立在对痉挛肌群的认识。1981年,有学者将斜颈划分成四种临床型别,提出四种选择性解除痉挛肌群的手术方法,结合具体病例辩证地增减手术内容,选择地解除痉挛肌,收到良好效果。

患者选择:病情稳定,临床型别固定在1年以上,经药物或甲型肉毒毒素治疗无效可考虑手术治疗。接受BTX-A注射治疗4个月后方可考虑手术。

旋转型和侧屈型斜颈适合作三联术,头双侧后仰型斜颈适合作枕下肌群选择性切断术,头前屈型斜颈如经 1‰ 利多卡因溶液阻滞双侧副神经能改善症状者可考虑作双侧副神经胸锁乳突肌分支切断,前屈型斜颈如痉挛肌群累及颈前深肌(颈脊神经前支支配),可做颈脊神经前支($C_{2\sim4}$)切断。

八、预后

斜颈本身不会致死,但斜颈是一种十分痛苦的疾病,严重患者几乎处于残疾状态,精神受到很大的折磨。

斜颈患者除少数可自愈外,多数的病程可延绵终生,有学者报告术前病程最长者可达 31 年,少数患者可出现缓解期,但不免再次复发。多数患者的病情进展到一定程度后便停留在稳定状态,少数病例逐步严重,痉挛肌群增加,并向邻近肌肉扩展,如脸、肩及臂等,但成人起病的颈部局限性肌张力障碍一般不会发展成全身性肌痉挛。有学者 362 例手术中无死亡,术后原肌痉挛症状消失,头位复正,保留头的各种生理运动,包括头的旋转、侧屈、前屈和后伸。

由于本病的病因不明,药物治疗效果差,不良反应大,手术普及也存在一定困难,上述因素都影响了本病的预后。

(张宇强)

第七节　肌张力障碍

肌张力障碍又称扭转性肌张力障碍、变形性肌张力障碍、豆状核性肌张力障碍。临床上以肌张力障碍和四肢、躯干甚至全身缓慢而剧烈的不随意的扭转为特征。按病因可分为原发性和继发性两型,以前一型为常见。

一、病因和病理

(一)原发性扭转痉挛
原发性扭转痉挛又称变形性肌张力障碍(dystonia musculorun deformans,DMD)。病因不明,多为散发,但少数病例有家族史,呈常染色体显性、常染色体隐性或 X-连锁隐性遗传。

(二)继发性扭转痉挛
可能是感染或中毒引起,其次是胆汁色素沉着于基底核。外伤、基底核区肿瘤、血管畸形亦可诱发。

病理尚未发现特殊形态学改变。非特异性的病理改变包括基底核的尾状核和壳核的小神经元变性和萎缩,基底核的脂质及脂色素增多。生物化学上认为,中枢神经系统多巴胺能活性增加或减少都可以引起发病。

二、临床表现

本病常见于 7~15 岁的儿童和少年,40 岁以上发病罕见,主要是躯干和四肢的不自主痉挛和扭转,但这种动作形状又是奇异和多变的。起病缓慢,往往先起于一脚或双脚,有痉挛性跖屈。一旦四肢受累,近端肌肉重于远端肌肉,颈肌受侵出现痉挛性斜颈。躯干肌及脊旁肌的受累则引起全身的扭转或作螺旋形运动是本病的特征性表现。运动时或精神紧张时扭转痉挛加重,安静或睡眠中扭转动作消失。肌张力在扭转运动时增高,扭转运动停止后则转为正常或减低,变形性肌张力障碍即由此得名。病例严重者口齿不清,吞咽受限,智力减退。一般情况下神经系统检查大致正常,无肌肉萎缩,反射及深浅感觉正常,少数患者因扭转发生关节脱位。

三、诊断和鉴别诊断

扭转痉挛是以颈部、躯干、四肢、骨盆呈奇特的扭转为特征,因而诊断可一目了然。但本病应与下列疾病鉴别。

(一)肝豆状核变性

多发生在 20～30 岁之间,病程进展缓慢不一,继之出现肢体震颤,肌张力增高,构音困难。肝豆状核变性时肢体震颤多为意向性震颤,有时为粗大扑翼样。肌张力增高为逐渐加剧,起初多限一肢,以后扩散至四肢和躯干。若肌强直持续存在,可出现异常姿势。此类患者常伴有精神症状,角膜上有 K-F 氏环。

(二)手足徐动症

若为先天性多伴有脑性瘫痪,主要是手足发生缓慢和无规律的扭转动作,四肢的远端较近端显著,肌张力时高时低,变动无常。扭转痉挛主要是侵犯颈肌、躯干肌及四肢的近端肌,而面肌与手足幸免或轻度受累,其肌张力时高时低,变动无常。症状性手足徐动症,常由脑炎后、肝豆状核变性或核黄疸引起。

(三)癔症

癔症性的不自主运动容易受暗示的影响,而且往往有精神因素为背景。再者,症状的长期持续存在可有力的排除癔症的可能性。

四、治疗及预后

(一)药物治疗

目前尚无肯定的有效药物,有助于缓解肌张力障碍的药物包括镇静剂、肌松剂、抗震颤麻痹药等。

(二)手术治疗

药物治疗无效者可使用立体定向毁损术或脑深部电刺激术。早在 20 世纪 50 年代,人们就开始用损毁术治疗某些肌张力障碍性疾病并获得了一定疗效,其损毁的靶点为丘脑腹外侧核和苍白球腹后部。单侧损毁术对肌张力障碍有一定的治疗作用,但双侧损毁术因并发构音障碍和认知功能障碍的概率较高,现已很少应用于临床。随着 DBS 治疗 PD 取得满意疗效,DBS 也逐渐成为治疗肌张力障碍首选方法。

患者的选择方面,一般认为原发性者术后效果较好,尤其对由于 DYT1 基因突变引起的肌张力障碍患者能得到显著疗效。对于继发性肌张力的患者,DBS 的疗效不一,其中对于产伤、弥漫性缺氧导致的肌张力障碍,DBS 疗效相对较差,而对于外伤和药物引起的肌张力障碍(也称迟发性肌张力障碍)的改善非常显著。国外选择的 DBS 刺激部位主要为 Gpi 和 Vim。其中,Gpi 被认为是治疗肌张力障碍的首选靶点,刺激双侧苍白球可以改善各种类型的严重的肌张力障碍患者的症状。但也有选择非传统部位进行刺激的范例,Ghika 等报道了应用双侧丘脑腹前核(Voa)的高频 DBS 刺激(Voa-DBS)显著改善了患者症状。国内近年采用 STN-DBS 治疗肌张力障碍也取得显著疗效,开创了脑深部电刺激 STN 治疗肌张力障碍的先河。

（三）并发症及后遗症

立体定向靶点毁损术的有效率为 42%～77%,Cooper 统计,手术并发症发生率在 18% 左右,主要表现为术后肌张力明显下降、行走不灵活,特别是下肢行走有拖拉步态,少数患者出现言语更不清晰。脑深部电刺激术后并发症同帕金森病治疗。

（四）预后

原发性肌张力障碍的转归差异较大,起病年龄和部位是影响预后的两个主要因素。起病年龄早（15 岁以前）及自下肢起病者,大多不断进展,最后几乎都发展为全身型,预后不良,多在起病若干年后死亡,自行缓解甚少。成年期起病且症状自上肢开始者预后较好,不自主运动趋向于长期局限于起病部位。常染色体显性遗传型预后较隐性遗传型好,因为前者起病年龄晚且多自上肢起病。

（张宇强）

第八章　神经外科退行性疾病

第一节　颈椎间盘突出症

颈椎间盘突出症是由颈部创伤、退行性变等因素导致。颈椎间盘变形、压缩、纤维环破裂及髓核脱出,刺激或压迫颈椎动脉、脊神经、脊髓等,引起头痛、眩晕;心悸、胸闷;颈部酸胀、活动受限;肩背部疼痛、上肢麻木胀痛;步态失稳、四肢无力等症状和体征,严重时发生高位截瘫危及生命。

一般将颈椎间盘突出症按发病的缓急分为两类:急性颈椎间盘突出症与慢性颈椎间盘突出症。急性颈椎间盘突出症致伤原因主要是加速暴力使头部快速摆动导致椎间盘组织的损伤,多见于交通事故或体育运动,可由任意方向的撞击或挤压致伤。其中有退变基础的患者可在较轻的暴力下就出现椎间盘突出。慢性颈椎间盘突出症见于长期的不良姿势或高负荷的运动,导致颈椎间盘髓核、纤维环、软骨板,尤其是髓核发生不同程度的退行性病变后,在很长一段时期(数年到数十年)内表现为逐渐加重的颈部疼痛、四肢麻木无力等症状。本病在临床上并不少见,其明确诊断主要依赖磁共振(MRI)检查上观察到突出间盘和脊髓受压,并有相应临床症状。

一、常见发病原因

(一)椎间盘退变

椎间盘退变是椎间盘突出的最基本病因,生物力学的改变、椎间盘组织的营养供应减少、椎间盘细胞的过度凋亡、自身免疫、炎症及细胞因子、基质酶活性改变等因素促成椎间盘退变,进而导致突出。

(二)慢性劳损

如不良的睡眠、枕头的高度不当或垫的部位不妥,反复落枕者患病率也较高;另外,工作姿势不当,尤其是长期伏案工作者发病率较高;再者,有些不适当的体育锻炼也会增加发病率,如不得法的倒立、翻筋斗等。

(三)外伤

在颈椎退变、失稳的基础上,头颈部的外伤更易诱发颈椎间盘突出的产生与复发。

二、发病机制

颈椎间盘在解剖结构方面有以下特点：①颈部椎间盘的总高度约为颈部脊柱高度的20％～24％。颈椎间盘的髓核体积较小，且位于椎间隙的前部，颈椎间盘间隙呈前高后低，髓核趋向于停留在椎间隙的前部。②颈椎间盘的后部纤维环较厚且较坚韧，整个纤维环后部都被坚韧而双层的后纵韧带所加强，正常情况下使髓核不易穿破后方纤维环及后纵韧带突入椎管。③髓核富含水分（含水量在80％左右，随年龄增长而递减，老年人可低于70％）和类似黏蛋白组织。髓核具有较高的膨胀性，受到压力时，含水量减少；解除压力时又吸收水分，体积增大，使髓核能较好地调节椎间盘内压力。④椎间盘的血液供应随年龄增长而逐年减少，血管口径变细，一般在13岁以后已无血管再穿入深层。所以，在劳损和退变后，椎间盘的修复能力相对较弱。⑤颈椎椎体后外缘有骨性隆起形成钩椎关节，部分加强了后外侧纤维环的牢固性，使髓核不易向后外侧突入椎间孔压迫神经根。⑥颈神经根向外侧横行，在椎管内行程短，一般不与下位椎间盘接触。因此，颈椎间盘向后方突出时颈神经很少受累，只在颈椎间盘向后外侧突出侵入椎间孔时才易使颈神经受累。

在椎间盘发生退行性改变的基础上，头颈部受到一定的外力作用后使纤维环破裂，髓核突出而引起颈髓或神经根受压。慢性颈椎间盘突出症以颈5/6、颈6/7间隙发病率最高，占85％～90％，多见于30岁以上中壮年，男性多于女性，其次为颈4/5。较大的暴力，常见如车祸造成的颈椎过伸性损伤，可造成急性颈椎间盘突出症。局部椎间盘切应力加大，致使损伤部位一过性前后移位、椎间盘突出，而无骨折脱位；颈髓出现不同程度损伤，病理上表现有出血、水肿、横断和变性等变化。急性颈椎间盘突出对脊髓的损伤包括两部分，外伤当时的急性暴力损伤及钝性压迫导致脊髓血运障碍和组织水肿的继发损伤。无论急性或慢性颈椎间盘突出症，均可出现多个间隙受累。

三、颈椎间盘突出症临床表现

本病青壮年发病多，男性多于女性，对于颈椎管矢状径较宽者，发病年龄亦可偏大。绝大部分患者发生在$C_{5～6}$及$C_{6～7}$部位。急性发病患者多有外伤史，在出现脊髓神经症状的同时，多伴有颈部的疼痛，颈椎不负重情况下可有部分缓解，但活动后症状多可加重。根据临床病理解剖上，椎间盘压迫部位的不同，受压组织也不尽相同，所表现出的临床表现也不一致，因此临床上将其分为中央型、侧方型和旁中央型三种类型（图8-1），现分述如下。

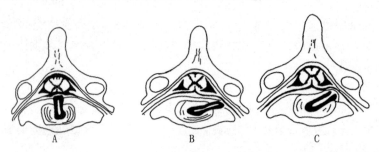

图8-1　颈椎间盘突出症分型

A.颈椎间盘突出-中央型；B.颈椎间盘突出-侧方型；C.颈椎间盘突出-旁中央型

（一）中央型颈椎间盘突出症

本型颈椎间盘突出症主要是颈椎后纵韧带和纤维环中部破裂，髓核由椎间隙后缘正中部位向椎管内突出，向后压迫颈部脊髓，而出现压迫节段以上运动神经元受累为主的症状。

1.颈部症状

中央型颈椎间盘突出症不伴有或者很少伴有颈部疼痛和颈部僵硬等症状。

2.运动功能

主要表现为以四肢肌力降低为主的临床症状。产生机制主要是突出的颈椎间盘对颈髓的锥体束（皮质脊髓束）直接压迫或者压迫而致的局部缺血造成。锥体束内神经纤维由脊髓内部向外依次为颈、上肢、胸部、腰部、下肢和骶部，按照锥体束受累部位的不同，可将其分为中央型、周围型和前中央血管型。

（1）中央型：主要表现为锥体束深部纤维束最先受累，由于该纤维束较其他纤维束更靠近脊髓中央，故称为中央型。最先表现出的为上肢症状，而下肢症状出现则较晚。其主要原因为，突出的颈椎间盘组织压迫刺激单侧或双侧的沟动脉，引起锥体束内部纤维缺血改变。

（2）周围型：指突出的颈椎间盘组织直接压迫锥体束表面，使位于锥体束最前侧分布至下肢的神经纤维最先受累。临床症状一般先出现于下肢，当致压因素持续和病变情况持续加重时，症状可蔓延至上肢，从而出现四肢的锥体束受压症状，一般以下肢为重。

（3）前中央血管型：本型患者通常上、下肢同时发病，主要由于脊髓前中央动脉受压使局部颈脊髓缺血造成该段锥体束整体功能障碍。根据压迫程度的不同，亦可出现不同程度的四肢运动功能障碍。上肢症状主要表现为患者自觉上肢乏力，握力下降，手持物不牢或者不稳，手部精细活动功能障碍及不同程度的精细活动困难。下肢症状主要表现为患者主诉下肢力量下降，双下肢沉重，跛行甚至跌倒，行走时足尖拖地、走路"踩棉花感"等症状，且双下肢随意运动及精细活动功能障碍，出现步态笨拙或者步态不稳。由于患者为上运动神经元功能障碍，则其肌张力通常增高，而四肢肌力下降，严重者甚至可引起不完全性或者完全性四肢瘫痪。

3.感觉功能

主要表现为四肢尤其是手部痛、温觉障碍，本体感觉障碍，而触觉大多数受累较轻或者不受累，即分离性感觉障碍。其产生机制主要是突出的颈椎间盘压迫司痛温觉的脊髓丘脑束所致，而司触觉的薄束、楔束走行于脊髓后索。早期表现为前臂、肘部、腕部或手指的隐痛或针刺感，可同时伴有手部的麻木，病情进展后可出现双上肢甚至四肢皮肤的感觉障碍。许多患者主诉为所有手指均发生感觉障碍，而不是按神经根支配范围发生，主要就是脊髓压迫造成的。

4.反射障碍

中央型颈椎间盘突出症根据病变波及的脊髓节段不同，可发生不同程度的反射亢进，并可出现相应的病理反射。多数患者可出现上肢的肱二头肌反射、肱三头肌反射和桡骨膜反射以及下肢的跟腱反射、膝腱反射的活跃或者亢进，且下肢的反射亢进较上肢多见。同时由于锥体束受压可造成腹壁反射、肛门反射以及男性患者的提睾反射减弱或者消失。大部分患者可出现 Hoffmann 征以及掌颌反射阳性，严重者或者病程较长者下肢可出现髌阵挛、踝阵挛，Babinski 征、Chaddock 征、Oppenheim 征等锥体束受损的病理反射。

5.大小便及性功能障碍

如果中央型颈椎间盘突出症长期压迫颈脊髓，进行性加重，可造成括约肌功能障碍，临床表现为不同程度的大小便功能障碍，如便秘以及膀胱排空障碍等，严重者可出现尿潴留或者大小便失禁,当出现膀胱功能障碍时可伴有尿频、尿急等尿路刺激症状。同时部分患者还可出现不同程度的性功能障碍,严重影响患者生活质量。

6.屈颈试验

部分患者尤其是压迫较重患者在突然屈颈、伸展或者是加轴向压力的情况下,可出现双上肢、双下肢、胸部或者四肢的"触电"的轴向震颤样感觉("电击征",Lhermitte 征)。主要由于突然屈颈过程中,椎管容积缩小,且突出的颈椎间盘突然挤压脊髓或者血管,以及硬膜囊后壁张力增高造成脊髓压迫加重所致。但是本检查存在一定风险,若上述临床症状较为典型,可不做此项检查。

7.自主神经症状

部分患者有自主神经系统功能紊乱。可涉及全身各个系统,其中以胃肠系统、心血管系统及泌尿系统最为多见。多数患者发病时并不考虑为颈椎间盘突出症所致,待减压术后症状缓解或消失时,才考虑到是否为此原因。

(二)侧方型颈椎间盘突出症

本型主要特点是颈椎后外侧后纵韧带较为薄弱,由于颈部神经根在椎间盘平面呈横向走行穿过椎间孔,当颈椎侧后方纵韧带和纤维环破裂,髓核向侧后方突出,极易压迫到颈神经根而引起相应节段皮肤疼痛、麻木,电击感等症状,往往上肢疼痛症状明显,疼痛症状可因咳嗽、屈颈的因素加重。按照颈椎间盘突出节段以及神经根压迫的严重程度的不同,症状也不尽相同。在发作间歇期,通常症状较轻或者无明显症状。

1.颈部症状

主要表现为颈部僵硬、疼痛,严重者可出现痛性斜颈、肌肉痉挛及活动受限,疼痛可放射至肩部和枕部,椎旁肌肉有压痛,颈椎棘突和棘突间压痛及叩击痛阳性,以急性发病者最为明显。主要由于向侧后方突出的颈椎间盘压迫颈神经根及脊神经脊膜支所致。

2.根性痛

在侧方型颈椎间盘突出症中最为常见的症状。在部分患者中,可表现为典型的单根神经根支配区域的疼痛以及麻木症状,一般多为单侧发病,很少出现双侧同时发生。根据压迫神经根节段的不同,表现出症状的区域也不相同,症状主要表现在受累颈神经根的分布区域(图 8-2)。在发生根性痛的受累神经节段分布区域内,还常伴随其他感觉功能障碍,最为常见的为麻木、痛觉过敏以及皮肤感觉减退等。

3.运动障碍

以颈神经前根受压者症状较为明显。疾病早期为受压神经根节段肌肉肌张力增高,病情持续发展肌张力很快降低并出现相应节段区域支配肌肉群萎缩,在手部以大鱼际肌、小鱼际肌及骨间肌萎缩最为明显。同时应注意与神经干性和神经丛性的肌肉萎缩相区别,也应注意与脊髓压迫或病变所引起的肌力降低相鉴别,在必要时可进行肌电图或者诱发电位的相关检查。另外,由于上肢外展动作有时可能是颈椎间盘突出患者神经根压迫和疼痛等症状减轻,因此患者经常将上肢外展举过头顶以减轻痛苦。

4.腱反射

受压神经根节段区域内肌群反射异常,即受压神经所参与的反射弧异常。疾病早期多表现为活跃或者亢进,随着疾病的发展则逐渐减退甚至消失,病变一般为单侧,在进行临床检查时应注意与对侧反射进行鉴别,如果双侧都存在腱反射异常,则应考虑存在脊髓受压的情况。

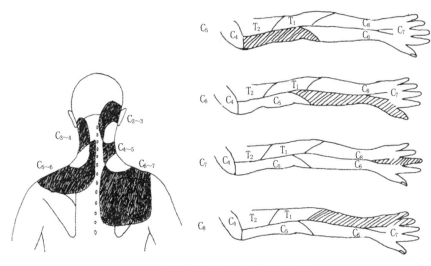

图 8-2 不同节段受累的相应疼痛范围

5.特殊检查

对于侧方型颈椎间盘突出症患者,在头部旋转、侧屈或过伸时症状可加重。颈部的主动活动或者过伸可诱发受累神经根相应节段区域症状,尤其能够增加颈神经根张力的牵张性实验和增加神经根压迫状况的试验,特别是在急性发病期和后根感觉神经纤维压迫患者,检查症状尤其明显。

(1)椎间孔挤压试验:患者头转向患侧并屈曲,检查者左手掌置于患者头顶,右手轻叩击掌背。如患肢出现放射性疼痛或麻木感,即为阳性,提示有神经根性压迫症状甚至损害。

(2)臂丛神经牵拉实验:患者取坐位,头偏向健侧,检查者一手抵住患侧头部,一手握住患侧手腕,向相反方向牵拉。因臂丛神经被牵张,刺激被向侧方突出的颈椎间盘压迫的神经根而出现放射痛或麻木等感觉。

(3)颈椎牵引试验:患者取坐位,检查者以双手托患者头部两侧,沿脊柱纵轴方向向上牵引,如果根性疼痛能够缓解则为阳性。

(4)Valsalva试验:令患者深吸气后屏气,再用力做呼气动作,呼气时对抗紧闭的会厌,通过增加胸、腹腔压力,从而诱发神经根症状。

各节段颈神经根受压后产生的临床症状与神经根型颈椎病相同。

理论上突出的颈椎间盘组织仅仅压迫单个节段的颈神经根,症状也应出现在该神经支配范围,但是在很多相邻节段的特定神经根支配区域都有不同程度的重叠,所以严格意义上的仅出现单一神经支配区域症状和阳性体征的情况较少。同样的道理,由于上肢各肌肉通常属于多条不同神经共同支配,因此运动障碍、肌肉萎缩情况及反射改变有时定位并不是很清晰。

(三)旁中央型颈椎间盘突出症

本型的主要特点是突出的颈椎间盘位于颈脊髓的前方且偏向一侧,压迫患侧的全部或部分脊髓及神经根而引起相应的临床症状。由于受压组织既有单侧脊髓,同时还有同侧的神经根,因此表现出的症状同时具有颈脊髓压迫症状和同侧神经根压迫症状,由于神经根压迫主要以剧烈疼痛为主要的临床表现,在早期容易掩盖脊髓压迫症状,一旦发现脊髓压迫症状时,病情多已较重。根据突出椎间盘组织压迫脊髓和神经根部位和严重程度不同,大致可以分为三种情况:①脊髓压迫较重而神经根基本不受压,比较常见的有脊髓半切综合征,即向后突出的颈椎间盘压迫单侧脊髓的脊髓丘脑束及皮质脊髓束而基本不压迫神经根,损伤平面以下同侧肢体主要表现为上运动神经元损伤症状,深感觉消失,精细触觉障碍,运动功能部分或全部丧失,部分患者同时伴有血管舒缩功能障碍,而对侧则是肢体痛、温觉障碍或消失,但是双侧触觉仍可保留。②神经根受累重于脊髓受累,如果突出的颈椎间盘同时压迫单侧脊髓和神经根,且压迫神经根较重而压迫脊髓较轻,则由于神经根压迫所引起的疼痛症状较为明显,而脊髓压迫所引起的运动功能障碍的症状较轻,往往被神经根性症状所掩盖。③脊髓受累重于神经根受累,如果突出的颈椎间盘压迫脊髓较重而压迫神经根较轻,则脊髓压迫症状表现较为明显,早期腱反射及病理反射以脊髓压迫症状为主,运动障碍丧失重于感觉功能障碍,痛觉的缺失较麻木症状更为多见,同时伴有轻到中度的根性痛、皮肤感觉过敏等症状。

突出的颈椎间盘组织同时压迫脊髓和神经根的情况下,其主要临床表现如下。

1.颈部症状

由于突出的颈椎间盘组织同时压迫了颈脊髓和颈神经根,所以二者所产生的颈部症状基本都可出现。早期常表现为颈部疼痛、僵硬、肌肉痉挛和活动受限等神经根受压症状,疼痛一般有放射,椎旁及棘突和棘突间压痛、叩击痛均可为阳性。

2.运动功能

本型患者主要表现为脊髓压迫和神经根压迫所致运动功能障碍同时出现,且脊髓压迫所致的运动功能障碍往往较重。早期上肢主要表现为患侧压迫节段平面以下单侧上肢肌力减弱,伴随疾病发展,压迫节段神经根所支配区域肌力减弱进展较快,但此神经根压迫症状所致运动功能障碍往往不易察觉。手部功能障碍较为明显,握力下降,持物不稳,合并 C_8 神经根压迫时尤为明显。上肢肌肉萎缩存在去神经性和失用性两种因素,其中去神经性占主导地位。对侧运动功能基本不受累。患侧下肢肌力降低,肌肉主要表现为失用性萎缩,较上肢为轻。

3.感觉障碍

由于神经根受压早期以感觉障碍为主,即早期患侧上肢主要出现疼痛、皮肤过敏的症状,患侧下肢无明显痛、温觉障碍,而对侧主要表现为痛、温觉的减退,随着疾病的发展,可出现患侧上肢典型神经根压迫性症状与脊髓半切综合征症状合并出现。

4.反射障碍

早期神经反射也主要以亢进为主,而脊髓受压早期即可表现出锥体束受累的体征,因此在体格检查时患侧上肢的肱二头肌反射、肱三头肌反射和桡骨膜反射以及下肢的跟腱反射、膝腱反射活跃或者亢进,Hoffmann 征及掌颌反射阳性,下肢的髌阵挛、踝阵挛及各项病理反射均可引出。

5.大小便功能

本型一般情况下较少累及大小便功能,当病变严重或椎间盘组织突出较为严重时,也可发生部分大小便功能障碍。

6.特殊检查

本型由于脊髓和神经根均有压迫症状,因此大部分患者神经根增加颈神经根张力的牵张性实验和增加神经根压迫状况的试验均可为阳性。锥体束压迫所致病理征则主要出现在患侧下肢。

四、诊断依据

尽管感觉和运动的神经支配具有节段性分布的特点,临床实际神经系统检查中,多数病例并无清楚的感觉障碍平面或典型的运动障碍。其原因可能为脊髓和神经根同时受压,以及脊髓前中央动脉供血受到影响所致;感觉神经的交叉支配特点导致感觉平面对应的损伤平面难以明确到具体某个节段。诊断本病主要通过临床表现结合 MRI 检查作为诊断的主要依据,X 线和 CT 作为辅助检查,诊断多无困难,诊断依据主要为:①有不典型外伤史或有长期职业姿势。②起病后出现颈髓或神经根受压表现。③MRI 或 CT(或 CTM)证实有椎间盘突出,压迫颈髓或神经根,且压迫部位与临床体征相符合。

（一）病史及临床表现

患者既往可无症状或有颈背痛,在一定诱因下,压迫神经根时患者突然出现颈肩痛、上肢痛及颈部强迫体位或僵硬,范围与受累神经根支配区范围吻合;如突出椎间盘为中央型,则出现类似脊髓型颈椎病特点,即四肢不同程度感觉、运动障碍,括约肌功能障碍;若突出为旁中央型,则出现混合症状,表现为以一侧根性症状为主并脊髓半切症状,即脊髓半切综合征;急性颈椎间盘突出往往有特征性表现,肩部外展,前臂放在头上,转头或向症状侧弯曲颈部臂痛症状会加重。

动态霍夫曼征(dynamic hoffmann sign,DHS)在颈椎间盘突出症的诊断过程中,上肢病理反射被用以检查是否锥体束受损,是判断颈脊髓受损的重要依据,其中临床常用的主要是霍夫曼征。霍夫曼征检查时头颈处于中立位,而在临床上部分颈肩痛患者行常规霍夫曼征检查为阴性,动态霍夫曼征却可出现阳性结果。所谓动态霍夫曼征即在做霍夫曼征检查时,令其重复进行头颈部伸屈运动,在颈椎伸屈运动过程中,前方突出的椎间盘与后方褶皱的黄韧带嵌入可能对脊髓构成动态卡压,DHS 在一定程度上反映了这种早期损害,故该体征在颈椎间盘突出症的早期诊断中具有重要意义。

（二）影像学检查

1.X 线检查

椎间盘无法在 X 线上直接显影,但因髓核组织后突,椎间盘直径拉大,椎间盘高度降低,椎间隙变窄,同时由于代偿性保护作用,躯干重心偏移,以缓解神经根受压,表现为颈椎生理曲度变化,影像学常表现为脊柱前凸增大、曲度变直、反屈、侧弯及椎间隙前窄后宽等。

2.CT 检查

由于 MRI 显示软组织具有优越性,目前怀疑颈椎间盘突出症优先考虑 MRI 检查。无条件进行 MRI 检查或患者有检查禁忌证(如安装心脏起搏器),仍可进行 CT 检查明确诊断。CT 可显示椎间盘突出的位置、大小及形态,同时可以观察到硬膜囊、神经根受压情况,椎管、椎间孔形态及径线变化特点,为决定治疗方案提供根据。

3.MRI 检查

对于颈椎损伤伴有神经损害表现时,应行 MRI 检查,MRI 直接显示脊髓、椎间盘、韧带和肌肉等"软性"组织损伤类型及程度,在矢状位或轴位 MRI 图像上可清楚显示椎间盘突出,故可指导制订治疗方案,并可判断预后。

（三）电生理检查

肌电图(electromyogram,EMG)在临床上常用来检查周围神经损害情况,同时可定位损害部位,如 EMG 检查没有阳性发现,说明神经功能尚好。在颈椎间盘突出的诊断中 EMG 也具有很重要的意义,其能探索神经病变的位置,判断神经肌肉的病变程度和预后,又可鉴别上、下运动神经元疾患。

文献报道 EMG 对腰椎间盘突出具有明确诊断价值,对颈椎病变的作用报道不多。有学者等对 34 例经临床和影像学确诊的颈椎间盘突出患者进行验证性 EMG 检查,结果发现阳性率为 97%。不过 EMG 难于鉴别脊髓前角损害还是神经根损害,必须结合病史特点和其他辅助检查结果。

五、颈椎间盘突出症的鉴别诊断

颈椎间盘突出的表现是十分多变的,主要取决于受累的节段水平。一般来讲,本病应与颈椎病、肩周炎、椎管内肿瘤、胸廓出口综合征、颈部扭伤及尺神经炎等相鉴别。

(一)颈椎椎管内或髓外肿瘤

颈椎原发或继发性肿瘤侵入椎管可压迫颈髓和神经根,出现颈部和上肢疼痛,疼痛性质取决于肿瘤特点和损害部位。肿瘤患者无外伤史,起病慢,可同时出现进行性加重的运动、感觉障碍,局部疼痛症状突出,夜间痛明显。MRI 表现为长 T_1、T_2,对肿瘤侵犯部位及脊髓变化情况能非常清楚的显示,故可鉴别。

(二)颈椎病

严格区分二者是困难的,都可造成神经根和脊髓的压迫,鉴别要点如下。

1.病理特点

一旦颈椎病出现临床症状和体征,病情多逐渐加重,缓解期不明显;早期/轻度颈椎间盘突出可引起颈部不适或疼痛,少有脊髓压迫,即便有脊髓压迫也尚可缓解。

2.发病年龄

颈椎病多见于中老年,平均>50 岁,而椎间盘突出年龄偏低。

3.起病特点

颈椎间盘突出起病急、发展快;外伤或头颈持久非生理姿势可诱发。

(三)颈椎后纵韧带骨化症(OPLL)

因后纵韧带发生皮质骨化,骨化不断增长并占据椎管容积,随着时间推移,脊髓容易受压,颈脊髓损伤可能随之发生。这类患者颈部僵硬,脊髓损害症状可逐渐发生或在外伤后出现。CT 检查可以比 MRI 更清楚的显示骨化灶的存在。

(四)肩周炎

多于 50 岁左右发病,与颈椎病相似,且多伴有颈部受牵拉症状,二者易混淆。鉴别要点如下。

1.运动障碍

肩周炎有明显关节运动障碍,表现为患肢不能上举和外展,被动活动范围亦受限;颈椎间盘突出一般不影响肩关节活动,部分患者可因疼痛不愿或不能主动活动,但无被动活动受限。

2.疼痛部位

肩周炎部位在肩关节周围,颈椎间盘突出多以棘突为中心。

3.影像特点

肩周炎普通 X 线提示退变,椎间盘突出通常颈椎生理曲度消失,且伴有颈椎不稳。

4.治疗反应

肩周炎对局部封闭效果好,颈椎间盘突出则封闭无效。

（五）胸廓出口综合征

胸廓出口综合征(Thoracic Outlet Syndrome,TOS)是由于多种原因导致胸腔出口处狭窄,压迫邻近神经和血管引起的临床综合征,主要压迫 $C_8 \sim T_1$ 神经根或臂丛内侧束,表现为尺神经分布区感觉、运动障碍及前臂血循环障碍,锁骨上窝前斜角肌有压痛并放射至手部。胸廓出口综合征试验(患者过度外展,监测桡动脉音,出现减弱或消失为阳性)阳性可用以判断该症的存在。导致压迫的因素有骨性,如颈肋、第一肋、锁骨等,或者肌源性,如前斜角肌和胸小肌;X线可发现颈肋或 C_7 横突过大。SEP 检查有助于诊断,典型 SEP 变化有 N_{13} 显著减低或消失,或 N_9 降低,潜伏期延长,$N_{9 \sim 13}$ 潜伏期延迟而 N_{13} 变化小。

（六）颈部扭伤

俗称落枕,发病与颈型颈椎病类似,多系睡眠姿势不良所致。主要鉴别点在于:①扭伤在颈肩背部有固定压痛点;②颈部肌紧张;③上肢牵拉试验阴性;④痛点封闭后症状消失。

（七）神经源性疾病

肌萎缩性侧索硬化症主要特征是以上肢为主的四肢瘫,易于与脊髓型颈椎病和颈椎间盘突出相混淆。其发病年龄较脊髓型颈椎病早 10 年左右,少有感觉障碍,进展快,少有伴随自主神经症状;本病肌萎缩累计范围广泛,患者一般先出现双手肌萎缩,逐渐发展至肘、肩部,但无感觉障碍,EMG 提示神经传导速度正常。本病发展速度较快,如颈椎病患者并发该病时,不可贸然手术治疗。

特发性臂部神经炎目前认为是运动神经的病毒感染所致,突然起病,表现为上肢疼痛,运动后加重。2 周之内疼痛减轻,随后出现上肢明显无力,肢体并无感觉异常。通常功能可以自己恢复,恢复一般是不完全的。通过肢体没有感觉变化并波及多个神经根可以很容易鉴别。EMG 可显示神经源性损害。

六、非手术治疗

非手术治疗主要有物理治疗、颈部肌肉锻炼、止痛药物、硬膜外激素注射、神经根阻滞、小关节封闭、小关节去神经及颈托制动等方法。其最终目标是缓解颈部不适及神经症状,使患者恢复正常的生活状态,以提高患者的生活质量。

（一）适应证

非手术治疗主要适应于以下几点。

(1)颈椎间盘突出早期,以颈痛为主要临床表现,不伴有明显的神经症状。

(2)颈椎间盘突出仅表现为神经根性症状或轻度的脊髓压迫症状。

(3)有明显的神经根性症状或脊髓压迫症状,但无法耐受手术者。

（二）常用方法

1.纠正不良体位

合理的体位可以保持头颈段正常生理曲线或纠正异常的生理曲线。对于颈椎间盘突出患者,建议根据病情降低枕头的高度,维持颈椎正常曲度,降低椎间盘后方压力,利于突出椎间盘的还纳。

不良的工作体位亦是加重颈椎间盘突出的主要原因之一,及时纠正工作中的不良体位可获得较好的预防和治疗效果。对于需长时间处于同一体位的职业,应让患者在其头部向某个方向停顿过久后,向相反方向转动,并在数秒内重复数次,间隔时间不超过 1 小时。而对于长期伏案工作的患者,需适当调整工作台的高度,使头、颈、胸保持正常的生理曲线。此方法既有利于颈椎的保健,又可消除疲劳,且易于掌握。

2.牵引

借助于颈椎牵引可使被牵引部位处于相对固定状态,恢复其正常序列,避免椎体间关节的扭曲、松动及移位,是椎间关节制动与固定的有效措施之一。

牵引时可采取坐位或卧位 Glisson 带牵引。一般起始牵引重量为 1.5～2 kg,然后逐渐增至 4～5 kg,每次牵引 1～2 小时,每天 2 次,2 周为一个疗程。对症状严重者则宜选用轻重量卧位持续性牵引,牵引重量为 1.5～2 kg,3～4 周为一个疗程。在牵引过程中如有不良或不适反应,应暂停牵引。在牵引过程中,可根据病情,酌情配合药物、理疗、针刺、按摩等疗法。切忌使头颈过度前屈,以免引起后突髓核对脊髓前中央动脉压迫而使病情恶化。

3.颈部固定与制动

局部稳定是颈椎间盘突出症康复的首要条件。采用简易颈围或石膏围领保护即可限制颈椎的过度活动,增加颈部的支撑作用,减轻椎间隙内压力,逐渐恢复颈椎的内外平衡,避免症状进一步的加剧。对于椎间盘突出较轻的患者,持续佩戴颈围后可有效地缓解肌肉的紧张,减少突出椎间盘对脊髓及神经根的刺激,获得较好的临床效果。

4.药物治疗

适当的药物治疗可以部分缓解症状。非甾体抗炎药、肌松剂、麻醉性镇痛剂及抗抑郁药物可以用来治疗颈椎间盘突出引起的急性期神经根性症状,缓解患者因疼痛引起的紧张情绪。对于有神经症状的患者亦可使用神经营养药,如维生素 B_1、甲钴胺等。

5.物理治疗

物理治疗如同颈椎牵引治疗一样,都是临床上应用最多的一种治疗颈椎病的非损伤性治疗法,治疗时无痛苦,患者易于接受,对颈椎病有较好的治疗效果。常用的有按摩、电疗、光疗、超声治疗及磁疗等。通过物理治疗,能改善局部血液循环,放松痉挛的肌肉,消除炎症水肿,达到缓解症状的目的。

七、手术治疗

(一)适应证

(1)临床表现以脊髓或神经根受压症状为主,且持续发作,经非手术治疗无效者。

(2)脊髓受压症状明显,且呈进行性加重无法缓解者。

(3)影像学表现有明确的椎间盘突出,与临床表现一致者。

(4)颈椎间盘突出患者,出现颈椎某一节段明显不稳,颈痛明显,经正规非手术治疗无效,即使无四肢的感觉运动障碍,亦应考虑手术治疗以中止可以预见的病情进展。

(二)颈椎手术的术前准备

颈椎手术具有其特殊性及危险性,充分的术前准备是手术成功的关键。术前应详细耐心地向患者解释围术期患者可能遇到的不适,争取其密切配合,减轻其心理负担。有吸烟习惯的患者应在术前的一段时间戒烟,有咳嗽者应行呼吸道检查,必要时术前可给予药物治疗。前路手术应预备前部包括胡须在内的皮肤,若术中需取髂骨植骨融合,还需准备一侧髂部的皮肤。

气管及食管推移训练是颈椎手术术前训练的关键,有效的气管及食管推移训练可减少术中软组织损伤,避免对气管及食管的过度牵拉,预防喉头痉挛及术后咽喉疼痛。具体方法如下。

患者本人或他人左手2～4指在皮外插入切口一侧的内脏与血管神经鞘间隙处持续性向非手术侧推移,也可由他人以右手拇指进行训练。气管推移训练应逐步施行,开始时每次10～20分钟,幅度可略小,此后逐渐增加至30～40分钟,且必须将气管牵过中线,如此训练3～5天。推移手法应深入、持续,避免在皮肤表面反复推拉,造成皮下水肿,反而影响手术。

(三)颈椎前路手术

1.颈前路椎间盘切除减压术

颈椎间盘突出症的脊髓压迫主要由髓核和破碎纤维环组织所致,即软性压迫,故处理时较颈椎病的硬性骨赘容易。对于颈椎间盘突出症的治疗多采用前路椎间盘切除植骨融合术或椎体次全切除减压植骨融合术,前路手术可有效地摘除致压的椎间盘组织、恢复椎间隙高度及植骨融合。

(1)体位:患者仰卧于透视床上,双臂下方垫以软枕,头颈自然向后仰伸,于后枕部垫以软圈,头部两侧各放置一小沙袋起固定作用。

(2)切口选择:颈前路手术常用横形切口或斜形切口,根据减压节段和范围酌情选择。

(3)显露椎体前方:沿胸锁乳突肌内缘分离,由内脏鞘与血管鞘之间的间隙进入。当颈深筋膜被充分松解后,术中以示指沿已分开的间隙作钝性松解,再轻轻向深部分离抵达椎体和椎间盘前部。将气管及食管轻轻推向对侧,纵行分离椎前筋膜,向上、下逐渐扩大暴露椎体和椎间隙。两侧分离以不超过颈长肌内侧缘为宜,侧方分离过远则有可能损伤横突孔中穿行的椎动脉及交感神经丛。

(4)定位:以金属物标记椎间盘或椎体,C形臂机透视定位。

(5)摘除椎间盘:撑开椎间隙,切开纤维环前部,以髓核钳由浅入深摘除髓核。若椎间隙狭窄,髓核钳不易伸入,可用椎体撑开器适当扩张椎间隙。后方纤维环及脱出髓核组织可根据个人习惯和所受训练,采用刮匙、薄型枪钳等器械去除。术前应根据MRI对致压物体积、位置进行估计,以便术中估计是否减压彻底;术中应注意避免把髓核由椎间隙推向椎体后缘、无法取出,减压完成后以神经剥离子进行探查、确保减压彻底。减压完成后应刮除相邻椎体终板,为融合准备植骨床。

(6)重建:既往通常称这一步骤为“植骨融合”,人工椎间盘非融合技术的出现使得这一称谓不完善,故称谓“重建”即重建颈椎正常曲度、高度、力学结构。重建可采用结构性自体或异体骨植骨,或采用内固定器械加松质骨进行融合,符合条件的病例亦可采用人工椎间盘假体植入。

(7)缝合切口:用生理盐水反复冲洗创口,缝合颈前筋膜,放置引流管,逐层缝合关闭切口。应注意缝合伤口时彻底检查止血、引流通畅,以避免术后颈部血肿。

(8)术后处理:①术后24～48小时后拔除引流条。②术中如对硬膜扰动较多,术后应用地塞米松20 mg、呋塞米20 mg,5～7天停药,适当应用抗生素预防感染。③对于使用内固定者颈托保护4～6周;无内固定者,则以颌颈石膏外固定3个月,至植骨愈合。

2.颈椎前路椎体次全切除减压融合术

(1)切口、显露及定位:同前。

(2)减压:切除目标椎体相邻椎间盘,用三关节咬骨钳咬除骨折椎体的前皮质骨和大部分松质骨。接近椎体后缘时暂停,先用刮匙将椎间盘和终板全部刮除,用神经剥离子分离出椎体后缘与后纵韧带间的间隙,伸入薄型冲击式咬骨钳逐步将椎体后皮质骨咬除,此时形成一个长方形的减压槽,可见后纵韧带膨起。小心地用冲击式咬骨钳或刮匙将减压槽底边扩大,将致压物彻底切除。如后纵韧带有瘢痕形成,可在直视下用神经剥离子或后纵韧带钩钩住后纵韧带,用尖刀将后纵韧带逐步进行切除,完成减压。

(3)植骨:可采用结构性植骨或钛网填充切除椎体碎骨植骨。钢板固定可使颈椎取得即刻稳定性,便于术后护理和尽早恢复工作。同时内固定的使用有利于植骨块的愈合,并在愈合的过程中维持椎体的高度,避免植骨块在愈合的爬行替代过程中塌陷,从而造成颈椎弧度消失。

(4)术后处理同前。

(四)颈椎后路椎板切除术

绝大多数颈椎间盘突出症可以采用前路直接减压得到很好的治疗,因此颈椎后路手术很少应用于颈椎间盘突出症的治疗。当颈椎间盘突出伴有严重的颈椎椎管狭窄、合并椎板骨折、多节段颈椎间盘突出且致压物较大以及合并颈椎过伸性损伤时,可酌情加以使用椎板切除减压术。从生物力学角度来看,椎板切除对前柱致压物无减压效果;而且行椎板切除术后,对颈椎稳定性有影响,原则上应行关节突钢丝、侧块螺钉固定植骨融合等手术。椎板切除减压术包括:颈椎半椎板切除减压术、颈椎全椎板切除减压术、颈椎椎板扩大减压术。

(五)颈后路髓核摘除术

侧方型颈椎间盘突出也可以从后路施术,摘除髓核。颈后路髓核摘除术类似腰椎间盘突出的髓核摘除技术,但由于两者解剖结构不同,其具体技术也有许多差别。不同于腰椎硬膜囊内走行马尾神经,颈椎硬膜囊内为脊髓,极易损伤,因而后路手术不能骚扰脊髓,需从侧方绕开脊髓摘除髓核。这一方法目前应用很少,多用于拟行后路手术又存在侧方颈椎间盘突出,采用这一方法避免前后联合手术。术者必须熟悉颈椎的基本解剖以及脊髓、神经根走行,术前应根据患者的症状、体征以及影像学资料进行仔细分析、综合判断,以做到准确定位。另外,必须指出,脊髓型颈椎病和脊髓-神经根型颈椎病不能应用本术式。

八、手术入路的选择

(一)压迫部位

前路手术对于脊髓腹侧的压迫视野较好,效果也最直接。而对于伴有黄韧带骨化及颈椎曲度增大造成椎板层叠等因素致压者,选择后路更为合理。椎间盘突出合并轻度的黄韧带皱褶,有时通过前路椎间隙撑开、恢复椎间高度,能使皱褶的黄韧带再次绷紧拉伸,获得良好减压作用。除了考虑压迫的部位之外,还应结合致压物的性质和严重程度。如通过术前的影像学证实,致压物主要是椎间盘组织,即所谓的"软性"压迫,即使占位率超过50%的压迫也可以从前路取出脱出的髓核,直接解除压迫。如颈椎间盘突出合并后纵韧带骨化或椎体后缘增生骨赘,当椎管狭窄率>50%时,前路手术风险增加。必要时可以先后路再前路手术。

(二)病变范围

对单节段或二节段的颈椎间盘突出,前路手术在减压、融合率及恢复椎节高度等方面,都取得了良好临床效果。而对于病变范围在3个节段以上者,如何选择手术方法尚有争议。多数学者认为对三节段及以下的病例采用前路减压,而四节段及以上病变最好采用后路手术治疗。但我们采用分节段减压技术,四节段的前路手术也取得较好的临床疗效。

（三）椎管大小

椎管大小是决定颈椎间盘突出症患者手术入路的一个重要因素。累及整个颈椎的严重椎管狭窄、多节段椎间盘突出、椎管矢状径＜11 mm时,宜采用后路手术。而有人认为,只要能去除突出的椎间盘,即使合并先天性椎管狭窄的患者,多节段前路椎间隙减压植骨融合术（ACDF）也能获得良好减压效果,原因在于引起脊髓压迫的主要是突出的椎间盘而不是狭窄的椎管。

（四）颈椎曲度

后路手术对颈椎生理曲度的恢复效果不如前路。颈椎曲度变直和反曲时,脊髓也无法向后有效漂移离开致压物,因而其不适用于颈椎曲度变直或反曲者。有人认为,行椎板成形术后,颈椎曲度正常的患者脊髓漂移峰值更大,神经功能恢复更好;也有人认为颈椎曲度与神经功能改善无关。Chiba等人推测椎间隙塌陷、颈椎高度下降后,脊髓松弛,使得在反曲的患者中也可有较好的神经恢复。

（五）术前轴性疼痛

颈椎轴性痛亦应作为颈椎手术入路选择参考因素之一。由于后路手术对肌肉结构的干扰可能加重颈部疼痛,因而术前有颈部疼痛是椎板成形术的相对禁忌。颈后路手术引起颈部疼痛的发生率为6％～60％,实际发生率可能更高。前路则较少出现轴性疼痛,因而在其他条件类似的情况下,轴性痛者尽可能避免后路手术。

（六）二次手术

翻修手术应尽量避开前次手术的入路,以避开瘢痕和变化了的解剖结构。瘢痕可能造成气管、食管、喉部神经血管结构的固定,后者易出现误伤。在决定再次手术的入路时,还应考虑前次手术距本次手术的时间、瘢痕的成熟程度和手术操作是否简便易行。如对手术操作影响不大可循前次手术入路。如拟由对侧入路手术,应行气管镜检查排除原手术侧声带麻痹。

（孙　彬）

第二节　颈椎管狭窄症

一、概念

颈椎管狭窄症是指颈椎管存在先天性或发育性骨性狭窄的基础上,颈椎间盘退行性改变引起颈椎间盘膨出或突出,相邻椎体后缘和小关节突骨赘形成,后方黄韧带肥厚内陷等,使位于颈椎管内的颈脊髓和神经根产生压迫和刺激从而引起临床症状者称为颈椎管狭窄症。

颈椎管狭窄症和过去一般的颈椎病概念的不同就在于存在骨性狭窄因素,也相对地强调了这一因素。过去的研究提示了骨性狭窄的存在对于手术方式的选择有重要的参考意义,例如,如果存在颈椎管的较为广泛的骨性狭窄,当一个间隙的椎间盘突出时,即使临床表现只是来源于此间隙的压迫,也应该首先考虑行后路的广泛的椎管扩大成形术,再考虑一期或二期行前路减压、植骨融合内固定术。但是这并不是说骨性狭窄是脊髓压迫的主要原因,相反,实际上单纯因为骨性结构狭窄而出现临床症状的病例比较少见。由于退行性改变出现间盘的膨出,骨赘形成,黄韧带松弛和异常椎间活动大多是出现症状的主要原因,骨性狭窄只是次要的原因。但这次要的因素却往往是潜在的危险因素,是颈椎管狭窄症发病的基础。通常有颈椎管骨性狭窄的患者,颈椎退变后更容易出现临床症状,而且往往出现严重的症状。白种人的椎管一般比黄种人要粗,因此出现脊髓性压迫的比例小;亚洲的黄种人就比较容易出现脊髓压迫。井上将正常人和轻、中、重三种颈髓压迫症的人群进行比较后发现:症状越重者颈椎管的直径越小,正常人的椎管最宽。

将"颈椎管狭窄症"从"颈椎病"的诊断中分离出来,目的在于强调它的先天因素,潜在危险和手术方式的选择等方面的特殊性,从而引起临床医师的足够注意。

二、分类

颈椎管狭窄和腰椎管狭窄在解剖学基础和发病特征上是不同的,但在神经组织受压这一点上是相同的,只不过前者是脊髓受压,后者是马尾和神经根受压而已。以腰椎管狭窄为参照,现在提出了颈椎管狭窄症的分类方法。

(一)先天性颈椎管狭窄

1.特发性狭窄

很少有退行性改变,也不伴有椎间盘突出和后纵韧带骨化,但是可以有明显的脊髓压迫的症状。1956 年,Wolf 等首先报道颈椎管前后径的大小和脊髓压迫症有相关性。1964 年,Hinck 报道了由于先天性颈椎管狭窄导致脊髓压迫的病例,确立了本症的概念。

正常人第 5 颈椎的椎管前后径平均 16.7 mm(管球距离胶片 1.5 mm,胶片上测量)。椎管的前后径随着年龄的增长而增大,但是 3 岁以后的变化很小。一般胶片的测量值 14 mm 以下被认为是颈椎管狭窄,脊髓型颈椎病的 10% 伴有这样的骨性椎管狭窄。

2.软骨发育不良

软骨发育不良常常合并骨性椎管狭窄。一般腰椎部发病比较多见,很少部分的病例出现在颈椎。单纯 X 线可见 $C_{2\sim7}$ 的椎管前后径小于 13 mm,呈现骨性椎管狭窄,MRI 可见椎间盘的变性,CT 可见椎管面积狭小,椎间关节肥厚。

(二)获得性颈部椎管狭窄

1.退行性变

(1)中央区狭窄:不伴有先天性骨性狭窄,由于骨质增生造成骨性椎管狭窄的脊髓性颈椎病。

(2)外侧区椎管狭窄:不伴有先天性骨性狭窄,由于骨质增生造成骨性椎管狭窄的神经根性颈椎病。

2.混合性

骨性狭窄合并颈椎间盘突出症或后纵韧带骨化症。

3.医源性

广泛手术减压后形成瘢痕压迫,比较少见。

三、影像学诊断

(一)X 线诊断

骨性椎管狭窄是本病存在的基础,这包含两个概念,一个是椎体中部的椎管前后径狭窄,是由于发育性的因素造成的。另一个是椎管以椎体边缘为主的骨增生部位的椎管狭窄,通过观察颈椎 X 线的侧位片可以判断这样的情况。

1.颈椎移行部和上位颈椎

这一部位的狭窄常常和先天性畸形、类风湿关节炎有关;寰枕融合、软骨发育不良经常可以造成颈椎管狭窄和不稳定而引起脊髓压迫症状;类风湿关节炎可以引起寰枢椎或枢椎下的半脱位,导致上位颈椎管的狭窄。

2.下位颈椎

下位颈椎主要应该注意是否存在骨性椎管狭窄。一般 $C_{4\sim6}$ 是椎管最狭窄的部位。通常认为椎管直径在 14 mm 以上为正常,12～14 mm 为相对狭窄,12 mm 以下为绝对狭窄。但是 X 线片的测量只是对骨性椎管大小的判断,黄韧带肥厚以及颈椎不稳等因素也必须考虑。动态 X 线片和 MRI 可以对这些因素进行分析。

除了椎管前后径外,有学者认为棘突前缘和椎间关节后缘之间的距离小于 1 mm 也提示颈椎管狭窄。Lintner 等则认为椎管前后径和椎体前后径的比值(canal-body ratio,CBR)小于 0.8～0.9提示椎管狭窄。

椎管狭窄可以分为发育性椎管狭窄、先天性椎管狭窄、动态性椎管狭窄。先天性椎管狭窄主要表现为椎弓根短小,代表性的疾病有:Down 综合征、Morquio 病、软骨发育不全等。

动态性椎管狭窄(dynamic spinal canal stenosis,DSCS)是指椎管在中立位以外的某一个位置时发生狭窄,主要表现在后伸位的时候,X 线片显示在颈椎最大后伸位时,上位椎体的后下缘和下位椎板的前上缘之间的距离小于 12 mm 可以诊断为动态性颈椎管狭窄。造成脊髓压迫的机制是颈椎后伸时局部出现钳夹现象,一般多发生在椎管相对较窄的 $C_{3\sim6}$ 之间,发生部位也可以出现脊髓损伤的异常电位。

(二)MRI 诊断

MRI 可以反映出脊髓本身的受压状况,以及受压部位局部的髓内信号的改变。因此 MRI 可以用来判断脊髓压迫的程度,脊髓受压后的形态和髓内信号改变。

1.压迫因素

椎管前后径小于 12 mm 者为椎管狭窄。MRI 上可以看到 T 像上脊髓前后的蛛网膜下腔变薄或者消失,椎管正中部分前后径减小,相对于脊髓椎管的容积变小。横断像上可以看到脊髓扁平化,脊髓在椎管内的相对体积增大。由于 MRI 的空间分辨能力比较低,骨性狭窄的程度定量分析不如 X 线片和 CT 准确。

2.脊髓信号的变化

脊髓受压部位可以出现 T_2 像上高信号的改变,但这一般与临床治疗效果没有直接的关系。如果患病时间比较短,脊髓轻度受压,高信号可能表示脊髓的一过性水肿,预后较好;如果压迫时间较长且压迫程度较重,高信号可能反映了脊髓的软化、溶解等不可逆性的病理改变;特别是如果同时 T_1 真像上出现低信号区,则表示局部坏死,空洞的形成,是预后不良的标志。望月等的研究认为如果 T_2 像上的高信号区域位于脊髓中央和前方,并且局限于一个椎间水平,预后一般较好,如果高信号区域位于脊髓的广泛区域,则预后不良。

3.Gd-DTPA 加强影像

Gd-DTPA 的增强影像可观察到脊髓血管床丰富的部位和血-脑屏障出现功能障碍的部位。此外,脊髓内出现脱髓鞘改变和纤维化等的部位也可能会被钆造影后影像增强。椎管狭窄的脊髓压迫部位出现造影增强可能表示预后不良。

（三）CTM

CTM 是在脊髓造影的基础上进行 CT 检查。脊髓造影后 1 小时,在颈椎的间盘和椎体上下缘以及在椎体的中部进行 CT 扫描。CTM 可以清晰地判断脊髓受压后的形态变化,比单纯的 CT 检查更为有用;CTM 还可以看出脊神经根的走行和受压情况。CTM 上脊髓受压后的形态变化通常表现为:正常脊髓呈现椭圆形,轻度压迫表现为扁圆或凹圆形,中度压迫为蝴蝶形,严重压迫使脊髓呈三角形。临床上可以用脊髓扁平率来判断脊髓受压的程度,脊髓扁平率是脊髓前后径和左右宽度的比值。扁平率 45% 以下容易出现脊髓压迫症状,30% 以下表示预后不良。

四、临床表现

（一）脊髓压迫症

一般首先出现脊髓中央灰质受压的临床表现,随着压迫的加重逐渐出现周围白质受压的症状。灰质受压表现为髓节性功能障碍,可以出现上肢某些部位的麻木,感觉减退,肌力下降,腱反射降低或消失,有时需要和神经根损伤相区别。一旦白质受累就会出现受损部位以下的腱反射亢进,出现病理反射,严重的会出现痉挛步态,下肢的肌力下降和感觉障碍。

虽然不排除有多节段脊髓受压的可能,但临床上大多数病例是由于一个部位的压迫所致,因此这一部位的定位诊断在临床上尤为重要。颈椎间隙和颈髓的位置有一定的对应关系,$C_{3/4}$ 为 C_5 髓节,$C_{4/5}$ 为 C_6 髓节,$C_{5/6}$ 为 C_7 髓节,$C_{6/7}$ 为 C_8 髓节,每个体节有固定的支配区域。

C_5 髓节:感觉支配区在肩部,肌肉主要为三角肌,反射为非典型的三角肌反射。如果白质同时受累,会出现全指尖的麻木,$C_{5\sim8}$ 区域的感觉障碍,三角肌以下的肌肉萎缩,肱二头肌以下腱反射亢进,Hoffmann反射阳性,手指灵巧运动障碍。

C_6 髓节:感觉支配区在前臂的外侧和拇指,肌肉主要为肱二头肌,反射也以肱二头肌腱为主。如果白质同时受累,会再现 $1\sim3$ 指的麻木,$C_{6\sim8}$ 区域的感觉障碍,肱二头肌以下的肌肉萎缩,肱三头肌以下腱反射亢进,Hoffmann 反射阳性,手指灵巧运动障碍。

C_7 髓节:感觉支配区在中指,肌肉主要为肱三头肌,反射也以肱三头肌腱为主。如果白质同时受累,会出现 $3\sim5$ 指的麻木,$C_{7\sim8}$ 区域的感觉障碍,肱三头肌以下的肌肉萎缩,Hoffmann 反射阳性,手指灵巧运动障碍。

C_8 髓节:感觉支配区在小指和前臂的内侧,肌肉主要为骨间肌,没有相应的腱反射区。如果白质同时受累,不会出现手指的麻木,会有 C_8 区域的感觉障碍,骨间肌萎缩,Hoffmann 反射阴性,可能会有手指灵巧运动障碍。

（二）颈神经根压迫症

颈部神经根受压,首先表现为沿着神经根分布区域的疼痛,经常相当严重,如同放电样的感受,神经根受压很少会两侧上肢同时出现。为了减缓疼痛,患者常常将上肢高举,或将手放在脑后,这样可以缓解神经根的压力,减轻疼痛。神经根障碍的特点还可以表现为颈后伸,或侧后伸时诱发沿着受累神经根区域的串痛,临床表现为 Spurling 征阳性。神经根障碍不同于单纯髓节障碍的表现,髓节多为双侧,神经根基本是单侧的。神经根障碍的部位:$C_{3/4}$ 椎间为 C_4 神经根,$C_{4/5}$ 椎间为 C_5 神经根,$C_{5/6}$ 椎间为 C_6 神经根,$C_{6/7}$ 椎间为 C_7 神经根。

熟练掌握脊髓和神经根压迫的特点,对于医师迅速掌握病情非常重要。在此基础上再结合影像学的结果,就会对患者的病情有一个比较准确的把握,以利于进一步制订正确的治疗方法。切记,不要一上来就根据影像学的结果做出诊断和治疗。

五、电生理检查

（一）肌电图（EMG）

颈椎管狭窄症的脊髓灰质和神经根障碍可以在 EMG 上发现异常，常常表现为静息状态时出现纤颤电位，阳性锐波，灰质障碍可能出现前角细胞损伤的巨大阳性波，主动收缩时也会出现异常，但是白质障碍很难判断。周围神经传导速度也会在脊髓受压较长时间的病例出现延迟，如果测量 H 波或 F 波会出现 H 波较易诱发，F 波迟延的现象。

（二）躯体感觉诱发电位（SEP）

由于 SEP 主要反映周围神经的感觉支和脊髓后索的部分，在这些部位出现障碍时可以看到 SEP 的异常。

（三）节性脊髓诱发电位

这是通过手指的刺激在脊髓不同部位记录的电位，虽然可能反映出脊髓内后角神经细胞的电位变化，但是定位诊断同样困难。

（四）脊髓刺激诱发电位

这是一种很实用性的，易于判断的诱发电位。它是将导管白金电极通过硬膜外导针插入脊髓硬膜外腔，在硬膜外刺激和记录的电位。一般颈椎从 C_7 和 T_1 棘突间隙，胸椎从 T_{12} 和 L_1 棘突间隙刺入。脊髓刺激诱发电位主要用于脊髓白质障碍的定位诊断，它可以清晰的记录一大一小两个阴性电位为主的波形（一般称为 N_1，N_2），非常稳定，重复性好，容易量化。能够反映出椎间隙和椎体中间部位的脊髓功能变化，比 MRI 更快更早期地发现脊髓损伤的部位。

（五）运动诱发电位（MEP）

在清醒状态下可以进行磁刺激 MEP，麻醉下可以进行电刺激 MEP 的测定，主要弥补以上方法无法直接观测运动神经状况的不足。磁刺激 MEP 可以发现脊髓灰质和神经根的运动系统的障碍，在鉴别诊断时很有帮助。

六、颈椎管狭窄症的治疗

由于颈椎管狭窄症常常表现为脊髓的压迫症状，非手术治疗时间不宜过长，以免延误最佳手术时间。脊髓压迫的最好治疗方法就是迅速解除压迫，手术方法主要包括前路减压、植骨融合内固定术和后路的椎管扩大成形术。单节段的椎管狭窄比较少见，多是由于椎管本身的骨性狭窄，在此基础上由于椎间盘退变引起骨性增生和（或）间盘突出使得椎管进一步狭窄。明显单节段或双节段椎间盘突出引起的神经受压可以考虑前路减压融合手术，也可考虑行人工椎间盘置换手术。

（一）前路减压固定手术

麻醉采用全麻，仰卧位，头略后伸，取颈前横切口，由胸锁乳突肌内缘、颈动静脉鞘与食管气管之间的间隙入路达椎体前缘。用标记针刺入病变间盘，拍 X 线片确认病变节段后，切除间盘和终板软骨。以 Caspar 牵开针打入上下健康椎体并向上、下牵开。用微型磨钻和刮匙切除椎体前方 1/4 及后方骨和后纵韧带骨化灶等，彻底解除对脊髓的压迫。用磨钻修整间隙上下椎体面成平行，并有新鲜出血。测量间隙大小后，切割 Pro Osteon 200 成相同大小和形状的植骨块，植入间隙内，松开椎体牵引。若两间隙减压，则以相同方法处理另一间隙。再以颈椎前路钢板螺钉固定。患者术后 24～48 小时拔除引流，2～3 天后戴费城颈托下地活动。

术后 2 个月内颈托固定颈部。

（二）棘突纵割式颈部椎管扩大人工骨桥成形术

全麻后用面托或 Mayfild 颅骨固定器固定头部,暴露后将从 C_2 棘突止点切下的半棘肌用丝线标记;咬骨钳剪去 $C_{6～7}$ 较高棘突顶端并修整平齐,通过特制硬膜外导管把特制线锯导入 C_7 椎板下硬膜外,并从 C_3 椎板上缘导出;在保持颈前凸条件下,小心将棘突从正中锯开,对于有后凸患者实行分段切割,对有椎管内严重狭窄或粘连,线锯难以导入的节段,使用纤细钻石磨钻从正中割开棘突;沿小关节内侧在两侧椎板上用磨钻各做一纵沟槽,深至椎板深层皮质,用组织剪和刮勺分开棘突,开门扩大椎管并去除两侧压迫粘连的组织;见硬膜囊后移搏动明显后,切割 Pro Osteon CHA 成梯形状,桥接于各割开的棘突间,用 10 号丝线绑缚固定牢固;使颈稍后伸后,将两侧半脊肌交叉缝合于 C_2 棘突,逐层关闭切口。术后 3 天内卧床,用沙袋两侧固定头颈部。3 天后拔除引流,患者戴费城颈托下地活动。术后 2～3 周颈托固定。

（孙　彬）

第三节　颈椎管后纵韧带骨化症

一、概述

后纵韧带位于椎体和椎间盘的后方,垂直走向,头侧起自枢椎,沿各椎体后面止于骶管。在颈椎,后纵韧带可分为两层,其浅层为一坚强韧带,自颅底垂直下行,在侧方延伸达椎间孔。其深层呈齿状,椎体钩椎关节的部分关节囊即始于此层。

此韧带组织可有新生异位骨结构形成乃至最后骨化,导致椎管椎间孔狭窄,压迫脊髓及神经根,临床出现脊髓损害及神经根刺激症状,称为后纵韧带骨化症（ossification of posterior longitudinal ligament,OPLL）。

Key 和 Polger 分别于 1938 年和 1921 年以"后纵韧带钙化"为题进行过报道,Tsukimoto 于 1960 年从尸解病理证实为后纵韧带骨化性改变,1964 年,寺山等将其命名为后纵韧带骨化。因其在日本发病率较高,因而有人称之为"日本人病"。

颈椎 OPLL 在日本的发病率为 1.7%～2%,我国发生率为 0.54%～8.8%。

二、病因

颈椎 OPLL 的发生有系统因素和局部因素,系统因素包括年龄、饮食、糖及钙代谢异常、激素功能障碍和基因变异等;局部因素包括椎间盘退变,椎体不稳定等。

（一）骨代谢相关因子的作用

颈椎 OPLL 的发病是一个连续过程,Ono 通过病理研究发现其演变过程为后纵韧带内间叶细胞对各种生长因子反应而增殖,引起纤维性和非纤维性组织（主要是黏多糖）增加,分化为软骨,然后钙化,血管长入后进而骨化,形成成熟的板层骨。生长因子在颈椎 OPLL 发生中的作用备受重视,BMP-2 可诱导脊柱韧带成纤维细胞分化为软骨细胞,TGF-β 在异位骨化的晚期阶段刺激骨形成。OPLL 在非胰岛素依赖型糖尿病、甲状腺功能减退、肥胖症、钙代谢异常患者中发病率较高。Ishida 研究证明降钙素在体外可直接刺激后纵韧带骨化患者的韧带细胞成骨分化，其分化还受到甲状旁腺激素、前列腺素 2 等骨相关激素的调控。

（二）基因基础

流行病和家族史的研究提示颈椎 OPLL 发病机制中基因易感性。自 1981 年日本公共健康福利部调查了 347 个家庭，证明颈椎 OPLL 与年龄相关，有基因遗传倾向，并推测为常显性遗传。有直系亲属间发病率为 23%，是一般人群发病率的 6 倍（3.7%）。1998 年，Koga 研究认为颈椎 OPLL 的基因可能位于第6 对染色体上 HLA 复合体附近。

（三）局部因素与间盘退化之间的关系

Epstein 等人研究发现韧带骨化与椎间盘异常应力分布密切相关，骨化进展通常发生在后纵韧带拉伸作用下的椎间盘变形区。他分析了 50 例脊髓、神经根受压的患者病因为进展型颈椎退变合并发育性后纵韧带骨化，在 CT 可以看到有节段性标点样骨化钙化灶。这种早期后纵韧带常和进展型颈椎退变结合在一起，说明后纵韧带骨化可能由颈椎退变所致。

总而言之，OPLL 发病机制比较复杂，是系统因素与局部因素共同作用的结果。

三、病理

颈椎 OPLL 的主要病理改变包括以下几个方面。

（1）后纵韧带内有异常的骨化组织，骨化多呈连续性，但在椎间盘水平骨化组织常有中断现象，由纤维软骨组织连接。

（2）骨化的后纵韧带增宽增厚，使椎管变窄，对脊髓或神经根产生不同程度的压迫性损害；骨化的后纵韧带也可能首先压迫脊髓前动脉。

（3）骨化的后纵韧带与硬脊膜常发生粘连，有时粘连很紧，甚至使硬膜骨化。后纵韧带骨化区的颈椎节段稳定不动，但骨化间断处及非骨化区的颈椎节段活动代偿性增强，产生节段性不稳，退行性改变发生早而且明显。

（4）脊髓发生病理性改变。脊髓受压变扁，呈新月形，神经组织数量减少，前角细胞数量也减少，白质中可见脱髓鞘现象。

四、临床表现

颈椎 OPLL 的发生及发展均缓慢。后纵韧带肥厚是骨化的前提条件。因此，颈椎 OPLL 压迫脊髓的主要原因是骨化组织下方的非骨化韧带组织肥厚，引起后纵韧带骨化灶向椎管内横向和纵向生长，使椎管容积变小，压迫脊髓和神经根，甚至阻断脊髓前动脉。

临床表现上，颈椎 OPLL 与椎管狭窄症十分相似，其症状通常是逐渐发展并加重。椎管减少 20%（有人认为 40%）以上是出现脊髓症的前提，椎管减少 50% 可产生严重脊髓症状。故而，OPLL 患者发病多在中年以上。我们应该认识到，并非所有 OPLL 患者都一定会出现脊髓症。

（一）局部症状

患者颈部局部症状多不重，活动度正常或受限，多以后伸受限为明显。

（二）发病特点

多数患者出现脊髓压迫症状才来就诊。其特征是不同程度的慢性进行痉挛性四肢瘫痪，多从下肢开始出现症状，典型的主诉为"步态不稳，踩棉花感"，进而出现上肢无力，麻木，手笨拙等症状，表现为中央颈髓综合征，严重者可有括约肌功能障碍，出现排尿困难或小便失禁,腹胀或便秘。

也有一些患者先从上肢出现症状,向下肢发展。部分患者有明显的外伤后病情加重史,在摔跤或挥鞭伤后,病情迅速进展,甚至出现截瘫。

（三）查体

可出现上肢受损相应节段感觉减退,肌力下降,反射低下,其以下节段出现病理反射如Hoffman征阳性;有截瘫表现者可出现感觉障碍平面;下肢肌力可增高,腱反射亢进,Babinski征可为阳性;有括约肌功能障碍者其肛周反射减低。

五、影像学检查

（一）X线表现

颈椎后纵韧带骨化在颈椎侧位表现为沿着椎管前缘走行、粗细不均、长度不一的骨化致密影,典型者骨化影前缘与椎体后缘间有宽窄不等的间隙。其经典分型为4型(图8-3)。

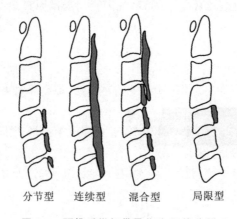

分节型　连续型　混合型　局限型

图 8-3　颈椎后纵韧带骨化症 X 线分型

1.连续型

骨化灶跨越数个椎体,在间盘水平前方略凹陷,后方稍隆突。此型最多见,可占半数以上。

2.间断型

间断型又称分节型,骨化灶不连续,在椎间盘水平呈中断现象。

3.混合型

骨化灶呈连续型与间断型两种表现。

4.孤立型

孤立型也称局限型,此型最少见。

（二）椎管造影后 CT(CTM)

造影后的 CT 对于 OPLL 不仅有确诊作用,而且可对脊髓受压情况进行测量。骨化灶表现为椎体后缘正中或偏侧凸起的骨化影,其形状可呈圆形,椭圆形,平台形,甚至不规则的菜花形,同一患者在不同层次上其形状也可改变。骨化影与椎体后缘可有低密度的间隙,不同层面骨化块的厚度也不同。通过 CTM 可测量脊髓扁平率(脊髓纵径与横径之比)(图 8-4),如小于0.40,其预后较差。普通 CT 平扫也可诊断 OPLL,但不利于对脊髓的观察。近年来 CT 扫描重建技术已经逐渐取代了体层扫描,对于 OPLL 的诊断以及分型起到了很大的帮助。

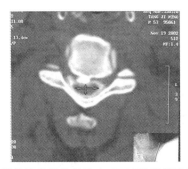

图 8-4　颈椎后纵韧带骨化症 CTM 及脊髓扁平率测量

（三）MRI

OPLL 表现为椎体后方与硬膜囊前方低信号区，相应的脊髓有压迫与变形。MRI 可直观地观察脊髓的整体观，约 25% 的 OPLL 髓内有信号改变，这对于脊髓症的诊治与预后评价很有价值（图 8-5）。

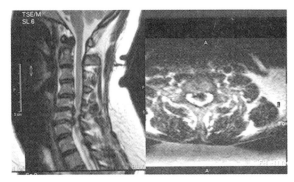

图 8-5　颈椎后纵韧带骨化症 MRI 表现，可见脊髓内信号改变

六、治疗

仅影像学诊断，而无脊髓受损症状者，可不予治疗，但要告知患者避免受伤。有脊髓压迫症状和体征，呈进行性加重者，应尽早手术减压。可采取的术式如下。

（1）颈后路椎管扩大成形术，间接解除压迫，可保持可动性。其适应证为多节段压迫者。

（2）颈前路减压，骨化灶漂浮或切除，植骨固定融合术，其适应证为孤立型单阶段压迫者。但有因手术刺激骨化灶继续生长的可能（图 8-6～图 8-7）。

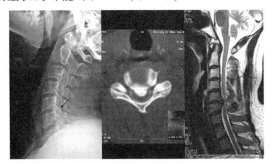

图 8-6　46 岁男性患者，主诉手笨拙 1 年，入院诊断为局限型 OPLL（箭头所示）
从 CTM 可见其硬膜也有骨化

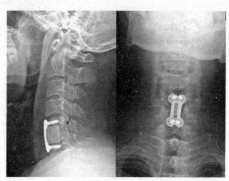

图 8-7　行颈椎前路减压,骨化灶切除,植骨内固定。箭头可见部分浮起的骨化硬膜
术后症状部分缓解

（黄　亮）

第四节　胸椎间盘突出症

胸椎间盘突出症(thoracic disc herniation,TDH)在临床上并不多见,尤其是症状性胸椎间盘突出症,其发病率占整个脊柱所有椎间盘突出症的 $0.25\%\sim0.75\%$。虽然其发病率低于颈椎病和腰椎间盘突出症等疾病,但该病多进行性发展,致残率较高,手术难度和风险大;此外,其临床表现较为复杂且缺乏特异性,容易造成延误诊断或漏诊。

一、病因

胸椎退变、外伤、脊柱畸形等是导致胸椎间盘突出的直接原因或诱因,一般认为胸椎间盘突出症是在胸椎间盘退变的基础上发生的,而创伤可能与发病密切相关。但其确切的病因目前尚不明确,多数学者主张胸椎间突出症的发生和发展是多种因素共同作用的结果。

（一）积累性力学损伤

理论上,胸椎间盘突出症可以发生在胸椎的任一节段,但研究发现椎间盘突出以下胸椎为多,T_8 水平以下约占 75%,而 T_4 水平以上则相对较少。这主要与下胸椎为应力集中部位,容易遭受损害有关。胸椎上 10 节胸椎与肋骨和胸骨一起组成了笼状结构,笼状结构增加了胸椎的稳定性,同时也限制了椎间活动。而笼状结构外的下胸椎因肋骨限制减少,活动度较大,且笼状结构内的脊柱作为一个整体运动,容易使位于胸腰段结合区的下胸椎处于应力集中,使其容易遭受较强的应力作用,进而产生急性或慢性的椎间盘损伤。此外,在上中胸椎区域的胸椎间盘突出症发病率男性与女性类似,而在下胸椎区域的胸椎间盘突出症发病率男性明显高于女性,这可能与男性在工作和生活中常常承受重体力劳动引起的力学损伤有关。

（二）慢性退行性变

临床研究表明,胸椎间盘突出症好发于中老年,90%患者的发病年龄在 $30\sim70$ 岁之间,平均年龄为 51.4 岁,一般病史较长,逐渐加重,部分患者合并颈椎、腰椎间盘突出,尤其是下胸段椎间盘突出症患者更为常见。该病通常合并胸椎椎体后缘骨赘、小关节增生和脊柱韧带肥厚等脊柱退变因素,这些特点与慢性退行性变一致。病理学研究发现,胸椎间盘突出与颈椎间盘突出一样,也是在椎间盘退变的基础上发生的。一般椎间盘内钙化的胸椎间盘突出常常有临床症状,但这很难解释为何上胸椎椎间盘突出极为少见。

（三）创伤

研究发现50%的胸椎间盘突出症与创伤密切相关。当纤维环急性损伤时,脊柱屈曲和扭转负荷的结合力可致后部髓核突出。而在临床工作中,真正能追问出有创伤史的病例极少,因此对于创伤是否真正参与了胸椎间盘突出症的发病尚存在着争议。临床上对于创伤往往只注意到椎体的骨折,而容易忽视椎间盘髓核和终板的损伤情况。终板发生损伤后,从椎体到椎间盘的营养通路受阻,椎间盘的营养障碍进一步加剧了椎间盘退变的过程,加上原有椎间盘纤维环部分损伤或后纵韧带断裂,容易导致椎间盘突出。

（四）脊柱后凸

脊柱后凸可引起胸椎间盘突出,尤其是后凸畸形的顶点部位容易出现髓核脱出压迫神经的现象。近期的研究结果表明,胸椎间盘突出症与休门病及不典型休门病之间存在明显的相关性,而休门病即为青年性脊柱后凸。该研究发现,胸腰段椎间盘突出相应及邻近节段的脊柱后凸角度显著大于正常人群,这可能导致局部应力增加,加速椎间盘的损伤。脊柱后凸时,脊髓通常移向前方,此时若合并椎间盘突出,则更容易产生或加重对脊髓的压迫。此外还有研究发现,椎体发育欠佳、椎体楔形改变、骺环破坏、后缘离断,很可能导致脊柱后凸并加速椎间盘的退变,但脊柱后凸与椎间盘突出发生的先后关系尚不能确定。

二、病理

由于胸椎椎管相对较小,脊髓在椎管内的缓冲间隙也小,胸椎生理后凸使脊髓前间隙相对较小,因此程度较轻的椎间盘突出即可产生压迫。胸椎间盘突出后,椎间盘本身及其邻近的组织结构均可发生各种继发性病理变化。

正常椎间盘没有血管组织,其营养供应主要通过两个被动途径扩散而获取:一是终板途径,即椎体内血管的营养物质通过骨髓腔-血管-软骨终板面扩散到椎间盘,营养髓核与纤维环内层;二是纤维环途径,即纤维环表面血管营养纤维环外层。软骨终板既具有屏障功能,又有营养中介作用。椎体骨-软骨终板-椎间盘界面的通透性决定于软骨终板与椎体之间血管的多少,软骨终板硬化、钙化、增厚后导致椎间盘血供减少,同时妨碍废物的排除,使乳酸浓度升高,pH降低,加速细胞凋亡或死亡,并形成恶性循环,导致基质降解。终板内软骨细胞可以合成髓核基质,产生黏多糖,软骨终板钙化减少了终板为髓核产生的黏多糖,使髓核含水量降低,导致椎间盘进一步退行性变。同时,基质降解酶在椎间盘变性中发挥着重要作用,影响着基质的合成和破坏平衡,这一调控基质代谢的酶系统包括:金属蛋白酶、蛋白多糖酶、弹性蛋白酶、金属蛋白酶组织抑制因子等。在发生变性的椎间盘中蛋白多糖含量逐渐下降,水含量明显降低,胶原类型发生转换。此外,炎症物质、细胞因子既是椎间盘发生变性的病理产物,又是进一步促进其退行性变,参与椎间盘发生突出并产生临床症状。

胸椎间盘突出可通过对脊髓的直接压迫以及影响脊髓的血供和静脉回流而产生一系列症状,由于胸段椎管间隙小,胸脊髓血供差,胸椎间盘突出所造成的脊髓损害往往较为严重,其病理改变可由间盘组织或后方皱起的黄韧带直接压迫而造成。而胸椎间盘侧方突出可直接压迫神经根,中心型突出亦可向后压迫推移硬膜囊牵拉神经根,神经根受椎间盘组织的直接压迫或神经根受牵拉导致炎症反应,出现根性疼痛。

三、症状

胸椎间盘突出症发病隐袭,多数慢性起病,少数患者有外伤史,可能出现急性发病,引起神经症状甚至瘫痪。该病的临床表现复杂多样,缺乏明确的症状不适,症状比较模糊,容易造成误诊。慢性起病者早期多缺乏典型的疼痛或神经功能损害症状,许多患者被误诊为心血管、消化道、泌尿生殖系统或精神病等疾患,甚至还采取了不必要的胸部或腹部手术治疗。

临床上根据突出的解剖位置不同,将胸椎间盘突出症分为中央型、旁中央型、外侧型和硬膜内型。其中,中央型和旁中央型突出约占整个胸椎间盘突出症的 70%,硬膜内型突出罕见。高位中央型突出,主要表现为脊髓压迫综合征、脊髓病变;低位中央型突出,主要表现为圆锥或马尾受压的表现,出现马尾综合征,表现为背部、下肢痛合并括约肌松弛、大小便功能障碍;外侧型突出压迫神经根,主要表现为根性痛症状,伴或不伴脊髓压迫症状,出现放射痛、肋间神经痛、感觉障碍等。然而,这些症状早期并不典型,可以单独或合并存在,没有截然的界线,外侧型突出有时也可压迫脊髓而出现锥体束征,中央型突出又可间接牵拉神经根而导致神经根痛,这就给临床上进一步判断和诊断提供了挑战。

(一)疼痛

为常见的首发症状。其特点可为持续性、间歇性、钝性、锐性或放射性。根据突出的部位和节段不同,疼痛可呈轴性、单侧或双侧分布。少部分患者主诉为一侧下肢疼痛,易与腰椎间盘突出症相混淆;沿胸壁的放射性疼痛亦为常见的主诉。咳嗽、打喷嚏或活动增加均可加剧疼痛症状,而休息后上述症状可减轻。有时也会发生不典型的放射性疼痛,如 $T_{11\sim12}$ 的胸椎间盘突出症可表现为腹股沟及睾丸疼痛,易与髋部和肾疾患相混淆。发生在中胸段的胸椎间盘突出症可表现为胸痛和腹痛。而颈痛、上肢痛及 Horner 综合征并非都由颈椎病所致,也应考虑到 $T_{1\sim2}$ 椎间盘突出症造成的可能。

(二)感觉障碍

感觉改变是仅次于疼痛的常见症状,尤其是麻木,也可表现为感觉异常及感觉迟钝。在没有疼痛症状的情况下,这些感觉障碍表现也许就是诊断胸椎间盘突出症的唯一线索。

(三)下肢运动障碍

部分患者早期仅表现为脊髓源性间歇性跛行、下肢无力、僵硬发沉感,可有或无疼痛、麻木,休息片刻症状减轻,严重者可出现瘫痪。这种瘫痪多为痉挛性,踝阵挛和髌阵挛阳性,深反射亢进,Babinski 等病理征阳性。值得注意的是,下胸椎胸椎间盘突出也可表现为迟缓性瘫痪,如足下垂。

(四)括约肌功能障碍

大小便功能障碍一般是脊髓功能损害的后期表现,少数有性功能障碍。有报道患者就诊时,60%患者主诉有运动和感觉障碍,30%患者主诉有膀胱功能障碍,其中18%二便功能都出现障碍。

四、体征

胸椎管与颈椎和腰椎相比要小很多,胸椎管内的脊髓容易受压,但由于患者间的椎间盘突出程度和椎管容积大小存在差异,不同患者的临床体征也有很大的差异。

发病早期往往缺乏阳性体征,可仅表现为轻微的皮肤感觉障碍,但感觉丧失的范围不定,多数患者感觉丧失的范围位于压迫的平面以下。随着病情的发展,一旦出现脊髓压迫,则表现为典型的上运动神经元损害体征。①肌力减退:肌力减退除发生在腿部外,还可以出现下腹部的肌力减退,而且这种减退多为双侧性,近侧肌群和远侧肌群的肌力减弱程度通常是一致的。②多数患者可出现深反射亢进和病理反射阳性,也可出现踝阵挛或髌阵挛。③针刺痛觉或触觉减退,由于脊髓被挤压的部位位于脊髓前方,一般脊髓后方传导的神经功能如位置觉和振动觉通常可以很好地保留。④还可出现肌张力增高、肌肉痉挛和异常步态等。当病变位于 $T_{11\sim12}$、$T_{12}\sim L_1$ 时可以出现广泛肌肉萎缩、肌腱反射亢进或减弱、病理征阳性或阴性等上运动神经元和下运动神经元混合性损害的体征。当旁中央型突出较大时还可导致脊髓半切综合征,表现为病变节段以下同侧上运动神经元性瘫痪及触觉深感觉的减退,对侧病变平面2~3个节段以下的痛温觉丧失。此外在体格检查时,还可发现部分患者存在脊柱畸形,但局限性的脊柱后凸比较少见。

五、影像学表现

影像学检查是确诊胸椎间盘突出症的主要方法之一,常见的影像学检查方法对胸椎间盘突出症诊断的正确率差距较大。常规的胸椎 X 线平片对该病的诊断缺乏特异性,而脊髓造影、CT 扫描及磁共振成像(MRI)则相对较高。

(一)X 线平片

X 线平片若显示有椎体后缘离断、显著骨赘、椎间盘钙化、脊柱后凸或休门病样改变,对诊断胸椎间盘突出症有提示意义。相对于颈椎和腰椎间盘突出症,胸椎间盘突出症合并椎间盘钙化的概率要多一些,约占胸椎间盘突出症的50%,这是其影像学的一个特点。

(二)脊髓造影

脊髓造影的准确性要比胸椎 X 线平片高得多,但其敏感性仍较低,不足70%。目前采用水溶性非离子碘造影剂经腰穿逆行造影,小的椎间盘突出可表现为轻至中度造影剂充盈缺损,大的椎间盘突出表现为造影剂中断。但对于有些外侧型椎间盘突出,脊髓造影不能发现明显异常,易于漏诊,文献报道脊髓造影的漏诊率超过30%。

(三)CT 扫描

由于胸椎管内脂肪组织较少,极少量的脂肪组织仅限于椎管背侧和椎间孔内,胸椎单纯的CT 扫描对硬膜囊前方显影不满意,不易发现突出的椎间盘(图 8-8)。结合 CT 脊髓造影(CTM)则可清晰地显示脊髓受压程度和椎间盘突出的类型,普通脊髓造影不能发现的外侧型突出也能清晰显示。CTM 的敏感性及特异性可与 MRI 相媲美,但缺点在于该检查为有创性操作,尤其是需要医师划定较为明确的检查部位、进行多节段的横断扫描,否则容易漏检。

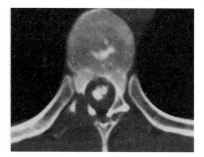

图 8-8 胸椎间盘突出症的 CT 表现
椎间盘突入椎管内,严重钙化

（四）磁共振成像（MRI）

MRI 的优势在于该检查本身无创,结合矢状面和横断面图像可更加精确地评价突出的椎间盘及对脊髓压迫的程度,同时可以了解有无脊髓变性,还有助于发现脊柱较大范围内多发的椎间盘突出,并与其他一些神经源性肿瘤相鉴别(图 8-9)。

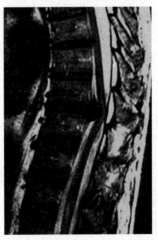

图 8-9　胸椎间盘突出症的 MRI 表现
$T_{9\sim10}$椎间盘突出,胸段脊髓严重受压变形

六、诊断

由于胸椎间盘突出症的发生率较低以及临床表现的多样性和不典型性,容易发生误诊或漏诊,该病的临床诊断往往富有挑战。近年来随着诊断技术的发展,尤其是 MRI 在脊柱外科的应用,本病的诊断准确率有了很大改观。

临床医师应提高对该病的认识,仔细询问病史和体格检查最为重要。对于 40 岁以上的患者出现背痛或下肢痛、下肢进行性运动或感觉障碍、大小便障碍等,一旦确定有胸脊髓损害的症状或体征即应考虑到本病的可能,通过进一步的影像学检查以明确有无胸椎间盘突出的存在,多可得出诊断。

七、鉴别诊断

患者就诊时主诉较为杂乱且缺乏特异性,故应系统地从脊柱源性和非脊柱源性疾患的角度进行全面的评估。易与该病症状相混淆的非脊柱源性疾患包括有胆囊炎、动脉瘤、腹膜后肿瘤以及其他一些腹腔内和胸腔内疾病,而与该病有类似首发症状的脊柱源性疾病包括肌萎缩侧索硬化、脊髓多发性硬化、横贯性脊髓炎、脊髓肿瘤及动静脉畸形等。

当确定患者下肢有上运动神经元损害时要除外有无颈椎病可能;当下肢症状显著重于上肢时,除了考虑有颈脊髓损害,同时要考虑胸脊髓压迫的可能;当患者表现为广泛下运动神经元或混合性神经损害时,要考虑胸腰段脊髓压迫;当表现有脊髓损害但是并无显著压迫时,要除外脊髓血管畸形和其他脊髓疾病。

八、非手术治疗

对于发病早期、症状较轻、无严重神经损害或锥体束征的患者,可以采用非手术治疗。具体措施包括卧床休息、避免过度负重和剧烈活动、避免外伤、减少脊柱的轴向载荷、限制脊柱的反复屈伸活动、佩戴胸腰骶支具等;同时配合应用非甾体抗炎药控制疼痛症状,还可进行热敷等。

对于青少年胸椎间盘突出症,椎间盘钙化后部分可以吸收,而中老年一般钙化不容易吸收,可根据病变的严重程度选择非手术治疗。轻微疼痛且药物治疗有效的患者可进行定期随访,如果症状继续发展或加重,则应建议手术治疗。

九、手术治疗

(一)手术适应证

对于以下情况可采取手术治疗:①经非手术治疗 3 个月症状无缓解或加重。②症状发展迅速。③肌力减退、肌肉萎缩。④括约肌功能障碍。⑤影像学证实椎间盘突出巨大,脊髓压迫明显,虽然症状轻微,也可考虑手术治疗。凡出现脊髓压迫症状患者原则上应尽早手术治疗,在手术切除突出胸椎间盘的同时,应刮除椎体后缘的增生骨赘达到充分减压。

鉴于胸段脊髓特有的解剖学特点,该节段的手术风险相对较大,因此选择最佳的手术途径、尽可能减少对脊髓和神经根造成的牵拉刺激,显得格外重要。具体而言,手术途径的选择主要取决于以下几个方面内容:椎间盘突出的节段、突出的病理类型、与脊髓的相对关系以及术者对手术方式的熟悉程度等。总的来说,手术途径可分为前路和后路两大类。前路包括侧前方经胸腔途径、经胸腔镜途径、经胸骨途径以及经内侧锁骨途径;后路包括侧后方经胸膜外途径、经肋横突关节途径、后正中经椎板途径及经椎弓根途径。

(二)侧前方入路胸椎间盘切除术

该手术入路包括经胸膜腔和经胸膜外两种方式,两种术式大体相同,均为目前临床上最常被采用的术式(图 8-10)。前者具有术野开阔清晰、操作方便、对脊髓无牵拉、相对安全等优点,而后者较前者创伤干扰小且术后无须放置胸腔闭式引流管。

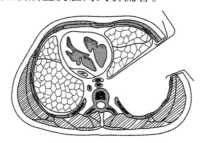

图 8-10 侧前方入路胸椎间盘切除术

1.适应证

广泛地适用于 $T_{4\sim12}$ 的胸椎间盘突出症,尤其是在切除中央型椎间盘突出及伴有钙化、骨化时,优点更为突出。

2.相对禁忌证

对于位置比较靠上的胸椎间盘突出者无能为力,对于椎间盘进入椎管或嵌入脊髓的患者手术摘除困难。由于开胸手术对患者的生理功能干扰较大,因此年龄小、全身状况比较差、心肺功能不好的患者不宜使用该术式。

3.麻醉

气管内双腔插管全身麻醉。

4.体位

患者取侧卧位,为避免对下腔静脉和肝脏的干扰,建议从左侧行切口进入。

5.操作步骤

(1)切口:通常沿比拟切除椎间盘高两个节段的肋骨作切口进入。

(2)显露:按常规胸椎和胸腰段的显露方法进行显露,切开胸膜壁层并向前推开,电凝烧结拟切除椎间盘相邻两椎体节段血管,剥离椎前筋膜至椎体前缘,并填塞纱条止血,同时将椎前大血管推开予以保护。

(3)手术要点有以下几种。

手术定位:确定正确的手术节段至关重要,直接影响到手术的成败。确定方法包括参照所切除的肋骨和对应的椎节来确定正确的手术节段,还可进行术中透视或拍片,根据 $L_5 \sim S_1$、T_{12} 或 $C_{1 \sim 2}$ 影像标志来进行手术定位。通常需将上述方法结合起来进行推断,有时尚需根据局部的解剖学特点,如某一椎节的特殊形态,骨赘大小或局部曲度情况等,结合术中所见进行多次反复推断。尤其是存在移行椎的情况下,更应提高警惕。

节段血管的处理:于胸椎椎体侧方,颜色发白的隆起处为椎间盘,凹陷处为椎体,可见节段血管从椎体中部横行经过。用长柄 15 号圆刀纵向切开覆盖于其上的壁层胸膜,以小“花生米”样纱布球将其向两侧推开。用直角血管钳分离结扎切断节断血管,或直接以尖镊夹持电灼处理。

切除椎间盘组织:先切除椎间盘及软骨板大部,然后使用长柄窄骨刀楔形切除相邻的椎体后角,即上位椎体的后下缘和下位椎体的后上缘(图 8-11),深达椎管对侧壁,然后逐层由前向后切削至接近椎体后缘。用神经剥离子探及椎体后壁及椎间盘后缘,以引导用骨刀切骨的方向和进刀深度。于椎间盘纤维环在椎体上、下附着点以远切断椎体后壁,用窄骨刀或配合应用长柄刮匙,将部分椎体后壁连同椎间盘组织由后向前撬拨切除或刮除,用刮匙刮除残存椎管内的椎间盘或骨赘,直至胸脊髓前部硬脊膜囊完全清晰地显露出来。也可以先咬除椎弓根,显露出硬脊膜囊和椎体后壁,再用刮匙由后向前逐步将椎间盘刮除。

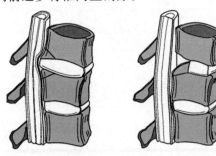

图 8-11　胸椎间盘突出症的减压范围示意图

植骨融合和内固定:椎间盘切除和胸脊髓减压后,是否需要同时行椎间植骨融合和内固定尚存在争议。考虑到为了早期进行康复功能锻炼、提高植骨融合率及避免椎间隙狭窄带来的远期问题,建议同时行椎间融合和内固定。

(4)切口闭合及引流:经胸膜途径或经胸膜外途径但胸膜已破者,均须放置胸腔闭式引流,常规方法逐层缝合伤口。

6.术后处理

术后常规使用预防剂量抗生素;密切观察胸腔引流量和性状,若 24 小时内引流总量少于

60 mL时,拍摄胸片核实无误后可去除胸腔闭式引流管。术后 7 天复查胸椎 X 线平片了解椎间植骨和内固定情况,并开始下床活动。

7.并发症及处理

(1)术中出血:若为节段血管出血,需立即重新予以结扎或电灼止血;若为椎管内静脉丛出血,可填以明胶海绵压迫止血;若为骨壁渗血,则可用骨蜡涂抹进行止血。

(2)术中硬脊膜破裂、脑脊液漏:若裂口较小,可填以明胶海绵;若破损较大,则应尽可能地进行缝合修补(6-0 尼龙缝线),有时需扩大骨性结构的切除,以便有足够的空间修补硬脊膜。

(3)术中脊髓或神经根损伤:术中应仔细辨认和松解神经粘连以减少神经损伤。一旦发生神经损伤,可予以脱水、激素和神经营养药物,术后积极进行有关康复功能练习。

(4)肺部并发症:诸如术后气胸、胸腔积液或乳糜胸等,可行相应的处理。

(三)经胸腔镜胸椎间盘切除术

该术式是使用电视辅助胸腔镜技术(VATS)经胸腔达到病变椎间盘,进行椎间盘切除的微创手术方法,适用于 $T_{4\sim12}$ 的软性胸椎间盘突出,而对于椎体后缘骨赘增生明显者不宜采用。

该术式术野清晰、创伤小、并发症少且术后恢复快,同时又避免了因开胸带来的一些生理功能的紊乱和术后胸腔感染。但其对手术技术要求苛刻,在剥离胸膜尤其是左侧前胸壁胸膜时容易导致胸膜破裂、术后可能导致胸膜外积液等,故一定要积累了较丰富的切开手术和腔镜下操作的经验方可应用。

(四)前路经胸骨或内侧锁骨胸椎间盘切除术

对于 $T_{1\sim4}$ 胸椎间盘突出,经后方或经后外侧入路损伤脊髓的风险极大,只有经前方入路切除椎间盘。对于颈部细长患者,采用低位颈前右侧切口有可能显露出 $T_{1\sim2}$ 椎间盘并切除;对于消瘦患者,有可能采用经胸腔经椎体前外侧入路显露 $T_{3\sim4}$ 椎间盘并切除;其他术式难以显露的 $T_{1\sim4}$ 胸椎间盘突出只有采用经胸骨或内侧锁骨途径切除。但因该术式显露复杂、创伤大、术野深在,只应在专门的脊柱中心开展。

(五)后路椎板切除减压胸椎间盘切除术

经椎板切除途径是脊柱外科领域非常经典的一种术式,遗憾的是若试图从后方行胸椎间盘的切除,则术中势必通过对脊髓的牵拉才能使椎间盘切除得以实施和完成,当遇到中央型或钙化的椎间盘突出,此操作常常造成脊髓损害的进一步加重。以此术式来治疗胸椎间盘突出症,术后患者的神经损害加重比例高达 50% 以上。因此,目前认为选择该术式治疗胸椎间盘突出症具有高度的危险性,临床上已渐被淘汰。

(六)侧后方入路经肋横突关节椎间盘切除术

该术式为侧后方入路经胸膜外的一种显露方法,其优点是不受部位的限制,手术过程中影响胸腔的机会很小,而且对心肺等组织的影响很小,可广泛地适用于 $T_{1\sim12}$ 的外侧型胸椎间盘突出症。但对于中央型和旁中央型的胸椎间盘突出症,由于术野和视野角度的限制,不如经胸腔途径宽敞和直接,若要彻底切除椎间盘则很难避免不对脊髓造成牵拉和干扰,即存在着损伤神经的风险,而且手术有胸膜破裂的可能,故不建议选用此术式。

1.麻醉

气管内插管全身麻醉。

2.体位

患者取侧卧位,患侧朝上,对侧胸部垫枕。

3.操作步骤

(1)切口:根据胸椎间盘突出症的突出节段不同,所取皮肤切口略有变化。通常为脊后正中线旁开2～3 cm的纵切口;若突出节段在 T_7 以上,其切口远端应拐向肩胛骨的下缘顶点并向前上。

(2)显露:使用电刀切开上方的斜方肌和菱形肌,切开下方的斜方肌外侧缘及背阔肌内侧缘,此时便可见到清晰的肋骨。将椎旁肌牵向背侧进而显露肋横突关节和横突,切开肋骨骨膜,并沿其走向行骨膜下剥离接近肋横突关节处。切断肋横突间的前、后韧带,然后将该段肋骨和横突分别予以切除。上述操作始终在胸膜外进行。通常需在椎体水平结扎肋间血管,并可借助肋间神经的走行来确定椎间孔的位置。撑开器撑开肋骨,用"花生米"或骨膜起子将胸膜壁层及椎前筋膜推开,使用拉钩将胸膜和肺牵向前侧,显露出椎体的侧方。将椎旁肌向背侧进一步剥开,显露出同侧的椎板。将同一侧椎板、关节突切除后,即可显露出突向外侧或极外侧的椎间盘,小心剥离硬脊膜与突出椎间盘之间的粘连,切除突出的椎间盘组织。冲洗伤口后,用明胶海绵覆盖硬脊膜囊。

(3)切口闭合及引流:留置伤口负压引流管,常规方法逐层关闭伤口。

(七)经后方极外侧入路胸椎间盘切除术

尽管侧前方经胸膜腔或经胸膜外入路已成为胸椎及胸腰段椎间盘突出症手术治疗的"金标准"术式,但该术式在手术创伤、对胸腔及肺功能的干扰影响以及手术相关并发症等方面仍面临着挑战。在既往临床实践的基础上,有学者探讨尝试采用经后方极外侧入路治疗胸椎及胸腰段椎间盘突出症。

1.麻醉

气管内插管全身麻醉。

2.体位

患者取俯卧位,胸部及双侧髂部垫软枕,腰部稍后弓,腹部悬空。

3.操作步骤

(1)手术切口和显露:依体表解剖标志结合影像学定位或体表放置金属标志行透视定位,来确定手术节段平面之所在;以此为中心行皮肤纵向切口,切口长度以分别包括头、尾侧的1～3节椎骨为宜。骨膜下剥离显露棘突、双侧椎板、关节突关节或肋横突关节和横突。

(2)椎弓根钉道准备和螺钉植入:于椎间盘突出的相邻椎节,常规方法置入固定用的椎弓根螺钉,并经术中透视核实其固定节段无误且位置良好。

(3)椎管后壁切除及后方椎间盘切除:于双侧关节突关节的中线处纵向开槽,使用高速磨钻逐步向前磨透骨性结构,将椎管后壁以"揭盖式"整块切下。若同时还合并有黄韧带骨化,则一并予以切除。然后,以神经拉钩轻轻将硬膜牵向对侧,常规方法行突出椎间盘的后外侧纤维环切开、髓核摘除。此时,切记不要勉强行突出于硬膜腹侧正中部的椎间盘切除,以免在切除过程中造成硬膜和神经的损伤。

(4)极外侧入路:行残余的关节突关节切除后,充分显露突出椎间盘椎间隙的外侧缘,保护好椎间孔内穿行的神经根。在"安全三角区"内,尽可能以与脊柱矢状面相垂直的方向经突出椎间盘的正侧方行椎间隙内残余的椎间盘组织切除。此时,尤其是合并"硬性突出"的椎间盘已呈一中空的"硬壳",使用窄的快骨刀切断"硬壳"的基底部(即与椎体相连处),再以神经剥离子仔细分离其与硬膜间的粘连,将该游离"硬壳"轻轻压陷至已被掏空的椎间隙内,用髓核钳将其取出。如果对侧尚有残留的"硬壳",同法处理对侧,完成彻底减压。

(5)椎体间融合及椎弓根固定:将减压过程中切下的骨质经修理后植于椎体间,同时放置充填好碎骨的肾形椎间融合器一枚。再次术中透视核实肾形椎间融合器位置无误后,遂经椎弓根螺钉行脊柱后方加压,一方面夹紧椎间融合器,同时也纠正了脊柱局部的后凸角度,进而达到椎管内神经结构的二次减压功效。

(6)术中神经功能监测:手术中,建议采用术中神经监护系统进行神经功能监测,以提高手术的安全性。重点监测患者双下肢的躯体感觉诱发电位(SEP)和运动诱发电位(MEP)变化情况。

(7)术后处理:伤口负压引流保留2~3天,引流管拔除后即嘱患者佩戴普通腰围下地活动。

4.新术式疗效

采用上述新术式,北医三院于2005—2010年间首批治疗胸椎及胸腰段椎间盘突出症24例,其中16例为"硬性"突出(椎体后缘离断、骨赘、椎间盘钙化或后纵韧带骨化),手术时间为2.0~4.5小时,平均3小时,术中出血量为300~4 000 mL,平均700 mL。术中全部应用了自体血回输技术,术中、术后无任何并发症发生。全组24例术后均获得随访,平均随访时间18个月(1~62个月)。采用日本矫形外科协会(JOA)29分法进行疗效评定,评定结果为:改善率为28%~100%,其中优12例(50.0%),良9例(37.5%),可3例(12.5%),差0例(0.0%),即本组优良率为87.5%,有效率100%。

5.新术式特点

(1)采用广大脊柱外科医师相对熟悉的后方入路,缩短学习曲线,便于学习和掌握。

(2)首先使用高速电动磨钻行椎管后壁切除,手术横向减压范围超过经典的椎板切除范围,达双侧关节突关节的内侧1/2,可确保获得脊髓后方的彻底减压;同时双侧开槽处对应于脊髓的侧方,可有效避免传统后方椎板切除入路术中发生的脊髓损伤。

(3)术中可显露至椎间盘纤维环的外侧缘,实现直视下切除椎间盘、手术切除操作不在椎间盘致压脊髓的顶点处进行,而在其头侧或尾端的"安全三角区"内实施,使得对脊髓造成损伤的风险大为降低。

(4)在对脊髓腹侧致压物(尤其是硬性、骨性致压物)进行切除减压的同时,必要时配合进行椎体的楔形截骨有助于脊柱局部后凸畸形的矫正。

(5)规避了"金标准"的侧前方入路固有的一些手术相关并发症,如胸腔、肺部并发症及血管损伤、脊髓血运障碍等。

总之,该术式与其他术式相比的突出优点在于术野直视、清晰,操作简便、安全,切除减压彻底、有效,可作为其他术式的一种补充替代术式。

(黄 亮)

第五节 腰椎间盘突出症

腰椎间盘突出症又称腰椎间盘纤维环破裂症,是指腰椎间盘发生退行性变,或外力作用导致椎间盘内外应力失衡,使椎间盘之纤维环破裂,髓核突出于纤维环之外,压迫脊髓(圆锥)、马尾、血管或神经根而产生的腰腿痛综合征。

腰椎间盘突出症的主要临床症状是腰腿痛,即是腰痛并伴有单侧或双侧下肢放射性痛。腰椎间盘突出症好发于 20～40 岁青壮年人,男性多于女性。下腰椎椎间盘突出最多见,占腰椎间盘突出的 90% 以上,其中又以 $L_{4～5}$ 椎间盘突出最为多见,约占全部腰椎间盘突出症的 60%。

一、病因病理

腰椎间盘连接相邻两个腰椎椎体之间,椎间盘的外周有坚韧而富于弹性的纤维软骨构成的纤维环,中心部位为乳白色凝胶状、含水丰富而富于弹性的髓核组织,其上、下各有一层透明软骨构成的薄层软骨板。纤维环及软骨板的前部因为有前纵韧带的附着而增强,但纤维环的后部及后外侧较为薄弱,且与后纵韧带的附着也较为疏松,使其成为椎间盘结构上的薄弱环节。髓核组织在幼年是呈半液状的胶冻样,随着年龄的增长,髓核的含水量逐渐减少,而其内的纤维细胞、软骨细胞和无定形物质逐渐增加,髓核逐渐变成颗粒状脆弱易碎的退变组织。成人腰椎间盘无血管供应,其营养来源主要依靠椎体血管与组织液渗透,营养供给差,自身修复能力极低。此外,椎间盘形成椎体间的一个类似气垫结构的微动关节,具有吸收椎体间震荡力,缓解脊柱纵向震动以及通过自身形变参与脊柱的旋转、前屈、后伸、侧屈等运动方式。因此,椎间盘压应力大,而且活动多,容易受伤及劳损退变。在腰椎间盘退变的基础上,由于腰椎压应力大,或腰椎在不良姿势下活动,或准备不充分的情况下搬重物,或猝倒臀部着地等,纤维环破裂,髓核在压应力下突出于纤维环之外,压迫神经根等而产生临床症状。因为发病前多有明显的椎间盘退变,很多患者也可能在打喷嚏、咳嗽等轻微外力作用下发病或无明显外力作用下发病。腰椎间盘突出症可分如下类型。

(1)腰椎间盘突出:根据突出之椎间盘髓核的位置方向可分为中央型、后外侧型、极外侧型。中央型椎间盘突出从后纵韧带处突出,可能穿破后纵韧带,位于硬膜囊的前方,主要压迫马尾神经,也可压迫单侧或双侧神经根;后外侧型突出之髓核位于后纵韧带外侧椎间孔附近,压迫单侧神经根或马尾神经以及血管;极外侧型髓核从椎间孔或其外侧突出,压迫单侧神经根。

(2)根据突出之髓核与神经根的关节分为肩上型、肩前型、腋下型。此分型将神经根与硬膜囊的关系比作稍外展的上肢与躯干的关系,如突出之髓核位于神经根上方,则为肩上型,位于神经根前方则为肩前型,位于神经根内下方则为腋下型。

(3)根据椎间盘的破损程度病理情况由轻至重可分为纤维环呈环状膨出、纤维环局限性膨出、椎间盘突出型、椎间盘脱出型、游离型椎间盘五种类型。

二、临床表现

(一)症状

1.腰痛和放射性下肢痛

其特点为:持续性腰背部钝痛;疼痛与体位、活动有明显关系,平卧位减轻,站立加剧;疼痛与腹压有关;下肢痛沿神经根分布区放射,故又称根性放射痛。

2.肢体麻木

主要是脊神经根内的本体感觉和触觉纤维受刺激之故,其范围取决于受累神经根。

3.跛行

主要原因是在髓核突出情况下,可出现继发性腰椎椎管狭窄症。

4.肢体发凉

由于椎管内交感神经纤维受刺激,引起血管收缩,尤以足趾明显。

5.肌肉麻痹

由于神经根严重受压致使所支配肌肉出现程度不同的麻痹。

6.马尾神经症状

可见于中央型髓核突出者,表现为会阴部麻木、刺痛,排便及排尿障碍,阳痿及双下肢坐骨神经受累症状。严重者可出现大、小便失控及双下肢不全性瘫痪等症状。

(二)体征

1.腰部僵硬或畸形

腰部生理前凸减小或消失,甚至表现为反曲,腰前屈活动时诱发或加重腰腿痛症状,部分患者表现为腰椎向一侧侧弯。腰椎侧弯可以弯向患侧,也可弯向健侧,是身体的保护性姿势。一般而言,当突出之椎间盘位于受压神经根内下方时(腋下型),腰椎向患侧弯曲;而突出之椎间盘位于受压神经外上方时(肩上型),腰椎弯向健侧。同时,所有腰椎间盘突出症患者均可表现为腰部肌肉僵硬痉挛,以患侧为重。

2.腰椎活动范围受限

急性期患者因腰部肌肉痉挛紧张,而出现腰椎各方向活动受限,前屈受限尤为明显。慢性期主要表现为腰椎前屈和侧屈活动受限为主,如被动弯腰时腰腿痛加剧。

3.压痛、叩击痛与放射痛

在病变节段腰椎间棘突旁开 1~2 cm 处常有固定压痛,检查时可能因肌肉痉挛疼痛而多广泛压痛,但在病变节段间隙有一个固定不移且最明显的压痛点。叩击病变部位也会再现疼痛。同时,压痛及叩击痛可以向患肢后侧沿大腿向下达足跟或足底出现放射痛。

4.直腿抬高试验及加强试验阳性

正常人下肢直腿抬高可达 70°以上无明显下肢后侧疼痛。腰椎间盘突出症患者直腿抬高常低于 60°。加强试验是在直腿抬高出现下肢后侧放射痛后,稍放低下肢至刚好不出现下肢后侧疼痛,然后背伸患者踝关节,引出下肢后侧疼痛者为阳性。另外,有部分患者,在健肢直腿抬高时可引出患侧下肢后侧放射痛,提示巨大的中央型或腋下型椎间盘突出。

5.股神经牵拉试验阳性

患者俯卧位,出现腹股沟以下及大腿前侧疼痛者为阳性。椎间盘突出。屈膝使足跟靠近臀部,然后使髋关节后伸,此为股神经受压迫的征象,多见于 $L_{2~3}$ 椎间盘突出。

6.屈颈试验阳性

患者平卧位,双下肢伸直,使其颈部被动屈曲,下颌向胸骨靠拢,出现下肢后侧疼痛者为阳性。其机制为通过屈颈使硬膜囊向近侧滑动,在病变部位出现神经根紧张。

7.仰卧挺腹试验阳性

患者仰卧位,双手放于腹部或身体两侧,以头枕部和双足跟为着力点,将腹部及骨盆用力向上挺起,出现腰痛或患侧下肢放射痛为阳性。

8.腱反射异常

$L_{2~3}$ 椎间盘突出常出现患侧膝腱反射减弱或消失,L_5 和 S_1 椎间盘突出侧常出现跟腱反射减弱或消失。若腱反射消失,说明病程长或神经根受压严重。

9.皮肤感觉减退

依椎间盘突出的水平,压迫不同的神经根,可能出现不同部位的皮肤感觉减退。一般而言,L_3 神经根受压,大腿前侧及膝前内侧皮肤感觉减退;L_4 神经根受压,小腿前内侧及足内侧缘皮肤感觉减退；L₅ 神经根受压，小腿前外侧及足背皮肤感觉减退；骶神经根受压，小腿后侧、足底及足外侧缘皮肤感觉减退。

10.肌力减退及肌肉萎缩

股神经受累，股四头肌肌力下降或萎缩，为 L₃ 神经根损害；L₄ 神经根损害，踇长伸肌肌力下降；L₅ 神经根损害，踝背伸肌力下降；S₁ 神经根损害，踇长屈肌及小腿三头肌肌力下降或肌肉萎缩。

三、影像学及实验室检查

（一）X 线检查

腰椎 X 线征可显示腰椎生理前凸减小或消失甚至反曲，腰椎侧弯，椎间隙减小等；此外，还可见到关节骨质增生硬化，要注意有无骨质破坏或腰椎滑脱等。

（二）CT 检查

可显示在椎间隙，有高密度影突出椎体边缘范围之外，还可以显示对硬膜囊、神经根的压迫；见到关节突关节增生、内聚等关节退变表现。

（三）MRI 检查

可从矢状位、横断面及冠状面显示椎间盘呈低信号，并突出于椎体之外，还可显示硬膜外脂肪减少或消失，黄韧带增生增厚等。

（四）腰椎管造影检查

腰椎管造影检查是诊断腰椎间盘突出症的有效方法，可显示硬膜囊受压呈充盈缺损，多节段椎间盘突出显示"洗衣板征"。但因属有创检查，现已渐被 MRI 取代。

四、诊断与鉴别诊断

（一）诊断要点

（1）症状：腰痛和放射性下肢痛。

（2）体征：有坐骨神经受压的体征。

（3）影像学检查：有明显的腰椎间盘突出，且突出的节段、位置与上述症状体征相符。

（二）鉴别诊断

1.急性腰扭伤

有明确的腰部受伤史，以腰痛及活动困难为主，部分患者可伴有臀部及大腿后部疼痛。临床检查可见腰部肌肉紧张，多处压痛，腰部活动受限以屈伸及旋转活动受限为主。直腿抬高试验多正常，没有下肢的定位感觉障碍及肌力下降。X 线检查可见到生理前凸减小、轻度侧弯等，CT、MRI 检查多无明显阳性发现。休息或保守治疗后疼痛缓解。

2.腰椎管狭窄症

多为中老年患者，病程较长，其临床特点可概括为：间歇性跛行、症状重体征轻、弯腰不痛伸腰痛。X 线检查可见到骨质退变增生，椎间关节增生硬化，椎体边缘骨质增生。骨性椎管狭窄多见于发育性椎管狭窄患者，椎管矢状径小于 11 mm，大多数为退变性狭窄，骨性椎管大小可能正常。CT 及 MRI 检查可见腰椎管狭窄。

3.梨状肌综合征

因梨状肌的损伤、炎症或挛缩变性，致坐骨神经在梨状肌处受压。主要表现为臀部及腿痛，多单侧发病,查体腰部正常,压痛点局限在臀部"环跳穴"附近,梨状肌紧张试验阳性,直腿抬高试验及加强试验多阴性。

五、治疗

(一)非手术治疗

1.卧床休息

对于所有明确腰椎间盘突出症的患者,均应卧硬板床休息,尤其是初次发病时。

2.腰椎推拿按摩治疗

常与腰椎牵引配合,可以在非麻醉下施行手法或配合硬膜外麻醉后推拿,主要手法有按摩法、按压法、斜扳法、旋转复位法、摇滚法等。

3.对症处理

可用吲哚美辛、布洛芬等非甾体抗炎药内服,以消炎止痛。对于慢性期患者,可行神经根封闭、椎管内注药等治疗。

4.功能锻炼

急性期休息,慢性期或缓解期主要进行腰背伸肌肉锻炼,可用飞燕点水式、五点支撑、三点支撑、四点支撑等锻炼,平时久坐久站可用腰围保护等。

(二)手术治疗

对于经过 6 个月以上系统非手术治疗无效;症状加重影响工作生活,出现麻木、肌肉萎缩,或马尾神经综合征,或巨大的中央型椎间盘突出,应考虑行手术治疗。手术方式可以是椎板开窗减压髓核摘除术、经皮髓核摘除术,或半椎板减压髓核切除术,以及全椎板减压椎间盘切除植骨融合内固定术等。内固定及融合的指征主要有:急性腰椎间盘突出合并长期迁延而显著的背痛;退变性腰椎间盘突出,局限于1~2个节段,合并有显著的背痛;减压术后合并腰椎不稳;椎间盘病变合并神经弓发育缺陷;临床与影像学检查显示显著的节段不稳。

六、护理要点

(一)非手术护理

(1)心理护理:腰腿疼痛会影响患者正常生理功能,给患者带来极大的痛苦。所以要倾听患者的倾诉,正确疏导,消除其疑虑。

(2)卧床休息:急性期绝对卧硬板床休息 3～4 周,症状缓解后可戴腰围下床活动。

(3)保持正确睡眠姿势:枕头高度适宜,仰卧位时腰部、膝部垫软枕使其保持一定曲度,放松肌肉。

(4)保持有效的骨盆牵引:牵引重量依患者个体差异在 7～15 kg 之间调整,以不疼痛为标准。牵引期间注意观察患者体位、牵引是否有效,注意预防压疮的发生。

(二)手术护理

(1)术前护理:向患者及家属解释手术方式及术后可能出现的问题,训练患者正确翻身、练习床上大小便,以适应术后的卧床生活。

(2)术后护理:①术后移动患者时要用 3 人搬运法,保持患者身体轴线平直。术后 24 小时内要保持平卧。②密切观察生命体征,保持呼吸道通畅。注意下肢颜色、温度、感觉及运动情况。③保持引流管通畅,观察并记录引流液的颜色、性质、量的变化。观察切口敷料渗液情况。④每

2小时为患者进行轴式翻身一次,在骨隆凸处加垫保护,并适当按摩受压部位。⑤术后给予清淡、易消化、富含营养适当粗纤维的饮食,如新鲜蔬菜、水果、米粥,预防便秘。

(3)并发症的护理:椎间隙感染是术后严重并发症,表现为发热、腰部疼痛、肌肉痉挛,遵医嘱正确应用抗生素。术后开始腰部和臀部肌肉的锻炼和直腿抬高训练,以防肌肉萎缩和神经根粘连。

(三)健康指导

指导患者正确功能锻炼,防止肌肉萎缩、肌力下降。术后早期,可做深呼吸和上肢的运动,以防并发肺部感染和上肢失用综合征。下肢可做静力舒缩,屈伸移动,直腿抬高练习,以防发生神经根粘连。根据患者情况进行腰背肌的锻炼,术后7天开始可为"飞燕式",1~2周以后为"五点式""三点法",每天3~4次,每次动作重复20~30次,循序渐进持之以恒。指导患者出院后注意腰部保暖,减少腰部扭转承受挤压,拾物品时,要保持腰部的平直,下蹲弯曲膝部,取高处物品时不要踮脚伸腰,以保护腰椎。加强自我调理保持心情愉快,调理饮食,增强机体抵抗力。出院后继续卧硬板床,3个月内多卧床休息。防止身体肥胖减少腰椎负担。

(王树民)

第六节　腰椎管狭窄症

各种原因导致腰椎椎管、神经根通道、椎间孔的变形或狭窄而引起马尾神经、腰骶神经根受压而产生临床症状的病症,称为腰椎管狭窄症,又称为腰椎管狭窄综合征。多发生于50岁以上的中老年人,男性较女性多见。

一、病因病理

腰椎管狭窄症的病因可分为原发性和继发性椎管狭窄两大类。原发性椎管狭窄指因先天性和发育性因素,导致腰椎骨性椎管发育异常,椎管狭窄,表现为腰椎管的横径和矢状径均匀一致性的狭窄,多见于侏儒症、椎弓根短缩等患者,此种类型腰椎管狭窄症临床较少见。继发性腰椎管狭窄主要是由于椎间盘退变,腰椎椎体间失稳,关节突关节松动增生、内聚的腰椎退行性变,腰椎骨质增生,椎板继发性增厚,黄韧带松弛、肥厚、内陷等诸多因素共同导致的腰椎椎管、神经根管和椎间孔等内径缩小,椎管容积减少,病变达到一定程度后,可引起硬膜囊、神经根、马尾受压而产生腰腿痛症状。也可能因为椎管容积减少,致椎管内外血循环障碍,静脉充血,血管丛增生等间接压迫硬膜囊或神经根而产生神经压迫症状。临床上以退行性变致继发性椎管狭窄症患者为多见,原发性椎管狭窄症患者少见。

临床上多采用Nelson分类法指导腰椎管狭窄症的诊断和分型。

(一)按解剖部位分类

分为中央型(主椎管)狭窄和侧方型(侧隐窝)狭窄。中央型狭窄以硬膜囊及其中的马尾神经受累为主,而侧方型狭窄则以神经根受累为主。

(二)按病因分类

分为原发型椎管狭窄和继发型椎管狭窄。

1.原发型椎管狭窄

为先天性因素所致,骨性椎管发育障碍,致椎管容积减少,马尾、神经根受压迫而导致。

2.继发型椎管狭窄

系由于后天退变或其他原因,导致椎管容积继发性减少,按继发性椎管狭窄的主要发生来源,继发性腰椎管狭窄又可分为四个方面。

(1)退行性脊椎骨质增生,黄韧带肥厚,后纵韧带增生钙化,侧隐窝狭窄,椎间盘病变等。

(2)创伤因素所致脊柱骨折脱位遗留的脊柱畸形。

(3)椎弓峡部裂致椎体滑脱。

(4)脊柱侧弯以及其他脊柱骨病如 Paget's 病、氟骨症等。

二、临床表现

(一)症状

多见于 40 岁以上的中老年,以男性多见。起病缓慢,常有慢性腰痛史,疼痛常反复发作,一般症状较轻。中央型椎管狭窄主要感觉腰骶部疼痛或臀部疼痛,很少有下肢放射痛。患者常诉直腰行走困难,而弯腰骑自行车无障碍,该型患者最典型的表现是神经性间歇性跛行。侧隐窝狭窄与神经根管狭窄的症状大体相同,表现为相应的神经根受刺激或压迫症状。根性神经痛往往比腰椎间盘突出症严重,可从腰臀部向下放射,常为持续性,活动后加重,体位改变对疼痛影响不如中央型明显,间歇性跛行也不典型。

(二)体征

检查时常可发现患者主诉的症状严重且多,而客观体征少,两者往往不相符。神经未受持续性压迫时,多无明显体征。腰椎无畸形,腰部可无压痛,而后伸或侧屈位时,可诱发症状,前屈时症状消失,直腿抬高试验阴性。发生持续性压迫后,可出现受压的马尾神经或相应神经根支配区的感觉、肌力减退,腱反射减弱或消失。直腿抬高试验可为阳性。

(三)影像学及实验室检查

1.X 线检查

在腰椎正侧位 X 线平片上,常表现为腰椎生理弧度的改变,可以是生理前凸的增大或减少。还可显示椎间隙狭窄、关节突增生内聚,椎体边缘骨质增生等退变表现,部分患者表现为腰椎滑脱、不稳或椎间关节半脱位等。在 X 线片上还可测量椎管的大小,一般认为,椎管横径小于 20 mm,矢状径小于 12 mm,可以认为有腰椎管狭窄的存在。因为 X 线片存在放大倍率的差异,现多在 CT 片上行椎管各径的测量,更为准确。

2.椎管造影

椎管造影是诊断腰椎管狭窄的有效方法,表现为不同程度的充盈缺损,严重者完全梗阻,完全梗阻者呈幕帘状、笔尖状或弹头状,也有呈毛刷状的充盈缺损。腰椎滑脱引起的椎管狭窄,可在滑脱节段显示台阶状或肘拐状的硬囊形态改变。椎管后侧黄韧带增厚者,表现为锯齿状充盈压迹,有时呈藕节状改变。椎管造影可以显示硬膜囊的整体形态,且可通过体位及投照位的变化,显示出神经根袖的形态和位置变化。但对侧隐窝的显示不理想,也不能显示椎管的断面及神经根形态。

3.CT 检查

可以清楚显示椎管的形态和椎板厚度,并能进行比较精确的椎管大小及椎板厚度测量。CT

能显示椎间盘突出的程度、范围和方向,对侧隐窝狭窄、黄韧带肥厚等均可以清楚显示。如结合椎管造影检查,则能提供更多信息。椎板厚度超过 8 mm,黄韧带厚度超过 5 mm,可认为是增厚。CT 片在测量侧隐窝时,侧隐窝前后径应大于 5 mm,侧隐窝前后径小于 3 mm,可以认为是侧隐窝狭窄。

4.MRI 检查

可以对脊柱进行矢状面、冠状面、横断面多个方向角度的检查扫描。在 MRI 检查中可以显示出硬膜囊压迫的节段、程度的部位,同时可以有效显示黄韧带的肥厚、硬膜外脂肪的消失减少、神经根的压迫与位置等。所以,MRI 是检查腰椎管狭窄的有效方法。

三、诊断与鉴别诊断

(一)诊断要点

(1)症状:长期慢性腰臀部疼痛不适,间歇性跛行,腰过伸受限,且逐渐加重。

(2)体征:体格检查早期无明显异常,后期可出现坐骨神经受压的体征。

(3)影像学检查:腰椎 X 线片、椎管造影、CT 检查、MRI 检查可明确诊断及椎管狭窄的程度。

(二)鉴别诊断

1.腰椎间盘突出症

大多见于中青年人,病程相对较短,多以腰痛及下肢放射痛为主要症状,下肢症状单侧者多见,直腿抬高试验阳性。不似腰椎管狭窄症以中老年人为多,主要表现是间歇性跛行,直腿抬高试验多阴性,而腰过伸受限则明显。X 线检查腰椎间盘突出症可见到腰椎疼痛性侧弯,但骨质退变多不如腰椎管狭窄症患者明显,且腰椎管各径的测量在正常范围。CT 或 MRI 检查是鉴别两者的重要手段,腰椎间盘突出症主要表现为椎间隙水平间盘的突出与对硬膜囊和神经根的压迫,而黄韧带厚度、侧隐窝前后径、椎板厚度等多在正常范围,关节突增生内聚也不如腰椎管狭窄症者明显。

2.腰椎滑脱症

部分腰椎滑脱症患者也可表现为腰椎管狭窄症的症状。但在间歇性跛行等典型症状出现之前,腰椎滑脱就已存在,一般是到病程中后期,因腰椎滑脱,导致椎管形态发生扭曲变形,或椎间盘变性突出,或继发性腰椎退变,才发生继发性腰椎管狭窄;后期,腰椎滑脱是腰椎管狭窄的原因,而腰椎管狭窄则是表现形式。

3.血管源性腰背痛

动脉疾病或周围血管疾病可引起下肢痛,有时与坐骨神经痛很相似。但血管源性下肢痛不会因活动而疼痛加重,而腰椎管狭窄症患者的下肢痛多在活动后出现。臀上动脉血流不足引起的臀部间歇性疼痛,行走时出现或加重,站立时减轻,但不会因弯腰或下蹲等减轻。小腿后方肌肉的间歇痛可因周围血管疾病引起,并有坐骨神经刺激症状,也有行走加重、站立减轻的特征,但不会因站立而使疼痛症状完全消除,也不会因下蹲、弯腰等动作而全部缓解。

4.腰背肌、筋膜源性腰背痛

腰背肌筋膜炎、棘上韧带损伤、棘间韧带损伤、第三腰椎横突综合征、臀上皮神经卡压综合征、梨状肌综合征等,系腰背部局限性非特异性纤维织炎,常有反射性腰背痛。腰背肌筋膜炎的腰背部疼痛虽然广泛而散在,但以肌、筋膜损伤劳损处为主,所以多表现为肌、筋膜附着点附近的局限性明显疼痛和压痛,多有外伤史,在局限性压痛点附近行痛点封闭可以止痛。此外,腰背肌筋膜炎经过休息或治疗,大多可以逐渐好转或自愈,这种情况在腰椎管狭窄症是很少见的。

5.腰椎不稳引起的腰腿痛

腰椎不稳或腰椎失稳引起的腰背痛或腰腿痛,腰椎不稳的主要原因有椎间盘、椎间关节、椎间韧带的退变,外伤和脊柱手术后的医源性不稳、峡部裂和滑脱。腰椎不稳常见的症状是局限的腰背痛,伴有一侧或双侧臀部、大腿后侧的牵涉痛,严重的患者可伴有坐骨神经的刺激或压迫症状。多数患者主诉易发生腰扭伤,轻微活动或偶然用力不当,即可出现腰痛、活动受限及僵硬感,经过休息,逐步轻微活动腰痛或经过腰椎牵引、推拿按摩后腰痛及活动受限即可解除。这种腰部轻微活动即可能诱发的腰部突发疼痛及活动受限,有些类似膝关节半月板损伤引起的关节交锁症状,是腰椎不稳的重要临床特征。X线检查可见椎间隙不对称性变窄,脊柱序列排列不良,在腰椎过伸过屈侧位上可能观察到明显的椎体前后滑移,还可见到椎弓根的轴向旋转及棘突正常序列的紊乱中断等。

四、治疗

(一)非手术治疗

1.卧床休息

早中期患者或急性反复发作者,卧床休息可以改善局部静脉回流,有利于炎症反应的消退,有利于缓解椎管狭窄的症状,同时因休息可以缓解腰背肌紧张,也有利于消除肌肉源性疼痛不适。一般休息2～3周可以缓解腰腿痛,这也是其他治疗的基础。

2.腰围保护

可以协助缓解肌肉劳累。多在患者下床活动及站立时应用,卧床休息时不用。

3.腰功能锻炼

要注意加强腰背肌、腹部肌肉功能锻炼,以增强脊柱的稳定性。

4.手法推拿按摩

可以通过手法治疗达到舒筋散寒、化瘀止痛、松解粘连、松弛肌肉的作用。一般采用患者俯卧位,行腰痛部按法、揉法、点穴法、擦法等手法,患者平卧主要是行点穴法,同时配合腰部关节活动、牵抖法及双下肢关节活动等手法治疗。因患者大多为中老年人,骨质退变,手法治疗过程中不可使用暴力。

5.抗炎止痛药

在疼痛症状较重时,内服吲哚美辛、布洛芬等消炎镇痛剂有利于病情的好转,但使用这些药物要注意胃肠道及心血管安全性,有可能影响患者的凝血功能。

6.封闭治疗

可应用泼尼松龙12.5 mg,0.5%～1%普鲁卡因100～200 mg混合后行腰部痛点封闭或椎管内封闭治疗,术后配合卧床休息、手法推拿按摩或腰椎牵引,每周1次,2～3次为一疗程,对早中期患者有效。

(二)手术治疗

1.手术指征

对于病程长,疼痛剧烈,影响日常生活;或保守治疗无效,反复发作,间歇期明显缩短;并有神经功能损害尤其是马尾神经压迫出现部分或完全瘫痪的患者;以及腰椎间盘突出合并腰椎管狭窄,腰椎峡部裂或腰椎滑脱合并腰椎管狭窄;腰椎 CT、MRI 或造影检查有明确的椎管狭窄,且狭窄压迫部位与临床症状相符合的患者,均应考虑行手术治疗。

2.手术目的

解除椎管内、神经根管、椎间孔等处的致压物,解除硬膜囊、马尾神经和神经根的压迫症状,同时要尽量保留正常的骨与软组织结构,维持和重建脊柱的稳定性。

3.手术方式

常用的手术方式有椎板成形术、椎板切除减压术,多配合内固定及植骨,以重建脊柱的正常生理序列和稳定性。手术要参照术前检查的神经定位、CT 和 MRI 检查显示的狭窄范围来考虑减压范围。术中减压有效的标志之一是硬膜囊的搏动恢复。

（王树民）

第九章　神经外科肿瘤

第一节　血管网状细胞瘤

血管网状细胞瘤的组织来源,多数认为是血管源性,起自血管母细胞系的干细胞,也有认为起自血管内皮细胞,2000 年,WHO 分类将其归于组织来源未定的肿瘤。单独发生(57%)和作为 von Hippel-Lindau 病的一部分发生(43%)。为好发于小脑的成人脑肿瘤,35～45 岁为发病高峰。但因为 von Hippel-Lindau 病是遗传性疾病,多从 20 岁前后即开始发病,占全脑肿瘤的 1%～1.5%,每 100 万人口约有 50 人发病,在成人颅后窝肿瘤中占 7.3%～12%,男女比例约 2∶1。约 6% 的视网膜血管瘤患者伴发小脑的血管网状细胞瘤,而小脑血管网状细胞瘤患者中约有 20% 伴发视网膜血管瘤。

一、病理

(一)大体所见

小脑发生的血管网状细胞瘤多以巨大的囊泡和壁在结节的形式出现(70%～80%);小脑表面常有异常扩张的血管;囊液多为黄色,抽出后放置于体外可凝固成胶冻状;肿瘤结节多为粉红色,在囊壁靠近脑膜面生长;脑干、脊髓、大脑半球发生的肿瘤多为实质性,和周围组织界限不清,肿瘤多呈紫红色,血运丰富,质地柔软富有弹性。

(二)镜下所见

由密织网状排列的毛细血管或巨大的海绵状血管组成。肿瘤细胞为含有脂肪的细胞质明亮的多形性细胞,多不含有作为内皮细胞标志的第Ⅷ因子抗原。肿瘤细胞与毛细血管密接,缓慢生长,很少见到核分裂,肿瘤沿毛细血管走行向周围脑组织浸润性生长。

二、临床表现

多数以颅内压增高引起的头痛发病,以小脑症状发病的却很少。平均病程 6～12 个月,入院时的体征有视盘水肿、小脑症状、眼震等。症状缓慢发生,一部分病例伴有红细胞增多症(红细胞在

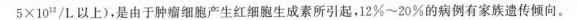

$5×10^{12}$/L以上),是由于肿瘤细胞产生红细胞生成素所引起,12%~20%的病例有家族遗传倾向。

三、影像学检查

(一)头颅 X 线平片

只有部分患者可见颅内压增高征象。常无其他异常征象。

(二)脑血管造影

椎动脉造影可见肿瘤结节的异常血管网或血管染色。

(三)CT 检查

幕下小脑半球的囊性占位病变,少数为实体性肿块,囊性型平扫为较均匀的低密度灶,较脑脊液密度略高。增强扫描可见强化的壁结节,囊壁无强化,有轻度水肿,第四脑室可见受压移位,伴幕上梗阻性脑积水,但很少见到明显的脑积水。实质型呈略高或等密度,分叶状,脑水肿及幕上脑积水更明显。增强扫描瘤体明显强化,少有钙化。

(四)MRI 检查

因不受颅后窝骨伪影的影响,检出率明显高于 CT,且对肿瘤结构显示清晰。囊性肿瘤T_1WI囊部为低信号,壁结节为等信号,T_2WI均为高信号,壁结节不易发现,周围可见迂曲走行的肿瘤血管流空影。MRI 增强后的 T_1 加权像上肿瘤结节明显地被强化,实性肿瘤 T_1WI 为等信号,T_2WI 为高信号,增强扫描明显均匀强化。MRI 对囊性血管网状细胞瘤诊断有特异性,对实质型无特异性。

四、诊断

成人小脑占位病,CT 或 MRI 上呈圆形囊性,囊壁上有均匀一致的强化瘤结节,诊断不难确立。结合家族史、红细胞计数、眼底及其他脏器改变等,有利于诊断和鉴别诊断。

五、治疗

血管网织细胞瘤是一种良性肿瘤,手术切除肿瘤可以治愈。囊性肿瘤经探查穿刺证实后,先切开囊腔吸出囊液,将自囊壁突入囊内的瘤结节沿其周围剥离,全部切除。

(1)对瘤结节无明显突出而隐蔽在囊壁内者,应仔细寻找,发现颜色厚度异常处,探查寻找瘤结节,予以切除;对多发瘤结节尤应仔细寻找,一一切除。单纯引流囊液,只能获得一时的症状缓解,常于数年内症状复发。

(2)一般囊性肿瘤,切除瘤结节可以治愈,囊壁不必切除。

(3)实质性血管网织细胞瘤,手术切除有一定的难度,手术的危险性也大。暴露肿瘤切瘤时,首先自瘤周分离,寻找肿瘤供血动脉,电凝离断,再沿肿瘤包膜逐步分离,电凝使其皱缩,再次进行完全控制肿瘤供血后,力争完整切除肿瘤。在未完全控制肿瘤供血时,勿分块切瘤,以免出血,妨碍肿瘤切除。

(刘　军)

第二节 转移性脑肿瘤

原发肿瘤的来源最多为肺癌(50%),60%~70%为男性,其次为乳腺癌(11.5%)、消化系统肿瘤(10%),有相当一部分转移瘤病例找不到原发病灶。经血流转移为最常见的途径,肿瘤细胞通过体循环进入脑内,如肺癌、乳腺癌、皮肤癌等多经此途径。头皮、颅骨附近发生的肿瘤可直接侵入脑内。

一、病理

转移性肿瘤可以发生在脑的任何部位,约75%长在幕上,25%长在幕下。肿瘤栓子沉积于脑动脉从皮质进入髓质时的分叉部,肿瘤多发生在血管分布最广泛的大脑中动脉供血区域,以额叶部位最多见,其次多发部位依次为顶叶、枕叶、颞叶、小脑。肿瘤多为单发或多发的结节,呈暗红色至灰白色,中心部多伴有坏死。半数以上的肿瘤边界清晰,血运较差,伴有明显的水肿带。分化高的瘤细胞镜下呈原发瘤的特点。

二、临床表现

转移性肿瘤无特征性症状,和其他恶性脑肿瘤有类似的表现:①急速发展的局灶性症状,如偏瘫、偏身感觉障碍、失语等。②颅内压增高表现,约1/4的患者有视盘水肿。③急速发生的精神症状,精神症状在20%~30%的病例发生,是区别于原发恶性脑肿瘤的特征。

三、影像学检查

(一)CT扫描

平扫CT上可见到单个或多个低密度灶,中线结构移位,脑室受压等。几乎所有的病灶都有增强效应。增强CT的特点是:①被明显增强的高密度灶,位于脑皮质,伴有明显的脑水肿。②被圆形增强的高密度灶,被广泛的脑水肿所包围。③多数病例可见环形增强。

(二)MRI扫描

在显示小的瘤灶、颅后窝病灶、颅底转移及脑膜转移等方面优于CT检查。一般情况下,T_1加权为低信号,T_2加权为高信号,除多发肿瘤以外无特征性。肿瘤可被Gd-GDTA明显强化。另外,转移性腺癌的T_2加权多为低或等信号,常呈长T_1、长T_2信号,伴有出血时,可见短T_1高信号,周围水肿明显。增强扫描很重要,可以发现平扫未发现的小瘤灶,并可确定有无脑膜的转移等。疑有颅底转移时,为突出强化病灶与周围结构的信号对比,增强扫描的同时要加脂肪抑制序列为好。

四、诊断

既往有肿瘤病史的患者,如果出现了头痛、恶心、呕吐等颅内压增高症状和局限性定位体征,应首先想到颅内转移的可能,诊断并不困难。对无癌瘤病史,中年以上的患者,出现颅内压增高和神经系统定位体征,在短期内病情进展迅速,CT扫描如见脑皮髓交界处圆形占位,增强效应显著,周围脑水肿明显,特别是多发病灶者,支持转移瘤的诊断。

五、鉴别诊断

多发转移瘤要和多中心胶质瘤、多发脑脓肿、多发结核球、淋巴瘤、脑猪囊尾蚴病、多发硬化等多种疾病进行鉴别;单发者也要和胶质瘤、淋巴瘤、脑脓肿等鉴别。合并出血时要注意和脑出血鉴别。鉴别诊断时,要密切结合临床病史及其他检查材料,不能仅仅以影论病。单发者常需鉴别的肿瘤要点如下所述。

(一)胶质瘤

(1)胶质瘤很少有多发。

(2)胶质瘤患者无癌瘤病史。

(3)肿瘤周围的水肿不如转移癌明显。

(4)胶质瘤多发生在髓质,而转移癌多在皮髓交界处发生。

(二)脑脓肿

囊性多发的转移癌和脑脓肿在 CT 影像上常常难以区分,但通过详细询问病史,可以鉴别。

六、治疗

由肺癌所致的脑转移,脑常常是唯一的转移器官,所以对多数病例应积极治疗(手术+放疗)。

(一)手术治疗

与单纯放射治疗相比,转移性脑肿瘤手术切除有几个显著的优点:消除了脑水肿的直接原因,免去了长期应用皮质激素治疗的需要,解除了巨大肿瘤对脑组织的压迫,同时为诊断不清的患者提供了直接的组织学证据。手术切除是根治放射治疗抵抗的转移性脑肿瘤的唯一可靠治疗方法,也是治疗颅内巨大转移瘤的可靠方法,可以不考虑肿瘤细胞类型。手术作为治疗的主要方法,避免了像放射治疗那样对广泛正常脑组织内在的损伤,但具有手术指征的患者不多,目前手术仍局限于明显单发、没有其他部位肿瘤征象的患者,这类患者最多占全部患者的 20%,而很少对多发的转移性脑肿瘤患者进行手术。

1.手术选择

尽管无确切的手术选择标准,根据临床经验,以下情况可供参考。

(1)单发且手术可及的转移瘤:手术可及是指手术切除不会给患者带来严重的神经损害症状。如有 1 个以上病灶,应首先考虑切除有可能威胁患者生命的病灶。术后进行放射治疗、化学治疗或两者兼用。

(2)原发灶处理:原发灶是否能手术治疗,应视情况而定。若病情允许可考虑手术切除颅内转移瘤,继之再摘除原发肿瘤。

(3)颅外其他部位转移:无其他部位转移的患者,若全身情况较好,亦可考虑外科治疗。

(4)一般情况:患者应能耐受开颅手术,对浅表转移瘤或小的病灶,可选择在局麻下行立体定向肿瘤切除术。

(5)脑积水分流:由肿瘤或水肿堵塞脑脊液通道引起脑积水者,可行分流手术,以暂时缓解症状;或行分流结合手术切除病灶,分流结合放射治疗和(或)化学治疗等。

2.手术方法

根据转移瘤所在的部位,设计皮瓣开颅。

在脑的浅表部位多可发现质硬的肿瘤结节,瘤体多较局限,且因周围脑组织明显水肿、炎性反应或局部软化等发生改变。故瘤体边界较清楚,适合于将瘤结节剥离。手术时可在瘤结节外围约 0.5 cm 处,按脑血管的分布先电凝、切断其主要供应血管,然后切开脑皮质,连同一薄层脑组织将瘤结节剥离并切除。切除肿瘤后,反复用生理盐水冲洗,硬脑膜缝合,不主张采用去骨瓣减压术。如系多发性小的转移性脑肿瘤而无明显瘤结节,可去骨瓣减压,也能缓解症状。术后继续防治脑水肿,同时行抗癌治疗和全身支持疗法。在良好的麻醉、手术技术及有效控制脑水肿条件下。单发转移瘤手术切除后平均生存期为 5~6 个月,1 年生存率为 22%~33%。

3.手术技巧

手术技巧决定于肿瘤的大小、位置和均质性。有数据表明:单发转移性脑肿瘤病灶完全切除后,肿瘤原位复发率很低,仅为 17%。因此,目前所有可见肿瘤的精细手术切除是转移性脑肿瘤患者最好的治疗方法,而不能依赖于术后放射治疗来杀死肿瘤的残留部分。

手术前,常规行头颅 CT 冠状位和轴位扫描,标记定位点,并在头皮上画出,该标记可以帮助我们在没有术中 B 超的情况下准确定位小的皮层下肿瘤,还可以帮助我们设计头皮切口、骨瓣,以保证足够显露出大的肿瘤边界。

对于大的、深部的肿瘤,在邻近肿瘤的头皮位置作标记,假如该标记与皮质功能区边缘重叠,应该在标记点上再作额外标记,为手术提供更为安全及有效的入路。肿瘤定位点最好在皮瓣的中心,画出皮瓣后通过小的头皮切口在颅骨外板上钻个小孔,游离骨瓣后,钻透骨瓣上小孔的两层骨板,再通过这个小孔在硬脑膜上电灼出 1 个小标记点,该点即指向皮质内肿瘤。

除非手术前患者有脑疝,在麻醉诱导后应该腰穿置管,以便手术过程中可以通过释放脑脊液保证脑压维持在理想水平。置管所使用的系统应该是密闭无菌的,以利于术后释放出的脑脊液能够回输患者,保证巨大肿瘤切除后巨大瘤腔有脑脊液充填。脑脊液样本应该送常规检查、细菌培养、细胞学检查及肿瘤标记物检查,这些检查结果可以用于评估患者术后病变进展及后续随访。

20%~30%的转移性脑肿瘤位于皮层表面,而大约 50%侵犯皮层表面的硬脑膜。手术中留下 1 cm 靠近肿瘤但未受肿瘤侵袭的硬脑膜边缘,彻底电灼镜下可见的肿瘤—皮质交界。肿瘤边缘几毫米的正常皮质的大血管分支或小血管也电灼并切断。接着,显微镜下(4×)用吸引器头对水肿的脑组织进行分离,留下肿瘤壁外非常薄的一层外观正常的组织。假如肿瘤的大小和位置在脑的非功能区,则不管它是位于表面或皮层下均可完整的整个切除。

处在非关键部位或非功能区皮质的深部肿瘤最常采用垂直皮层入路。而位于运动、感觉、视觉或语言皮质下的肿瘤,则通常采用避开功能区的斜形入路。沿着脑回作一跨皮质切口,平行主要的纤维通路达到肿瘤位置。对小转移性脑肿瘤作平行脑叶的深部切口。

对于大小及位置欠佳而不能完整切除的肿瘤,可以通过超声吸引的方法,使肿瘤的中心组织慢慢减少,进而切开的肿瘤周边向内折叠,一并切除。对质地极脆的肿瘤,也是通过超声吸引来进行吸除肿瘤中心及周边组织。为了减少肿瘤向周边播散,常从暴露的肿瘤位点开始吸除一直到肿瘤的最远处,沿着脑的周边使病变慢慢缩小。

切除肿瘤及瘤腔止血后,瘤腔用林格乳酸盐溶液冲洗数次,防止瘤组织播散到邻近的脑组织。除了小脑手术外,缺损的硬膜用骨膜修补,即使脑膜并无受损也可使用脑膜修补物修补脑膜,因为这样可以更为轻松地关闭硬膜。

（二）放射治疗

对多发病灶不能手术的病例应施行放疗,全脑照射剂量为 30～40 Gy;对单发病灶的术后,应加以局部放射,剂量为 20～30 Gy。γ 刀对直径在 3 cm 以下的单发转移灶非常有效。对颅内压增高的患者要特别注意,应避免放射造成的颅内压增高、脑疝。

（三）化疗和免疫疗法

除绒癌以外,目前的治疗效果尚未得到确认。

（四）激素疗法

激素本身对肿瘤影响不大,但对减轻肿瘤周围的脑水肿却非常有效,对颅内压增高的病例应常规给予。

（刘　军）

第三节　胚胎细胞肿瘤

胚胎细胞肿瘤是指起源于原始胚胎神经管的原始细胞或基质细胞、并具有类似的组织学表现的一类肿瘤,包括髓上皮瘤、神经母细胞瘤及其亚型神经节母细胞瘤、室管膜母细胞瘤、原始神经外胚层肿瘤（PNET）。胚胎细胞肿瘤可以发生于中枢神经系统的任何部位,但大部分是在幕下,表现为小脑的髓母细胞瘤。这类肿瘤易于在中枢神经系统内播散,偶尔也可向中枢神经系统外转移。

一、病理

（一）幕上胚胎细胞肿瘤

组织学上,胚胎细胞肿瘤由分层排列的未分化细胞组成,细胞核深染,呈卵圆形或不规则形,胞质成分极少。恶性特点表现为细胞密度高、核具多形性、出血与坏死、内皮细胞增生、有丝分裂象多见。

（二）髓母细胞瘤

髓母细胞瘤与幕上胚胎细胞肿瘤相比,尽管预后不同,但组织学有一定相似性,即都由原始的未分化细胞组成。许多髓母细胞瘤和其他神经上皮源性肿瘤一样,有向神经元分化的趋势,常表现出不同阶段神经元分化现象。典型的髓母细胞瘤由许多小细胞组成,其胞质很少,胞核卵圆,有丝分裂常见,常出现Homer-Wright菊形团,瘤细胞存在不同程度的神经元分化,促纤维增生型髓母细胞瘤可见大量的基质成分及网硬蛋白纤维。另外,髓母细胞瘤还有一些少见的病理亚型,如髓母细胞瘤脂肪瘤分化型和侵袭性大细胞型髓母细胞瘤。

二、临床表现

（一）幕上胚胎细胞肿瘤

幕上胚胎细胞肿瘤主要表现为大脑半球肿块,常累及深部的结构。患者就诊时表现有不同的症状和体征,包括偏瘫、癫痫和颅内压增高的表现。

（二）髓母细胞瘤

不论是成年人还是儿童患者,就诊时的主要症状是颅内压增高,临床症状包括头痛、恶心、呕吐、嗜睡、共济失调、眼球震颤,背痛或神经根症状常提示脊髓受累。此外,大约 5% 的髓母细胞瘤可自发性出血,引发急性表现。

三、影像学检查

（一）幕上胚胎细胞肿瘤

1.CT 检查

可见大脑半球内边界清楚的等密度或高密度占位病变,但密度常不均匀,CT 影像的高密度反映了该类型肿瘤的高核浆比。肿瘤可有不同程度的囊变、坏死和钙化,由于血循环丰富,大多数病例可见明显强化。

2.MRI 检查

常见 T_1 加权像为等信号或低信号影,T_2 加权像为高信号影,肿瘤可被强化。因肿瘤易于播散,故术前应进行全脑脊髓影像学检查。当存在中枢神经系统播散时,可见蛛网膜下腔及脑室系统局灶性或弥散性的高强化影像。

（二）髓母细胞瘤

1.CT 检查

表现为颅后窝高密度占位,儿童患者常比成年人表现出更均匀的强化,可见囊变及坏死区,钙化不常见。

2.MRI 检查

T_1 加权像见低或等信号影,T_2 加权像为高或等信号影,注射增强剂后可见不同强度的强化;还有助于发现蛛网膜下腔的播散。

四、治疗

（一）幕上胚胎细胞肿瘤

对于幕上胚胎细胞肿瘤应尽可能地全切除肿瘤,以期降低复发率。但肿瘤易于出血,常难以完整手术切除。由于该肿瘤易于播散,术后应进行全脑脊髓放疗。在少儿患者群中,由于脑部放疗可能引起严重的并发症,化疗在治疗中起较大作用,术后应进行影像学随访,尽早发现亚临床复发灶。尽管使用了多种治疗手段,但幕上胚胎细胞肿瘤的预后仍很差,大多数存活为 1～2 年,很少超过 3 年。

（二）髓母细胞瘤

髓母细胞瘤患者的术前评估包括全脑脊髓的影像学检查及脑脊液分析。适于手术的患者,其治疗包括手术切除和术后全脑脊髓的放疗,5 年生存率为 33%～60%,无论成年人或少儿患者,肿瘤能够完整切除者预后较好。

除手术切除和全脑脊髓放疗之外,化疗可延长某些高危患者(已有播散或转移、脑干受累、未能完整切除)的存活期,但化疗可能会加重全脑脊髓放疗所致的儿童发育障碍。

（刘　军）

第四节　脉络丛乳头状瘤

脉络丛乳头状瘤是缓慢生长的良性肿瘤,来源于脑室的脉络丛上皮细胞,本病可发生于任何年龄,但以儿童多见,主要见于10岁以前,男性多于女性,本病好发部位因年龄而有所不同,儿童多见于侧脑室,而成年人多于第四脑室,在侧脑室者多位于三角区。

一、诊断

（一）临床表现

（1）脑积水与颅内压增高,大部分患者有脑积水,有梗阻性脑积水和由于脑脊液生成和吸收障碍产生的交通性脑积水两种情况,颅内压增高与脑积水有直接关系。

（2）局限性神经系统损害,生长于侧脑室者,半数有对侧锥体束征,位于后颅窝者,表现为走路不稳,眼球震颤及共济障碍。

（二）辅助检查

1.腰椎穿刺

肿瘤脑脊液中蛋白含量明显增高,有的严重时,其外观为黄色。

2.头颅X线平片检查

多表现为颅内压增高征象;15％～20％可见病理性钙化。

3.头颅CT检查

肿瘤CT扫描呈高密度影,增强扫描均匀强化,边缘清楚而规则,可有病理性钙化。

4.头颅MRI检查

多表现为T_1加权像中为低信号,较脑实质信号低较脑脊液信号高,T_2加权像呈高信号,与脑脊液分界清,肿瘤有显著对比增强并合并脑积水表现。

二、治疗

治疗以手术切除为主,尽可能全切,本肿瘤系良性肿瘤,全切除后会获得良好效果。

三、预后

即使是脉络丛乳头状瘤的患者,5年生存率亦可达50％。

（刘　军）

第五节　原发性恶性淋巴瘤

脑部不存在淋巴系统却能发生淋巴瘤,其原因尚不清楚。绝大多数肿瘤为B淋巴瘤,但最近也有少数T淋巴瘤的报道。由于免疫抑制状态的患者如肾脏移植、免疫不全患者如AIDS等不断增加,此病的发病率也在不断增加。本病约占原发性脑肿瘤的1.4％,各种年龄均可发生,但

40 岁以上占 85％,20～39 岁约占 11％,20 岁以下占 4.0％,男女比例约为 1.4∶1。

一、病理

肿瘤无包膜,向周围脑组织浸润性生长。肿瘤血运丰富,呈灰白色或紫红色,很少有坏死,瘤周水肿明显。周身淋巴瘤很少向颅内转移,颅内淋巴瘤不向其他脏器转移。镜下可见属于淋巴单核-吞噬细胞系统的各种细胞,肿瘤中心部细胞致密,偶可见坏死灶。肿瘤细胞向周围脑组织浸润,特别是向血管周围腔浸润,形成袖套状特征性改变。

二、临床表现

临床表现依肿瘤发生的部位、大小及浸润的速度而不同,从症状发生到诊断的时间很短,平均为 1～2 个月。初发症状多为局限性表现(52.4％),如肢体麻木、偏瘫、失语、共济失调等,颅内压亢进症状也很常见。肿瘤侵及胼胝体可出现精神症状,侵及丘脑可出现觉醒障碍。

三、辅助检查

（一）CT 扫描

CT 扫描多为等或高密度(88％),可被均匀一致地(73％)或环状(10％)增强,多发病变要同转移癌相鉴别。有报道认为增强 CT 上,脑室周围双侧性室管膜下浸润所造成的高密度以及基底核部两侧性镜影像为特征性改变。

（二）MRI 检查

MRI 检查为非特征性改变,T_1 加权像常为低信号,T_2 加权像多为高信号,肿瘤可被 Gd 明显强化,对病变进展范围的判断优于 CT。

四、诊断

原发性恶性淋巴瘤临床表现无特异性,早期诊断困难,而且是冰冻诊断误诊率最高的类型之一,最终确诊依靠石蜡切片病理诊断。CT 和 MRI 扫描虽然能够了解病灶的部位、数目、形态、周围水肿情况及与周边脑组织关系等,但是没有定性价值,虽然如此,不可否认 CT 和 MRI 扫描是目前诊断中最好的影像学指标。

五、治疗

（一）激素治疗

约 40％的病例在激素给予后肿瘤明显缩小或消失,症状明显改善。但这种效果是暂时的,肿瘤将在短期内复发。

（二）放射治疗

恶性淋巴瘤对放射线非常敏感,约 70％的肿瘤照射后体积明显缩小。但是照射病例全体的生存期间为 12～15 个月,和胶质母细胞瘤一样,预后不良。一般照射剂量为全脑 40 Gy＋局部 20 Gy,如发现脊髓症状,应加全脊髓照射。

（三）化学疗法

多为术后和放疗后的辅助疗法,提倡联合用药。首选为 CHOP 方案:环磷酰胺 750 mg/m²,多柔比星(阿霉素)50 mg/m²,长春新碱 1.4 mg/m²,均静脉给药,泼尼松 75 mg,每 6 小时 1 次,口服。

(四)手术治疗

手术治疗主要以减压和取病理为目的。

（刘　军）

第六节　颅内脂肪瘤

原发于颅内的脂肪瘤是中枢神经系统较为少见的良性肿瘤,由脂肪组织发生。随着神经影像学的发展,对本病的报道日渐增多。

一、概述

颅内脂肪瘤在临床上发病率较低,Kazner 等在 3 200 例颅内肿瘤患者中通过 CT 检查发现了 11 例颅内脂肪瘤,约占 0.34%。颅内脂肪瘤可发生于各年龄组,无性别差异。可发生于颅内任何部位,但多见于中线周围,以胼胝体区多见。Maiuri 回顾了文献中的全年龄组 203 例,发现最常见的位置是胼胝体的体部,占 64%;位于四叠体池和环池的占 13%;位于漏斗及视交叉区的占 13%;位于桥小脑角的占 6%;位于侧裂的占 3%。颅内脂肪瘤常合并有其他中枢神经系统畸形,如胼胝体发育不全、透明隔缺如、脊柱裂、脑膨出、脑膜脑膨出、小脑蚓部发育不全、脑皮质发育不良等。

颅内原发的脂肪瘤,其发生机制仍存在着争议,有多种理论:①胚胎间质细胞的移位;②软脑膜脂肪细胞过度增生;③软脑膜上结缔组织的脂肪瘤化生;④增生的神经胶质细胞的脂肪变性;⑤神经管闭合时,隶属于中胚层的脂肪细胞被卷入其中;⑥胚胎形成过程中,原始脑膜的残留和异常分化,神经嵴向间质衍化的结果。多数学者倾向于认同最后一种理论,认为颅内脂肪瘤为一种先天性畸形,而非真正的肿瘤。Truwit 提出:起源于神经嵴的原始脑膜间充质组织在胚胎发育过程中常常被程序化地溶解和吸收,由此产生蛛网膜下腔;胼胝体的生长、发育是从其嘴部向压部开始的,如果其背侧的原始脑膜不被溶解吸收,而是分化成脂肪组织,阻碍了蛛网膜下腔的发生,也导致了相邻的胼胝体的严重发育不良,形成较大的脂肪瘤;在胚胎发育后期,胼胝体前部已大部分发育,如果与背侧胼胝体沟相邻的原始脑膜溶解、吸收和分化成蛛网膜下腔发生障碍,形成较小的脂肪瘤,位于胼胝体体部背侧,呈狭带状或呈 C 形绕在胼胝体压部;处于胚胎发育较晚阶段,脂肪瘤常伴有胼胝体发育不良或轻微畸形,从而在组织发生学上肯定了颅内脂肪瘤是原始脑膜间充质异常分化形成。

二、病理学

大体标本:脂肪瘤大小不一,可小如豆粒或大如香蕉;形状有卵圆形、细线状或柱状;瘤体呈金黄或黄白色,外面可有纤维结缔组织囊包绕,质地较韧;囊壁及周围脑组织可有不规则钙化。

镜下检查:肿瘤是由细纤维分隔的成熟脂肪细胞组成,周围由薄层纤维囊包裹,细胞核位于周边,有时可见齿状胞核,细胞间质为结缔组织,其内还可含有部分神经组织和血管结构,没有上皮样结构。

三、临床表现

约半数以上的颅内脂肪瘤无明显症状,少数颅内脂肪瘤可在相应部位的头皮下有脂肪堆积。肿瘤多为检查时偶然发现,部分患者虽有症状,但无明显特异性。癫痫是颅内脂肪瘤最常见的症状,尤其是胼胝体脂肪瘤的患者癫痫发生率可达 60% 以上,绝大部分始于 15 岁以前,几乎均是局限性发作,有的发作频繁,药物难以控制。癫痫发生的原因可能是瘤体周围脑组织发生胶质变性对脑组织的刺激,也有可能与胼胝体联合纤维被阻断有关。除癫痫外,还可伴有智力低下、精神障碍、行为异常、性格改变、痴呆及记忆力减退等,有的儿童出现生长迟滞。其他部位的脂肪瘤多表现为该部位的一般占位性病变的症状和体征,如靠近脑室周围的脂肪瘤可引起梗阻性脑积水症状,桥小脑角区脂肪瘤可引起面、听神经及后组脑神经受累、脑干受压的表现。

四、影像学

颅内脂肪瘤的 CT 和 MRI 扫描表现较有特征性,具有重要的诊断价值。典型的颅内脂肪瘤在 CT 上表现为中线附近、均一的脂肪样低密度影,边界清楚,其 CT 值为 $-100\sim-50$ Hu,增强后病灶不强化,亦无明显占位效应和周围脑组织水肿,常可伴有线状或点状钙化。由于颅骨在脑实质内产生伪影,时常影响肿瘤的检出,特别是位于脑干及其周围池内较小脂肪瘤的检出有较大困难。

MRI 表现上,病变主要分布于中线及其附近部位,并常伴有胼胝体发育不良等先天性畸形,不同部位其形态表现多样。病灶边缘清晰,无占位效应和瘤周水肿带,可显示棘状突起或锯齿样改变,沿脑沟、脑池生长,这是颅内脂肪瘤的特征性表现。脂肪瘤具有短的 T_1 弛豫值和长的 T_2 弛豫值,增强后无强化。在 STIR 序列中脂肪瘤中的脂肪完全被抑制,呈低信号,该序列为脂肪成分的定性提供了准确可靠的诊断手段。

五、诊断及鉴别诊断

多数脂肪瘤无症状,常为偶然发现。因其影像学特点较典型,诊断并不困难,但需与畸胎瘤、皮样囊肿、表皮样囊肿及蛛网膜囊肿相鉴别。脂肪瘤因不含有脱屑的上皮组织及其他的组织成分,故在 CT 和 MRI 上表现为均质性,而畸胎瘤和皮样囊肿因有多种组织成分共存,影像学上很少表现为均质性。此外,皮样囊肿及表皮样囊肿病灶虽然在 CT 上呈低密度,但 CT 值高于脂肪瘤组织。病变好发部位不同:畸胎瘤和皮样囊肿多位于第三脑室后方;表皮样囊肿常见于桥小脑角区、鞍区、第四脑室等部位,多沿脑池延伸生长;蛛网膜囊肿好发于侧裂、枕大池等部位。

六、治疗

目前,对于颅内脂肪瘤是否需要手术治疗仍然存在着争议,多数学者不主张直接手术切除肿瘤,其理由在于:①脂肪瘤与毗邻神经组织粘连紧密,且常包裹周围脑神经和血管,手术难以全切除病灶,勉强全切除常造成严重的神经功能损害。②肿瘤为良性,且生长缓慢,很少引起致命性的颅内压增高。③肿瘤所表现出的症状、体征并不完全是由脂肪瘤本身引起,可能为伴发的其他先天性畸形所致(额骨缺损,胼胝体发育不良等),手术切除后并不能明显改善症状和体征。

因此,对于无临床症状的患者,应密切随访,不需立即手术治疗。对于引起明显邻近结构受压表现的,如阻塞室间孔引起脑积水、桥小脑角区肿瘤引起神经损害表现或出现癫痫症状、经药物治疗无法控制者的患者,可考虑行手术切除;而对于伴有脑积水的可行分流术以缓解症状。

手术应以减轻病灶对邻近结构的压迫为主要目的,强调显微操作,不必强求全切除,因其为良性病变,生长缓慢,即使部分切除也可获得较长时期的症状缓解。Kiymaz 认为位于重要功能区或者与周围重要血管、神经关系密切(如胼胝体、鞍区、桥小脑角、脑干背侧等处)的脂肪瘤,手术很难达到全切除,如果为了达到全切除目的,可能会过度牵拉或损伤重要的血管及神经,以致遗留严重的并发症。对于切除后仍有癫痫的患者,需要继续服抗癫痫药物治疗。

七、预后

本病属良性病变,预后良好。Baeesa 及 Jallo 认为由于脂肪瘤属于良性肿瘤,生长缓慢,部分或大部切除后常能获得长时间的缓解。过去因手术例数少,效果不一,近年来手术效果较前有较明显的改善,Baeesa 报道了 2 例儿童脑干背部脂肪瘤(1 例位于四叠体,1 例位于延髓背侧),均采用显微外科手术进行减压治疗;手术以后,术前症状均消失,其中 1 例脑积水症状也得到了缓解。有学者报道的手术切除胼胝体脂肪瘤 7 例,其中对 2 例有顽固性癫痫发作的患者采取了胼胝体切开,肿瘤全切 3 例(42.9%),术后除了 3 例短期有轻度并发症(缄默、轻瘫)外,其余 4 例恢复良好,6 例随访 1～3 年,术前癫痫、头痛、幻听、精神呆滞等症状完全消除。

（刘　军）

第七节　颅内黑色素瘤

颅内黑色素瘤为少见的中枢恶性肿瘤,其恶性度高,病程短,进展快,诊治困难,可分为原发和转移性两大类。颅内黑色素瘤约占原发颅内肿瘤的 0.1%,年轻人多发,20 岁左右为发病高峰,男女比例约为1.6：1。颅内的成黑色素细胞多见于软脑膜,特别是脊髓和延髓下部的前方,也存在于脑内血管鞘的周围,这些细胞成为中枢黑色素瘤的起源,所以肿瘤的好发部位是脊髓周围、脑底部等。

一、病理

肿瘤多沿脑膜向四周扩散,向脑内呈浸润性生长;瘤细胞也可脱落于蛛网膜下腔,形成播散转移;肿瘤还可侵犯脑表的血管,造成蛛网膜下腔出血。镜下可见细胞为圆形、多角形等多种形态,还可见多核巨细胞,这些细胞内含有黑色素。

二、临床表现

由于肿瘤好发于颅底,常常出现脑神经受累症状。若肿瘤引起脑脊液循环障碍,则可发生颅内压增高症状;部分患者可发生反复出现的蛛网膜下腔出血。

三、辅助检查

(一)CT 扫描

平扫可见轻度高密度影,肿瘤可见境界清晰地增强。肿瘤沿软脑膜扩散时,脑膜可被增强。

(二)MRI 检查

特征性影像为 T_1 加权像呈高信号,T_2 加权像呈低信号。

四、诊断

如果腰穿脑脊液呈黑色或茶色,找到含有色素颗粒的细胞,结合影像检查,可诊断为黑色素瘤。单凭 CT、MRI 证据,诊断十分困难。

五、治疗

(一)手术治疗

颅内黑色素瘤恶性程度极高,需综合治疗。对于单发颅内大结节性病灶可行手术切除,切除范围根据病灶部位及与周围结构关系而定,不必强求全切除,术后应行辅助治疗。

(二)放射治疗

恶性黑色素瘤只有一定的放射敏感性,局部外放射治疗的目的是杀灭瘤床内肿瘤,以降低局部复发风险。全颅放射治疗单独应用效果差,常用于巨大、多发病灶。立体定向放射外科(SRS)治疗恶性黑色素瘤颅内转移十分有效,单次大剂量照射可以克服其对射线的抵抗性,对病灶周围脑组织损伤小,局部转移灶控制率高。单独采用或加全颅放射治疗可延长生存时间,提高中枢神经系统病灶的控制率。患者死亡原因多为颅外病变进展。

(三)化学治疗

达卡巴嗪是目前最常用且最有效的治疗恶性黑色素瘤的药物,可在术后或放疗后单独静脉应用,如果为脑脊液播散性转移,可行鞘内注射。替莫唑胺是一种细胞生长抑制剂,是新型的口服烷化剂,生物吸收性高,易通过血-脑屏障,与达卡巴嗪作用机制相同,对恶性黑色素瘤及其他系统性转移瘤有效率为 25%,可降低转移,提高恶性黑色素瘤临床前期抗肿瘤活性。

(四)免疫疗法

积极的特异性免疫疗法是重要的辅助方法,用于治疗残留很小病灶的恶性黑色素瘤,毒性较小。高剂量干扰素 β、干扰素 α 可提高疾病控制率和生存时间,但其剂量有争议,不易耐受。

(刘　军)

第八节　髓母细胞瘤

一、概述

髓母细胞瘤是儿童最常见的一种颅内肿瘤,约占儿童颅内肿瘤的 18%,占儿童后颅窝肿瘤的 29%,占所有年龄段颅内肿瘤的 3%～4%。儿童髓母细胞瘤占髓母细胞瘤总数的 94%,成年人只占 6%。髓母细胞瘤的发病率约为每年 6/100 万,按照我国 13 亿人口计算,我国每年新增儿童髓母细胞瘤约 7 300 例。成人髓母细胞瘤比较少见,约占成年人颅内肿瘤的 1%。

髓母细胞瘤的发病年龄高峰在 6～10 岁,且有明显的性别优势,男孩发病多于女孩。国外统计了 2 456 例儿童髓母细胞瘤的资料,5 岁以下发病占 37%,6～10 岁发病占 43%,11～15 岁发病占 20%;男孩发病占 60%,女孩发病占 40%。有学者统计了 174 例儿童髓母细胞瘤,男孩占 61%,女孩占 39%;5 岁以下发病占 26%(最小年龄 9 个月),6～10 岁发病占 45%,11～15 岁发病占 29%。

二、病理

传统上讲髓母细胞瘤为第四脑室肿瘤,实际上髓母细胞瘤的起源部位在小脑的下蚓部,肿瘤呈膨胀性生长,由于肿瘤后方硬膜和颅骨的抵抗,肿瘤主要向前方的第四脑室生长,这就是我们在影像学上看到肿瘤位于(实为长入)"第四脑室"的缘故。瘤体压迫第四脑室底,约 1/3 的肿瘤与脑室底有粘连。瘤体向下生长进入枕大池,少数可以长入椎管内,到达 S_1 水平。绝大多数肿瘤位于后颅窝的中线部位,5%～9%的肿瘤位于小脑半球,极少数位于小脑-脑桥角(CPA)。

髓母细胞瘤是中枢神经系统恶性程度最高的神经上皮性肿瘤之一,属于原始神经外胚层肿瘤(PNET)的一种,在 WHO 的神经系统肿瘤分级中属于Ⅳ级。显微镜下可见具有多能性分化的细胞成分,包括神经元、星形、室管膜、肌肉和黑色素细胞等。髓母细胞瘤来源于胚胎残余组织,一种可能是起源于胚胎时期小脑的外颗粒细胞层,这些细胞正常约在出生后半年内逐渐消失;另一种可能起源于后髓帆室管膜增殖中心的原始细胞,这些细胞可能在出生后数年仍然存在。

在 2007 年 WHO 神经系统肿瘤分类中,髓母细胞瘤有 5 种组织学类型:经典型、促结缔组织(纤维)增生型、大细胞型、肌母型和黑色素型。

(一)经典型髓母细胞瘤

经典型髓母细胞瘤质地均匀、脆、软,肿瘤外表面无包膜,暗灰色或暗红色,与肿瘤富含毛细血管有关。肿瘤的内部可有小的灶性坏死,可有小的囊变。在显微镜下,肿瘤细胞丰富,少有结缔组织成分。肿瘤由胞质很少、呈裸核状、核深染的小篮细胞组成,细胞密集生长,核圆形或卵圆形,染色质丰富,核分裂多见。典型的成团肿瘤细胞排列成玫瑰花瓣形(Homer-Wright 菊形团)的病例约 40%。

(二)促结缔组织增生型髓母细胞瘤

促结缔组织(纤维)增生型髓母细胞瘤以中心硬结节为特点,肿瘤的外周质地软、脆,中心的肿瘤结节质地韧、硬,黄灰色,多纤维组织。在显微镜下,有小结节状的孤立岛,为纤维结缔组织成分,肿瘤细胞呈散在分布。由于肿瘤质地脆弱,表面的肿瘤细胞易于脱落造成蛛网膜下腔内播散,播散的肿瘤细胞可在蛛网膜表面、脑沟内和鞍区种植生长。3%～5%的病例有肿瘤出血。

(三)大细胞型髓母细胞瘤

大细胞型髓母细胞瘤大约占 4%。显微镜下肿瘤细胞的细胞核巨大,核仁明显,胞质较其他类型髓母细胞瘤丰富,有丝分裂象和坏死明显。此肿瘤预后比经典型髓母细胞瘤差。

(四)肌母型髓母细胞瘤

1930 年至今仅有数十例报道,儿童常见。

(1)肉眼观和经典髓母细胞瘤相似:肿瘤呈胶冻状,灰白色,内部见小灶状坏死。

(2)显微镜下。髓母肿瘤细胞小而排列紧密,胞质稀疏,免疫组化显示肿瘤细胞表达突触酶和神经胶质纤维酸性蛋白(GFAP),瘤细胞周围有嗜酸性横纹肌细胞围绕。横纹肌细胞有两种类型:一种体积较大,形态不一,可呈梭形或带状;另一种体积较小,与典型髓母细胞瘤的细胞相似。横纹肌细胞无明显细胞分裂表现,而肿瘤细胞Ki-67/MIB-1指标表达很高,提示预后不佳。

(五)黑色素型髓母细胞瘤

这种类型非常少见,预后很差。肉眼观肿瘤具有同黑色素瘤相似的黑色外观,可沿脑表面播散性转移形成覆盖脑表面的黑色斑点。显微镜下见典型髓母细胞瘤中混杂有黑色素肿瘤细胞,后者构成腺管状样结构的上皮,这种肿瘤细胞可能来源于神经嵴、神经管或视网膜色素层细胞。

三、分子遗传学

通过对髓母细胞瘤分子生物学和基因学的研究发现,40%～50%的病例有等臂染色体 17p 缺失,另外还发现 6q、9q、11p 和 16q 等染色体的等位缺失,代表细胞增殖性的癌基因 *c-myc* 在髓母细胞瘤中的表达非常常见。由于以上变异在其他类型的肿瘤中也有发现,因此有人认为是继发性变异,但多数学者认为是髓母细胞瘤的原发性变异。

四、临床表现

髓母细胞瘤的病程较短,一般 4～6 个月。患者在肿瘤的早期多没有临床表现,或轻微的头痛没有引起患者家长的注意,当患者出现临床表现时,影像学发现肿瘤已经非常大。80%以上患者的首发表现是高颅压的症状:头痛和呕吐,精神萎靡。高颅压的主要原因是肿瘤阻塞第四脑室和大脑导水管后引起的幕上脑积水。

主要的体征有视盘水肿、躯体性共济失调、步态异常、强迫头位、眼球震颤等,患者可有视力模糊或视力下降。当肿瘤主要侵犯上蚓部,患者多向前倾倒;肿瘤位于下蚓部时,患者向后倾倒。如肿瘤侵犯一侧的小脑半球,患者表现为肢体性共济失调,如手持物不稳、指鼻困难等。患者多有水平性眼球震颤,这是由于眼肌的共济失调所致。复视是由于高颅压引起展神经麻痹所致;当肿瘤侵犯第四脑室底时,由于面丘受侵犯可导致面瘫;长入椎管内的肿瘤侵犯了脊神经,患者可表现为强迫头位。

约 22.4%的患者身高明显地超过正常儿童,因此怀疑髓母细胞瘤是分泌型的肿瘤,可能分泌生长激素或生长因子等。

五、影像学

成年人和儿童髓母细胞瘤在影像表现上有明显不同。一般头颅 CT 和 MRI 检查对儿童髓母细胞瘤的正确诊断率在 95%以上,而成年人容易误诊。

(一)儿童影像学表现

头颅 CT 扫描可发现后颅窝中线部位圆形占位,边界比较清楚,瘤体周围可有脑水肿带,平扫为等密度或稍高密度,增强表现比较均匀,瘤体巨大,占据了第四脑室,部分肿瘤有瘤内坏死和小囊变。头颅 CT 的血管造影像(CTA)可显示肿瘤的供血血管。

头颅 MRI 扫描能确定肿瘤的大小和精确的解剖关系。绝大多数肿瘤位于小脑下蚓部,边界清楚,质地均匀,髓母细胞瘤增强扫描后呈比较均匀的信号,提示瘤体质地软,在 T_1 相肿瘤呈低信号,有明显的均匀增强,肿瘤向第四脑室生长,向前方压迫第四脑室底。瘤体在增强后为混杂信号,提示髓母细胞瘤可能为硬纤维型。由于阻塞了第四脑室,大脑导水管扩张,并有幕上脑积水引起的脑室对称性扩大。另外,MRI 扫描可以发现沿蛛网膜下腔散播的转移灶,这有助于确定肿瘤的分期,是制订治疗方案和估计预后的重要依据。

根据影像学肿瘤的变化,并结合脑脊液的细胞学检查,可以将髓母细胞瘤进行分期(见表 9-1)。结合手术切除肿瘤的结果,可以对儿童髓母细胞瘤进行病情分级(见表 9-2)。在 Choux 的分级中,肿瘤侵犯脑干是一个因素,但在我们的临床实践中发现:髓母细胞瘤极少侵入脑干内部,多数是与第四脑室底粘连。因此,我们认为肿瘤细胞的蛛网膜下腔播散应是一个重要因素。此肿瘤分期和病情分级对于判定患者的预后有一定的帮助,分期越高和高危因素越多,患者的预后越差。

表 9-1　后颅窝髓母细胞瘤的分期

T_1	肿瘤直径小于 3 cm;局限于蚓部、第四脑室顶或者部分侵入小脑半球
T_2	肿瘤直径不小于 3 cm;进一步侵犯邻近结构或者部分填塞第四脑室
T_3	肿瘤侵入两个以上邻近结构或者完全填塞第四脑室(延伸至导水管、第四脑室后正中孔或两侧孔)并伴随明显的脑积水
T_4	肿瘤进一步通过导水管延伸至第三脑室或向下延伸至上段颈髓
M_0	无蛛网膜下腔转移的证据
M_1	脑脊液细胞学检查发现肿瘤细胞
M_2	在脑蛛网膜下腔或侧脑室、第三脑室发现结节性转移灶
M_3	在脊髓蛛网膜下腔发现结节性转移灶
M_4	中枢性神经系统外转移

表 9-2　儿童髓母细胞瘤的临床病情分级

高危因素	低危因素
年龄小于 3 岁	年龄大于 3 岁
大部切除肿瘤	全切或近全切除肿瘤
肿瘤侵犯脑干或转移	无脑干侵犯或转移

(二)成人影像学表现

儿童髓母细胞瘤典型表现:常见于小脑蚓部、均质、增强均匀,这些在成人髓母细胞瘤却不常见。

估计仅有一半的成人髓母细胞瘤位于小脑蚓部,其他大部分位于一侧小脑半球。另外有少数可位于桥小脑角区,容易被误诊为听神经瘤或脑膜瘤。也有报道多发的髓母细胞瘤,但极为罕见。

位于小脑蚓部的成人髓母细胞瘤 CT 检查表现为密度均一、均匀增强的肿块;而位于小脑半球部位的常呈非均一的混杂密度肿块,增强表现不均匀。MRI 检查,肿瘤 T_1 加权像为低信号,T_2 加权像为高信号,T_1 增强表现同样不均匀。小的囊变常见,大的囊变罕见。另外要引起注意,有一种少见的黑色素性髓母细胞瘤 MRI 表现很有特点,为 T_1 加权高信号、T_2 加权低信号,与典型病变正好相反,容易和出血相混淆。

六、诊断和鉴别诊断

对于 3～10 岁的儿童,如果短期内(4～6 个月)出现头痛、呕吐、走路不稳、眼球震颤等临床表现时要考虑髓母细胞瘤的可能,及时行影像学检查可以明确诊断。由于成人髓母细胞瘤影像学表现不像儿童那么典型,临床容易误诊,而术前正确的诊断和分期对制订治疗方案和估计预后有非常重要的意义。因此,对成人后颅窝脑实质内的占位要提高警惕。无论是儿童还是成人怀疑髓母细胞瘤时,要加全脊髓扫描确定有无转移灶。

主要应和以下病变进行鉴别。

（一）室管膜瘤

室管膜瘤为第四脑室内发生的肿瘤，主要见于 20 岁以下的儿童和青年人，特别多见于 5 岁以下儿童。特点是第四脑室底神经核团受压症状明显，小脑症状相对较轻：如耳蜗前庭核受累引起耳鸣、听力减退等症状；展神经核受累引起眼球外展障碍；迷走、舌下神经核受累引起声音嘶哑、吞咽困难、恶心、呕吐等。影像上肿瘤信号不均匀，常见钙化和较大的囊性变。

（二）小脑星形细胞瘤

典型的小脑星形细胞瘤多位于小脑半球，由于肿瘤生长较慢，小脑半球代偿能力较强，因此，患者的病史很长。影像学检查上有显著的囊性变，钙化也较常见。

其他还要和血管网织细胞瘤、脉络丛乳头状瘤、转移瘤等相鉴别。

七、治疗

（一）手术治疗

手术切除肿瘤是治疗髓母细胞瘤的首选方法，在影像学诊断后，应尽早手术治疗。70％～80％的患者合并有脑积水，现在不主张肿瘤手术前做分流术，可以在手术前 2～3 天做侧脑室持续外引流，待手术切除肿瘤后再去除脑室外引流。如肿瘤手术后 1～2 周头颅 CT 或 MRI 扫描显示脑室没有明显缩小，可以做脑室-腹腔分流术。对于脑室-腹腔分流术是否造成肿瘤的腹腔转移，目前仍有争论。当肿瘤有广泛的蛛网膜下腔转移或种植、不能首先进行肿瘤切除时，可做分流术。

肿瘤的手术全切除是治疗髓母细胞瘤的根本目标。一般讲，几乎所有原位生长的髓母细胞瘤都能做到全切除或近全切除。

做常规后颅窝枕下正中切口：上端在粗隆上 2 cm，下端到 C3 棘突水平。一般儿童没有明显的枕外隆凸，确定的方法是枕大孔向上 5 cm 处，即枕外隆凸（窦汇）的位置。用铣刀取下骨瓣（术后骨瓣要复位），一般无须咬除 S1 后弓。硬膜做 H 形切开，用丝线结扎上、下枕窦，此方法避免了 Y 形切开枕窦引起的大量出血和硬膜不能缝合的缺陷。肿瘤位于小脑蚓部的前方，部分瘤体长入枕大池内。切开小脑下蚓部 2～3 cm，前方即可看到暗红色的肿瘤。多数肿瘤质地软、脆，用粗吸引器快速吸除瘤体，肿瘤内有粗细不等的血管，应边吸除肿瘤边电凝血管，不可只强求止血。快速吸除肿瘤是止血的最好方法，当瘤体被大部吸除后，肿瘤出血自然减少或停止。

切除肿瘤的范围：上界到达导水管，两侧到达小脑半球。肿瘤与小脑半球无明确的边界，但有胶质增生层，全切除肿瘤后应看到导水管的开口。多数肿瘤与第四脑室底无粘连，第四脑室底表面光滑。如瘤体与第四脑室底有粘连，可残留粘连的少许瘤体，不可损伤第四脑室底。用止血纱布（如美国强生公司产品）覆盖手术创面止血，止血纱布与有轻微渗血的创面紧密粘连，不用止血海绵片止血，因其易于脱落。关颅时应将硬膜缝合或修补缝合，骨瓣复位、固定。

术后常见的并发症有皮下积液、缄默症、颅内感染等。以往文献报道髓母细胞瘤的手术死亡率约 10％，由于现代影像技术和显微手术技术的发展，现在的手术死亡率几乎为零。术后 2～3 天时应检查切口情况，如发现有皮下积液应及时做抽液后加压包扎，一般每天穿刺抽液并加压包扎 2～3 次，枕部软组织与颅骨贴合后积液即可消失。如积液不能消失，可做皮下积液持续外引流，并局部加压包扎；如皮下积液仍然不消失，可做皮下积液-腹腔分流术。

缄默症的发生率较低，主要发生在巨大的髓母细胞瘤手术后，Hirsch 最早报道后颅窝手术后出现这种现象。患者有两种不同的临床表现类型：多数患者表情呆滞、不说话、不回答问题；有极少数患者表现为哭闹,但无眼泪,在床上翻动,不说话。缄默症发生的时间可在术后即刻出现,也可在术后数天才出现。几乎所有的缄默症都能在半年以内恢复到正常状态;术后即刻出现的缄默症的恢复时间较长,一般要数周到半年;而术后数天才出现的缄默症的恢复较快,数天或数周即可恢复。发生缄默症的确切原因不十分清楚,可能与损伤小脑的齿状核有关系,齿状核的损伤原因可能因手术直接损伤和静脉循环损伤有关系。

(二)放射治疗

髓母细胞瘤的恶性程度很高,单纯手术治疗的效果很差,因此术后放射治疗是治疗髓母细胞瘤必不可少的治疗措施,可以明显地延长患儿的生存期。

但是早期实施的手术加局部放射治疗的效果也不理想。1936年,Cutler开始采用全中枢(craniospinal irradiation,CSI)放射治疗,1969年,Bloom报道了71例进行CSI的病例,5年和10年生存率分别为40%和30%。之后,大量的研究证明,无论儿童还是成人髓母细胞瘤,采用手术加CSI均可以显著提高生存期。

髓母细胞瘤对放射治疗很敏感,而且由于患者多为儿童,大剂量放射治疗将增加明显的不良反应,特别是引起患儿的神经系统发育障碍,因此目前已经不主张进行大剂量放射治疗。有较可靠研究显示,采用低剂量全中枢照射加后颅窝局部高剂量照射能够在不降低疗效的情况下减少放射治疗并发症。一般要求全脑+全脊髓为30~40 Gy,后颅窝总剂量不低于50 Gy,近来的标准剂量为50~58.8 Gy,每次的分割剂量为1.75 Gy或1.8 Gy。没有可靠证据显示提高剂量能够提高疗效。术后开始放射治疗的时间越早越好,一般患者要在术后3周内接受放射治疗。对于高危病情的患者,尚需要在放射治疗后进行药物化疗,以提高患者的生存率。

放射治疗不良反应包括短期的和远期的,短期不良反应主要有恶心、呕吐、疲劳、脱发、骨髓抑制和咽喉疼痛等,远期不良反应主要是记忆力、计算力等认知功能下降,特别在儿童比较明显,其他较少见的还有垂体功能低下、引起第2肿瘤等。

(三)化疗

化疗一直是儿童髓母细胞瘤手术及放射治疗后的重要辅助治疗手段。一般不主张在放射治疗前做化疗,应在放射治疗后再化疗。自1990年以来,由Packer等提出的CCNU+顺铂+长春新碱方案在美国已经作为标准方案用于治疗髓母细胞瘤。这一方案的应用将儿童髓母细胞瘤的平均5年生存期从1973—1989年的50%左右提高到1990—1999年的70%左右。化疗的主要不良反应包括外周神经炎、听觉损伤、肾脏损害和骨髓抑制等。

由于放射治疗加化疗将大大增加不良反应,人们开始尝试在化疗辅助下减少放射治疗剂量的方案。初步的研究显示,对儿童髓母细胞瘤患者,这一方案可以在不降低长期生存率的情况下明显降低放射治疗造成的儿童认知功能障碍。但是这一方案在成人髓母细胞瘤治疗中的作用还存在争议,因为:①成年人单纯接受手术加放射治疗的5年无病生存率(PFS)可以达到60%;②放射治疗对成人神经认知功能的影响远没有儿童那么严重;③目前还没有可靠证据证明在手术+放射治疗后加用化疗可以有效提高成人髓母细胞瘤的疗效;④Packer方案可能引起的化疗不良反应(如恶心、呕吐、周围神经炎、骨髓抑制、肾脏损害等)在成年人更容易出现。因此,对于成人髓母细胞瘤的治疗方案目前的共识是手术加术后放射治疗,化疗的作用和最佳方案及何时开始化疗等问题还需要进一步的研究。

八、预后

影响髓母细胞瘤的预后因素很多,如肿瘤的基因改变、肿瘤细胞蛛网膜下腔转移程度、肿瘤局部侵犯的范围、患者的年龄、性别、手术切除肿瘤的程度、术后放射治疗剂量、药物化疗的应用,等等。一般来讲,女孩的预后明显好于男孩,年龄小的患者预后差于年龄大的患者。

由于显微手术技术的提高、放射设备和方法的改进及化疗药物的应用,使得儿童髓母细胞瘤的治疗效果达到了非常理想的水平。个别报道患者 5 年生存率甚至可以达到 95％以上。

所有髓母细胞瘤的患者都应做长期的随访,定期做头颅 CT 或 MRI 扫描是早期发现肿瘤复发的根本措施。多数髓母细胞瘤的复发在手术后 3 年内,因此,在术后的 4 年内,每 6 个月做 1 次头颅 CT 或 MRI 扫描检查,4 年以后,每 1 年做 1 次 CT 或 MRI 扫描。定期做脑脊液的细胞学检查也是随访髓母细胞瘤的重要方法,其发现肿瘤复发可能会在影像学发现复发的肿瘤占位之前。髓母细胞瘤复发后的生存时间很短,有临床症状的患者平均生存 5 个月,有影像学占位而没有临床症状的患者平均生存 20 个月。

肿瘤的复发部位根据手术的切除程度有所不同。肿瘤大部切除的病例几乎都是在原位复发;而全切除或近全切除的髓母细胞瘤很少有原位复发,肿瘤的复发多在前颅窝(如鞍区、额叶纵裂处)和脊髓等部位。可能是这些部位位于放射野的边缘,已经有蛛网膜下腔播散的肿瘤细胞残存在这些部位引起肿瘤的复发。应根据颅内复发肿瘤的大小决定治疗方法,如再次手术、放射治疗或化疗。

髓母细胞瘤在中枢神经系统外的复发(转移)率约 5.6％,主要部位:骨(82％)、淋巴结(28.7％)和内脏器官(23.5％),治疗的方法为化疗和放射治疗,一般不适合手术治疗。

（刘　军）

第九节　脊髓畸胎瘤

一、概述

(一)概念

畸胎瘤是由一种或多种胚胎成分构成的真性肿瘤,瘤中常含有其所在部位或器官固有组织所没有的多种成分,其来源于外胚层和内胚层之组织残余。

Tertold 这个词,不同学者还有其不同的含义,除上述者外,似乎还有泛指所有不典型的畸胎瘤之意,如是这样,当译为畸胎样瘤,此外,还被人用来泛指包括经典型者在内的所有畸胎瘤。如这样,当译为畸胎类瘤或畸胎类肿瘤。

畸胎癌:有人指伴有明确恶性成分的畸胎瘤,至于这恶性成分则不论其为胚胎性癌还是其他癌成分,甚至恶性间叶成分均可;而另有人则指的是上皮成分突出而形成未分化癌状态的畸胎瘤。

恶性畸胎瘤:一般被泛指所有恶性的畸胎类肿瘤,也被限定于那些全由未分化性类胎儿发育期的组织成分的肿瘤。

畸胎瘤恶变和畸胎瘤癌变两词一般均为指良性畸胎瘤发生局灶性肉瘤变或癌变。

（二）发病情况

在椎管内脊髓畸胎瘤罕见，仅占椎管内肿瘤的1.0%～8.3%。国内报告6 027例椎管内肿瘤，有畸胎瘤185例占4.8%，占椎管内先天性肿瘤的39.8%。脊髓各段均可发生，以骶尾部多见。国内161例有部位记载者，颈段占9.6%，胸段占23.3%，腰骶段占67.7%，多位于脊髓的背侧或背外侧。可以发生在髓内、髓外硬膜内，亦可发生在硬膜外。男多于女，大都在20岁以下，患者常伴有脊柱裂等先天性畸形。

（三）畸胎瘤分类法

1.按肿瘤组织的分化程度分类

可分为良性和恶性两类，但不能反映其形态学特征，而且高分化的良性型也可发生转移。

2.按肿瘤的大体结构特点分类

可分为囊性和实体性两类；虽然前者多为良性，后者多为恶性，但也不是绝对的，况且实体者之中也多半可出现小囊腔。

3.按肿瘤的组织特性分类

可分为类组织性、类器官性和类机体性三类。类组织性是由一种组织所构成，如表皮样囊肿、睾丸和颅内等处的横纹肌肉瘤；类器官性由数种组织构成，其构造很像某种器官，如皮样囊肿、卵巢的甲状腺肿；类机体性由各种组织构成，其构造像各种器官的萌芽，犹如一个完整的机体、这种畸胎瘤又可分为囊性和实体性，良性胚胎性畸胎瘤和恶性胚胎性畸胎瘤二型。

4.按肿瘤组织的复杂性和器官的形成状态

可分为三类：经典型畸胎瘤，由分化好的3个胚层成分所构成，并形成器官状态；畸胎样瘤，组织成分不足3个胚层，不形成器官样；非典型畸胎瘤，组织成分不足两个胚层，仅由简单的一二种细胞成分构成。

5.按现代的流行分类

WHO(1990)把CNS畸胎瘤分为3个亚型：成熟型、不成熟性和畸胎瘤恶变。

二、病因

胚胎发育早期从卵裂球或囊胚孤立出去的胚胎细胞，在脱逸组织导体和胚胎导体的控制下，从整体脱落或分离出来，使细胞基因突变，而致分化异常。此过程发生在胚胎后期则形成畸胎瘤。

三、病理

（一）

瘤的大小差异很大，小的如豆粒，尸解时偶有发现；大的可达脊椎数个节段，占满椎管。瘤外有包膜，表面可见结节，瘤内大都为实体，但常含有一些大小不等的囊腔。由于瘤内出血，肿瘤部分为粉红色、红色、黄色或棕色。部分可见毛发、脂质、牙齿、骨及软骨。

（二）光镜形象

畸胎瘤的组织成分多为外胚层和中胚层来源的，如皮肤及附属器、神经组织、软骨、骨及肌组织，很少见内胚层来源的成分。有人称只有二胚层的为"畸胎样瘤"。畸胎瘤可分化出全部生殖细胞层，根据瘤细胞的分化情况可分为三种类型。①未成熟型：瘤细胞的形态似胚胎细胞，分化不良或未分化。根据瘤组织中的主要成分又可分为胚胎癌、畸胎瘤、内胚窦癌、精原细胞瘤和无性细胞瘤，为恶性畸胎瘤，易发生远处转移。转移部位以肺、淋巴结、椎体、肝为多见；②成熟型：瘤组织似成人组织；③畸胎瘤恶变。

不成熟性畸胎瘤有时与胚胎性癌很难区别，但后者的间叶成分不会像前者那样突出。成熟性畸胎瘤可发生恶性转化，上皮成分和间叶成分或者二者同时或先后发生间变。

（三）免疫组化

由于畸胎瘤的组织复杂，免疫反应也多样化：①其中胶质组织分化处，GFAP 为阳性；②神经元及神经母细胞分化区，NSE 和 NF 阳性；③S-100 对胶质和神经元成均为腺上皮成分分化区，对 CEA、EMA 和 CK 可能为阳性；有滋养叶细胞分化区，对 HCG、HPL 和 SP 为阳性；鳞状上皮分化区，对 CK 和 EMA 阳性；纯畸胎瘤对 AFP 和 HCG 为阴性。

四、临床表现

常见于 20 岁以内的青壮年，起病慢，进展缓慢，病程长，临床表现取决于瘤之位置及大小。早期多无症状，或症状轻微，体征模糊。骶尾部畸胎瘤多见于女性儿童，随肿瘤的增长，可引起脊髓、马尾及圆锥的功能障碍。表现为下肢及鞍区感觉异常、麻木、疼痛；双下肢肌力减退或瘫痪，可有肌萎缩。括约肌功能障碍明显，出现排尿排便困难，双下肢瘫痪为弛缓性。病理征阴性，腱反射减弱或消失。病变位于马尾或侵犯其他部位神经根时，则以根痛症状为主，且为早期或首发症状，继之出现大小便失禁，如若早期侵犯脊神经前根，则以肌无力，肌萎缩为主，早期可见脊髓型跛行。如若肿瘤发生在颈、胸、腰髓部位，则表现为相应节段的根痛和相应节段的节段型感觉、运动障碍和肌萎缩。特别是早期根痛症状和感觉障碍有定位意义。

根据肿瘤的发生部位临床上可分为三种类型：①显型，位于尾骨尖端，主要向臀部生长，肿瘤隆起于体表，大小不等，表面光滑，界线不清，可移动，质地软硬不均，呈束性。恶变率约 9.4％。②隐型，肿瘤位于骶前，向盆腔内发展，长大后引起直肠与骶神经压迫症状。可表现为骶尾部不适和疼痛。可出现排便排尿障碍，大便变形等，恶变率为 71.4％。③混合型，兼上述两型特点，既向臀部生长，又向骶骨生长。恶变率约 46.7％。除此以外，畸胎瘤尚可发生于纵隔而引起胸痛、咳嗽等症状。卵巢畸胎瘤因缺乏神经症状偶尔在查体时被发现。

五、辅助检查

（1）腰穿：腰椎穿刺行脑脊液动力学试验、细胞学和生化检查，对本瘤诊断有极大帮助，根据病程不同，可有椎管不完全性或完全性梗阻，脑脊液的蛋白增高。细胞学检查可发现恶性畸胎瘤细胞。

（2）血液中 AFP（胎甲球）和 HCG 呈现增高，为畸胎瘤的标志。

（3）X 线检查 X 线平片可见不规则钙化影和骨骼、牙齿影等。

（4）CT 可表现为脊髓变形移位，脊髓多为扁平形或不规则形，为本瘤的特征性表现，脊蛛网膜下腔增宽，对侧狭窄，充盈缺损，椎间孔、椎管可有扩大。

（5）MRI 畸胎瘤由于其组织成分不同及囊实混杂，通常在 MRI 上呈不均匀的信号改变。畸胎瘤一般至少部分囊性变，囊变信号密度在 T_1、T_2 加权像上可与脑脊液相似。如果含蛋白或细胞的囊肿，可与实性肿瘤相似。畸胎瘤在注射 Gd-DTPA 后一般无强化。

（6）核医学显像：椎骨受损骨显像可见病变区放射性浓聚，蛛网膜下腔显像可显示脊髓腔占位性病变和脊髓腔梗阻。

六、诊断

根据发病年龄,起病慢、进展慢、病程长等,结合症状体征和必要的辅助检查诊断一般不难。主要有以下特点。

(1)儿童、青年多见,多在 20 岁以内发病。

(2)病程长、起病慢、进展慢,病程中常有缓解和复发。

(3)肿瘤约 3/4 位于腰骶髓,主要位于脊髓外硬膜内,约 1/3 位于髓内。

(4)肿瘤生长缓慢,质地柔软,故受损组织功能代偿能力较好,损害症状轻。

(5)常伴有脊柱裂等其他畸形。

(6)常伴有感染,如囊内感染,椎管内脓肿等。

(7)腰穿示椎管梗阻,脑脊液蛋白增高。

(8)血清中查到肿瘤标志物:AFP 和 HCG。

七、鉴别诊断

根据临床特点诊断一般不难,但常需与其他脊髓压迫症进行鉴别。如考虑本瘤可能,腰穿示椎管梗阻,脑脊液蛋白含量增高,血清 AFP、HCG 阳性,脊髓 CT 和 MRI 检查可确定诊断。

八、治疗

(一)手术治疗

一旦确诊即应手术治疗,手术可分两步进行。

(1)切开肿瘤:当在硬脊膜背侧切开硬脊膜时,可见豆渣样内容物溢出。先用刮匙自上而下的轻柔地刮除,以减少对马尾神经纤维或脊髓的损伤,不必刮净,以便有利于剥离囊壁。

(2)剥离囊壁:先以切口部位向两侧分离,后侧及两侧囊壁与硬脊膜粘连紧密,因肿瘤的存在,硬脊膜常有增厚现象,真正囊壁很薄,故两层之间不难区分。只要细心操作,一般均能完整取出囊壁。恶性畸胎瘤常长出包膜,与神经、脊髓粘连紧密,使难以根除,单纯剥出豆渣样物,也能松解马尾,功能亦可恢复,但易复发长大。

(二)放射治疗

良性畸胎瘤术后复发率约 12.3%,复发后 71% 为恶性,所以手术后必须继续放化疗。放射治疗剂量一般为 2 000～3 000 cGy。

(三)化疗

可选用 ACD、ADM、VCR、CTX、BLM 等联合化疗方案,效果较好。

九、预后

早期,良性肿瘤,可完全切除者预后较好。神经损害严重,手术不能完全切除或恶性者预后差。据报告,术后放化疗 2 年生存率为 20%,复发后平均生存期 4 个月。

十、预防

注意孕期和围生期保健,防止接触致突变致畸的理化因素,避免服用致畸药物,补充叶酸,适当加强营养。

(刘　军)

第十节 脊髓脂肪瘤

一、概述

脂肪瘤又称血管肌肉脂肪瘤,病理可分为脂肪瘤、棕色脂肪瘤与脂肪肉瘤。前者为良性脂肪瘤,后者为恶性脂肪瘤。

(一)脂肪瘤

该病不是真性新生物,为脊髓间叶组织发育障碍,实系一种迷离瘤或错构瘤,其根据:①常伴有其他形式的发育障碍。如腰骶段的脊髓脂肪瘤常伴有隐性脊柱裂;少数病例常可伴有其他种类的畸形,如唇裂、颈肋、漏斗胸、皮下脂肪瘤,脊髓空洞症等。②肿瘤以脂肪为主,但每伴发大量血管和纤维组织的增生,有时还可有肌肉和骨髓等组织存在。③无一般新生物的生物学特性。

脊髓脂肪瘤较少见,仅占肿瘤的 0.45%～2.40%。徐庆中报告 710 例椎管内肿瘤,有 29 例占脊髓肿瘤的 4.08%,李士月等报告 90 例脊髓肿瘤中有 1 例,杨树源报告手术治疗脊髓内肿瘤 71 例,脂肪瘤占 12.7%。各年龄段均可发生,最幼者 3 天,最长者 75 岁,以 20～30 岁者多见。男女发病无显著差异,可发生于任何脊髓节段,但好发于腰骶段,硬膜外多见。常合并先天异常,亦可位于硬膜内,过去认为髓内脂肪瘤罕见,仅次于室管膜瘤和胶质细胞瘤,而居第三位。通常位于脊髓的后柱,亦可为多发,有的呈弥漫性,可累及脊髓的全长。Caram 等报告 51 例脊髓脂肪瘤中有 5 例从颈髓到马尾的全长均受累。

(二)棕色脂肪瘤

又称冬眠瘤、腺形棕色脂肪母细胞瘤、胎细胞性脂肪瘤、颗粒性脂肪瘤等,脊髓棕色脂肪瘤临床罕见。

16 世纪即发现冬眠动物身上有棕色脂肪,呈腺样结构。在人类 20 世纪才被证实,多在新生儿,随年龄增加,棕色脂肪逐渐减少。1974 年,泰国报告 1 例椎管内冬眠瘤,伴有腰椎裂的 14 岁男孩,瘤位于 L_3 硬膜下,与局部软脊膜有粘连。

(三)脂肪肉瘤

脂肪肉瘤系恶性肿瘤,病程短,进展快,常短期内出现截瘫。

二、病因

脂肪瘤的病因不明,可能与外伤、化学因素、病毒感染及某些遗传因素有关。

三、病理

(一)大体形态

脊髓脂肪瘤借血管、纤维与神经组织交织在一起,神经根往往被包裹在肿瘤内,因此给手术带来困难。在脊髓中通常占据几节椎骨之长,位于中线附近一个小的半径,常常位于脊髓的浅层而不在深层,但却与脊髓牢固的粘连在一起。位于髓内者常部分露于脊髓表面,肿瘤呈条索状、乳黄色,可侵及整个脊髓断面与脊髓无明显分界,以致不易做肿瘤全切除。位于硬膜外者较局限,易于切除。

（二）组织形态

肿瘤以成熟的脂肪细胞为主,亦有胎性脂肪细胞,诊断需要结合大体检查所见。细胞内可有泡沫状粉染物质,但不易见到细胞核,大小不一,界限亦不清楚,但没有恶性征象,往往含有大量纤维组织和血管。血管大小不一,排列较紊乱,有的血管壁增厚,平滑肌增生,纤维组织内可有大量的胶原纤维,形成束带状。血管周围的间叶增生堆积,有血管曲张,或呈网状,此等现象恰象皮下和肾脏通常见到的一种错构性间叶组织块,含有较多的纤维组织,可称纤维脂肪瘤;如瘤内发生黏液变,则称黏液脂肪瘤,应注意与黏液瘤和黏液脂肪肉瘤鉴别。如脂肪瘤与黏液瘤之间有移行带,即可排除黏液瘤;如无脂肪母细胞及丛状毛细血管可排除黏液脂肪肉瘤。如瘤内有较多毛细血管,成簇分布,则称为血管脂肪瘤,其血管内可见透明血栓为其特征。如瘤内见有不同比例的平滑肌,又称肌脂肪瘤。

有的病例可见到横纹肌、骨、软骨和骨髓组织等。有的病例还可见到裹入的胶质细胞、胶质纤维、神经膜细胞和神经元等神经组织。靠近神经根者,也可将神经纠缠入内。

棕色脂肪瘤镜下棕色脂肪,细胞边界清楚,圆形或多角形,胞浆内有淡染的小空泡或嗜酸性颗粒,核位于中央,圆形一致,偶有异形,但无核分裂。

四、临床表现

脊髓脂肪瘤多见于 20～30 岁青年男性,起病慢、进展慢,有时 10～20 年病情方达高峰。还有的患者生前无症状,尸解后方发现。早期临床症状主要为疼痛,局部疼痛多为神经根受肿瘤刺激引起,沿神经分布区的放射性疼痛,可伴有麻木感,因其以腰骶段为多见,故多表现为下肢及腰部的疼痛,可表现为一侧坐骨神经痛的症状。根性坐骨神经痛常为早期或首发症状。因此对青中年发生的根性坐骨神经痛,可伴单肢瘫或节段性肌萎缩者应想到本病的可能。如发生在颈部,可表现为颈神经痛,或双上肢麻木、肌萎缩,亦可表现为臂丛神经痛。后可出现脊髓型偏瘫,晚期可表现为四肢瘫,胸髓则表现为肋间神经痛,继之出现截瘫,双下肢为中枢性瘫。腰骶髓者则表现为周围性截瘫,病变部脊柱棘突常有叩击痛或压痛,X 线脊柱平片常可发现伴有脊柱裂。

血管脂肪瘤好发于 40～60 岁女性,以髓内多见,常发生在胸段,故临床常表现为胸背痛,继之出现脊髓受压的表现。感觉障碍先从上向下发展,运动障碍则从下向上发展。最终形成中枢性截瘫和受损平面以下所有感觉障碍。

近年来有学者认为血管脂肪瘤为一独立性疾病。其不同于硬膜外脂肪瘤,除发病年龄性别不同外,硬膜外脂肪瘤常伴有脊柱及其他部位先天性异常(如脊柱裂、脊髓空洞症)等。脊髓棕色脂肪瘤临床少见,脂肪肉瘤更为罕见。因后者为恶性肿瘤,故临床进展较快,可沿脊髓腔传播及髓外转移。

五、实验室检查

腰穿可显示椎管狭窄,不完全或完全梗阻,脑脊液正常或蛋白增高。

六、特殊检查

（一）脊柱 X 线平片

主要表现。①椎管扩大:正位片表现为椎弓根距离增大,侧位显示椎管前后径增宽,其增大的范围和肿瘤大小密切相关。②椎体和附件的骨质改变:肿瘤可引起椎体及附件压迫变形或骨质破坏。③椎间孔扩大或破坏:轻微改变常在两侧对比下发现。

脊髓碘水造影:多数脊髓压迫症患者需借此检查以明确诊断,根据造影剂停留部位、充盈形状来判断脊髓压迫平面及髓内、髓外压迫。

(1)髓内脂肪瘤:由于肿瘤本身为浸润型,故病变节段脊椎呈梭形肿胀,造影剂可在其两侧呈线状上行。

(2)脊髓外硬膜内脂肪瘤:位于一侧上升性脊髓造影时可见油柱被阻塞处呈完全或不完全的弧形凹面样阻塞,与肿瘤的下级相应,即所谓杯口状缺损。由于肿瘤在位置上与蛛网膜下腔的关系最为密切,所以阻塞面的形态与肿瘤外形完全符合,其旁有条状透明的脊髓,被推向另一侧。

(3)脊髓硬膜外脂肪瘤:由于肿瘤未直接生长入蛛网膜下腔,反将硬脊膜推移在一起,故脊柱阻断处呈柴束状。

(二)CT 检查

对于肿瘤的定位、定性有重要意义。能准确地确定肿瘤的范围,椎体及其附件受累的程度。在怀疑椎管病变而 X 线平片阴性者,常可提示明确的骨质异常。

(三)MRI 检查

可明确肿瘤的大小、位置与周围组织的关系,脊髓受压程度,有无水肿,出血等情况。

七、诊断

根据青壮年发病,起病慢、进展慢、病程长的临床特点,临床根据疼痛及其脊髓慢性压迫症为主要表现的,以腰骶为多见,结合 X 线、CT、MRI、脑脊液检查,可作出临床诊断,确诊依靠术后病理组织检查。

八、鉴别诊断

需与其他脊髓压迫症进行鉴别,根据发病年龄,起病、进展及病程经过,结合必要的辅助检查,一般初步可作出诊断及鉴别诊断。

九、治疗

(一)手术治疗

一般认为手术是脊髓脂肪瘤的唯一有效的治疗方法。脊髓脂肪瘤良性居多,大都可手术切除。恶性或髓内脂肪瘤因其与脊髓粘连紧密,难以做到完全切除。杨树源等报告 9 例髓内脂肪瘤,手术大部切除肿瘤和充分减压,临床症状与体征得到明显改善,甚至可完全消失。手术中使用激光手术刀、超声吸引器、手术显微镜、术中超声扫描、电生理手段监测,可提高手术质量和肿瘤全切除率。手术能停止神经功能障碍的发展,改进运动和感觉功能,不少肿瘤长期随访,多数疗效十分满意。手术危险性低于髓内肿瘤的自然发展史,而对恶性肿瘤或手术未能完全切除者,在充分减压的基础上应行放射治疗,以提高手术疗效,延长生存期。

(二)放射治疗

脂肪肉瘤在手术后可使用放射治疗。单发性肿瘤在背后局部照射,上下界各超出病变 3～5 cm,如侵犯到脊椎骨应加宽照射野,包括受累椎体。每周 5 次,每次 2 Gy,总量 50 Gy。脊髓上段对射线较敏感,耐受性较低,要慎重给量,脊髓下段对射线耐受性较高,必要时可适当加量。姑息治疗可针对肿瘤区照射,每周 5 次,每次 4~5 Gy,连续照射 5~4 次,总量 20 Gy/5 d,在计算照射剂量时,对脊髓不同深度,按分值可分别进行计算。

（三）化疗

脂肪肉瘤可在手术、放疗的基础上进行化疗,但该类肿瘤对化疗不敏感,对一些晚期患者有一定疗效。

（1）常用药物:VCR、CTR、MTX、MMC、ADM、DDP、ACD、BLM 等。单一用药效果不佳,其中大剂量甲氨蝶呤及四氢叶酸解救疗法效果较好。

（2）联合用药:用 CYVADIC 方案有效。①CTX 500 mg/m² 静脉滴注,第 1 天;②VCR 1 mg/m²,静脉滴注,第 1.5 天;③ADM 50 mg/m²,静脉滴注,第 1 天;④DTIC 200 mg/m² 静脉滴注,第 1~5 天。每 3~4 周 1 次。

十、预后

一般脂肪瘤只要发现早,手术及时,预后良好。根据英国 COE 报道,采用综合治疗脂肪肉瘤 5 年生存率 73.2%,若治疗开始早,手术相对较彻底,放、化疗正规完成,可提高生活质量。

十一、预防

因病因不明,故 I 级预防较困难,一般应避免外伤,提倡科学的生活方式,加强体育锻炼,防止病毒感染,禁止近亲婚配等。一旦出现临床症状,应做到早就诊、早诊断、早治疗。以防并发症的发生,改善预后。

（刘　军）

第十一节　脊髓脊索瘤

一、概述

脊髓脊索瘤又称脊髓细胞瘤、脊索母细胞瘤、脊索癌、脊索肉瘤,是起源于胚胎结构——脊索的残余组织（脊索剩件）。脊索是由多角形的上皮样细胞所组成,细胞体较大,胞浆丰实,内有空泡,含有黏液样物质。细胞核染色较淡,有一较大的核仁,也有空泡,但未能鉴定其内容。在胚胎早期,脊索从尾骨部延伸至头部。当胎儿达到 3 个月时,脊索开始退化,至 4 个月时被完全吸收,其所在位置由脊椎骨所替代。但在正常的椎间盘内尚遗有少量组织,即所谓髓核。在成人骶尾部,颅底等处也可不正常的遗有脊索组织的残余,脊索瘤的发生就在这些部位。因此,脊索瘤主要发生在颅底和骶尾部脊柱,发生在椎管内者较少。据大组病例统计,颅内型占 44%,骶尾型 41%。脊髓型仅占 15%。约占椎管内肿瘤的 5%。本节主要介绍脊髓脊索瘤。

脊髓脊索瘤主要发生在硬膜外,其主要临床表现为脊髓压迫症状和神经根症状。

二、病因

脊髓脊索瘤是由残余或迷走的脊索组织发生的。因这些残存的脊索通常位于脊柱的两端,故以骶尾部和颅底、颈椎段较多见。有低度恶性,约 10% 的脊索瘤可发生转移。

三、病理

（一）大体形态

脊索瘤质软,呈胶胨状,常无明显包膜,与脊髓界限尚清。多在硬膜外,其常与其发生的脊椎相联系,骨质可有破坏,异位者可原发于脊髓硬膜外,可穿破硬膜而达硬膜下,可压迫脊髓,侵入者少见。瘤内含有数量不等的黏液性物质,为肿瘤变性的产物,故其含量越多,越为良性。其内可钙化,钙化越多,说明恶性程度越高。

（二）组织形态

显微镜下可见肿瘤为上皮样细胞所组成,细胞的形态与脊索细胞很相似,常排列成条或岛状,埋于疏松的黏液状组织中,可含有软骨组织、钙化斑及小片骨骼组织。其周围为网状结缔组织所包绕,将肿瘤分割为不规则的小叶状。瘤细胞的胞浆中含有大量空泡,能染上黏液染色,称为空泡细胞。有时这些空泡合并将细胞核推至一旁,称为"戒指样"细胞。有的地方的细胞的界线消失,形成大块黏液状合体。大量的空泡细胞及黏液的形成是本病病理形态特征。约 10% 的脊索瘤呈恶性。细胞增殖活跃,黏液显著减少并有核分裂象。少数肿瘤能经血流转移至肺、肝、肾、心或其他脏器。个别报道可导致蛛网膜下腔种植性播散,可以转移至脊髓或马尾。

（三）电镜检查

可见特殊的线粒体内质网复合体,并有桥粒连接,体现有上皮的性质。

（四）免疫组化

显示 S-100、Keratin、EMA、Vimentin 均为阳性,CEA 很少阳性。另外,5-核苷酸酶强阳性也有诊断意义。

四、临床表现

脊髓脊索瘤病程较长,早期症状不明显,主要表现为病灶局部和根性放射痛。肿瘤增殖到一定程度后,压迫脊髓而出现脊髓不完全性损害和完全损害的症状。可发生于任何年龄,以 40～50 岁多见。主要在骶尾段和颅底蝶骨及颈段脊髓,少数产生在胸腰段。

（一）疼痛

早期出现局部疼痛,多引不起重视,直至局部疼痛严重和出现神经根刺激和脊髓损害症状时,方才就医。

1.骶尾部

发生在骶尾部的脊索瘤主要表现为骶部的疼痛,早期为钝痛。继之出现一侧或双侧下肢疼痛,呈放射性,剧烈,从腰部向足底放射。局部棘突有叩压痛,同时伴有疼痛区的感觉异常。

2.颈及颅底部

此部的脊索瘤主要表现为颈枕部的疼痛,有时可以延至上肢。

3.胸部脊索瘤

表现为肋间神经痛和沿肋间分布的感觉异常。

（二）感觉异常

早期主要根性刺激症状,表现为腰骶及下肢的麻木、蚁走感、烧灼感和痛、温觉减退,晚期可消失,以鞍区为多见。颈胸部脊索瘤表现为胸腹部相应部位的感觉障碍,早期为节段性,晚期为传导束型。

（三）运动障碍

早期表现病变局部肌肉瘫痪和萎缩，后期表现为中枢性的单瘫和截瘫、四肢瘫，为脊髓受压之故。高颈髓和颅底者可导致语言不清、吞咽困难和其他脑神经麻痹的症状，晚期可有四肢瘫痪。

（四）括约肌功能障碍

因本瘤好发于骶尾段，故早期可出现括约肌障碍，表现为大小便失禁和潴留。

五、辅助检查

（一）实验室检查

血常规中有时可见血色素和红细胞计数减少呈贫血象，白细胞轻度升高；腰椎穿刺脑脊液动力学检查显示椎管有不同程度的梗阻，脑脊液蛋白增高；细胞学检查可发现脊索瘤细胞。

（二）X线脊柱照片

可显示椎管和椎间孔扩大，椎骨可见溶骨性破坏。与脊椎脊索瘤不同的是其骨的病变较轻或无。

（三）CT 与 MRI 检查

可显示脊索瘤的位置，及与脊髓及椎骨的关系。

六、诊断

根据 50 岁以上发病，起病慢，病程长，病灶局部的进行性加重的疼痛和逐渐出现的脊髓压迫的表现，尤其发生在骶尾部的脊髓压迫症，更应想到脊索瘤的可能。X 线、CT、MRI 显示脊椎骨破坏较轻，腰椎穿刺显示椎管阻塞，脑脊液检查蛋白增高。临床可初步诊断脊髓脊索瘤，确诊有赖于术后瘤组织病理检查。

七、鉴别诊断

本病起病年龄较大，病程长，有转移倾向，可与其他脊髓压迫症鉴别。但有时临床鉴别有一定困难，鉴别须依靠病理检查。

八、治疗

（一）手术治疗

因其多位于脊髓硬膜外，故手术多可切除。如来自脊椎的脊索瘤及脊髓脊索瘤晚期和恶变者，手术完全切除较困难，可行大部切除和椎板减压术，术后辅以放射治疗，发现复发后应再切除，以提高疗效。

（二）放射治疗

脊索瘤可行放射治疗，多采用的放射治疗剂量为 50 Gy 左右，多采用手术切除与放射治疗相结合的治疗方案。

（二）化学治疗

化疗无肯定疗效，在脊索瘤恶变或恶性脊索瘤可以应用。可用长春新碱、丙卡巴肼、阿霉素等。

（三）放射性核素治疗

O'Neill 等提出用 90 钇局部埋藏有治疗作用。

（四）对症治疗

主要为止痛,轻者可用索米痛片 0.5 g/d,重者可用哌替啶、吗啡等强力镇痛剂。尽力减轻患者痛苦,提高患者生活质量。

九、预后

脊髓脊索瘤由迷走、异位脊索生成者多。位于硬膜外者,早期多可完全切除;与脊椎有密切联系者,多难完全切除。尤其为晚期病者,做部分切除或椎板减压,可减轻患者痛苦,延长生命。部分复发患者经放疗后,仍可生存数年。恶性脊索瘤,尤其有转移者预后不良。

O'Neill 等报道英国 Eding Burgh 及 Dundce 神经外科中心在过去 50 年治疗脊索瘤 12 例,平均生存寿命为 7.7 年,Clark 等(1982)用外科切除与放射治疗相结合,可使患者的平均寿命延长 24.9 年。

（孙　彬）

第十二节　脊髓血管畸形与血管瘤

一、概述

血管畸形与血管瘤约占椎管内肿瘤的 3.6%～8%。以中青年多见,包括毛细血管扩张症、海绵状血管瘤、动静脉畸形与静脉畸形等。发病部位分布较广,经常侵犯多个节段,可累及硬膜外、髓外硬膜内、蛛网膜下腔和脊髓内。

二、病理

（一）毛细血管扩张症

1.概况

该病在 30～80 岁的成年人均可发生,最常见于 40～60 岁之间,性别无差异。本病并非罕见,常于尸检时发现,有时病灶很少,易被遗漏,所以其实际发病数要比文献报告多。脊髓受累者相对较少,多数为单发,亦可为多发。多发者常有家族史,常见的为 OSLER 病,此为遗传性疾病,皮肤、黏膜及脊膜的毛细血管以及小静脉高度扩张,常引起脊蛛网膜下腔出血。可伴有脊髓海绵状血管瘤及肾、肝囊肿。

2.大体形态

病灶界限不清,呈紫红色或灰红色。当毛细血管过度扩张时,切面呈一排列密集的血管斑点,可以发生间歇性脊蛛网膜下腔出血。

3.组织形态

病灶为一团高度扩张的界限不清的毛细血管。其扩张的口径及形状不一,有呈梭形囊状,有呈袋状,充满血液,管壁菲薄。衬有内皮细胞,缺乏肌肉和弹力纤维,偶因管壁胶原纤维增生而增厚。瘤中营养动脉无异常,但引流小静脉可特别扩张,扩张毛细血管之间的周围脊髓组织可以正常亦可因受压而受损。

（二）海绵状血管瘤

1.概况

本瘤多见于20～60岁之间,其他年龄组偶见。22例统计中,占中枢神经系统肿瘤的1.9%,说明脊髓海绵状血管瘤少见。其中21～60岁18例,20岁以下4例,男多于女(6:5)。可同时伴有头、颈、面、四肢和躯干皮肤的海绵状血管瘤,亦可伴肝、肾囊肿等先天性畸形。

2.大体形态

病变由界限清楚的分叶状的一簇高度扩张的血管所构成,切面呈海绵状或蜂窝状。腔内充满血液,扩张的血管之间为菲薄的间隔,并相互通联。肿瘤小者如针头大,大者可累及数个脊髓节段,大肿瘤内常有血栓形成或钙化。因常有自发性出血,故瘤周组织常呈棕黄色,病灶周围无异常增大的动脉和静脉。

3.组织形态

肉眼观察病灶为局限性,但镜下却没有包膜,肿瘤常压迫脊髓而引起脊髓萎缩。瘤中央部全为紧密的血管所构成,血管壁仅有菲薄的胶原纤维和内皮细胞构成,无肌肉和弹力纤维。管腔内常见新鲜血栓或机化的血栓,管壁内可有钙化和骨化。

4.鉴别和诊断

有的学者将毛细血管扩张症与海绵状血管瘤合并为一型,认为海绵状血管瘤是毛细血管扩张发展的晚期,有人发现单发与多发的毛细血管扩张还与海绵状血管瘤并存。有人曾发现二者之间的过度,二者又都可表现为家族史,并伴有血管畸形以外的其他畸形,说明两者有共同的发病基础——先天性发育障碍。事实证明海绵状血管瘤并非毛细血管扩张症发展而来,后者常发生于生命的早期:幼儿和新生儿。多个新生儿、2个月、2岁病例的报告。有1例是有42个病灶的海绵状血管瘤,最小的病灶肉眼刚可见到,仍然是海绵状血管瘤,而非毛细血管扩张症。另外海绵状血管瘤无粗大的引流静脉,虽然两型均可有自发性出血,而后者更经常更严重。

（三）动、静脉畸形(AVM)

1.概况

好发于青少年,虽然本病为先天性,但多在20～30岁之间发病。男多于女,约2:1,脊髓动、静脉畸形较少见,可见于脊髓动脉。常见于第七胸椎与腰椎上段之间,脊髓的后方和颈膨大的前方。脊髓的血管畸形,可伴有视网膜血管畸形,亦可伴有相应皮节或不相应的躯干、四肢皮肤的血管瘤,Willis称此为"同存性皮肤和脊髓膜的血管瘤",亦有报告脊髓与颅内血管畸形同存,但较罕见。

2.大体形态

病变界限不清,为一团迂曲蔓状或蚓状动、静脉攀。尸解时不如手术时所见清楚,因死后血管塌陷,手术时血管充盈,并有脉搏跳动。异常血管多在软脊膜下聚集,亦可伸向脊髓内。动、静脉的长度和口径都发生了变化,怒张甚者迂曲变粗。细致观察可见动、静脉交通而形成的动、静脉瘘或动脉瘤,管壁厚薄不一,可见明显的动脉粥样硬化斑块,并有钙化。管腔内可见到新旧血栓,致使部分或完全闭塞。病变周围的供应动脉和引流静脉也相应怒张。

病变区脊髓常因受压而损伤,甚至萎缩。病变区脊膜变厚,因常发生自发性出血,软脊膜和病变区脊髓常呈深浅不一的铁锈色。

血管破裂常发生在脊髓表面,造成脊蛛网膜下腔出血。

3.组织形态

病变区血管口径相差悬殊,有的近乎正常,有的显著扩张,以致管壁的肌肉、弹力纤维均消失而仅残存一层薄膜,腔内充满血液。许多动脉的弹力纤维层分裂或断裂,肌层厚薄不均,有的萎缩消失,代之以胶原纤维,有的则可呈结节状增厚。静脉的管壁多呈透明变性而变薄,肌肉纤维萎缩。

病变处脊髓可发生萎缩或软化,神经元减少或消失,神经胶原增生。其中可见淋巴细胞和巨噬细胞浸润,后者常见含铁血黄素颗粒。

(四)静脉性畸形(VM)

1.概况

静脉性畸形以脊髓为最常见,占全部脊髓肿瘤的 3％～4％,占脊髓血管畸形的 20.9％。82％发生在 20～60 岁之间。男性比女性多 3 倍,多发生在脊髓下部,背侧较腹侧多见。

2.大体形态

病变界限不明,一条或多条怒张的静脉,在脊髓颇似蔓状托物盘绕于架柱上,多聚集在脊髓的表面,亦可穿入脊髓深部引起压迫性脊髓萎缩,灰质与白质界限模糊,并因胶质增生而变硬。

3.组织形态

异常静脉主要分布在软脊膜内,或伸展于神经实质内,静脉口径大小不一,多都高度扩张。管壁内的肌肉增生或萎缩,代之以透明变性的胶原纤维,而致管腔狭窄,管腔内常有新鲜或陈旧的血栓形成,使管腔闭塞,脊髓的实质组织常发生继发性软化,久后萎缩变形。

三、临床表现

脊髓血管畸形与血管瘤的临床表现主要为两大部分。第一部分主要为血管畸形与肿瘤压迫脊髓及神经所致;第二部分主要为脊髓蛛网膜下腔出血引起。

(一)一般情况

本病为先天性异常,多在青壮年时发病,亦可在儿童期或老年期发病,男性多于女性。其症状与肿瘤的部位、性质、发病情况及有否出血而不同。

(二)脊髓压迫症状

脊髓血管畸形可发生于脊髓任何节段,但以下胸段及腰段为多见,故早期神经根刺激期,可表现腰背痛,或上下肢局限性肌萎缩、四肢麻木和无力,以双下肢麻木无力、肌萎缩为最常见。脊髓压迫期可表现为四肢及双下肢瘫痪,传导束性感觉障碍和括约肌功能障碍,大小便失禁或潴留。缪中荣等报告 64 例 AVM,其中 43 例表现为渐进型感觉、运动、括约肌功能障碍,此种表现以胸腰部病变为多见。

(三)脊蛛网膜下腔出血

脊髓血管畸形与动脉瘤,可以脊部蛛网膜下腔出血为首发症状,亦可在脊髓压迫症状出现后,而反复发生脊蛛网膜下腔出血。患者往往诉述在突然用力或剧烈活动后出现腰或背部剧烈疼痛,沿脊髓腔传播。出血进入脑蛛网膜下腔后可出现剧烈头痛;伴有恶心、呕吐、脑膜刺激症状。缪中荣报告 64 例脊髓内 AVM,其中 21 例表现为脊蛛网膜下腔出血,此种类型以颈段者为多见,腰穿可得均匀一致血性脑脊液,脑脊液动力学试验可显示椎管完全性或不完全性梗阻。

四、辅助检查

（一）腰穿脑脊液检查

在肿瘤未破裂前，脑脊液可正常。动力学试验可显示椎管不同程度的梗阻。

（二）X线检查

X线脊柱平片，可见椎管扩大，骨质侵蚀，椎体呈栅栏状或蜂窝状骨质破坏。脊髓造影可显示虫蚀样改变，并可显示出脊髓腔狭窄。脊髓动脉造影可显示畸形血管团，在海绵状血管瘤可显示为血管区的占位性病变。

（三）CT

病变区椎体密度较高，硬脊膜外脂间隙消失。

（四）MRI

病变椎体可呈长 T_1、T_2，椎旁可见软组织肿块影，脊髓受压，增强后明显强化。

五、诊断

根据起病于青少年，表现为缓慢进展的脊髓压迫症状，反复发生的脊蛛网膜下腔出血，确诊有赖于 MRI、CT 检查，选择性脊髓动脉造影可显示畸形血管团。

六、鉴别诊断

血管扩张症，无引流静脉，亦无灌注动脉。海绵状血管瘤为血管团，无灌注动脉和引流静脉，动静脉畸形，则有明显灌注动脉和引流静脉。静脉血管畸形，则无灌注动脉，在选择性脊髓动脉 DSA 时可明确诊断，以便确定治疗方案。

七、治疗

（一）手术治疗

病变若位于硬膜外，应将肿瘤全切除，血肿清除及时解除脊髓压迫。髓内血管畸形、海绵状血管瘤完全切除有困难，目前主张清除血肿和异常血管，部分患者可使症状缓解或处于稳定状态。脊髓血管瘤造成脊髓受压时，可行单纯椎板减压术。

（二）栓塞治疗

缪中荣等总结髓内 64 例动静脉畸形，男 44 例，女 20 例，平均年龄 20.9 岁（5～56 岁）。用栓塞治疗经脊髓动脉造影确诊为 AVM 者中 14 例临床神经症状恢复，47 例改善，8 例无效，5 例加重。所有患者都在抗凝状态下接受了栓塞治疗。栓塞剂以微粒为主，有各种规格（150～1 000 μm）的 Embcsphere、Lvalon、5-0 的丝线，另外少数患者使用了液体栓塞剂 IBCA、NBCA 以及弹簧圈。髓内 AVM 的栓塞全部用导丝导向的微导管，有 Tracker-18、Tracker-10、cordis、Jestream-18、Jestream-10 等。栓塞时微粒与造影剂混合，将微导管尽量超远至供血动脉远端，最好进入畸形团内沟联合动脉，通过血流导向，在透视下或示踪路图下将栓塞剂注入畸形团内。栓塞的原则是：①先注射大的 700～1 000 μm 的颗粒使其向畸形团远端弥散，使较大的动静脉分流及动脉瘤闭塞。②随时观察血流速度变化，当速度减慢后再注射 500～700 μm 的微粒，使畸形团逐渐缩小。③在栓塞过程中要不断地进行造影，适可而止。④一定要保留供血动脉主干存在，在造影过程中,如发现原来不显影的脊髓动脉主干显影,应立即停止栓塞。

（三）栓塞加手术治疗

在栓塞的基础上手术治疗,病例选择标准:①经多次栓塞后畸形团仍然存在或供血动脉过分迂曲致微导管不能进入供血动脉;②多次栓塞后临床症状无明显改善并有加重趋势;③沟联合动脉长,引流静脉位于脊髓前方;④髓内畸形团呈团块状。缪中荣等报告 17 例在栓塞后行外科手术治疗,其中 14 例患者达到完全切除(82%),3 例在术后复查中发现少量残余畸形团。经术后治疗,4 例(23%)临床痊愈;12 例(70%)好转;1 例(5%)加重。本组有 5 例出现永久性并发症,4 例出现一过性并发症经扩容等抢救恢复。随访 3 个月、6 个月、12 个月再通率分别为 67%、78%、89%,但临床症状都能保持稳定或改善。手术患者在拆线后即行造影复查,解剖治愈 14 例。一般认为髓内 AVM 经血管内栓塞治疗为首选治疗方法。术前栓塞可使手术更安全,要达到解剖治愈,在栓塞后再通前切除畸形团。术前栓塞可以通过闭塞畸形血管团,减低血管张力,便于分离和电凝止血。与单独栓塞相比,一些原来认为不能手术的弥散性或伴有动脉瘤的 AVM,现均可得到彻底治愈。提高对髓内 AVM 血管结构或影像学的理解,应用娴熟的纤维外科技巧,在栓塞后争取切除病变是提高解剖治愈率的有效方法。

（四）放射治疗

对于手术未能完全切除畸形团的患者,或未做手术治疗的脊髓血管畸形患者,可进行放射治疗,减低生长速度,缓解临床症状。

八、预后

本病预后与畸形发生部位,诊断时脊髓压迫程度和时间有关。一般髓外血管畸形,大都可完全手术切除,故预后较好,如发生在髓内,压迫脊髓较重,反复发生的脊蛛网膜下腔出血,手术不能完全切除,栓塞又无效者,预后较差。

九、预防

对皮肤黏膜有血管畸形,或者有家族史,青壮年发生的蛛网膜下腔出血,应想到本病可能,应争取早做脊髓动脉造影,以便早期诊断早期治疗,并避免剧烈运动,以防脊蛛网膜下腔出血而加重病情,甚至危及生命。

（宋家栋）

第十三节 脑 膜 瘤

一、概述

脑膜瘤系起源于脑膜的中胚层肿瘤,目前普遍认为脑膜瘤主要来源于蛛网膜的帽细胞,尤其是那些形成蛛网膜绒毛的细胞,可以发生在任何含有蛛网膜成分的地方。

脑膜瘤曾有不同的命名,如蛛网膜纤维母细胞瘤、硬膜内皮瘤、脑膜纤维母细胞瘤、沙样瘤、血管内皮瘤、硬膜肉瘤、脑膜间皮瘤等。20 世纪初,Cushing 认为凡发生于蛛网膜颗粒的蛛网膜绒毛内皮细胞的肿瘤统称为脑膜瘤。

脑膜瘤切除术始于18世纪。1887年,美国报道首次成功地切除颅内脑膜瘤。20世纪初,Cushing根据病理改变不同将脑膜瘤分为不同类型。

（一）发病率

脑膜瘤的人群发生率为2/10万,约占颅内肿瘤总数的20%,仅次于脑胶质瘤（占40%～45%）,居第2位。发病高峰年龄为30～50岁,约占全部脑膜瘤的60%。脑膜瘤在儿童中少见,小的无症状的脑膜瘤常在老年人尸检中发现。近20年来,随着CT及MRI技术的发展,脑膜瘤的发生率有所升高,许多无症状的脑膜瘤多为偶然发现。多发性脑膜瘤并非罕见,不少文献中报道有家族史,同时鲜有合并神经纤维瘤（病）、胶质瘤、动脉瘤等。

（二）病因

脑膜瘤的发生可能与颅脑外伤,病毒感染等因素有关,亦可能与体内特别是脑内环境的改变和基因变异有关。这些因素的共同特点是使染色体突变,或使细胞加速分裂,致使通常认为细胞分裂速度很慢的蛛网膜细胞加快了细胞分裂速度,这可能是使细胞变性的早期阶段。

近年来研究证实,脑膜瘤的染色体异常最常见是第22对染色体缺乏一个基因片段。基因片段的缺失,影响细胞的增生、分化和成熟,从而导致肿瘤的发生。

（三）病理学特点

脑膜瘤多呈不规则球形或扁平形生长,颅底部脑膜瘤多呈扁平形,有包膜表面光滑或呈分叶状,与脑组织边界清楚。瘤体剖面呈致密的灰白色或暗红色,多呈肉样,富有血管,偶有小的软化灶,有时瘤内含有钙化颗粒。其邻近的颅骨常受侵犯表现有增生,变薄或破坏其至肿瘤组织侵蚀硬脑膜及颅骨,而突出皮下。肿瘤大小不一,瘤体多为球形、扁平形、锥形或哑铃形。

按显微镜下的组织结构和细胞形态的不同,目前将脑膜瘤分为7种亚型。

1.内皮型

肿瘤由蛛网膜上皮细胞组成。细胞的大小形态变异较大,有的细胞很小呈梭形,排列紧密;有的细胞很大,胞核圆形,染色质少,可有1～2个核仁,胞质丰富均匀,细胞向心形排列呈团状或条索状,无胶原纤维,细胞间血管很少,是临床上最常见的类型。

2.成纤维细胞型

瘤细胞呈纵排列,由成纤维细胞和胶原纤维组成,细胞间有大量粗大的胶原纤维,常见砂粒小体。

3.砂粒型

瘤组织内含有大量砂粒体,细胞排列呈漩涡状,血管内皮肿胀,呈玻璃样变性、钙化。

4.血管母细胞型

有丰富的血管及很多血窦,血管外壁的蛛网膜上皮细胞呈条索状排列,胶原纤维很少;肿瘤生长快时,血管内皮细胞较多,分化不成熟,常可导致血管管腔变小或闭塞。

5.异行型或混合型

此型脑膜瘤中含有上述四种成分,不能确定是以哪种成分为主。

6.恶性脑膜瘤

肿瘤开始可能属良性,而以后出现恶性特点,有时发生颅外转移,多向肺转移,亦可以经脑脊液在颅内种植转移。脑膜瘤生长较快,向周围组织内生长,常有核分裂象,易恶变成肉瘤。

7.脑膜肉瘤

临床上少见,多见于儿童,肿瘤位于脑组织中,形状不规则,边界不清,呈浸润生长,瘤内常有坏死出血及囊变。瘤细胞有三种类型,即多形细胞、纤维细胞、梭状细胞,其中以纤维型恶性程度最高。

（四）发病部位

脑膜瘤是典型的脑外生长的颅内肿瘤,其好发部位与蛛网膜绒毛分布情况相一致。总的可分为颅盖(大脑凸面,矢状窦旁,大脑镰旁),颅底(嗅沟,鞍结节,蝶骨嵴,颅中窝,横窦区和小脑脑桥角)和脑室内。据统计,大约50％的颅内脑膜瘤位于矢状窦旁,位于矢状窦前2/3者占大部分,多发性脑膜瘤占0.7％～5.4％。

（五）临床表现

脑膜瘤的临床表现是病程进展缓慢,自首发症状出现到手术,可达数年,有人报道脑膜瘤出现中期症状平均约2.5年。由于初期症状不明显,容易被忽略,所以肿瘤实际存在时间可能比估计的病程更长,甚至终生无临床症状,直到尸检时意外发现肿瘤存在,说明脑膜瘤的临床过程比较良性。

脑膜瘤的临床表现可归为两大类,即颅内压增高及肿瘤局部压迫的脑部症状。

1.颅内压增高症状

如头痛,呕吐,视力和眼底改变等,是脑膜瘤最常见的症状,可分为阵发性、持续性、局限性和弥散性等不同类型。一般早期为阵发性头痛,病程进展间隔时间变短,发病时间延长,最后演变为普遍性。有时患者眼底水肿已很严重,甚至出现继发性视神经萎缩,而头痛既不剧烈,又无呕吐,尤其在高龄患者,颅内压增高症状多不明显。

2.局部症状

取决于肿瘤生长部位。颅盖部脑膜瘤经常表现为癫痫,肢体运动障碍和精神症状。颅底部脑膜瘤以相应的脑神经损害为特点,如视野缺损,单侧或双侧嗅觉丧失,视盘原发萎缩,一侧眼球活动障碍,继发性三叉神经痛等。在老年人,以癫痫发作为首发症状多见。

3.脑膜瘤对颅骨的影响

脑膜瘤极易侵犯颅骨,进而向颅外生长。可表现为局部骨板变薄,破坏或增生,若穿破颅骨板侵蚀到帽状腱膜下,局部头皮可见隆起。

（六）特殊检查

1.头颅X线平片

由于脑膜瘤与颅骨的密切关系,极易引起颅骨的改变,头颅X线平片定位出现率可达35％,颅内压增高症可达70％以上,局限性骨质以破坏和增生同时存在是脑膜瘤特征性改变,其发生率约100％,偶尔瘤内含砂粒体或钙化可见到斑点状或团块状致密影。肿瘤压迫颅骨内板,板障及外板可显示局部变薄和膨隆,有些颅底片可见蝶鞍的凹陷,骨质边缘的侵蚀、卵圆孔和视神经管扩大。肿瘤穿破颅骨可见骨质破坏、骨质硬化和局部肿块穿过颅骨外板可产生太阳光样骨针。多数脑膜瘤通过其与硬脑膜附着处获得脑外动脉的供血,当脑膜动脉供血增多,平片上可见颅骨内板上脑膜动脉的沟纹增粗、增深、迂曲;当肿瘤由脑膜中动脉供血且血流增多时,可见单侧棘孔扩大,脑膜中动脉远端分支增粗,与主干的径线相近,失去分支逐渐变细的特征;如脑膜瘤由较多的颅骨穿支动脉供血,可见增生的小动脉在颅骨形成多个小圆形透光区;脑膜瘤引起板障静脉异常增多时,可见板障内许多扭曲、增粗的透光区。

2.脑血管造影

在 CT 临床应用以前,脑血管造影是诊断脑膜瘤的主要方法。近几年来数字减影技术和超选择血管造影,对证实脑膜瘤血管结构,肿瘤血供程度,重要脑血管移位,以及肿瘤与重要的硬脑膜窦的关系,为术前检查提供了有利的条件,亦为减少术中出血提供了有力的帮助。

由于脑膜瘤为多中心肿瘤,坏死囊变者很少,脑血管造影能对多数较大的脑膜瘤做出肯定的诊断。脑膜瘤的脑血管造影表现如下。

(1)肿瘤中心血管影:脑的血供特点为动脉在肿瘤中心分支,经过丰富的毛细血管网,血液回流到包膜上的静脉。表现为动脉期瘤内出现较细的异常小血管网,可为帚状或放射状,位于瘤体中心,由硬脑膜附着处的脑膜动脉或颅外动脉的分支引入,以颈外动脉造影显示较佳;也可为半圆形网状血管影,分布于瘤体的外层,内由脑动脉分支供给。以颈内动脉造影显示较清楚。在微血管期至静脉期,肿瘤多表现为明显的染色,呈圆形或半圆形高密度肿块影,基底贴近颅骨,显示出肿瘤的位置、大小和范围。肿块的周围可见粗大迂曲的静脉环绕,此为肿瘤包膜的导出静脉,勾画出肿瘤的轮廓。

(2)来源于脑外的供血:脑膜瘤可为脑内供血,也可为脑外供血,或脑内外双重供血。脑血管造影发现肿瘤脑外供血或脑内外双重供血是脑膜瘤的重要特征。脑内动脉供应肿瘤的外围,肿瘤的中心常由脑外动脉的分支、即颅内的脑膜动脉和颅外的颞浅动脉和枕动脉等供应。当疑为脑膜瘤时,应做颈总动脉造影或分别做颈内、颈外动脉造影,如肿瘤有颅外动脉供血,几乎都为脑膜瘤。

(3)肿瘤循环慢于脑循环:约有 50% 的脑膜瘤表现为瘤内有大量造影剂潴留,形成较长久的肿瘤染色,即为迟发染色。瘤区脑皮质的引流静脉常晚于其他处皮质静脉显影。

(4)邻近脑血管受压移位:肿瘤所在的部位受压被推移,邻近的血管呈弧形聚拢、包绕,勾画出肿瘤的轮廓。

3.脑室造影

脑膜瘤由于本身肿块的占位及脑水肿改变,可压迫相应部位的脑室和蛛网膜下腔,使该部位受压变窄、移位变形;也可使脑脊液循环通路受阻,引起梗阻部位以上的脑室扩大,不同部位的肿瘤又有其不同的特点:①脑室受压变形,脑膜瘤愈接近脑室则压迫愈明显,甚至完全闭塞。若肿瘤已突入脑室,则表现为脑室内有充盈缺损。②脑室扩大,若肿瘤压迫、阻塞脑室,必然产生阻塞部位以上的脑室扩大,鞍区脑膜瘤向后上生长,可使室间孔狭窄甚至梗阻,使双侧侧脑室对称性扩大。③脑室移位,移位的程度与占位病变的大小、脑水肿的程度有相应关系。④蛛网膜下腔变形,由于脑膜瘤本身的占位效应,使脑池受压变窄、闭塞或移位,或由于脑外积水出现局部脑池的扩大。

4.CT

脑膜瘤平扫表现为一边缘清楚的肿块,圆形或卵圆形,少数为不规则形。多数为高密度,有时为等密度,偶尔为低密度。多数密度均匀,瘤体内可有大小不等的低密度区,这些低密度区多为肿瘤的囊变坏死区,少数为胶原纤维化区、陈旧出血或脂肪组织。瘤内钙化发生率大约为15%,表现为肿瘤边缘弧形或瘤内斑点状钙化,当肿瘤内含砂粒体很多且都发生钙化时可显示为整个肿瘤钙化,呈致密的钙化性肿块。注射造影剂后多数肿瘤明显强化,CT 值常达 60 Hu 以上,少数轻微强化。平扫密度均匀者一般呈均匀性强化,平扫显示之低密度区无明显增强,一般平扫密度较高者强化较明显。增强后肿瘤的边界明显变清楚。少数肿瘤边缘有一环形的明显强化区,可能为肿瘤的包膜血供较丰富或肿瘤周围的静脉血管较多之故。

(1)肿瘤周围的低密度区:多数脑膜瘤周围出现环形低密度区,形成的主要原因是肿瘤周围脑组织的水肿,也可能为周围软化灶、扩大的蛛网膜下腔、包绕肿瘤的囊肿和脱髓鞘所致。通常将肿瘤周围的低密度区称为水肿区。脑膜瘤周围的水肿程度与肿瘤的部位和病理类型有关,而与肿瘤大小无关,矢状窦旁、大脑镰和大脑凸面的脑膜瘤水肿较明显,而近颅底及脑室内的脑膜瘤水肿较轻或无水肿。临床上一般将窄于 2 cm 的水肿称为轻度水肿,宽于 2 cm 的水肿为重度水肿。

(2)提示肿瘤位于脑外的征象:该征象对脑膜瘤的定性诊断有重要意义。①白质塌陷征。脑膜瘤生长在颅骨内板下方,并嵌入脑灰质,使灰质下方的白质受压而变平移位,白质与颅骨内板之间的距离加大,这一征象是病变位于脑外的可靠征象,称白质塌陷征。②广基与硬脑膜相连。脑膜瘤多以广基与硬脑膜相连,因此肿瘤外缘与硬脑膜连接处常为钝角,而脑内肿瘤邻近硬膜时,此角为锐角。③骨质增生。脑膜瘤附着部位的颅骨内板增厚、毛糙或颅骨全层均增厚,分不清内板板障及外板。颅骨改变一般发生在硬脑膜附着处,亦可离肿瘤一定距离,这可能与肿瘤造成局部血管扩张和血液淤滞刺激成骨细胞有关。④邻近脑沟、脑池的改变。肿瘤所在的脑沟脑池闭塞,而邻近的脑沟脑池扩大。⑤静脉窦阻塞。脑膜瘤可压迫、侵及邻近静脉窦,或形成血栓,致静脉窦不强化或出现充盈缺损。

(3)脑膜瘤的组织学类型与 CT 表现:如能根据其 CT 表现做出肿瘤亚型的判断,对肿瘤治疗方法的选择和预后的估计有着重要意义。但是目前尚不能肯定 CT 表现与组织学类型有特定的关系,部分学者认为 CT 表现与肿瘤类型有某种程度的联系,另一些学者认为两者联系不大。

(4)常见部位脑膜瘤的 CT 表现:脑膜瘤属脑外生长的肿瘤,多为单发,少数可多发。由于各部位结构和解剖不同,邻近结构不同,故除具备脑膜瘤一般特点外,有其各自特征性表现:如大脑凸面脑膜瘤,肿瘤基底与颅骨相连,局部骨质常有明显增生,可伴有骨质破坏。最常见于额、顶及颞枕区,周围常有轻中度水肿,占位效应明显,可引起脑室及中线移位。冠状位扫描有助于显示肿瘤与颅骨及邻近结构的关系。

5.磁共振头颅扫描

磁共振扫描(MRI)对脑膜瘤的定位定性诊断明显优于 CT。MRI 可显示脑膜瘤邻近结构的受压、变形与移位,位于颅底的肿瘤冠状位可清晰显示。通常,脑膜瘤在 T_1 加权像呈稍低或等信号;在 T_2 加权像呈稍高信号或等信号,约 20% 的脑膜瘤在 T_2 加权像呈低信号。肿瘤的 MRI 信号均匀性与肿瘤大小及组织学类型有关,若肿瘤较小,尤其是纤维型,上皮型脑膜瘤,其信号往往是均匀的。若肿瘤较大,属于砂粒型、血管母细胞型,尤其是肿瘤内发生囊变、坏死时,其信号强度不均匀。肿瘤内的囊变、坏死部分产生长 T_1、长 T_2 信号;纤维化、钙化部分出现低信号;富血管部分呈典型的流空现象。与脑血管造影所见相吻合,脑膜瘤引起的周围水肿在 MRI 呈长 T_1、长 T_2 表现,以 T_2 加权像最明显。有 30%～40% 的脑膜瘤被低信号环所包绕,其介于肿瘤与灶周水肿之间,被称为肿瘤包膜,在 CT 上显示为低密度晕,在 MRI 的 T_1 加权像呈低信号环,包绕瘤周围的小血管、薄层脑脊液、胶质增生等均是肿瘤包膜形成的原因,这是脑外肿瘤的特征性表现。对于小的无症状脑膜瘤水肿不明显,尤其是在靠近颅顶部者;多发性脑膜瘤的小肿瘤;有时增强 MRI 扫描也难以发现。但脑膜瘤极易增强,经注射 Gd-DTPA 造影剂,就可以充分显示。同时增强扫描不仅可区分肿瘤与水肿,而且可进一步识别肿瘤内部结构包括瘤体的灌注、血供以及有无囊变、坏死。MRI 被列为首选检查方法。

（七）诊断

（1）根据病史长，病情进行缓慢的特点及查体出现的定位体征，进行 CT 或 MRI 检查。

（2）肿瘤在 CT 上的密度及 MRI 的信号强度，以及其增强后的表现，是脑膜瘤的诊断依据。

（3）典型的脑膜瘤 CT 表现为等密度或稍高密度，有占位效应。MRI T_1 像上约 2/3 的肿瘤与大脑灰质信号相同，约 1/3 为低于灰质的信号；在 T_2 加权像上，约一半为等信号或高信号，余者为中度高信号，或混杂信号；肿瘤内坏死、出血或钙化等可出现异常信号。脑膜瘤边界清楚，呈圆形、类圆形或不规则分叶形，多数瘤周存在一环形或弧形的低信号区，强化或增强后呈均匀明显强化。

（八）治疗

1.手术治疗

脑膜瘤绝大部分位于脑外，有完整包膜，如能完全切除是最有效的治疗手段。随着显微手术技术的发展，手术器械如双极电凝，超声吸引器，及颅内导航定位及 X 刀、γ 刀的应用和普及，脑膜瘤的手术效果不断提高，绝大多数患者得以治愈。

（1）术前准备：①由于脑膜瘤血运丰富，体积往往较大，有时黏附于邻近的重要结构，功能区及大血管，手术难度较大。因此术前影像检查是必不可少的。除 CT 扫描外，特殊部位的脑膜瘤进行 MRI 检查是必需的，术前对肿瘤与周围脑组织的毗邻关系做到充分了解，对术后可能发生的神经系统功能损害有所估计。对血供丰富的脑膜瘤，脑血管造影也是不可缺少的。②术前对患者的一般状态及主要脏器功能充分了解，若有异常术前应予尽快纠正，对于个别一时难以恢复正常者，可延缓手术。③肿瘤接近或位于重要功能区，或有癫痫发作，要在术前服用抗癫痫药物，有效地控制癫痫发作。④肿瘤较大伴有明显的脑组织水肿，术前适当应用脱水及激素类药物，对减轻术后反应是非常重要的。

（2）麻醉：采用气管内插管全身麻醉，控制呼吸，控制性低血压，对于血供丰富的脑膜瘤，可采用过度换气的办法，降低静脉压，使术中出血减少。

（3）手术原则。①体位：根据脑膜瘤的部位，侧卧位、仰卧位、俯卧位都是目前国内常采用的手术体位。头部应略抬高，以减少术中出血。许多医院采用坐位，特别是切除颅后窝的脑膜瘤，但易发生空气栓塞。②切口：切口设计，应使肿瘤恰好位于骨窗的中心，周边包绕肿瘤即可，过多的暴露肿瘤四周的脑组织是不必要的。③骨瓣：颅钻钻孔后以线锯或铣刀锯开颅骨，骨瓣翻向连接肌肉侧，翻转时需将内板与硬脑膜及肿瘤的粘连剥离。对于顶枕部凸面的脑膜瘤骨瓣翻转时可取下，手术结束关颅前再复位固定，可减少出血。④硬脑膜切口：可采用 U 形、"＋"字形或放射状切口。若硬脑膜已被肿瘤侵蚀，应以受侵蚀的硬脑膜为中心至正常边缘略向外 2～3 mm，将侵蚀及瘤化的硬脑膜切除，四周硬脑膜放射状切开，待肿瘤切除后，用人工脑膜或帽状腱膜修补硬脑膜。⑤对于表浅肿瘤，周围无重要血管或静脉窦，可沿肿瘤周边仔细分离，将肿瘤切除。对于体积较大的肿瘤，单纯沿肿瘤四周分离，有时比较困难，应先在瘤内反复分块切除，使瘤体缩小后再向四周分离。此时应用显微镜及超声吸引器是十分有益的，可减少不必要的牵拉，术中应用激光（CO_2 和 Nd:YAG 激光）使脑膜瘤的全切或根除深部脑膜瘤得以实现。

（4）术后处理：①在一些有条件的医院，术后患者最好放在重症监护病房（intensive care unit，ICU）。ICU 是医院内的特殊病房，配心电、呼吸以及颅内压各种监测装置，有人工呼吸机、除颤及各种插管抢救设备。在这样的环境下，脑膜瘤术后的患者会平稳地度过危险期，对患者的治疗及抢救是高质量的，病情稳定后，再转入普通病房。②合理选用抗生素，预防感染。③应用降低颅内压药物。脑膜瘤切除术后会出现不同程度的脑水肿,术后给予甘露醇、呋塞米、高渗葡萄糖和激素等对于减轻和消除脑水肿是十分必要的。④给予脑细胞代谢剂及能量合剂。⑤抗癫痫治疗。对于脑膜瘤患者,位于或靠近大脑中央前后区的患者,特别是对术前有癫痫发作的患者,术后应给予抗癫痫治疗,在术后麻醉清醒前给予肌内注射苯巴比妥钠,直至患者能口服抗癫痫药物为止。

2.放射治疗

良性脑膜瘤全切除效果最好,由于位置不同仍有一些脑膜瘤不能全切除,这种情况就需要手术后加放射治疗。1982年,Carella等对43例未分化的脑膜瘤放射治疗并随访3年,未见肿瘤发展。Wara等对未全切除的脑膜瘤进行放射治疗,5年后的复发率为29%,未经放射治疗者复发率为74%。以上资料表明,手术未能全切除的脑膜瘤术后辅以放射治疗,对延长肿瘤的复发时间及提高患者的生存质量是有效的。放射治疗特别适合于恶性脑膜瘤术后和未行全切除的脑膜瘤。

γ刀治疗:适用于直径小于3 cm的脑膜瘤。γ刀与放射治疗一样,能够抑制肿瘤生长。γ刀治疗后3～6个月开始出现脑水肿,6个月至2年才能出现治疗结果。X刀(等中心直线加速器)适用于位置深的脑膜瘤,但直径一般也不宜大于3 cm。

(九)脑膜瘤的复发

脑膜瘤复发的问题,迄今为止尚未得到解决。首次手术后,若在原发部位有肿瘤组织残留,有可能发生肿瘤复发。肿瘤残存原因有两方面:一是肿瘤局部浸润生长,肿瘤内或肿瘤的周围有重要的神经、血管,难以全部切除;二是靠近原发灶处或多或少残存一些肿瘤细胞。有人报道脑膜瘤复发需5～10年,恶性脑膜瘤可在术后几个月至1年内复发。Jaskelained等随访657例脑膜瘤,20年总复发率为19.5%。处理复发性脑膜瘤目前首选方法仍然是手术治疗,要根据患者的身体素质,症状和体征以及肿瘤的部位,决定是否进行二次手术。术后仍不能根治,应辅以放射治疗等措施,延长肿瘤复发时间。

(十)预后

脑膜瘤预后总体上比较好,因为脑膜瘤绝大多数属于良性,即使肿瘤不能全切除,只要起到局部减压或降低颅内压的作用,患者仍可维持较长的生存时间,从而使之有再次或多次手术切除的可能,有人报告脑膜瘤术后10年生存率为43%～78%。脑膜瘤的根治率取决于手术是否彻底,后者主要与肿瘤发生部位有关。如矢状窦和大脑镰旁脑膜瘤向窦腔内侵犯时,除非位于矢状窦前1/3或肿瘤已完全阻塞窦腔,否则不易完全切除肿瘤。颅底部扁平生长的脑膜瘤,也会给肿瘤全切除带来实际困难。恶性脑膜瘤同其他系统恶性肿瘤一样易复发,虽然术后辅以放射治疗或γ刀及X刀治疗,其预后仍较差。总之影响脑膜瘤预后的因素是多方面的,如肿瘤大小、部位、肿瘤组织学、手术切除程度等。手术后死亡原因主要与术前患者全身状况差,未能全切除肿瘤,术中过分牵拉脑组织,结扎或损伤重要血管等均有关系。

二、矢状窦旁脑膜瘤

矢状窦旁脑膜瘤是指基底位于上矢状窦壁的脑膜瘤。其瘤体常突向一侧大脑半球,肿瘤以一侧多见,也可以向两侧发展。临床上常见的肿瘤生长方式有以下几种:①肿瘤基底位于一侧矢状窦壁,向大脑凸面生长,肿瘤主体嵌入大脑半球内侧;②肿瘤同时累及大脑镰,基底沿大脑镰延伸,肿瘤主体位于一侧纵裂池内;③肿瘤由矢状窦旁向两侧生长,跨过上矢状窦并包绕之。矢状窦旁脑膜瘤常能部分或全阻塞上矢状窦腔,肿瘤常侵蚀相邻部位的硬脑膜及颅骨,使颅骨显著增生,向外隆起。

（一）发病率

矢状窦旁脑膜瘤是临床上最常见的脑膜瘤类型之一,占颅内脑膜瘤的17%～20%。国内外不同研究机构报道的矢状窦旁脑膜瘤的发生率相差较多,原因是有些学者将靠近上矢状窦的一部分大脑镰旁和大脑凸面脑膜瘤也归于矢状窦旁脑膜瘤。矢状窦旁脑膜瘤在窦的不同部位发生率也不尽相同,以矢状窦的前1/3和中1/3最为多见。国内的报道中,位于上矢状窦前1/3的肿瘤占46.6%,中1/3占35.4%,后1/3占18.0%。发病高峰年龄在31～50岁,男性患者略多于女性。

（二）临床表现

矢状窦旁脑膜瘤生长缓慢,早期肿瘤体积很小时常不表现出任何症状或体征,只是偶然影像学检查时发现,或仅在尸检中发现。随着肿瘤体积增大,占位效应明显增强,并逐渐压迫邻近脑组织或上矢状窦,影响静脉回流,逐渐出现颅内压增高、癫痫和某些定位症状或体征。

癫痫是本病的最常见症状,临床上有半数以上的患者以此为首发症状。肿瘤的位置不同,癫痫发作的方式也略有不同。位于矢状窦前1/3的肿瘤患者常表现为癫痫大发作;中1/3的肿瘤患者常表现为局灶性发作,或先局灶性发作后全身性发作;后1/3的肿瘤患者癫痫发生率较低,可有视觉先兆后发作。

颅内压增高症状也很常见,多因肿瘤的占位效应以及阻塞上矢状窦和回流静脉引发静脉血回流障碍造成的,尤其是肿瘤发生囊变或伴有瘤周脑组织水肿时,表现为头痛、恶心、呕吐、精神不振,甚至出现视力下降,临床检查可见视盘水肿。

患者的局部症状虽然比较少见,但有一定的定位意义。位于矢状窦前1/3的肿瘤患者,常可表现为精神症状,如欣快、不拘礼节、淡漠不语,甚至痴呆,性格改变等。矢状窦中1/3的肿瘤患者可出现对侧肢体无力,感觉障碍等,多以足部及下肢为重,上肢及面部较轻。若肿瘤呈双侧生长,可出现典型的双下肢痉挛性瘫痪,肢体内收呈剪状,应与脊髓病变引发的双下肢痉挛性瘫痪相鉴别。后1/3的肿瘤患者常因累及枕叶距状裂,造成视野缺损或对侧同向偏盲,双侧发展后期可致失明。

有些患者还可见肿瘤部位颅骨突起。

（三）诊断

头颅X线平片在本病的诊断上有一定意义,在CT/MRI应用以前,颅骨平片可确定约60%的上矢状窦旁脑膜瘤。表现有局部骨质增生或内板变薄腐蚀,甚至虫蚀样破坏;血管变化可见患侧脑膜中动脉沟增深迂曲,板障静脉扩张,一些肿瘤可见钙化斑。

CT或MRI扫描是本病诊断的主要手段。CT扫描可显示出上矢状窦旁圆形、等密度或高密度影,增强扫描时可见密度均匀增高,基底与矢状窦相连,有些患者可见瘤周弧形低密度水肿带。另外,CT扫描骨窗像可显示颅骨改变情况。MRI与CT相比,在肿瘤定位和定性方面均有提高。肿瘤在T_1加权像上多为等信号,少数为低信号;在T_2加权像上则呈高信号、等信号或低信号;肿瘤内部信号可不均一;注射Gd-DTPA后,可见肿瘤明显强化。MRI扫描还可清楚地反映肿瘤与矢状窦的关系。

脑血管造影可见特征性肿瘤染色和抱球状供血动脉影像。在CT/MRI广泛应用的今天,脑血管造影则更多地被用来显示肿瘤的供血情况。在造影的动脉期可见肿瘤的供血动脉,位于矢状窦前 1/3 和中1/3的肿瘤主要由大脑前动脉供血,后 1/3 肿瘤主要由大脑后动脉供血,还可见脑膜中动脉及颅外血管供血。在造影的静脉期和窦期,可见相关静脉移位,有时可见上矢状窦受阻塞变细或中断,这对于术前准备及术中如何处理矢状窦有很大帮助。

(四)手术治疗

矢状窦旁脑膜瘤的生长情况比较复杂,因此术前准备需要更加充分。术前行脑血管造影,了解肿瘤的供血情况及上矢状窦、回流静脉的通畅与否对手术有一定的指导作用。有些患者需同时行肿瘤主要供血动脉栓塞术,再手术切除肿瘤,以减少术中出血。另外,术前需详细了解肿瘤所在部位的解剖关系,了解肿瘤与上矢状窦、大脑镰和颅骨的关系。

一侧生长的矢状窦旁脑膜瘤可采用一侧开颅,切口及骨窗内缘均抵达中线。为避免锯开骨瓣或掀起骨瓣时矢状窦及周围血管撕裂引起大出血,尤其是肿瘤侵透硬脑膜和侵蚀颅骨并与之粘连紧密时,可在矢状窦一侧多钻数孔,用咬骨钳咬开骨槽的办法代替线锯锯开,并轻轻分离与颅骨的粘连,可以减少血管及矢状窦撕裂的机会。矢状窦旁脑膜瘤血供丰富,术中止血和补充血容量是手术成功的关键因素之一。除了术前可行供血动脉栓塞外,术中还可采取控制性低血压的方法。矢状窦表面出血可用明胶海绵压迫止血,硬脑膜上的出血可以用电凝或压迫的方法,也可开颅后先缝扎脑膜中动脉通向肿瘤的分支。双侧生长的肿瘤可采用以肿瘤较大一侧为主开颅,切口及骨瓣均过中线。肿瘤与硬脑膜无粘连或粘连比较疏松时,可将硬脑膜剪开翻向中线,如粘连紧密则要沿肿瘤周边剪开硬脑膜。对于体积较小的肿瘤,可仔细分离肿瘤与周围脑组织的粘连,在显微镜下沿肿瘤包膜和蛛网膜层面分离瘤体,由浅入深,逐一电凝渗入肿瘤供血的血管,并向内向上牵拉瘤体,找到肿瘤基底,予以分离切断,常可将肿瘤较完整地取出。

对于体积较大的肿瘤,尤其是将中央沟静脉包绕在内的肿瘤,为避免损伤中央沟静脉及邻近的大脑皮质功能区,可沿中央沟静脉两侧切开肿瘤并将之游离后,再分块切除肿瘤。术中应尽量保护中央沟静脉及其他回流静脉,只有在确实完全闭塞时方可切除。

对残存于矢状窦侧壁上的肿瘤组织,有效而又简单易行的方法就是电灼,电灼可以破坏残留的肿瘤细胞,防止复发,但要注意电灼时不断用生理盐水冲洗,防止矢状窦内血栓形成。若肿瘤已浸透或包绕矢状窦,前 1/3 的上矢状窦一般可以结扎并切除,中、后 1/3 矢状窦则要根据其通畅与否决定如何处理。只有在术前造影证实矢状窦确已闭塞,或术中夹闭矢状窦 15 分钟不出现静脉淤血,才可考虑切除矢状窦,否则不能结扎或切除,也可以将受累及的窦壁切除后用大隐静脉或人工血管修补。也有学者认为窦旁脑膜瘤次全切除术后肿瘤复发率较低,尤其在老年患者中,肿瘤生长缓慢,即使复发后,肿瘤会将矢状窦慢慢闭塞,建立起有效的侧支循环,再行二次手术全切肿瘤的危险性要比第一次手术小得多。

肿瘤受累及的硬脑膜切除后需做修补,颅骨缺损可根据情况行一期或延期手术修补。

(五)预后

矢状窦旁脑膜瘤手术效果较好。术中大出血和术后严重的脑水肿是死亡的主要原因,只要术中避免大出血,保护重要脑皮质功能区及附近皮质静脉,就能降低手术死亡率和致残率。肿瘤全切后复发者很少,但累及上矢状窦又未能全切肿瘤的患者仍可能复发,复发率随时间延长而升高,术后辅以放疗可以减少肿瘤复发的机会。

近年来,采用显微外科技术,有效地防止了上矢状窦、中央沟静脉及其他重要脑结构的损伤,减少了手术死亡率和致残率,提高了肿瘤全切率。

三、大脑凸面脑膜瘤

大脑凸面脑膜瘤系指大脑半球外侧面上的脑膜瘤,主要包括大脑半球额、顶、枕、颞各叶的脑膜瘤和外侧裂部位脑膜瘤,在肿瘤和矢状窦之间有正常脑组织。肿瘤多呈球形,与硬脑膜有广泛的粘连,并可向外发展侵犯颅骨,使骨质发生增生、吸收和破坏等改变。

（一）发病率

大脑凸面脑膜瘤在各部位脑膜瘤中发病率最高,约占全部脑膜瘤的 $1/3(25.8\%\sim38.4\%)$。大脑前半部的发病率比后半部高。

（二）临床表现

因肿瘤所在的部位不同而异,主要包括以下几个方面。

1.颅内压增高症状

颅内压增高症状见于 80% 的患者,由于肿瘤生长缓慢,颅内高压症状一般出现较晚。肿瘤若位于大脑“非功能区”,如额极,较长时间内患者可只有间歇性头痛,头痛多位于额部和眶部,呈进行性加重,随之出现恶心、呕吐和视盘水肿,也可继发视神经萎缩。

2.癫痫发作

额顶叶及中央沟区的凸面脑膜瘤可致局限性癫痫,或由局限性转为癫痫大发作。癫痫的发作多发生于病程的早期和中期,以癫痫为首发症状者较多。

3.运动和感觉障碍

运动和感觉障碍多见于病程中晚期,随着肿瘤的不断生长,患者常出现对侧肢体麻木和无力,上肢常较下肢重,中枢性面瘫较为明显。颞叶的凸面脑膜瘤可出现以上肢为主的中枢性瘫痪,肿瘤位于优势半球者尚有运动性和感觉性失语,肿瘤位于枕叶可有同向偏盲。

4.头部骨性包块

因肿瘤位置表浅,易侵犯颅骨,患者头部常出现骨性包块,同时伴有头皮血管扩张。

（三）诊断

颅骨 X 线平片常显示颅骨局限性骨质增生或破坏,脑膜中动脉沟增宽,颅底片可见棘孔也扩大。

1.脑血管造影

脑血管造影可显示肿瘤由颈内、颈外动脉双重供血,动脉期可见颅内肿瘤区病理性血管,由于肿瘤血运丰富,静脉期肿瘤染色清楚,呈较浓的片状影,具有定位及定性诊断的意义。

2.CT 和 MRI 检查

CT 可见肿瘤区高密度影,因肿瘤血运丰富,强化后影像更加清楚,可做定位及定性诊断。MRI 图像上,肿瘤信号与脑灰质相似,T_1 加权像为低到等信号,T_2 加权像为等或高信号,肿瘤边界清楚,常可见到包膜和引流静脉,亦可见到颅骨改变。

（四）鉴别诊断

大脑凸面各不同部位的胶质瘤,一般生长速度较脑膜瘤为快。根据其所处大脑凸面部位的不同,症状各异,但其相应症状的出现,都早于而且严重于同部位的脑膜瘤。额极部的胶质瘤在早期很难与同部位的脑膜瘤相区别,但是一旦其临床症状出现,则进展速度快。颅骨平片检查颅骨一般无增生破坏情况,也无血管沟纹增多或变宽;脑血管造影显示相应部位的血管位移。

（五）治疗与预后

大脑凸面脑膜瘤一般都能手术完全切除,且效果较好。与肿瘤附着的硬脑膜及受侵犯的颅骨亦应切除,以防复发。但位于功能区的脑膜瘤,术后可能残留神经功能障碍。

（宋家栋）

第十四节　脊　膜　瘤

一、发病率

在脊髓肿瘤中,脊膜瘤发病率仅次于神经纤维瘤,居第二位,占脊髓肿瘤的 $10\%\sim15\%$。多见于中、老年人,青年人发病率低,儿童极少见。女性发病率明显高于男性。

二、病理

脊膜瘤起源于蛛网膜内皮细胞或硬脊膜的纤维细胞,为良性脊髓肿瘤。在椎管内局限性生长,包膜完整,与硬脊膜紧密附着,有较宽的基底。肿瘤血运来自蛛网膜或硬脊膜的血管供应且比较丰富,大多为单发。瘤体一般不大,多呈扁圆形或椭圆形,肿瘤组织结构较致密硬实,切面呈灰红色。有时肿瘤基底部有钙化砂粒,瘤体内出血坏死较少见。脊膜瘤大都位于硬脊膜内,少数位于硬脊膜外,哑铃状较少见。显微镜下脊膜瘤的组织结构和颅内脑膜瘤大致相同,有以下 3 种类型。

1.内皮型

肿瘤是由多边形的内皮细胞镶嵌排列而成,有时可见有旋涡状结构。肿瘤细胞分化良好。此种类型脊膜瘤,多起源于蛛网膜内皮细胞。

2.成纤维型

肿瘤是由梭形细胞交错排列组成,富有网状纤维和胶原纤维,有时可见有玻璃样变。此种类型脊膜瘤,多起源于硬脊膜的纤维细胞。

3.砂粒型

砂粒型脊膜,是在内皮型或纤维型的基础上,有散在多数砂粒小体。

三、发病部位

（一）肿瘤和脊柱纵轴关系

脊膜瘤多位于脊椎的胸段,其次是颈段,腰骶部较少。

（二）肿瘤和脊髓的关系

脊膜瘤大都发生在脊髓外、硬脊膜内。多位于脊髓的背外侧;其次是脊髓的背侧或腹外及腹侧;位于脊髓旁侧较少。

四、临床表现

脊膜瘤生长较缓慢,早期症状多不明显,故一般病史较长。常见的首发症状,是肿瘤所在部位相应的肢体麻木;其次是乏力;根性疼痛者居第三位。脊髓受压的症状及病情发展,和脊髓神经纤维瘤病程发展相似。

五、神经影像学检查及腰椎穿刺

脊膜瘤和神经纤维瘤同属脊髓外、硬脊膜内的良性肿瘤,在 X 线平片及脊髓碘油造影检查,大致相同;不同点是脊膜瘤在 X 线检查时,有的可发现砂粒状钙化。

腰椎穿刺压颈试验,蛛网膜下隙出现梗阻,一般较神经纤维瘤晚。脑脊液蛋白含量一般为中度增加。

CT 及 MRI 表现如前所述,采用 MRI 检查可以对此作出定位和定位诊断。

六、诊断要点

(1)病史较长,早期症状不明显,首发症状以肿瘤所在部位相应肢体麻木不适多见。

(2)多发生于中年以上女性。

(3)X 线检查,有的可见有砂粒样钙化。

(4)腰椎穿刺后症状可加重,脑脊液蛋白质中度增加。

七、治疗

脊膜瘤属于良性脊髓肿瘤,手术切除治疗效果良好。有的患者虽已出现脊髓横贯性损害,但肿瘤切除后,脊髓功能仍可能恢复。手术技巧如下。

(1)脊膜瘤大都和硬脊膜有紧密相连的较宽基底,术中可在显微镜下操作,先沿肿瘤基底硬脊膜内层剥离,如有困难可将附着的硬脊膜全层切除,以减少出血和肿瘤复发。

(2)脊膜瘤大都血运较丰富,手术时应先电凝阻断通往肿瘤供血,以减少出血。

(3)对于生长在脊髓背侧或背外侧的肿瘤,经剥离肿瘤基底阻断血运后,肿瘤体积缩小游离后,再分离瘤体周围粘连以完整取下肿瘤。

(4)对于位于脊髓前方或前侧方的肿瘤,切忌勉强作整个切除,以免过度牵拉脊髓造成损伤,应先行包膜内分块切除,肿瘤体积缩小后再切除包膜。为了充分暴露术野,有时需要切断 1～2 个神经根和齿状韧带。

（宋家栋）

第十五节　脊髓神经鞘瘤

一、发病率

脊髓神经鞘瘤,又称神经纤维瘤为脊髓肿瘤中最常见的良性肿瘤,约占脊髓肿瘤的 40%,占脊髓外硬脊膜内肿瘤的 70% 以上。多见于青壮年,以 20～40 岁发病率高,男性发病率略高于女性。

二、病理

脊髓神经纤维瘤起源于脊神经鞘膜和神经束纤维结缔组织,多发生于脊髓神经后根。肿瘤在椎管内呈膨胀性生长,肿瘤组织压迫脊髓之上,而不侵入脊髓实质。瘤体有完整包膜,多呈圆形或椭圆形,大小不一,一般发生在胸段脊髓者瘤体较小,发生在马尾部的肿瘤可生长很大。一般为单发,多发者可见于多发性神经纤维瘤。神经纤维瘤其组织结构硬实,少数可发生囊性变。

显微镜下观察,神经纤维瘤是由纤维致密的纤维束交织构成。大致有两种组织类型,一种是细胞核呈栅状排列;另一种是由退行性变,组织稀松呈网状结构。少数情况下,肿瘤可发生恶性变。

脊髓神经纤维瘤大部分都位于脊髓外、硬脊膜内、蛛网膜下腔。少数可发生在硬脊膜外,有的通过椎间孔或椎体,椎板间隙向椎管外生长,呈哑铃状。哑铃状神经纤维瘤,多发生于颈段,其次是胸段,腰骶部较少见。

脊髓神经纤维瘤多起源于脊神经后根,位于脊髓旁和1～2神经根相连;其次是位于脊髓腹侧或腹外侧。位于腰骶部的神经纤维瘤,大都和马尾神经粘连明显。

三、临床表现

神经纤维瘤病情发展与其他脊髓良性肿瘤大致相同,临床表现可为早期刺激症状,脊髓部分受压症状,脊髓横贯性损害症状三个阶段。其特点有以下几点。

(1)肿瘤生长较缓慢,病程一般较长。如果肿瘤囊性变或恶性变,病情可突然加重。

(2)因脊髓神经纤维瘤多发生于脊髓神经后根,肿瘤直接刺激和牵拉感觉神经,首发症状为肿瘤所在相应的部位有根性疼痛,如位于上颈段表现为枕颈部疼痛,位于下颈段表现为肩或上肢疼,位于上胸段多为胸背疼或束带样感,位于下胸段可出现腹部疼痛。位于腰骶部多出现下肢疼。神经根痛在脊髓受压症状出现之前即可发生。

(3)脊髓神经纤维瘤多位于脊髓旁侧,故随着肿瘤长大部分脊髓受压,临床上易出现脊髓半切综合征。

(4)脊髓横贯性损害及自主神经功能障碍大都在晚期出现。

四、腰椎穿刺及脑脊液检查

因脊髓神经纤维瘤多发生于蛛网膜下腔,肿瘤生长较容易造成蛛网膜下腔堵塞,所以腰椎穿刺压颈试验,多表现为不同程度蛛网膜下腔梗阻。因蛛网膜下腔梗阻,使肿瘤所在部位以下脑脊液循环发生障碍,以及肿瘤代谢细胞脱落,造成脑脊液蛋白含量增高,故腰椎穿刺放出脑脊液后症状可以加重,这是由于椎管腔内动力学改变肿瘤加重压迫脊髓所致。

五、影像学检查

(一)X线平片检查

肿瘤在椎管内呈膨胀性生长,不但压迫脊髓及脊神经,同时也压迫相应的椎管壁,慢性压迫造成椎管腔隙扩大,X线平片表现为肿瘤相应部位椎弓根变窄,椎弓根间距增宽。如果肿瘤位于脊髓腹侧压迫椎体后缘,侧位片可见有椎体后缘有弧形硬化现象。如果肿瘤呈哑铃型可见有椎间孔扩大,少数可出现椎旁软组织阴影。

（二）椎管造影

造影剂在肿瘤梗阻处停滞,呈杯口头充盈缺损。如果肿瘤位于硬脊膜外,梗阻呈毛刷状。在没有 MRI 检查设备情况下,术前进行椎管造影对于确定病灶部位很有帮助。

（三）CT 检查

分辨率较高的 CT 可以检出直径 5 mm 的肿瘤,强化扫描使图像更清晰。

（四）MRI

目前诊断脊髓肿瘤最好的手段之一。对于脊髓病变的定位、病变形态和性质提供最有价值的诊断信息,使不同轴位的断层图像及解剖结构清晰可见。

六、诊断要点

（1）起病缓慢,病史较长,青壮年发病率高,儿童少见。

（2）首发症状多为肿瘤相应部位的根性疼痛且持续时间较长,脊髓半切症状多见。脊髓横贯性损害及自主神经功能障碍出现较晚,且不严重。

（3）腰椎穿刺蛛网膜下腔梗阻发生较早,脑脊液检查蛋白定量显著增多,甚至脑脊液呈黄色放置凝固。腰椎穿刺后症状大都加重。

（4）X 线平片表现为椎弓根变窄,椎弓根间距增宽。脊髓碘油造影,造影剂梗阻端多呈杯口状充盈缺损。

（5）CT 和 MRI 检查可以明确诊断。

七、治疗

脊髓神经纤维瘤为良性肿瘤,包膜完整,应予手术切除,一般手术效果良好。若肿瘤压迫脊髓出现横贯性损害,由于长期脊髓压迫变性,有时脊髓功能恢复并不理想,因此手术宜早期进行。

（1）位于硬脊膜外神经纤维瘤:在切除肿瘤部位的椎板,即可发现肿瘤。生长在硬脊膜下,位于脊髓背侧、背外侧或旁侧,剪开硬脊膜即能看到瘤体。剪开肿瘤表现的蛛网膜放出脑脊液,分离肿瘤四周,提起肿瘤剪断蒂部神经根摘除肿瘤。并将受压的脊髓复位,如有蛛网膜粘连给予分离。

（2）位于脊髓腹侧或腹外侧肿瘤:剪开硬脊膜,见肿瘤所在部位脊髓向后膨出。剪开蛛网膜放出脑脊液后,用棉片保护脊髓,将脊髓轻轻推移,可发现肿瘤。如果肿瘤较大可分块切除。

（3）哑铃型肿瘤:先将伸入椎间孔肿瘤峡部切除,再分别切除椎管及其内外部瘤组织。如果椎管外部瘤组织较大一次切除困难,则应二期另选入路切除。

（4）切除马尾部的神经纤维瘤:剪开蛛网膜后提起肿瘤,仔细分离与其周围粘连的神经,然后摘除肿瘤。如果肿瘤较大和马尾神经粘连明显,广泛勉强整个切除,可能损伤马尾神经较多,应先行包膜内分块大部切除,然后剥离切除肿瘤包膜。

（5）肿瘤切除后可行压颈、压腹试验了解蛛网膜下腔通畅情况。硬脊膜一般应缝合。

（宋家栋）

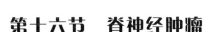

第十六节　脊神经肿瘤

有关周围神经肿瘤的名称和分类目前尚未有统一标准,本章采用 Stout 的分类法如下。①非新生性肿瘤:损伤性神经瘤;肠神经瘤。②神经外胚叶肿瘤:来自支持组织,单发性神经鞘瘤、单发性神经纤维瘤、多发性神经纤维瘤病、神经源纤维肉瘤。来自神经节细胞,神经母细胞瘤、神经节神经瘤、嗜铬细胞瘤。来自成黑色素细胞,黑色素细胞神经纤维、神经表皮黑变病。③由多种组织组成的肿瘤:球瘤、平滑肌瘤。④中胚层肿瘤。⑤继发性肿瘤。其中多发性神经纤维瘤,神经节细胞瘤。

一、神经纤维瘤

神经纤维瘤是源于神经主干或末梢的神经轴索鞘的施万细胞及神经束膜细胞的良性肿瘤,可呈圆或梭状硬韧肿物、多发性小结节,或局限性脂肪瘤样包块;若伴有其他系统疾患者,称为神经纤维瘤病。该病多见于皮肤组织,也可发生在胸、腹腔内,单发或多发。表浅的神经纤维瘤,有包膜,不发生恶变,较深而位于软组织内的神经纤维瘤,没有包膜者,于不断长大后,有恶变为神经纤维肉瘤的可能。神经纤维瘤病则以皮肤组织的牛奶咖啡斑和神经纤维瘤为典型的主要特征,治疗方法只有依靠手术切除。多为改善外形与功能,难以根治。

二、跖神经瘤

跖神经瘤又名跖神经痛、Morton 结节、跖痛病,是跖神经的趾间分支发生局限性退行性变伴有周围纤维组织增生的结果,是创伤性神经瘤的一个亚型。本病多见于中、老年妇女,是引起跖痛的常见原因之一,其病因可能与局部遭受机械压迫如穿着紧鞋有关。压迫因素不仅影响神经,且使邻近动脉亦受影响,与受累神经伴行的血管几乎都有管壁增厚及局部血栓形成。受累神经周围有组织硬化性增生,形成一小的结节,但神经的连续性仍予保持。位于第3及第4跖骨之间的第3跖骨之间的第3支最易发病,因该分支为内跖神经与外跖神经的交通支,它与同行的动脉共同通过一狭窄的纤维肌肉管道,容易遭到压迫之故,可以单发,亦可双侧同时发生。

本病的主要表现为站立与行走时引起足底疼痛,特别是穿了较窄、紧的鞋时疼痛更为明显。疼痛一般都局限于神经结节所在的部位,有时可向相应的足趾放射,痛如刀割、电灼,患者常急忙脱去鞋子并不断搓捏受累足趾。检查时,外观并无异常,但在病变部位出现明显压痛,针刺觉过敏。

治疗以局部普鲁卡因及可的松封闭为主,可以配合局部理疗、按摩,鞋子须改穿宽大的,通过这种治疗多数病例均可以消除症状。治疗失效的病例可手术切除"神经瘤"。

三、单发性神经鞘瘤

单发性神经鞘瘤又名神经瘤、Schwann 细胞瘤、神经外膜纤维母细胞瘤、有包膜的神经鞘瘤,为 Schwann 细胞及丰富的胶原间质所组成的良性肿瘤。可生长于任何神经干上,以听神经发病最多,其次为脊神经的背根,但其他各处周围神经干亦均可发病。

本瘤属良性,在瘤体积尚小时一般无症状,逐渐长大至压迫神经时,可出现受累神经所供应区的感觉异常或疼痛,并向该神经的末梢区放射。检查可摸到在神经的径路上有梭形肿块,可随神经横向活动,但很少能上下移动,有压痛。除胸纵隔及腹膜后的神经鞘瘤可长得很大以外,一般肿瘤直径很少有超过4 cm者。本瘤由于有良好包膜易与载瘤神经相分离,这也是本瘤能区别于神经纤维瘤的主要特征之一。

治疗以手术切除为原则,一般可以做到将瘤全部摘除而不致损害神经,术后不致复发。

四、单发性神经纤维瘤

单发性神经纤维瘤是一种生长缓慢的良性肿瘤,分界较清楚但无包膜形成。肿瘤也是起源于神经鞘膜细胞,具有丰富的细胞间质,胶原物质及未分化的黏液细胞成分。瘤大体形态及显微镜下形态与多发性神经纤维瘤病中所见者完全一样,但它为单发,没有家族史,也没有多发性神经纤维瘤病的其他特征,如皮肤上的色素斑、骨骼及其他畸变等。

临床主要表现为皮下可触及肿块结节,没有或很少压痛,质地略硬,可移动,与神经鞘瘤难以鉴别。但其无明确包膜,不含有厚壁的供应血管,神经轴索都穿越于肿瘤之中,并呈扭曲变形状态,可以与神经鞘瘤区别,部分肿瘤特别是位于关节附近者可有恶变可能。治疗以手术切除为主,但载瘤神经无法保留,常需一并切除后再做神经重建术。

五、神经源性纤维肉瘤

神经源性纤维肉瘤是起源于神经鞘膜细胞的恶性肿瘤,可自发也可由神经纤维瘤恶变而成,两者发病率大致相等。肉瘤样恶变常发生于肢体的屈曲面和颈部,常受害的神经有坐骨、正中、尺、桡、股神经等。肉瘤的常见部位是膝、腹股沟、臀、前臂、股、肩胛、颈等处。

临床特征是存在多年的肿瘤突然迅速增长,并引起受累神经分布区的疼痛。发病年龄为20～50岁,本瘤的恶性程度较一般纤维肉瘤为轻。

治疗以根治性切除为原则,位于肢体者应考虑截肢或作肢体的病段截除,放射治疗常不敏感。

六、神经母细胞瘤

为起源于神经胚胎细胞——神经母细胞的高度恶性肿瘤。患者多为婴幼儿,肿瘤可发生于中枢,也可发生于周围。发生于周围神经者好发于肾上腺髓质、交感神经节、胸腔、子宫、空肠等处,常早期出现远处转移,以颅骨、眼眶及其他骨骼转移为多。原发肿瘤的体积不大,往往因继发病灶出现而被认识到。肿瘤对放射线较敏感,手术切除及放射治疗为目前常用的治疗方法。

七、神经节神经瘤

为起源于交感神经节细胞的肿瘤,其部位多位于脊椎两旁交感神经链所在之处。肿瘤属良性,生长缓慢,症状很少,仅位于颈部者可引起患侧颈交感神经麻痹综合征。治疗以手术全切除为原则,切除不彻底常可复发。此瘤亦可生长于中枢神经。

八、嗜铬细胞瘤

为起源于一组特殊的细胞组织,具有嗜铬颗粒的特征,分布于交感神经节、肾上腺髓质、颈动脉体及颈静脉球等处。由于肿瘤的起源部位不同,有不同命名。起源于交感神经节及肾上腺髓质者称嗜铬细胞瘤,起源于颈动脉体者称颈动脉体瘤,起源于颈静脉球者称颈静脉球瘤。起源于交感神经节的嗜铬细胞瘤可分布于腹腔及胸腔,一般无明显临床特征,常为手术后的病理学诊断。位于肾上腺髓质的嗜铬细胞瘤常引起阵发性高血压症状。

治疗以手术切除为主。为避免术后脑血供障碍,应做好颈动脉修补的准备。全切除后一般不致复发。

九、创伤性神经瘤

为神经被切断或压伤后,在损伤处再生的神经轴索形成缠结并与增生的神经鞘膜细胞、纤维细胞和致密的胶原间质等所合成的梭状肿块。它是神经再生的产物,因此又称为假性神经瘤、截肢神经瘤或神经再生瘢痕。神经损伤的范围越大,或神经切断后对位越差所形成的肿块体积也越大,反之亦然。肿块一般都有致密的纤维组织包绕,质坚硬。早期时其切面呈胶状,稍后则切面呈纤维性,并呈不规则的涡状排列。镜检可见有增粗轴索,形成不规则的神经束,其神经束膜明显增厚,并被增生的纤维组织所分隔,排列很不规则,髓鞘形成亦不完整,有的部位能见分散的无鞘轴索混杂于间质之间。除神经损伤外,这种肿块常见于截肢后的残肢端,并常成为残肢疼痛的重要原因之一。

其主要临床表现为疼痛,并可牵涉到受累神经的远侧分布区。在神经的径路上可摸到梭形肿块,常与周围瘢痕黏着,压痛明显。内脏切除后亦可有神经瘤形成,但一般不引起症状。

本病变如无明显临床表现,可不必做特殊处理。单纯作神经瘤切除手术并不合理,因在新的断端将再产生肿块。如局部疼痛可采用局部封闭治疗、理疗及针刺治疗以缓解之。如疼痛顽固剧烈,可行手术将神经瘤松解后埋入附近肌肉间隙内,以免再受压。个别患者可采用切断相应的脊神经后根或前外侧索等手术以止痛。

（孙　彬）

参 考 文 献

[1] 王义彪.临床神经外科实践指南[M].天津:天津科学技术出版社,2020.

[2] 许民辉,徐伦山.神经外科典型病例手术图解[M].北京:科学出版社,2021.

[3] 夏佃喜.临床神经外科诊疗[M].长春:吉林科学技术出版社,2019.

[4] 高一鹭.神经外科诊疗常规[M].北京:中国医药科学技术出版社,2020.

[5] 邓昌武.现代神经外科诊疗学[M].长春:吉林科学技术出版社,2019.

[6] 刘兆才.神经外科疾病临床诊疗[M].长春:吉林科学技术出版社,2019.

[7] 孔博.实用神经外科手术实践[M].北京:科学技术文献出版社,2019.

[8] 姬云翔,叶小帆,钟伟健,等.神经外科治疗精要与微创技术应用[M].开封:河南大学出版社,2020.

[9] 胡佳,仲维琳.实用神经外科诊疗进展[M].上海:上海交通大学出版社,2019.

[10] 安宏伟.神经外科疾病学[M].天津:天津科学技术出版社,2020.

[11] 吕守华.神经外科疾病临床诊疗思维[M].北京:中国纺织出版社,2019.

[12] 孙瑞迅等.神经外科疾病诊治学[M].武汉:湖北科学技术出版社,2018.

[13] 郭良文.临床常见神经外科疾病学[M].汕头:汕头大学出版社,2019.

[14] 李勇.神经外科常见病诊治进展[M].云南:云南科学技术出版社,2020.

[15] 董孟宁等.临床神经外科疾病诊治学[M].长春:吉林科学技术出版社,2019.

[16] 王文杰.现代神经外科疾病诊治[M].开封:河南大学出版社,2021.

[17] 杨涛.精编神经外科疾病临床诊疗学[M].长春:吉林科学技术出版社,2019.

[18] 潘继明.神经外科临床理论与实践[M].北京:科学技术文献出版社,2020.

[19] 许峰.神经外科诊疗与进展[M].天津:天津科学技术出版社,2019.

[20] 鲁存林.实用临床神经外科疾病诊治[M].上海:上海交通大学出版社,2019.

[21] 沈风彪.神经外科诊断治疗精要[M].南昌:江西科学技术出版社,2020.

[22] 张玉年.神经外科诊疗基础与技巧[M].北京:中国纺织出版社,2018.

[23] 聂文.神经外科疾病诊断治疗指南[M].昆明:云南科技出版社,2018.

[24] 潘文.常见神经外科病诊治与进展[M].昆明:云南科技出版社,2019.

[25] 李晖等.临床常见神经外科疾病学[M].北京:科学技术文献出版社,2018.

［26］单波.现代神经外科临床诊治［M］.北京：科学技术文献出版社，2020.

［27］薄勇力，施宇，郭志钢.神经外科疾病诊疗与并发症处理［M］.南昌：江西科学技术出版社，2018.

［28］何金辉.神经外科诊断与治疗新进展［M］.北京：科学技术文献出版社，2018.

［29］杨军.神经外科诊疗基础与手术实践［M］.北京：中国纺织出版社，2021.

［30］刘立军.临床神经外科手术治疗［M］.北京：科学技术文献出版社，2018.

［31］杨文辰等.实用临床神经外科常见病诊疗［M］.北京：科学技术文献出版社，2018.

［32］吴波涛等.临床神经外科疾病诊疗学［M］.长春：吉林科学技术出版社，2019.

［33］李盛善.实用神经外科诊断与治疗［M］.北京：科学技术文献出版社，2020.

［34］玄洪旺.实用神经外科临床医学［M］.长春：吉林科学技术出版社，2018.

［35］程晓颖.神经外科疾病诊疗［M］.北京：科学技术文献出版社，2019.

［36］陈勇.急性颅脑损伤治疗方式及预后情况评估［J］.中国社区医师，2019，35（12）：15.

［37］崔佳嵩.神经外科血管介入手术麻醉复苏的临床治疗效果分析［J］.系统医学，2021，6（2）：96-98.

［38］江鑫，丁慧超，张辛璐，等.病案信息管理在神经外科平台建设中的作用［J］.中国临床神经外科杂志，2021，26（1）：56-57.

［39］高喜松，刘锋，张秀娟.神经外科患者术后颅内感染的危险因素［J］.中国药物与临床，2019，19（15）：2608-2610.

［40］刘振旭.神经外科术后颅内感染患者接受利奈唑胺治疗方案的疗效及安全性探讨［J］.系统医学，2021，6（1）：102-104.